慶應義塾大学医学部神経内科教授 **鈴木則宏** ●シリーズ監修

九州大学大学院医学研究院神経内科学教授 **吉良潤一** ●編集

中枢脱髄性疾患

神経内科 Clinical Questions & Pearls

中外医学社

■執筆者一覧 （執筆順）

山﨑　亮　九州大学大学院医学研究院神経内科学　准教授

保前英希　帯広厚生病院神経内科　診療部長

中辻裕司　富山大学附属病院神経内科　教授

中原　仁　慶應義塾大学医学部神経内科

河内　泉　新潟大学脳研究所臨床神経学部門神経内科学分野　講師

大橋高志　東京女子医科大学附属八千代医療センター内科診療部神経内科　准教授

林田翔太郎　九州大学大学院医学研究院神経内科学

吉良潤一　九州大学大学院医学研究院神経内科学　教授

藤井敬之　九州大学大学院医学研究院神経内科学

緒方英紀　九州大学大学院医学研究院神経内科学

鳥巣浩幸　福岡歯科大学総合医学講座小児科学分野　教授

黒田　宙　東北大学医学部神経内科　講師

眞﨑勝久　九州大学大学院医学研究院神経内科学

松下拓也　九州大学病院神経内科　診療准教授

新野正明　国立病院機構北海道医療センター臨床研究部　部長

近藤誉之　関西医科大学総合医療センター神経内科　教授

角田郁生　近畿大学医学部微生物学講座　教授

中島一郎　東北医科薬科大学医学部老年神経内科学　教授

三須建郎　東北大学大学院医学系研究科多発性硬化症治療学　講師

高井良樹　東北大学医学部神経内科

竹下幸男　山口大学大学院医学系研究科神経内科学講座

神田　隆　山口大学大学院医学系研究科神経内科学講座　教授

中村優理　九州大学大学院医学研究院神経内科学

森　雅裕　千葉大学大学院医学研究院神経内科学　准教授

奥野龍禎　大阪大学大学院医学系研究科神経内科学　学部講師

南波明子　大阪大学大学院医学系研究科神経内科学

宮﨑雄生　国立病院機構北海道医療センター神経内科

林　隆太郎　九州大学大学院医学研究院脳神経病研究施設臨床神経生理学

飛松省三　九州大学大学院医学研究院脳神経病研究施設臨床神経生理学　教授

佐治越爾　新潟大学脳研究所臨床神経学部門神経内科学分野

中西恵美　金沢医科大学神経内科　学内講師

松井　真　金沢医科大学神経内科　教授

藤原一男　東北大学医学部神経内科／福島県立医科大学多発性硬化症治療学講座　教授

久永欣哉　国立病院機構宮城病院　副院長

長谷川英一　九州大学大学院医学研究院眼科学分野

園田康平　九州大学大学院医学研究院眼科学分野　教授

河野祐治　国立病院機構大牟田病院神経内科　部長

島　さゆり　藤田保健衛生大学医学部脳神経内科学　講師

武藤多津郎　藤田保健衛生大学医学部脳神経内科学　主任教授

宮本勝一　近畿大学医学部神経内科　准教授

荒木　学　国立精神・神経医療研究センター多発性硬化症センター　専門職

松尾秀徳　国立病院機構長崎川棚医療センター　副院長／神経内科・臨床研究部

篠田紘司　九州大学大学院医学研究院神経内科学

越智博文　愛媛大学大学院医学系研究科老年・神経・総合診療内科学　講師

越智一秀　広島大学病院脳神経内科　診療講師

横手裕明　新渡戸記念中野総合病院神経内科　主任医長

田中正美　京都民医連中央病院京都 MS センター

長山成美　金沢医科大学神経内科学　准教授

吉良龍太郎　福岡市立こども病院小児神経科　科長

西山修平　東北大学医学部神経内科

深浦彦彰　埼玉医科大学総合医療センター神経内科　准教授

小島美紀　赤心堂病院

清水優子　東京女子医科大学神経内科　准教授

野原千洋子　東京都保健医療公社荏原病院　副医長

蕨　陽子　東京都立神経病院脳神経内科　医長

雪竹基弘　地域医療機能推進機構佐賀中部病院神経内科

岡本智子　国立精神・神経医療研究センター病院神経内科　医長

郡山達男　広島市立病院機構広島市立リハビリテーション病院　院長

武田景敏　大阪市立大学大学院医学研究科神経内科学　講師

富岳　亮　金沢医科大学氷見市民病院神経内科　教授

三條伸夫 東京医科歯科大学大学院脳神経病態学分野（神経内科）特任教授

中根俊成 熊本大学大学院生命科学研究部神経内科学／分子神経治療学寄附講座 特任教授

安東由喜雄 熊本大学大学院生命科学研究部神経内科学 教授

髙橋和也 国立病院機構医王病院診療部 統括診療部長

荻野美恵子 国際医療福祉大学医学部医学教育統括センター 教授

山田 恵 岐阜大学大学院医学系研究科神経内科・老年学分野 臨床講師

犬塚 貴 岐阜市民病院認知症疾患医療センター センター長／神経内科 部長

野村恭一 埼玉医科大学総合医療センター神経内科 教授

横山和正 順天堂大学脳神経内科 臨床講師

服部信孝 順天堂大学脳神経内科 教授

シリーズ刊行にあたって

　神経内科は，現在のわが国の専門医制度においては内科のsubspecialtyの一つであり，初期研修あるいは専門医への専攻医研修においては内科の必須研修科目の一つになっています．しかし神経内科疾患を「患者の主訴」という切り口で眺めてみると，「神経内科」はきわめて広い守備範囲を持っています．たとえば，「物がダブって二つに見える」「手がしびれる」「目がチカチカした後に激しい頭痛がする」などの感覚障害，「片側の手足が動かない」「ふらついて転びやすい」「呂律が回らない」「物が飲み込みにくい」などの運動障害，「朝食の内容を思い出せない」「自分の家族が誰であるかわからない」などの認知機能障害，「いくら呼んでも目を覚まさない」「時々失神する」などの意識障害など，さらには救急車で搬送されるような「激しい回転性めまいがして歩けない」「痙攣が止まらない」などの救急症状まで多岐にわたります．これらの多彩でかつ一般的な主訴から神経内科特有の疾患を鑑別し診断するのが神経内科なのです．神経疾患には，中枢神経の疾患（脳梗塞や脳出血等の脳血管障害，脳炎，髄膜炎，頭痛，てんかん，認知症，パーキンソン病，筋萎縮性側索硬化症，多発性硬化症，視神経脊髄炎など），末梢神経疾患，(Bell麻痺，Guillain-Barré症候群，慢性炎症性脱髄性ニューロパチーなど)，筋疾患（筋ジストロフィー症，多発筋炎，周期性四肢麻痺など），神経筋接合部疾患（重症筋無力症，Lambert-Eaton筋無力症症候群など）が含まれ，きわめて多くの疾患があります．

　シリーズ『神経内科 Clinical Questions & Pearls』はこのような神経内科を標榜し，さらに専門医を目指すという大きな志を抱く若き医師を対象として立案・企画されました．神経内科疾患を主な領域別に分け，各領域を独立したシリーズとして刊行することとし，各巻ごとに当該領域におけるオピニオンリーダーに責任編集者として内容を企画していただきました．テーマとしては，広い神経内科疾患の領域の中から，脳血管障害，パーキンソン病，認知症，頭痛，てんかん，多発性硬化症・視神経脊髄炎などの中枢脱髄性疾

患，神経感染症，小脳失調症，高次脳機能障害，運動ニューロン疾患，末梢神経疾患そして筋疾患の12領域を抽出し，それぞれ1冊単位の独立したモノグラフとしました．ただし，各巻相互に統一性を持たせるため，編集骨格は神経内科診療の現場で遭遇する疑問・課題を，諸疾患の診療ガイドラインで一般化した「Clinical Questions（CQ）形式」として50〜100項目をとりあげ，それぞれについてエビデンスも踏まえて解説するという方針としました．構成としては，疾患の病態理解のための要点，診断と治療の要点，そして外来・病棟での実臨床の要点をQ&A形式にまとめ，それを中核にして前後に総説あるいはコラムなどを交えて解説するという形をとりました．さらに各章の結びとして「Pearls」と題するコラムを設け，診療のポイント，コツ，ピットフォール，最新の知見，読んでおきたい重要文献などについて紹介する工夫を施したことも本シリーズの特徴といえると思います．すなわち，本シリーズは各神経疾患診療に必要な知識を学び，現場での実践力を身につけることができるようまとめられた，新しいコンセプトに基づく神経内科ガイドブックといえるでしょう．最後に，各疾患領域におけるCQを精力的かつ網羅的に抽出していただいた各巻の分担編集者の先生方，ならびに本シリーズ全体の企画編集にご協力いただきました慶應義塾大学医学部神経内科専任講師 清水利彦先生に心から感謝したいと思います．

　本シリーズが，神経内科専門医を志す方々にとって血となり肉となり，将来の臨床の場において大きな花を咲かせ，そして大きく豊かな実を結ぶことを期待しています．

2016年5月吉日

慶應義塾大学医学部神経内科教授

鈴 木 則 宏

序 文

　神経内科疾患の中でも，中枢脱髄性疾患は世界的に見て大変重要な疾患となっています．とりわけ多発性硬化症は，例えば米国では数ある神経内科疾患のうち治療薬を含めた医療費が最も高額な疾患となっています．これは，分子標的薬などの疾患修飾薬の進歩が著しいことによります．これらは極めて高額な薬で，切れ味がよい反面，思わぬ重篤な副作用に見舞われることがあります．多発性硬化症一つをとっても，極めて多様な病像と経過を示します．したがって，神経内科医は，患者さん個々の病状を注意深く評価し，病期や患者さんのライフステージに応じて最も適切な治療薬を選択することが望まれます．さらに使用開始後も適切に治療効果と副作用をモニターしていく必要があります．これを十二分に果たすためには，神経内科医は診断と治療の進歩が著明な中枢脱髄性疾患についてアップツーデートな知識を絶えず得ておくことが不可欠といえます．本書はそのような神経内科医のニーズに応えるものとして企画されました．

　本書の第一の特色は，忙しい臨床の中で，すぐに得たい知識をパッと得ることができる点です．日常臨床の場面でよく遭遇する疑問が Clinical question として示され，その答えがわかりやすく解説されています．臨床のコツが Pearl として紹介されている点が，本書の最大のメリットです．第二に中枢脱髄性疾患の鑑別診断と必要な検査が幅広く解説されている点が挙げられます．これは研修医など中枢脱髄性疾患にあまりなじみがない方にとっては，とても役立つと思います．第三に最も新しい疾患修飾薬まで網羅され，わかりやすく説明されている点が大きな特色です．治療への反応性や副作用をどのようにモニターしていったらよいかなど診療に有用な情報を容易に得ることができます．第四に対症療法や患者さん・ご家族への説明の仕方，福祉制度などについても細かく解説されている点が挙げられます．

　以上の特色から，本書は医学生・初期研修医から一般神経内科医まで幅広

く座右の書としていただけるものと確信します．本書が我が国の中枢脱髄性疾患の診療に貢献し，その結果が患者さんへ還元されることを，著者一同願ってやみません．

2018 年 1 月

九州大学大学院医学研究院神経内科学教授

吉良潤一

Contents

I 脱髄性疾患総論

1 中枢脱髄性疾患にはどのようなものがありますか ……………〈山﨑　亮〉　2

2 中枢脱髄性疾患の疫学について教えてください
（日本人の動向も含む）………………………………………………〈保前英希〉　7

II 疾患概念と臨床症状

1 MS はどのような病気か教えてください ………………………〈中辻裕司〉　14

2 CIS と RIS について教えてください ………………………………〈中原　仁〉　24

3 NMO はどのような病気か教えてください …………………………〈河内　泉〉　30

4 ADEM はどのような病気か教えてください,
再発性のこともありますか ……………………………………………〈大橋高志〉　40

5 Baló 病と tumefactive MS はどのような病気か
教えてください …………………………………………〈林田翔太郎, 吉良潤一〉　46

6 アトピー性脊髄炎とはどのような病気か教えてください
……………………………………………〈藤井敬之, 山﨑　亮, 吉良潤一〉　54

7 CCPD とはどのような病気か教えてください ………………………〈緒方英紀〉　60

8 小児 MS はどのような特徴がありますか ……………………………〈鳥巣浩幸〉　67

case approach MOG 抗体陽性脱髄疾患 ………………………………〈黒田　宙〉　73

III 機序

1 MS と NMO の病理像について教えてください ………………〈眞﨑勝久〉　80

2 MS と NMO の遺伝的リスクについて教えてください ……〈松下拓也〉　93

3 MS と NMO の環境因子について教えてください …………〈新野正明〉　103

i

4 MS の発症機序について教えてください ……………………〈近藤誉之〉 109

5 MS の動物モデルについて教えてください …………………〈角田郁生〉 115

6 NMO の発症機序について教えてください …………………〈中島一郎〉 121

7 NMO の動物モデルについて教えてください ……〈三須建郎，高井良樹〉 126

Ⅳ 検査

1 MS や NMO が疑われる患者に必要な検査の手順を教えてください
……………………………………………………〈竹下幸男，神田　隆〉 134

2 MS の MRI の取り方と特徴的な所見について教えてください
……………………………………………………〈中村優理，吉良潤一〉 139

3 NMO を示唆する MRI 所見について教えてください ………〈森　雅裕〉 148

4 中枢脱髄性疾患が疑われる患者ではどのような血液検査をしますか
……………………………………………………〈奥野龍禎，南波明子〉 156

5 脱髄性疾患の髄液所見について教えてください ……………〈宮﨑雄生〉 162

6 脱髄性疾患の臨床神経生理検査の種類とその所見について
教えてください ………………………………〈林　隆太郎，飛松省三〉 167

7 脱髄性疾患の高次脳機能検査・神経心理検査について教えてください
……………………………………………………………〈新野正明〉 174

8 脱髄性疾患の眼科的検査について教えてください
……………………………………………………〈佐治越爾，河内　泉〉 178

case approach NMO の脊髄病巣 ………………………〈林田翔太郎，吉良潤一〉 183

Ⅴ 診断

1 MS はどのように診断しますか，診断ガイドラインには
どのようなものがあり，どう利用すればいいでしょうか
……………………………………………………〈中西恵美，松井　真〉 190

2 NMO はどのように診断しますか，診断ガイドラインは
どのようなものがあり，どう利用すればよいでしょうか
……………………………………………………〈高井良樹，藤原一男〉 195

3 MS と NMO で鑑別すべき疾患について教えてください

....〈久永欣哉〉 203

4 MS と NMO の視神経炎で鑑別すべき眼疾患には
どんなものがありますか ....〈長谷川英一, 園田康平〉 209

5 ADEM やアトピー性脊髄炎はどのように診断しますか ...〈河野祐治〉 215

6 小児脱髄性疾患の診断基準について教えてください ....〈鳥巣浩幸〉 220

case approach 脳脊髄根末梢神経炎 ....〈島さゆり, 武藤多津郎〉 225

VI 急性期治療

1 MS の急性期はどのように治療すればいいでしょうか .....〈宮本勝一〉 234

2 NMO の急性期はどのように治療すればいいでしょうか

....〈荒木　学〉 240

3 血液浄化療法にはどのようなものがあり, MS や NMO では
どのように用いたらいいでしょうか ....〈松尾秀徳〉 246

case approach Tumefactive MS ....〈篠田紘司, 吉良潤一〉 251

VII 再発・進行防止と予後

1 MS の予後予測因子について教えてください .....〈篠田紘司, 吉良潤一〉 256

2 MS の疾患修飾薬は日本ではどのようなものが使用できますか

....〈越智博文〉 262

3 MS の疾患修飾薬の副作用について教えてください ....〈越智一秀〉 272

4 MS の再発防止はいつ始めてどのように治療薬を
選択すればいいでしょうか ....〈越智博文〉 280

5 疾患修飾薬の治療効果や non-responder は
どうやって判定しますか ....〈横手裕明〉 289

6 Non-responder の escalation はどうしたらいいでしょうか

....〈田中正美〉 295

iii

7 MS の induction therapy はどのような場合に
どのような薬を使って行いますか …………………〈中原　仁〉301

8 膠原病やその他の自己免疫性疾患を合併した MS の治療は
どうするのでしょうか …………………………………〈長山成美〉308

9 小児 MS の治療はどうしたらいいでしょうか …………〈吉良龍太郎〉314

10 PML の発症はどうやって診断したらいいでしょうか,
PML が疑われる場合の治療はどうしますか …………〈西山修平〉320

11 NMO の再発防止はどうしたらいいでしょうか

…………………………………………〈深浦彦彰,　小島美紀〉325

12 MS と NMO で挙児希望や妊娠のために疾患修飾薬を
切り替える場合はどうしたらいいでしょうか …………〈清水優子〉332

13 妊娠中に MS/NMO を再発した場合の治療はどうするのでしょうか

…………………………………………………〈野原千洋子〉342

14 出産後授乳中の疾患修飾薬はどうしたらいいでしょうか

………………………………………………………〈蕨　陽子〉349

VIII 対症療法

1 MS/NMO 患者を悩ませる後遺症にはどのようなものがありますか

………………………………………………………〈雪竹基弘〉356

2 疼痛の治療はどうするのでしょうか …………………〈岡本智子〉363

3 易疲労感やうつの治療はどうするのでしょうか …………〈郡山達男〉367

4 Uthoff 現象の治療はどうするのでしょうか …………〈田中正美〉374

5 記憶障害・注意障害などの認知機能障害の治療は
どうするのでしょうか …………………………………〈武田景敏〉378

6 痙縮の治療はどうするのでしょうか …………………〈富岳　亮〉384

7 排尿障害・排便障害（尿失禁・便失禁を含む）の治療は
どうするのでしょうか …………………………………〈三條伸夫〉390

8 性機能障害の治療はどうするのでしょうか …〈中根俊成,　安東由喜雄〉395

9 リハビリテーションや補助装具はどのようにしたらいいでしょうか

………………………………………………………〈髙橋和也〉399

Ⅸ 説明と医療福祉資源

1 MS/NMO の医療費助成，患者負担について教えてください
....〈荻野美惠子〉 404

2 社会福祉制度や就労・就学支援について教えてください
....〈山田　恵，犬塚　貴〉 411

3 MS 専門医にはどういう場合に診てもらったらいいでしょうか
....〈野村恭一〉 416

4 患者・家族への説明はどうしたらいいでしょうか
....〈横山和正，服部信孝〉 425

索引 427

対症療法 Ⅷ

説明と医療福祉資源 Ⅸ

脱髄性疾患総論 Ⅰ

疾患概念と臨床症状 Ⅱ

機序 Ⅲ

検査 Ⅳ

診断 Ⅴ

急性期治療 Ⅵ

再発・進行防止と予後 Ⅶ

中枢脱髄性疾患にはどのようなものがありますか

1. 脱髄性疾患とは

　髄鞘（myelin sheath）は中枢神経系・末梢神経系に存在する有髄神経の軸索（axon）を取り巻く髄鞘形成細胞（中枢神経系ではオリゴデンドログリア，末梢神経系では Schwann 細胞）の細胞質で構成される　図1．髄節と髄節の間を Ranvier 絞輪と呼び，跳躍伝導に重要な役割を果たす．髄鞘の障害は Ranvier 絞輪の機能障害をきたし，伝導ブロックや伝導遅延による神経症状を引き起こす．脱髄疾患とは，この髄鞘が一次的に障害される疾患の総称である．

　脱髄（demyelination）は先天的に髄鞘形成不全をきたす dysmyelination といったん形成された髄鞘が何らかの原因で破壊される demyelination に分けられる．前者は主に遺伝性代謝異常や特定のタンパク形成不全によるものである．本稿では，脱髄性疾患，特に中枢脱髄性疾患に焦点を絞り，主な疾患と鑑別すべき疾患群について概説する．

2. 中枢脱髄性疾患のメカニズムによる分類

　中枢神経の髄鞘が破壊されるためには，髄鞘自体の構成が内的要因により変性するか，外的要因により正常な髄鞘が攻撃を受け破壊される必要がある．要因はいくつかに分類できる．すなわち，①炎症，②ウイルス感染，③（後天性）代謝異常/中毒，④低酸素/虚血，⑤局所圧迫，などである　表1．これらの分類はしばしば互いにオーバーラップする．

1 炎症性脱髄

　最も多い．多発性硬化症（multiple sclerosis: MS），視神経脊髄炎（neuromyelitis optica: NMO），急性散在性脳脊髄炎（acute disseminated encephalomyelitis: ADEM），アトピー性脊髄炎（atopic myelitis: AM），中枢末梢連合脱髄症（combined central and peripheral demyelination: CCPD），Fisher 症候群（Fisher syndrome: FS）/Bickerstaff 型脳幹脳炎（Bickerstaff brainstem encephalitis: BBE）などが挙げられる．各々の疾患については本誌の各論を参

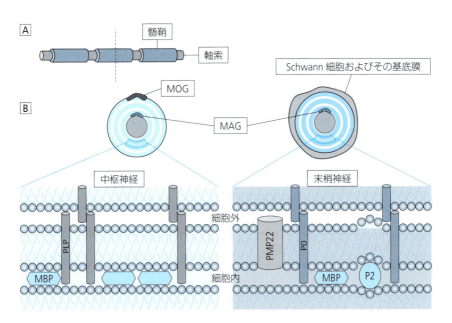

図 1　有髄神経の髄鞘構成蛋白
A: 中枢，末梢神経ともに有髄線維は髄鞘に覆われている．
B: 中枢神経および末梢神経の断面構造（A: 点線）．MBP は中枢・末梢神経ともに細胞質側に発現しているが，発現量は中枢神経に多い．末梢神経は最外層を Schwann 細胞の細胞質と基底膜に覆われている．
MOG: myelin oligodendrocyte glycoprotein, MAG: myelin-associated glycoprotein, PLP: proteolipid protein, MBP: myelin basic protein, PMP22: peripheral myelin protein-22
(山崎 亮, 吉良潤一. 先天異常/先天奇形　破壊性獲得性二次性障害　遺伝性脱髄性疾患. In: 別冊日本臨牀　新領域別症候群シリーズ No. 29 神経症候群. 第 2 版. IV. 日本臨牀社; 2014. p331-5 より改変して転載)

照いただきたい．MS，NMO，ADEM は比較的頻度も多く日常診療でも遭遇する可能性がある．1 つの局所病変では説明困難な多彩な神経症状を呈し，CT や MRI で多発性脳病変をみた際は必ず鑑別診断に挙げるべき疾患である．可能な限り中枢神経系の造影 MRI を撮影し，病変部の時間的・空間的多発を確認できれば MS の可能性が高まる．一方，すべての病巣が造影される，もしくは全く造影されない場合や，灰白質にも病変が及んでいる場合は ADEM を疑う．中高年の女性で比較的大きな病巣や脳梁病変，脊髄の長大病変，視神経病変を認めた場合は NMO の可能性が高くなる．CCPD は中枢神経および末梢神経に脱髄病変を認める疾患である．MS もしくは CIDP の診断基準を満たす患者で，両上肢の振戦，

| I 脱髄性疾患総論 | II 疾患概念と臨床症状 | III 機序 | IV 検査 | V 診断 |

表1 中枢脱髄性疾患のメカニズムによる分類

原因	代表的疾患
炎症性脱髄	多発性硬化症，視神経脊髄炎，急性散在性脳脊髄炎，アトピー性脊髄炎，中枢末梢連合脱髄症，Fisher 症候群/Bickerstaff 型脳幹脳炎
ウイルス感染	進行性多巣性白質脳症，HTLV-1 関連脊髄症，HIV 関連白質脳症，亜急性硬化性全脳炎
代謝異常/中毒	浸透圧性脱髄症候群，亜急性脊髄連合変性症，中毒性（薬剤性）白質脳症
その他	[血管性] 動脈硬化性，慢性高血圧性，脳アミロイドーシス [遺伝性] CADASIL，MELAS，HDLS，Fabry 病，Leber 遺伝性視神経症 [血管炎性] SLE，Sjögren 症候群，Susac 症候群，primary angiitis of the CNS（PACNS） [その他] 放射線治療後など

四肢遠位部の脱力，小脳症状などを認める場合は積極的に疑い，誘発電位検査などに加えて抗NF155抗体価測定も検討すべきである．アトピー素因（アレルギー性鼻炎，気管支喘息，アトピー性皮膚炎）を持つ患者で四肢の感覚障害，錐体路徴候を呈する場合や頸髄MRIで頸髄後索の造影を伴うT2延長病変をみた場合は，アトピー性脊髄炎の可能性がある．

中枢炎症性脱髄疾患は再発寛解を繰り返す場合がほとんどである．これらの疾患の急性期では高用量の副腎皮質ステロイドパルス治療（ソル・メドロール500〜1,000 mg を 3〜5 日連日投与）を行う．血漿交換などの血液浄化療法が併用されることもある．再発予防薬として，MS や NMO については様々な分子標的薬が実用化され，もしくは治験が行われている．ただし，これらの薬剤選択を間違うと原疾患の悪化や合併症，感染症をきたす危険性もあるため，処方にあたっては専門医による慎重な診断が必要である．

FSS や BBE はどちらかというと末梢脱髄性疾患の Guillain-Barré 症候群の一群と考えられている．先行感染ののち，外眼筋麻痺，運動失調，腱反射消失の3徴を認める場合は FSS，これに意識障害を伴う場合は BBE を念頭におき，血清IgG 抗 GQ-1b 抗体価を測定することが診断のために必要である．

2 ウイルス感染

進行性多巣性白質脳症（progressive multifocal leukoencephalopathy: PML），HTLV-1 関連脊髄症（HTLV-1 associated myelopathy: HAM），HIV 関連白質脳症（HIV related white matter changes），亜急性硬化性全脳炎（subacute sclerosing panencephalitis: SSPE）などが知られている．

PMLは免疫不全を呈する基礎疾患（HIV感染症，血液系悪性腫瘍，自己免疫疾患など）を持つ患者でみられる脳症で，精神症状，片麻痺，視覚異常で初発し，認知機能障害，失語，構音障害，嚥下障害，四肢麻痺，失調症状などを呈し，数カ月で無動性無言に陥る．髄液検査PCRでJCV-DNAが検出される．本疾患は比較的稀な疾患とされていたが，AIDSの出現で50倍に増加し，さらに免疫抑制薬，特にMSの再発予防薬として使用されるナタリズマブやフィンゴリモドを使用している患者に一定の割合で発症することが明らかとなり，新たな問題となりつつある．これらの薬剤で治療中の患者にMSとは異なる印象の神経症状，MRI所見を認めた場合はすぐに使用を中止し，適切な治療が必要である．HAMはhuman T-lymphotrophic virus type I（HTLV-1）感染による脊髄炎で，HTLV-1感染CD4陽性T細胞が脊髄へ浸潤し，これらの感染細胞とHTLV-1特異的細胞障害性T細胞との相互反応による炎症の結果，周囲の神経組織がbystander作用により障害される．胸髄病変が多く，進行性で有効な治療法は確立されていないが，近年いくつかの臨床治験が進行中である．SSPEは小児あるいは若年成人に発症し，亜急性の神経精神症状（知能低下，性格変化，ミオクローヌス，痙攣発作など）を呈する．血清および髄液中の麻疹抗体価が上昇する．脳波では特徴的な周期性同期性高振幅徐波結合を認め，脳MRIでは進行性の白質病変を認める．

3 代謝異常/中毒

浸透圧性脱髄症候群（osmotic demyelination syndrome: ODS），亜急性脊髄連合変性症（subacute combined degeneration of spinal cord），中毒性白質脳症（toxic encephalopathy）などがよく知られている．

ビタミンB_{12}（VB_{12}，コバラミン）は十二指腸で内因子と結合し，遠位回腸で吸収される．胃壁細胞の障害や胃全摘による内因子分泌障害はVB_{12}欠乏症を引き起こす．VB_{12}欠乏は巨赤芽球性貧血や白髪化，舌炎など全身にあらゆる影響を及ぼす．中枢神経系ではメチオニン合成路障害による後天性髄鞘形成不全による亜急性脊髄連合変性症（subacute combined degeneration of spinal cord）や大脳深部白質，視神経の脱髄をきたす．末梢神経障害もしばしばみられる．

橋中心髄鞘崩壊症（central pontine myelinolysis: CPM）は全身疾患に伴い発症した低Na血症の急速補正（浸透圧上昇）を契機とし，1から数日後に意識低下，嚥下障害，四肢運動障害，痙攣，呼吸障害をきたす．MRI拡散強調画像（DWI）で橋中心部の楕円形もしくは十字形の脱髄巣を認めることがある．橋以

| I 脱髄性疾患総論 | II 疾患概念と臨床症状 | III 機序 | IV 検査 | V 診断 |

外の部位に脱髄を生じる場合は橋外髄鞘崩壊症（extra-pontine myelinolysis: EPM）と呼ばれる．近年はこれらを総称し，浸透圧上昇に伴う浸透圧性脱髄症候群（osmotic demyelination syndrome: ODS）と呼ばれるようになった．ミクログリアの集積が炎症を惹起するという説やオリゴデンドログリアのアポトーシスなどが脱髄の機序と考えられている．

中毒性（薬剤性）白質脳症は化学療法薬や免疫抑制薬で起こることが多い．フルオロウラシル（5-FU）の誘導体であるカルモフールやテガフール，メトトレキサートによる白質脳症が知られている．その他にも，シスプラチン，シクロスポリン，インターフェロンα，アシクロビルなどでも白質脳症が発症することがある．いずれも発症時期や症状は症例ごとに異なる．

4 低酸素/虚血

血管性のものとしては，動脈硬化性，慢性高血圧性，脳アミロイドーシス，遺伝性のものでは CADASIL，MELAS，HDLS，Fabry 病，Leber 遺伝性視神経症病が挙げられる．血管炎性のものは SLE，Sjögren 症候群，Susac 症候群などの膠原病関係，primary angiitis of the CNS（PACNS）が考えられ，その他放射線治療後などを鑑別，除外する．

Pearls

中枢脱髄性疾患は治療可能である場合が少なくない．治療機会を見逃さないためには，1 つの病巣では説明できない多彩な神経症状をみた時に，本稿で提示した様々な疾患を鑑別する意識を持つことが重要である．特に代謝異常/中毒による脱髄症は見逃さないよう，病歴や職歴，住環境なども念頭においた，丁寧な病歴聴取が正しい診断につながる．

文献

❶ 辻 省次，総編集．アクチュアル脳・神経疾患の臨床　免疫性神経疾患　病態と治療のすべて．東京: 中山書店; 2016.
❷ 吉良潤一，総編集．免疫性神経疾患―基礎・臨床研究の最新知見―．大阪: 日本臨牀社; 2015.
❸ 田村 晃，他編．EBM に基づく脳神経疾患の基本治療指針．第 4 版．東京: メジカルビュー社; 2016.

〈山﨑　亮〉

中枢脱髄性疾患の疫学について教えてください（日本人の動向も含む）

　本稿では多発性硬化症（multiple sclerosis: MS）ならびに視神経脊髄炎関連疾患（neuromyelitis optica spectrum disorders: NMOSD）を中心に，有病率と発生率の概要を国際比較・人種間比較を交えて概説する．加えて本邦での疫学研究結果も交えて日本人での動向も紹介する．

1. MSの疫学

　MSの有病率には人種差が存在し，白人に好発するもののアジア人や黒人ではその1/10以下の有病率といわれている[1]．その他，イヌイット，アメリカインディアン，オーストラリアのアボリジニ，太平洋諸島の島民，ラップ人においては極めて稀な疾患でもある．このように白人（コーカソイド）以外においては比較的稀な疾患であり，わが国における20世紀の有病率調査では10万人あたり1～5人と欧米の50～150人と比べ著しく低い値で，その病型も欧米では稀といわれる視神経脊髄型MSの占める割合が比較的高いと報告された[2]．このように日本人を含む東アジアでのMS有病率は欧米と比べて低く，その臨床的特徴として視神経脊髄型が多いという概念が生まれ，以後この概念が最近までわが国では一般的なものとなっていた．しかし，後述するNMOSDが視神経脊髄型MSの多くを占めていたことが近年判明するに至り，MSの病型に人種差は少ないものと認識されるようになった．

　WHOによる2013年の調査[1]にて，全世界のMS推定患者数は230万人と2008年の210万人より増加傾向を示し，推定有病率（人口10万人あたり）は33人となっている．地域差は顕著で白人の多い北米，欧州はそれぞれ140人，108人である一方，アフリカ2.1人，東アジア2.2人と明らかな人種差が存在する．さらに地域内における有病率にも差があり，欧州ではスウェーデン189人，アルバニア22人と10倍近い開きが存在している．以前より欧米では高緯度の寒冷地においてMS有病率が高まると報告され，寒冷とMS発症に何らかの因果関係が示唆されている．また，南半球でも高緯度に位置するアルゼンチンでは18人であるが，低緯度のエクアドルでは3.2人と低く，高緯度になるほど発病しやすいという緯度勾配（latitude gradient）の存在が南北両半球で確認されている．

| I 脱髄性疾患総論 | II 疾患概念と臨床症状 | III 機序 | IV 検査 | V 診断 |

しかしながら，この緯度勾配は近年徐々に解消される傾向にあり，例えば地中海のサルジニア島ではイタリア本国よりも南に位置していながら，有病率が150人以上とイタリア本国以上の高い値を示し，長期にわたり周囲から隔絶された地域性のために，疾患感受性遺伝子が凝縮された可能性が示唆されている地域もある．平均発病年齢は世界共通で平均30歳で，さらに近年，男女差が顕著となってきており1：3前後と女性に好発しやすい傾向となっている．また，MSの年間発生率はこの100年間徐々に増加していることが欧米での調査にて確認されている．

MSは一般的には孤発性の免疫性神経疾患であるが，一卵性の方が二卵性に比べ有意にMS罹患が増加するといった双生児研究，有病率における人種差，女性に好発するという遺伝的素因が発病に関与している．一方，有病率の緯度勾配，近年世界的な発生率上昇などから環境要因の関与も重要な発病因子と考えられる．環境因子に関しては後述の章に詳細を任せるものの，高緯度地域の住民で不足がちとなるビタミンDの減少に加え，喫煙，EBウイルス感染の有無，寄生虫感染症の減少，食生活などライフスタイルの変化，といった諸要因の関与が推測されている．

欧米での移民研究によると，高有病率地域から低有病率地域へ移住すると移住前と比べ発症リスクが低下すると報告されている．一方，低有病率地域から高有病率地域へ移住した場合には，母国での低い有病率を維持する傾向にあり，もともとの遺伝的背景が環境以外にも発病に影響することを示唆している．ただ，そのような場合でも世代を経るごとに有病率が上昇することから，環境因子もMS発症に関与していると考えられる．

小児におけるMS有病率は，欧米のデータ[1]において平均0.63人と成人と比べ著しく低い値となっている．しかし国によって差が大きく，フランス7人，イタリア0.8人，トルコ0.03人と地域差が顕著である．小児MSの特徴として男女差が小さく，オリゴクローナルバンド陽性率が低く，MRI所見においても病変数が比較的少ないといわれている．成人期以降にMS発生率が女性優位に上昇することから，女性ホルモンがMS発症に関与することも示唆されている．

2. NMOの疫学

一方，NMO（NMOSDも含む）はその疾患概念が抗アクアポリン4（AQP4）抗体が発見された後の2006年以降に新たに確立されたことから，未だ十分な疫学的な検討がなされていない．WHOの2013年の調査[1]でも，世界39カ国の

データから推定有病率は10万人あたり1人程度とMSと比べて著しく少ない．さらにMSと異なり緯度勾配は明らかでないと考えられている．人種に関しては白人が多数を占める欧州各国の有病率が0.7〜4.4人（イングランド0.7人，2010年；ウエールズ2.0人，2010年；デンマーク4,4人，2008年）に対し，黒人の比率が高いカリブ海のマルティニーク島での有病率は10人（2011年）と高く，人種差の存在が示唆されている[3]．初発年齢はMSでは30歳前後の若年期発症が多いが，NMOSD患者の発症ピークは30歳代後半〜40歳代前半である．MSでは50歳以降の発症はほとんどないが，NMOSDでは60歳以降の発症もしばしばみられる．小児における発症も稀ではなく，小児の急性炎症性脱髄疾患における重要な鑑別疾患の一つである．

　男女比でも女性が10倍近く発病しやすい傾向が示されており，MS以上に女性に好発しやすいのが特徴である．また，自己抗体の有無での検討では，抗AQP4抗体陽性NMOSDは圧倒的に女性に多いものの，抗AQP4抗体陰性患者では男女差が顕著ではなく，むしろ男性が多いという報告もある．

3. 急性散在性脳脊髄炎（acute disseminated encephalomyelitis; ADEM）の疫学

　ADEMはウイルス感染やワクチン接種に関連して発症する単相性の脳脊髄炎である．主に小児に好発し，外因からの刺激に惹起された自己免疫機序が病態と考えられている．再発例が稀なことから，疫学的には年間発生率（人口10万人あたりの年間発症者数）で罹患率を評価する．欧米では，米国サンディエゴ0.4人，ドイツ全域0.07人，カナダ全域0.2人とMS（欧米での年間発生率は5人前後）と比べ少ない．平均発症年齢は5〜8歳と小児期に好発しやすいが，成人発症例も稀ではない．

4. 日本人の動向

　日本人におけるMS，NMOの疫学研究は，MSでは過去4回（1972，1982，1989，2004年）にわたり，NMOでは2011年にそれぞれ全国臨床疫学調査が実施されている．MSでは一連の調査[2]より男女比が1：1.7から1：2.9と女性の比率が上昇した．2003年のMS全国調査と2011年のNMOSD全国調査での推定有病率はMSでは10万人あたり7.7人，NMOSDで同2.6人と算出されている．しかしながら，2003年当時のMS患者の中には相当数NMOSD患者が含

| | 脱髄性疾患総論 | Ⅱ 疾患概念と臨床症状 | Ⅲ 機序 | Ⅳ 検査 | Ⅴ 診断 |

表1 北海道十勝地区疫学調査[5]（2016年3月末）でのMS・NMOSD患者の概要

	MS	NMOSD
症例数	65例（男：女＝15：50）	14例（男：女＝2：12）
粗有病率*	18.9人/100,000人 （95%CI: 14.6〜24.0/100,000） （男9.1, 女27.9）	4.1人/100,000人 （95%CI: 2.2〜6.9/100,000） （男1.2, 女6.7）
標準化有病率**	19.4人/100,000人	4.1人/100,000人
平均年齢	44.5歳（14〜76歳）	54.8歳（31〜79歳）
平均発症年齢	29.0歳（7〜63歳）	45.2歳（13〜75歳）
平均罹病年数	15.6年（1〜50年）	9.6年（1〜35年）
平均EDSS	2.3（0〜8.5）	3.3（0〜8）

*: 粗有病率: 十勝地区全人口（343,695人）における有病率
**: 標準化有病率: 2015年国勢調査の日本人口（127,094,745人）を用いて標準化

まれており，MSの正確な日本人有病率とはなりえない．抗AQP4抗体の発見以来，NMOSDが独立した疾患単位となりMSから分離されたことから，両者の有病率を同時に検討することが必要となった．我々は2001年以降5年おきに北海道十勝地区（人口約35万人）において，関連医療機関の協力のもとMS患者の疫学研究を実施してきた[4]．最新の疫学調査[5]を2016年3月に実施し，その概要を **表1** に示す．MSならびにNMOSDの粗有病率は10万人あたりそれぞれ18.9人，4.1人であり，MSはNMOSDの約4倍の有病率であることが判明した．過去の報告同様，平均発症年齢はNMOSDの方が10歳以上高齢であった．両疾患ともに女性の比率が高かったが，NMOSDでは女/男が6.0とMS以上に女性患者が多かった．東アジアでのMS，NMOSDの有病率調査の報告は乏しいものの，本研究から日本人MS有病率では欧米白人の1/10程度とこれまでの人種格差よりもその程度は縮小していると考えられた．また，MSの年間発生率に関しても2011年の十勝地区の調査にて算出したところ，この30年間男性の発生率に大きな変化がないものの，1990年以降女性の発生率が上昇する傾向を認めた（ **図1** 参照）．これは先に述べたように世界的な傾向に合致するもので，人種差を超えて女性がMSに罹患しやすくなってきたと推測される．MS進行様式の比率に関しては，欧米では一次性または二次性の慢性進行型が半数以上を占めているのに対し，十勝地区での調査[45]にてその頻度は20%未満と少なく，日本人においては，再発寛解型の経過をとる患者が多数であることが示されている．
　一方，NMOSDにおける有病率は，欧米白人と日本人では大きな差はなく，MS

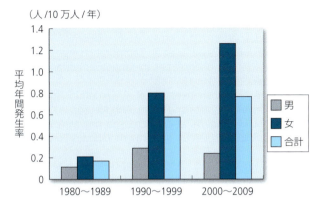

図1 日本人MS発生率の推移（十勝地区疫学調査より）
(Houzen H, et al. J Neurol Sci. 2012; 323: 117-22)❹

ほどの遺伝的素因は少ないと考えられる．しかしながら，黒人でのNMOSD有病率が10万人あたり10人以上との報告❸があり，黒人では白人・アジア人と比べ何らかの疾患感受性の高さが考えられる．

わが国におけるADEMの疫学研究として，2008年に全国調査❻が実施された．その結果，年間発生率は人口10万人あたり0.8人で，平均発症年齢5.8歳と欧米とほぼ同じ傾向が示された．60％に先行感染を認め，男女比は2：1と男性に多く，ステロイド剤などによる加療により90％の症例で後遺症なく回復したことが示されている．

Pearls

NMOSDはMSと異なりその有病率に人種差が存在するか議論が分かれている．Flanaganらの論文❸では，白人が多いアメリカ合衆国ミネソタ州Olmsted郡と黒人の多いカリブ海マルティニーク島において，白人と黒人のNMOSD有病率をそれぞれ調査した．その結果，両地域ともに黒人での有病率が白人よりも2～3倍高いことを報告した．このことはMSとは逆にNMOSDは有色人種に好発しやすい可能性を示唆している．

文献

1. Multiple Sclerosis International Federation. Epidemiology of MS. Atlas of MS 2013. Mult. Scler. Int. Fed. London 2013. http://www.msif.org.
2. Osoegawa M, Kira J, Fukazawa T, et al. Temporal changes and geographical differences in multiple sclerosis phenotypes in Japanese: nationwide survey results over 30 years. Mult Scler. 2009; 15: 159-73.
3. Flanagan EP, Cabre P, Weinshenker BG, et al. Epidemiology of aquaporin-4 autoimmunity and neuromyelitis optica spectrum. Ann Neurol. 2016; 79: 775-83.
4. Houzen H, Niino M, Hirotani M, et al. Increased prevalence, incidence, and female predominance of multiple sclerosis in northern Japan. J Neurol Sci. 2012; 323: 117-22.
5. 保前英希, 脇田雅弘, 長井 梓, 他. 北海道十勝地区における NMOSD の有病率とその臨床像の検討―2016 年同地区 MS/NMOSD 疫学調査報告―. 神経免疫学. 2016; 21: 98.
6. 山口 結, 吉良龍太郎, 原 寿郎. 我が国における小児急性散在性脳脊髄炎, 多発性硬化症の現状. 脳と発達. 2016; 42: 227-9.

〈保前英希〉

説明と医療福祉資源 IX

脱髄性疾患総論 I

疾患概念と臨床症状 II

機序 III

検査 IV

診断 V

急性期治療 VI

再発・進行防止と予後 VII

対症療法 VIII

MSはどのような病気か教えてください

1. MSの疫学

　多発性硬化症（multiple sclerosis: MS）の原因は未だ解明されていないが，中枢神経系にリンパ球やマクロファージなどの免疫細胞が浸潤しており，免疫介在性の炎症性脱髄性疾患であると考えられている．発症因子として複数の遺伝因子と環境因子が関与して発症する多因子疾患と考えられている．

　世界的にMSの有病率は増加し続けており，WHOの報告によると推計患者数が2008年の210万人が2013年には230万人となっている[1]．平均有病率にすると10万人あたり30〜33人となる．有病率には地域差があり，北米では140人，ヨーロッパで108人と高率である．さらにヨーロッパで最も高いスウェーデンでは189人，最も低いアルバニアでは22人である．白人に最も多く，黄色人種では比較的少なく，黒人にはさらに稀であることからも遺伝因子の関与が容易に推測される．遺伝因子としてはヒト白血球抗原（HLA）との関連が報告されて

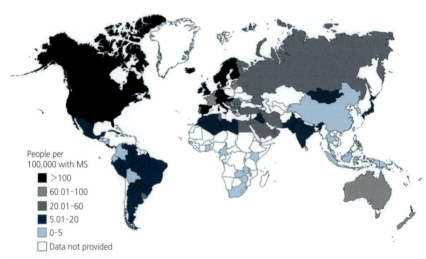

図1 世界のMSの有病率（2013年）
(Multiple Sclerosis International Federation. Epidemiology of MS. In: Atlas of MS 2013. London: Multiple sclerosis International Federation; 2013. p.8-11)[1]

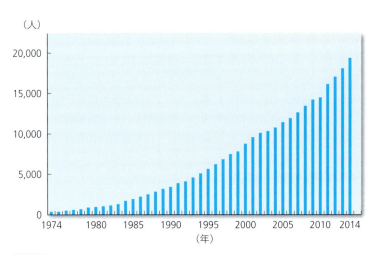

図2 多発性硬化症（日本）特定疾患受給者証交付件数の推移

おり，特にHLAクラスⅡ領域のHLA-DRB1*15:01ハプロタイプが最も強い関連があり，その他人種によりいくつかの疾患感受性遺伝子も報告されている．また高緯度地域に多い傾向は軽減しながらも持続しており，南北半球でそれぞれ高緯度ほど有病率は高い傾向がある　図1　．高緯度によるビタミンD不足が一因と推測されている．MSの平均発症年齢は30歳で，男女比は1：2であるが，東アジアで1：3，アメリカで1：2.6と女性に多い傾向が強い．診断時の病型に関しては85%が再発寛解型MS（relapsing-remitting: RRMS），10%が一次進行型MS（primary progressive: PPMS），5%がprogressive relapsing MSであり，RRMSで発症した人の80%は最終的に二次進行型MS（secondary progressive: SPMS）となる．

わが国では1972～2004年まで4回のMS全国臨床疫学調査が行われた．推定患者数が1972年2,280人から2004年9,900人となり，有病率は10万人あたり7.7人となった．世界的にも増加傾向にあると前記したが，日本での増加は約30年間で4倍と極めて高いことがわかる．初発年齢のピークは30歳代から20歳代後半へと推移し若年での発症傾向が認められ，男女比が約1：3で女性の比率が増加傾向にある．国内での地域差は北日本が南日本に比べて多く，高緯度地域に多い傾向は世界と同じである．わが国でのMS特定疾患受給者数の推移をグラフにすると　図2　のように急増しており，2014年は19,389人となっている．この中にはMS以外にNMOSDも約4分の1含まれており，またMRI検査

の普及等による診断率の向上を勘案しても明らかに急増している.

　MS は多因子疾患であるが, この 30 年余りで遺伝因子の変化は大きく変わることはなく, わが国での有病率増加は環境要因の変化に起因するところが大きいと考えられる. 欧米では高緯度, ビタミン D 値の低下, EB ウイルス感染などと有病率との相関が報告されている. また 20 世紀後半に感染症が減少するのと相反して MS をはじめ炎症性腸疾患, 気管支喘息, 1 型糖尿病などの免疫・アレルギー疾患が増加していることは興味深い. 環境要因の詳細は他項に譲る.

2. MS の病型分類と経過

　臨床経過, 重症度や病巣の部位からいくつかの分類方法が提唱されている. 日常臨床でよく用いられるものとしては, Lublin らの提唱した分類で臨床経過により RRMS, SPMS, PPMS に分ける. RRMS は明らかな急性増悪と寛解を繰り返すタイプで完全な回復あるいはある程度の後遺症を残してもよい. 約 8 割の患者が RRMS として発症する. SPMS は病初期は RRMS として発症し, 発症後 10〜20 年で進行性に障害が増悪する SPMS へと移行する. SPMS へ移行しやすいリスク因子として初期の再発回数や重症度, 寛解時の不完全回復, 脊髄病巣, 男性などが挙げられる. 進行期に急性増悪と不完全な寛解を認める場合も, 明らかな再燃がなく進行性に増悪する場合がある. ここで問題となるのは, SPMS の分類は経過から判断されるものであるので RRMS と SPMS の移行期が不明確であることである. PPMS は発症時より明らかな寛解増悪を示さず, 障害が持続的に増悪するタイプである. progressive-relapsing MS も当初提唱されたがあまり使われなくなった. RRMS, SPMS, PPMS の分類が臨床的に重要であるのは治療薬への反応性が異なることが大きい. 特に再発予防治療において現在認可されている疾患修飾薬 (disease-modifying drug: DMD) はほとんどが RRMS を対象とした臨床試験で有効性が認められたものであり, SPMS, PPMS に有効性が確認されているものはない. また PPMS は RRMS に比べて発症年齢が 40 歳程度と遅く, 男女差は認められない. 痙性不全麻痺を呈し脊髄の萎縮が認められることが多い. このように症状の経過, 薬剤反応性, 発症年齢, 性差などが異なることから, 異なる病態の疾患である可能性も推測される.

　疾患の活動性と進行性を考慮し改定病型分類が提唱された[2]. この改定では, これまで SPMS, PPMS とされていたものを進行型として一括し, その疾患活動性の有無と障害進行性の有無によって, ①active with progression, ②active without progression, ③not active with progression, ④not active without progression の 4 つに分類した．active とは 1 年間に臨床的あるいは画像的再発がある場合 active とし，臨床的進行がある場合 progressive とするため，少なくとも 1 年間の経過観察が必要となる．また clinically isolated syndrome (CIS) が追加された．CIS は炎症性脱髄性疾患 MS を疑う最初の臨床症状で気付かれたが，時間的多発性をまだ満たしていない場合である．これは 2010 年に改訂された McDonald 診断基準でも記載されている．CIS と診断された場合，平均約 4 年で clinically definite MS（CDMS）に進展するという報告がある[3]．この時，オリゴクローナルバンド（OB）陽性，MRI での病巣数，若年発症が CDMS へ推移しやすいリスク因子である．CIS を対象としたインターフェロンβ，グラチラマー酢酸塩の臨床試験で，CIS の段階での DMD による早期治療開始群でより予後が改善され CDMS の移行率が低いことが示されている．ただし，わが国では CIS に対する保険適応は承認されていない．

良性型（benign）MS，悪性型（malignant）MS という名称で分類されることもあるが，常に後方視的に障害の進行がどうであったかで呼ばれるものである．

3. MS の臨床症候

炎症性脱髄が脳・脊髄・視神経のどの部位に惹起されるかによって実に多様な症状を呈しうる．初発症状としては四肢の感覚障害，筋力低下，視神経炎，複視，失調が多くみられる．ただし，わが国では視力障害を初発症状とする場合が約 40％と多い．これらの症状が単独あるいは同時に出現し 24 時間以上持続する時に臨床的発症あるいは再発と考える．発症様式は急性発症（〜数時間）あるいは亜急性（〜数日にかけて増悪）が多い．約 10％の PPMS は発症が明らかでなく 1 年以上にわたって徐々に症状が進行するため病初期の診断が不明であることが多い．

1 視力障害

初発症状として視力障害を呈することが比較的多く，球後視神経炎の 20〜30％程度はその後多発性硬化症へと進展する．特にわが国では欧米に比べ視力障害の頻度が高い．MS の視力障害では視力低下，視野異常，色覚の低下などを呈するが，特徴的な所見として視野の周辺はある程度保たれているが中心部が見えにくい中心暗点をきたしやすい．眼球後部痛や眼球運動時の痛みが前駆し，数

日後視力障害を自覚することがある．球後視神経炎急性期に眼底鏡で視神経乳頭の（所見としては）発赤，浮腫がみられることもある．

　視神経炎や球後視神経炎で眼底所見として慢性期には視神経萎縮や視神経乳頭の耳側蒼白（temporal pallor）が認められやすい．両側同時に起こる視力障害や水平性視野障害，1回の発作で失明に至るような重篤な視力障害の場合はMS よりも NMOSD の可能性を考えるべきである．

2 複視

　複視は様々な原因で起こるが，橋の外転神経核と中脳の動眼神経核を連絡し脳幹傍正中部背側を走る内側縦束の障害によることが多い．内側縦束症候群（medial longitudinal fasciculus syndrome: MLF 症候群）と呼ばれ，障害側の眼球の内転が障害され，健側の外転はできるが眼振を示すものである．MS や血管障害，腫瘍などで起こるが，両側の MLF 症候群が認められた場合は MS である確率がかなり高い．その他，複視は動眼神経や滑車神経障害で起こることもある．

3 感覚障害

　感覚障害は感覚の過敏〜低下まで様々であり，病巣により様々な部位の感覚障害をきたしうるが，脊髄病巣に起因する場合など分節性をもって障害されることが多い．帯状の絞扼感（girdle sensation）を訴えることも多い．paresthesia やdysesthesia といった異常感覚を伴う場合も多い．頸髄後索に病巣がある場合には頸部の前屈時に背部〜下肢にかけて電撃用しびれ感が放散することがある．Lhermitte 徴候と呼ばれ，髄鞘が障害されているが軸索が保たれている場合に認められる．MS に比較的特異的な徴候であるが頸髄腫瘍や変形性脊椎症，放射線脊髄症などで観察されることもある．感覚障害は再発時に増悪するばかりではなく，慢性期や回復期に後遺症として残存したり異常感覚が悪化したりする場合もあるので，MS の再発かどうかの判断に慎重さを要す場合がある．

4 運動障害

　運動障害は大脳病巣の場合，病巣が錐体路に及ぶと，その部位により片麻痺や単肢麻痺など身体の様々な筋力低下をきたしうる．脊髄病巣の場合は左右差のある上下肢あるいは下肢麻痺を呈することが多いが，横断性脊髄炎の場合は対麻痺や四肢麻痺を呈することもある．上位運動ニューロン障害性であるため，筋力低

下はしばしば痙縮，深部腱反射亢進や Babinski 反射などの病的反射を伴う．脱力，巧緻運動障害としての訴えや，歩行障害は痙性の歩行障害を示すことが多い．

5 小脳症状

わが国では欧米に比べ頻度は低いが，小脳や脳幹病変によりふらつき，眼振や失調性発語（ataxic speech），企図振戦などの小脳失調症状を呈す．歩行障害は錐体路障害が前景でみられる時が多いが，小脳失調による歩行障害が単独あるいは重複して出現している場合もあり，開脚歩行がみられることがある．

6 痙攣

MS の脊髄病変で有痛性強直性痙攣（painful tonic seizure）が時にみられる．四肢の異常感覚に伴って数十秒〜数分の有痛性強直性痙攣発作が一側の手や足に起こることが多い．繰り返して起こることも多く，苦痛が強い場合カルバマゼピンが有効である．脱髄巣を焦点として，てんかん発作が起きることが健常者に比べて多いが，小児 MS でより多く認められる．

7 膀胱直腸障害

MS の多くで神経因性膀胱がみられる．一般に仙髄の排尿中枢より上位で障害されると蓄尿障害が起こりやすく，脊髄病巣や大脳の多発性病巣で頻尿や切迫性尿失禁をきたすことが多い．また尿道括約筋の不随意収縮が起こり排尿筋収縮と同時に生じている状態である排尿筋括約筋協調不全（detrusor sphincter dys-synergia: DSD）がみられることもあり，スムーズな排尿が困難となる．直腸機能や肛門括約筋の障害で便秘や便失禁をきたすこともある．

8 認知症状

MS の高次脳機能障害は認知機能の簡便な評価法として使われる Mini-Mental State Examination（MMSE）や長谷川式簡易知能評価法では検知できないことが多く，またこれまで簡便な評価方法がなく過小評価されてきていた．しかし，MS の全般的な比較的簡便な認知機能評価バッテリーとして米国 MS 協会の認知機能研究グループが開発した Brief Repeatable Battery of Neuropsychological Tests in Multiple Sclerosis（BRB-N）などが使われることが多くなり，MS の 40〜70％に認知機能障害が認められることが明らかになってきた．一般的知能は保たれており日常生活に支障のあるような明らかな認知症状を呈すること

1　MS はどのような病気か教えてください

II 疾患概念と臨床症状

EDSS

表1　EDSS (Kurtzke JF. Neurology. 1983; 33: 1444-52)

EDSS	0	1.0	1.5	2.0	2.5	3.0	3.5	4.0	4.5	5.0	5.5	6.0	6.5	7.0	7.5	8.0	8.5	9.0	9.5	10
	正常	ごく軽い障害		軽度障害		中等度障害		比較的高度所見		高度障害										死亡
								歩行可能（補助なし歩行）				補助付き歩行		車イス生活		ベッド生活				

歩行距離の目安：>500m、500m、300m、200m、100m（片側100m／両側20m）

*他に精神機能注1 (FS) でもよい　**非常にまれであるが体幹筋路機能 5 (FS) のみ

〈EDSS 評価上の留意点〉

- EDSS は、多発性硬化症により障害された患者各々の最大機能と、神経学的検査成績をもとに評価する。
- EDSS 評価に先立って、機能別障害度 (FS) を下段の表により評価する。
- EDSS の各グレードに該当する FS グレードの一般的な組合わせは中段の表に示す。（あっても>500m 歩行可能）（あっても>500m 歩行障害がない）段階別の EDSS (≦3.5) は、FS グレードの組合わせによって規定される。
  また EDSS≧4.0 では、ADL のみによって規定される。
- FS およびEDSS の各グレードにぴったりのカテゴリーがない場合は、一番近い適当なグレードを採用する。

機能別障害度（Functional System, FS）の評価基準

FS	錐体路機能	小脳機能	脳幹機能	感覚機能	膀胱直腸機能	視覚機能	精神機能	その他
0	⓪ 正常	⓪ 正常	⓪ 正常	⓪ 正常	⓪ 正常	⓪ 正常	⓪ 正常	⓪ なし
1	① 異常所見あるが障害なし	① 異常所見あるが障害なし	① 異常所見のみ	① 1～2肢：振動覚または描字覚の低下	① 軽度の遅延・切迫・尿閉	① 暗点があり、矯正視力0.7以上	① 情動の変化のみ	① あり
2	② ごく軽い障害	② 軽度の失調	② 中等度の眼振 軽度の他の脳幹機能障害	② 1～2肢：軽度の触・痛・位置覚の低下／振動覚の中等度低下、3～4肢：振動覚のみ低下	② 中等度の遅延・切迫・尿閉 希に尿失禁	② 悪い方の眼に暗点あり、矯正視力0.7～0.3	② 軽度の知能低下	
3	③ 軽度～中等度の対麻痺・片麻痺 高度の単麻痺	③ 中等度の軀幹または四肢の失調	③ 高度の眼振 高度の外眼筋麻痺 中等度の他の脳幹機能障害	③ 1～2肢：中等度の触・痛・位置覚の低下／完全な振動覚の低下、3～4肢：軽度の触・痛・温度覚の低下 中等度の固有覚の低下	③ 頻繁な失禁	③ 悪い方の眼に大きな暗点、中等度の視野障害 矯正視力0.3～0.2	③ 中等度の知能低下	
4	④ 高度の対麻痺・片麻痺 中等度の四肢麻痺 完全な単麻痺	④ 高度の四肢全部の失調	④ 高度の構音障害 高度の他の脳幹機能障害	④ 1～2肢：高度の触・痛覚の消失（単独 or 合併）／温覚の消失、2肢以上：固有覚の消失／温・痛覚の低下、3肢以上：高度の固有覚の消失	④ ほとんど導尿を要する／直腸機能は保たれている	④ 悪い方の眼に高度の視野障害（中等度視野 矯正視力0.2～0.1）、悪い方の眼（grade 3）で良眼の視力0.3以下	④ 高度の（中等度の慢性脳障害）知能低下	
5	⑤ 完全な対麻痺・片麻痺 高度の四肢麻痺	⑤ 失調のため協調運動全く不能	⑤ 嚥下または構音全くまたは殆ど不能	⑤ 1～2肢：全感覚の消失／中等度の～ほとんどの固有覚消失、頸以下：全感覚の消失	⑤ 膀胱機能消失	⑤ 悪い方の眼（矯正視力0.1以下）、悪い方の眼（grade 4）で良眼の視力0.3以下、悪い方の眼（grade 5）で良眼の視力0.3以下	⑤ 高度の痴呆 高度の慢性脳障害	
6	⑥ 完全な四肢麻痺			⑥ 頸以下：全感覚消失	⑥ 膀胱・直腸機能消失			
?	? 不明	? 不明	? 不明	? 不明	? 不明	? 不明	? 不明	? 不明
X	小脳機能：脱力（維体路機能［grade 3］以上）により判定困難な場合、gradeとともにチェックする。					視覚機能：耳側蒼白がある場合、gradeとともにチェックする。		

1 MSはどのような病気か教えてください

は少ないが，MS では特に注意障害と情報処理速度の低下が認められやすい[4]．RRMS に比べて SPMS や PPMS でより認知機能障害が高度に認められやすい．また MS の認知機能障害はすでに CIS の段階から認められている．より簡便な認知機能評価バッテリーとして処理速度と作業記憶を評価する Symbol Digit Modalities Test（SDMT）とエピソード記憶を評価する California Verbal Learning Test-2nd edition（CVLT2）および Brief Visuospatial Memory Test-Revised（BVMT-R）の3つで評価する Brief International Cognitive Assessment for Multiple Sclerosis（BICAMS）も提唱されている．

9 うつ

MS 患者の約半数がうつを有するといわれており，疲労感の原因ともなっている可能性がある．うつは情報処理速度，記憶や遂行機能にも影響を及ぼしている可能性があり，うつの治療でこれらの障害が軽減することもある．また疾患修飾薬（disease-modifying drug: DMD）のインターフェロンβ（IFNβ）の副作用としてうつ症状があり，IFNβ が原因と考えられる場合は薬剤の中止あるいは多剤への変更を考慮する必要がある．

10 易疲労感

MS 患者の多くが易疲労性を訴えており，午後に増悪する場合が多い．疲労のため就業に支障をきたしたり QOL 低下の原因となっているが，その原因は明らかになっていない．疲労感は約3分の1の患者では臨床的発症に先行して出現する．疲労の程度と MS の重症度進行や MRI 所見との間に相関は認められていない．抑うつが関与している場合もあり，このような場合は抗うつ薬で改善することもある．温度の上昇により K チャネルが開いて脱髄による神経伝導効率がさらに低下し，神経症状が一過性に増悪しているように感じることが多いが，これは Uhthoff 徴候（Uhthoff's symptom）と呼ばれている．運動による体温上昇による Uhthoff 徴候も易疲労性の一因となっている可能性がある．

11 障害度の評価

神経症候に基づいて MS の重症度を評価する基準として最も一般的に Kurtzke の EDSS（Expanded Disability Status Scale）が用いられる 表1 [5]．EDSS 障害の程度の目安として症状のない0点，歩行障害が出現する 3.5 点，歩行に杖が必要となる 6.0 点，車いすが必要となる 7.0 点，最重症（死亡）の 10 点があ

る．3.5点以下の場合は錐体路機能，小脳機能，脳幹機能，感覚機能，膀胱直腸機能，視覚機能，精神機能からなる機能別障害度（functional system: FS）の組み合わせで評価する．ただしEDSSは歩行障害に重きをおいているため上肢機能や高次脳機能が十分に反映されていないことを認識しておく必要がある．

Pearls

EDSS の記録を残そう

EDSS 表1 は世界的に標準的MS重症度評価法である．多発性硬化症患者の入院時はほとんどの神経内科医がEDSSを評価・記載していると思うが，外来診察時もできるだけ毎回評価・記載をするとよい．そうすることで個々の患者の進行具合が経時的に把握しやすくなり，使用しているDMDの薬効を評価する時や，臨床研究の時にも大いに役立つ．そのためEDSSの概略を覚えておいて，診察時は必ず表を持参あるいは診察室においておくと便利である．

文献

[1] Multiple Sclerosis International Federation. Epidemiology of MS. In: Atlas of MS 2013. London: Multiple Sclerosis International Federation; 2013. p.8-11.

[2] Lublin FD, Reingold SC, Cohen JA, et al. Defining the clinical course of multiple sclerosis: the 2013 revisions. Neurology. 2014; 83: 278-86.

[3] Kuhle J, Disanto G, Dobson R, et al. Conversion from clinically isolated syndrome to multiple sclerosis: a large multicentre study. Mult Scler. 2015; 21: 1013-24.

[4] Bobholz JA, Rao SM. Cognitive dysfunction in multiple sclerosis: a review of recent developments. Curr Opin Neurol. 2003; 16: 283-8.

[5] Kurtzke JF. Rating neurologic impairment in multiple sclerosis: an expanded disability status scale（EDSS）. Neurology. 1983; 33: 1444-52.

〈中辻裕司〉

CIS と RIS について教えてください

1. Clinically isolated syndrome (CIS) とは

　多発性硬化症（multiple sclerosis: MS）の大多数（85％）は再発寛解型 MS（relapsing-remitting MS: RRMS）として発症する．RRMS の診断を臨床的に確定する〔clinically definite MS（CDMS）を診断する〕には，少なくとも 2 回以上の神経学的増悪が生じることが必要である．2 回目以降の神経学的増悪は一般に「再発」と呼称されるが，これに対して初回の神経学的増悪のことを clinically isolated syndrome（CIS）と呼ぶ．

　正確を期すと，CIS は「炎症性脱髄によって急性ないし亜急性に生じる 24 時間以上持続する神経学的症状のうち，発熱・感染・脳症を併発しないもの」と定義されている❶．CIS の判断要件に MRI などによる客観的所見の確認は求められておらず，したがって MRI は全く正常の CIS も存在しうる．ただし CIS の約 7 割では頭部 MRI 上に MS を疑わせる無症候性病巣がある．また CIS は必ずしも単一病巣によるもの（monofocal CIS）には限定されておらず，同一時期に生じたものであれば，複数病巣による神経症状を呈する CIS（multifocal CIS）も存在しうる．ただし CIS の約 9 割は monofocal CIS であり，その責任病巣としては視神経，脳幹，脊髄，小脳が多く，大脳は比較的少ない．

2. CIS と MS の関係

　CIS の約 6 割が平均 4 年間で CDMS に進展すると報告されている❷．monofocal CIS と multifocal CIS では CDMS への移行率に大差はない．一方，頭部 MRI 上に異常所見がある CIS の約 8 割が CDMS に移行し，このような所見がない CIS の約 2 割に比して明らかに高率である．頭部 MRI 上に異常所見がない CIS でも，脳脊髄液中にオリゴクローナルバンド（oligoclonal band: OB）が検出される場合は約 23％が CDMS に移行し，OB が検出されない場合の約 4％に比して高率である❸．CIS 全体で俯瞰しても，OB 陽性の場合は CDMS への進展リスクがハザード比で 2.18 倍，頭部 MRI での病巣数が 9 個以上ないし 2〜9 個の場合は，0〜1 個の場合に比してそれぞれ 2.74 倍ないし 1.97 倍になると報告されている❷．

他方，CISからCDMSへの進展リスクを軽減する因子として年齢があり，1歳加齢するごとに，そのリスクは約2％低下することが報告されている[2].

　以上のことから，CISがCDMSへ進展するか否かを予見する上では，頭部MRIでの病変有無とその数，脳脊髄液中のOBの有無，そして患者の年齢が重要である．すなわち，若年で頭部MRIに異常所見を認め，脳脊髄液中のOBが陽性であるCISは高率でCDMSに移行する一方，高齢で頭部MRIに異常所見がなく，脳脊髄液中のOBが検出されないCISがCDMSへ移行するリスクは極めて低い.

3. CISで治療を開始するべきか

　CISの過半数がCDMSに進展することをうけて，CISに対するMSの疾患修飾薬（disease-modifying drug: DMD）投与適否を判断するべく6つのランダム化比較試験がこれまで施行されてきた．その結果，インターフェロンβ-1a製剤（CHAMS試験，ETOMS試験，REFLEX試験），インターフェロンβ-1b製剤（BENEFIT試験），グラチラマー酢酸塩（PreCISe試験），テリフルノミド（TOPIC試験・本邦未承認）のいずれの試験においても，2〜3年の観察期間中のCDMS移行率を約40％程度抑制することが確認された．被験薬は全て再発抑制効果を有しており，したがってCDMS診断の要件である再発が減ずるわけであるから，当該観察期間中のCDMS診断者が減るのは自明であって，むしろこのようなCISからの治療介入によりMSの長期予後を改善させられるのかということが重要である．BENEFIT試験では3年後の成績[4]では早期治療開始群はプラセボ群よりも身体障害度（expanded disability status scale: EDSS）悪化が有意に抑制されていることが確認されたが，5年後[5]，8年後[6]，11年後[7]の成績では早期治療開始群とプラセボ群にEDSS上の有意差は確認されなかった．他方，高次脳機能障害の指標であるPASAT（paced auditory serial addition task）の点数には有意差がつくなど，CISでの早期治療開始を支持する一定の結果も確認された[7].

　以上の結果は大きく2通りの解釈をもたらす．楽観的な解釈は，長期的な身体障害の進行抑制にはCDMSになってからDMDを開始しても間に合うというものである[6]．他方，悲観的な解釈は，逆に，身体障害の進行抑制を求める場合，CISでDMDを開始しても遅きに失するというものである．最近，MSの新たな病理として注目され，また長期的な身体障害との相関性が指摘されている神経変性に関連し，脳の萎縮率は無加療である場合CISでもCDMSでも大差はないと

する報告[8]は後者の可能性を想起させる.

しかるに，MSへ高率で移行すると推定されるCISについては，CDMSの確認を待たず早期に治療を開始することが支持される状況にある．このような潮流を受け，2010年に改訂されたMS診断基準（改訂McDonald基準）[9]ではCISのうち，頭部MRIにおいて空間的多発性および時間的多発性を満たす場合はMSと診断してよいと決議された．したがって新たな診断基準の下では，MSを示唆する神経学的症状が1回しかなく明確な臨床的再発がない状態でも，MSと確定診断されうる症例が存在する（このような背景の下，当該基準では"CDMS"という呼称は使用しないことになった）．McDonald診断基準はMSと診断する以前に他の神経疾患を鑑別することを求めているが，現実的には容易には鑑別できない疾患も存在する．このため頭部MRIのみでCISをMSと診断する新たな方針には異論も提示されており，例えば，脳脊髄液中のOB検出を条件に加えるよう求める声もある[10]．本邦では相対的に視神経脊髄炎関連疾患（neuromyelitis optica-spectrum disorders: NMOSD）が多く，MSと誤診してDMDを投与するとNMOSDを悪化させうること，他方でOBが陽性とならないMSもしばしば経験されることを併せて留意しておく必要がある．

4. Radiologically isolated syndrome（RIS）とは

radiologically isolated syndrome（RIS）はOkuda博士によって2009年に提唱された概念であり，端的には「MSを示唆する無症候性のMRI異常」を示すものである[11]．この「MSを示唆するMRI異常」の定義として，現在使用されている改訂McDonald基準（MRI基準はSwanton基準と呼ばれている）[9]ではなく，2001年に発表されたオリジナルのMcDonald基準（MRI基準はBarkhof基準と呼ばれている）[12]が採用されていることに注意を要する．すなわち，RISの診断においては，表1 に示すような空間的多発性を示すMRI異常が「MSを示唆する」と解釈される．

5. RISとCIS・CDMSの関係

一般にRISはCISの前段階にある病態と理解される．しかしながら，RISの診断において頭部MRI上の異常所見が必須であるのに対し，CISには頭部MRI上に異常所見がない病態も含まれる．したがって厳密を期せばこれら概念は本来同

表1	2001年McDonald診断基準におけるMRI基準（Barkhof基準）

以下の4項目中，3項目以上を満たすもの
　　・ガドリニウム造影病変の存在　または　9個以上のT2病変の存在
　　・1個以上のテント下病変の存在
　　・1個以上の傍皮質病変の存在
　　・3個以上の脳室周囲病変の存在
ただし，脊髄病変1個は脳病変1個と等価と考えることができる

一線上で論じられるべきではないことに注意を要する．またRISの約半数は頭痛を主訴として頭部MRI検査を受けているといわれ，RIS患者にはある種のバイアスが存在することも留意しておく必要がある．

　RIS患者の約3〜4割が約5年程度でCISやCDMSに進展すると報告されており[13]，前述のCISからCDMSへの進展率に比して少ない．また，この進展リスクは頸胸髄病変がある場合はハザード比で3.08倍，MS家族歴がある場合は同2.20倍，男性は同1.93倍，IgG indexが0.7以上ないしOBが陽性であれば同1.78倍に上昇すると報告されている[13]．RIS患者に脳脊髄液検査を実施することは現実的ではなく，また家族内発症のMSも本邦では少ないが，男性患者で頸胸髄にもT2病変が確認されるRISはCISやCDMSへ移行する可能性が高いことは記憶に留めておくべきであろう．

6. RISで治療を開始すべきか

　これまでのところ，RISに対するDMDの投与適否を結論しえる臨床研究は報告されていない．RIS患者のうちMSに進展する患者の割合がさほど高くないことを考慮すると，DMDの投与は慎重にならざるを得ない．一方，CIS同様に，RISでもすでに脳萎縮が始まっているという報告がなされており[14]，RISの段階からDMDを投与することにより長期予後が改善する可能性も否定はできない．

　RISの段階からDMDを投与するべきかに関する誌上討論が2012年のMultiple Sclerosis誌にて行われ，賛成派からは，MSが強く疑われる場合，画像的活動性が明らかな場合，不可逆的変化が確認される場合などはDMDを開始してもよいとの意見が提出された[15]．一方，反対派からは，MS以外の診断を除外することができず，また片頭痛による非特異的なT2病変を過大評価するリスクもあること，無症候性に終わるMSも存在することなどを理由として却下する意見が提出された[16]．

| I 脱髄性疾患総論 | II 疾患概念と臨床症状 | III 機序 | IV 検査 | V 診断 |

以上を俯瞰すると，現時点では RIS に対する DMD 開始は一般的な支持を確立していないと考えられる．

Pearls

米国の MS 専門医に行った治療動向調査が公開されている[17]．例えば，CIS については，頭部と脊髄の MRI 撮影を行うべきであること，MRI 所見を有さない視神経炎単独の場合は DMD を開始するべきではないこと，MRI 所見のパターンによっては視神経炎でも DMD を開始するべきであることなどのコンセンサス（同意率75%以上）が得られている．他方，RIS については，脊髄の MRI 撮影も行うべきであること，一般に DMD を開始するべきではないこと，ただし 2 個以上の造影病変が確認されれば DMD 開始を検討するべきであることなどのコンセンサスが得られている．いずれの場合も，DMD を開始せずに経過観察する場合は，12 カ月以内に MRI をフォローするべきであるとまとめられている．

文献

[1] Miller DH, Weinshenker BG, Filippi M, et al. Differential diagnosis of suspected multiple sclerosis: a consensus approach. Mult Scler. 2008; 14: 1157-74.

[2] Kuhle J, Disanto G, Dobson R, et al. Conversion from clinically isolated syndrome to multiple sclerosis: a large multicenter study. Mult Scler. 2015; 21: 1013-24.

[3] Tintore M, Rovira A, Rio J, et al. Do oligoclonal bands add information to MRI in first attacks of multiple sclerosis? Neurology. 2008; 70: 1079-83.

[4] Kappos L, Freedman MS, Polman CH, et al. Effect of early versus delayed interferon beta-1b treatment on disability after a first clinical event suggestive of multiple sclerosis: a 3-year follow-up analysis of the BENEFIT study. Lancet. 2007; 370: 389-97.

[5] Kappos L, Freedman MS, Polman CH, et al. Long-term effect of early treatment with interferon beta-1b after a first clinical event suggestive of multiple sclerosis: 5-year active treatment extension of the phase 3 BENEFIT trial. Lancet Neurol. 2009; 8: 987-97.

[6] Edan G, Kappos L, Montalban X, et al. Long-term impact of interferon beta-1b in patients with CIS: 8-year follow-up of BENEFIT. J Neurol Neurosurg Psychiatry. 2014; 85: 1183-9.

[7] Kappos L, Edan G, Freedman MS, et al. The 11-year long-term follow-up study from the randomized BENEFIT CIS trial. Neurology. 2016; 87: 978-87.

[8] De Stefano N, Giogio A, Battaglini M, et al. Assessing brain atrophy rates in a large population of untreated multiple sclerosis subtypes. Neurology. 2010; 74: 1868-76.

[9] Polman CH, Reingold SC, Banwell B, et al. Diagnostic criteria for multiple sclerosis: 2010 revisions to the McDonald criteria. Ann Neurol. 2011; 69: 292-302.

[10] Tumani H, Deisenhammer F, Giovannoni G, et al. Revised McDonald criteria: the per-

sisting importance of cerebrospinal fluid analysis. Ann Neurol. 2011; 70: 520.

⑪ Okuda DT, Mowry EM, Beheshtian A, et al. Incidental MRI anomalies suggestive of multiple sclerosis: the radiologically isolated syndrome. Neurology. 2009; 72: 800-5.

⑫ McDonald WI, Compston A, Edan G, et al. Recommended diagnostic criteria for multiple sclerosis: guidelines from the International Panel on the diagnosis of multiple sclerosis. Ann Neurol. 2001; 50: 121-7.

⑬ Okuda DT, Siva A, Kantarci O, et al. Radiologically isolated syndrome: 5-year risk for an initial clinical event. PLoS One. 2014; 9: e90509.

⑭ Rojas JI, Patrucco L, Miguez J, et al. Brain atrophy in radiologically isolated syndromes. J Neuroimaging. 2015; 25: 68-71.

⑮ Brassat D, Lebrun-Frenay C, Club Francophone de la SEP. Treat patients with radiologically isolated syndrome when the MRI brain scan shows dissemination: yes. Mult Scler. 2012; 18: 1531-2.

⑯ Bourdette D, Yadav V. Treat patients with radiologically isolated syndrome when the MRI brain scan shows dissemination in time: no. Mult Scler. 2012; 18: 1529-30.

⑰ Tornatore C, Philips T, Khan O, et al. Consensus opinion of US neurologists on practice patterns in RIS, CIS, and RRMS. Neurol Clin Pract. 2016; 6: 1-10.

〈中原　仁〉

NMO はどのような病気か教えてください

1. NMO はアクアポリン 4 水チャネルを標的とする中枢神経の自己免疫疾患である

　視神経脊髄炎（neuromyelitis optica: NMO）は，視神経炎と脊髄炎を中核とする中枢神経の自己免疫性炎症疾患である．

　1894 年に Eugene Devic らが「視神経炎を伴った亜急性脊髄炎」として NMO の症例を報告したことから，本症は Devic 病とも呼ばれる．Devic らによる記載以降，NMO を多発性硬化症（multiple sclerosis: MS）の亜型と位置づけるか，MS とは異なる独立した疾患と位置づけるか，欧米と日本で長年，議論されてきた．1970 年代から 2000 年代初頭まで本邦では，Devic による原著（単相性の経過を持つ症例）の記載に立ち戻り，単相性の視神経炎・脊髄炎を持つ症例を「NMO」，再発性の視神経炎・脊髄炎を持つ症例を「視神経脊髄型 MS（opticospinal MS: OSMS）」と呼び，区別してきた．2004 年，2005 年に NMO の診断マーカー・NMO-IgG とその標的抗原・アクアポリン 4（aquaporin-4: AQP4）水チャネルが発見されるに至り[1][2]，NMO は MS とは異なる独立した疾患と再定義され，2006 年には AQP4 抗体を組み込んだ NMO の新たな診断基準が提唱された[3]．Devic らによる記載以降，100 年以上，経過と病変分布を主体に論じられてきた NMO であるが，21 世紀に入りようやく AQP4 抗体を含めた分子メカニズムを基盤とした疾患体系分類へ発展した．AQP4 抗体の発見は，世界の神経内科医の誰もが認めるエポックメイキングな出来事であった．従来，「OSMS」と診断された症例群の主体は NMO であるが，一部に視神経炎と脊髄炎を持つ MS が混入している．このため今日では診断名として「OSMS」を使用することは避けるべきである．しかし歴史的に「OSMS」という用語は MS・NMO の疾患概念形成に大きな役割を果たした価値ある重要な概念であったことを忘れてはならない．

　2006 年の NMO 診断基準[3]に組み込まれた AQP4 抗体は高い特異性を持つ NMO の診断マーカーであることから，AQP4 抗体が発見される以前と比較し，NMO の診断精度は飛躍的に向上した．結果，AQP4 抗体陽性例は当初，考えられていたよりも臨床像が多彩で，大脳や脳幹病変を有する例や，神経症候や MRI 像の詳細を比較しても MS との異同を論じることが困難な例が存在することが明

| 急性期治療 | 再発・進行防止と予後 | 対症療法 | 説明と医療福祉資源 |

表1 NMOSD の診断基準

AQP4 抗体陽性の NMOSD

1. 中核的臨床特徴が少なくとも 1 つある 表2
2. AQP4 抗体陽性である（cell-based assay 法を強く推奨）
3. 他疾患を除外する 表3

AQP4 抗体陰性・未測定の NMOSD

1. 1 回もしくは 2 回の発作による中核的臨床特徴が 2 つ以上あり，以下をすべて満たす 表2
   a. 中核的臨床特徴 表2 の 1 つは，視神経炎，LETM を伴う急性脊髄炎，延髄最後野症候群である
   b. 空間的多発が証明される（中核的臨床特徴 表2 が 2 つ以上ある）
   c. MRI の必要条件 表2 を満たす
2. AQP4 抗体陰性または AQP4 抗体未測定である
3. 他疾患を除外する 表3

LETM: longitudinally extensive transverse myelitis lesions
(Wingerchuk DM, et al. Neurology. 2015; 85: 177-89 を改変)[5]

表2 NMOSD の診断基準の追記事項

中核的臨床特徴

1. 視神経炎
2. 急性脊髄炎
3. 延髄最後野症候群（他で説明のつかない吃逆，嘔気および嘔吐）
4. 急性脳幹症候群
5. 症候性ナルコレプシーまたは急性間脳症候群（MRI で NMOSD に典型的な間脳病変を認める）
6. 症候性大脳症候群（NMOSD に典型的な脳病変 表3 を認める）

MRI の追加必要条件

1. 急性視神経炎: 大脳は正常か非特異的白質病変のみである．視神経病変は T2 強調画像で高信号もしくはガドリニウム造影 T1 強調画像で視神経長 1/2 を超えて造影されるか，視交叉に及ぶ
2. 急性脊髄炎: 3 椎体以上の髄内病変（LETM），もしくは急性脊髄炎の病歴に矛盾しない 3 椎体以上の限局性萎縮を認める
3. 延髄最後野症候群: 延髄背側最後野に病変を認める
4. 急性脳幹症候群: 脳幹上衣周囲に病変を認める

LETM: longitudinally extensive transverse myelitis lesions
(Wingerchuk DM, et al. Neurology. 2015; 85: 177-89 を改変)[5]

らかになった．そこで診断時点での臨床像が必ずしも NMO の 2006 年診断基準[3]に合致しなくとも，これらを「AQP4 抗体陽性という特異な自己抗体を生じる共通の病態を背景とする一群」として広く包括し，NMO スペクトラム（NMO spectrum disorder: NMOSD）と呼ぶことが提案された[4]．この包括的概念 NMOSD は，診断基準に合致する典型的 NMO 確実例のみでなく，空間的限局例（脊髄炎もしくは視神経炎のいずれか一方を持つ AQP4 抗体陽性例）や，神経症候のみでは MS との鑑別が困難な AQP4 抗体陽性例を含んでいる．さらに 2015

| Ⅰ 脱髄性疾患総論 | Ⅱ 疾患概念と臨床症状 | Ⅲ 捜序 | Ⅳ 検査 | Ⅴ 診断 |

表3 NMOSD の診断基準における red flags

Red flags（臨床所見・検査所見）

1. 進行性の経過（発作に関係ない神経症状・所見の悪化は MS を考慮する）
2. 4 時間未満での症状完成（脊髄梗塞を考慮する）．4 週間以上の症状増悪（サルコイドーシスや腫瘍を考慮する）
3. 部分的横断性脊髄炎，特に LETM に至らない脊髄炎（MS を考慮する）
4. 脳脊髄液オリゴクローナルバンド陽性（NMO では＜20％で陽性である．MS では＞80％で陽性である）
5. NMOSD に類似する神経疾患
   サルコイドーシス，腫瘍，傍腫瘍性神経症候群（collapsin response mediator protein-5 associated optic neuropathy/myelopathy, anti-Ma-associated diencephalic syndrome など），慢性感染症（HIV，梅毒など）

Red flags（通常の MRI 画像所見）

1. 大脳病変
   a. MS を疑う所見: 側脳室表面に対して垂直な病変（Dawson fingers），下側頭葉の側脳室周囲の病変，皮質下 U-fiber の病変，皮質病変
   b. MS や NMOSD 以外の他の疾患を疑う所見: 3 カ月以上持続するガドリニウム増強所見
2. 脊髄病変
   a. MS を疑う所見: T2 強調画像で 3 椎体未満の病変，周辺白質に優位な（＞70％）病変，時に進行型 MS に認められるびまん性に不明瞭な信号変化

LETM: longitudinally extensive transverse myelitis lesions
(Wingerchuk DM, et al. Neurology. 2015; 85: 177-89 を改変)[5]

年に NMOSD を，①AQP4 抗体陽性 NMOSD，②AQP4 抗体陰性もしくは未測定 NMOSD に分類した新たな国際診断基準が提案されている[5] **表1〜3**．この新しい診断基準では，AQP4 抗体が陽性である場合には，他疾患を除外した上で，主要臨床症候（視神経炎，急性脊髄炎，延髄最後野症候群など）のうち一つがあれば NMOSD と診断する．AQP4 抗体が陰性もしくは未測定である場合には，他疾患を除外した上で，2 つ以上の主要臨床症候を持ち，さらに空間的多発の証明と MRI の必要条件を満たした場合，NMOSD と診断する．

2. NMO の標的自己抗原・アクアポリン 4 水チャネルとは？

NMO の標的自己抗原 AQP 水チャネルは，細胞膜に水を通過させる役割を持つ水チャネルファミリータンパクである．ヒトには AQP0 から AQP12 まで 13 個の遺伝子が存在する．6 回膜貫通型のタンパク質で，生体内では四量体で存在する．脳には AQP1，3，4，5，8，9 が発現しているが，なかでも AQP1 と AQP4 の発現が豊富である．AQP1 は脈絡叢で脳室側の細胞膜に発現し，脳脊髄

液産生の水輸送に関与している可能性が指摘されている．AQP4 は血管周囲と軟膜下のアストロサイト足突起，脳室や蝸牛の上衣細胞，網膜の Müller 細胞で発現している．中枢神経外では腎臓の集合管側膜，骨格筋，肺，胃での発現が認められている．AQP4 は四量体を集合させ，直行格子状配列（orthogonal arrays of particles: OAP）を形成して細胞膜上に発現している．AQP4 には M1 と M23 の 2 つのスプライシングバリアントが存在する．M1 と M23 の存在比に応じて，OAP の大小が規定されており，M23 比率が高いとより大きな OAP を細胞膜上に形成すると考えられている．

　NMO では AQP4 分子の発現量の多い脊髄灰白質，視神経，延髄最後野周辺を含む脳幹被蓋部に炎症性脱髄を伴う NMO 病変が好発する．NMO の AQP4 抗体は補体と共に，血管周囲と軟膜下のアストロサイト足突起に発現する AQP4 分子に結合することで，アストロサイト障害をきたし，病原性を発揮すると考えられている（complement-dependent cytotoxicity: CDC）．AQP4 抗体による CDC は，M23 比率の高い大きな OAP が細胞膜上に存在する場合，最も効率よく傷害活性を発揮すると考えられている．AQP4 抗体は，CDC の他に，ナチュラルキラー細胞や顆粒球などを介した抗体介在性細胞傷害（antibody-dependent cell-mediated cytotoxicity: ADCC）や，AQP4 チャネルの膜上から細胞質への内在化によるアストロサイト障害も想定されている．AQP4 抗体は，AQP4 分子を発現する血管周囲と軟膜下のアストロサイトに細胞死や機能障害を引き起こし，二次的な脱髄や神経軸索障害を引き起こすだけでなく，AQP4 分子を発現する脳室上衣細胞，脈絡叢上皮細胞，網膜 Müller 細胞にも形態変化を引き起こすことが報告されている[6-10]．通常，アストロサイトが NMO の主要な標的細胞と考えられているため「アストロサイトパチー」とも称されるが，近年では広く「AQP4-opathy」と呼ばれ始めている[10]．

3. NMO ではどのような自己免疫病態が想定されているか？

　NMO では全身性や臓器特異的な自己免疫疾患（Sjögren 症候群，全身性エリテマトーデス，自己免疫性甲状腺疾患，潰瘍性大腸炎，特発性血小板減少性紫斑病，関節リウマチ，重症筋無力症，多発筋炎，セリアック病，サルコイドーシス，抗リン脂質抗体症候群など）の合併が，MS よりも多いことが知られている．これら合併しうる自己免疫疾患と共通した何らかの自己免疫病態が，NMO の病態に関与すると考えられている．①NMO には脳脊髄液のオリゴクローナルバンド

が陰性の症例が多い，②AQP4 抗体は髄液よりも血清で抗体価が高い，③AQP4 抗体を産生する形質芽細胞が血中で多い，④発作時の髄液には interleukin (IL)-6，IL-8，IL-1β，IL-17 が高い，⑤血中には AQP4 特異的 T_H17 細胞が多い，⑥ interferon（IFN）β 治療は効果が乏しいなどの知見から，IFN signature※を軸に，AQP4 抗体が髄腔外で産生され，補体と共に作用することで，中枢神経に病変を引き起こす可能性が想定されているが，未だにその基盤となる自己免疫病態の全容は明らかとなっていない．MS とは異なる自己免疫病態であることから，NMO の自己免疫病態の抑止には MS とは異なる治療戦略が必要である．

4. NMO の臨床的特徴

　世界における有病率は 10 万人あたり 0.5〜5 人程度と考えられている．約 90％が女性であり，発症年齢は 40 歳前後である[4]．多くは単相性もしくは再発性で，慢性進行性は少ない．

　NMO の二大中核症状は，脊髄炎と視神経炎である．両症状とも MS の症状より重篤であり[4]，高度の横断性脊髄障害や失明に陥る場合もある．脊髄病変は 3 椎体以上の長い病変（longitudinally extensive myelitis: LEM）が特徴である 図1,2 ．主に中心灰白質に壊死と脱髄を認めるが，周辺白質病変を伴うことが多い[10]．脊髄炎の再発は過去の再発と同じ脊髄高位で起こることが多いため，同一高位に病巣が積み重なり，重度な後遺症を残すことがある[11]．視神経炎は，視交叉病変や両側性の視神経病変が生じやすく，中心性視野狭窄や水平性半盲が多い 図3 ．重度の神経軸索障害を引き起こす．NMO では病変の大きさと重さを反映して，光干渉断層計による網膜神経線維層厚の菲薄化が MS に比較して顕著である[9]．

　他に，延髄背側最後野周辺の病変に伴う難治性吃逆・嘔吐・嘔気，視床下部病変に伴う二次性ナルコレプシー・低体温・低ナトリウム血症・内分泌異常，posterior reversible encephalopathy syndrome 様の白質病変，腫瘍様大脳病変，

※IFN signature とは：全身性エリテマトーデス，全身性強皮症，関節リウマチなどの網羅的遺伝子発現解析では，I 型 IFN によって誘導される遺伝子の発現上昇 (IFN signature) が報告されており，ウイルス性肝炎などに対する IFNα 治療（I 型 IFN）によりこれらの自己免疫疾患の活動性が亢進する場合があることから，I 型 IFN がこれらの自己免疫疾患の発症と病態に関与していると推測されている．NMO においても IFNβ 治療（I 型 IFN）治療の効果が乏しいことから，IFN signature が存在すると推測されている．

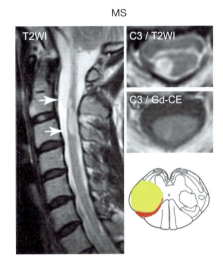

図1 NMO脊髄炎のMRI所見

NMO脊髄炎では，矢状断で3椎体以上の長さを持ち，水平断T2強調画像で中心灰白質がH型に高信号で強調され（H-shaped sign），その上に白質病変が重なり，病変の主に辺縁が造影される．一方，MSでは脊髄病変は短く，H-shaped signを認めない．青: 中心灰白質のH-shaped sign，黄色: 白質と中心灰白質の高信号病変，赤: 造影される病変．T2WI: T2強調画像，FLAIR: fluid-attenuated inversion recovery，Gd-CE: ガドリニウム造影T1強調画像．
(Yanagawa K, et al. Neurology. 2009; 73: 1628-37 より許諾を得て掲載)[11].

　錐体路に沿った脳病変，線状の傍脳室周囲・脳梁病変が出現することがある．特に難治性吃逆・難治性嘔吐は，脊髄炎や視神経炎と並び，主要な徴候と位置づけられている．約半数の症例で，MSとは鑑別が難しい非特異的な大脳病変が存在し，AQP4抗体測定をしなければMSとの鑑別が困難な場合がある．またMSと同様に注意力や情報処理速度の低下をはじめとした認知機能障害が存在する場合もある．

5. AQP4抗体陰性のNMO

　2006年に提案されたNMO診断基準[3]を満たすNMO確実例の中には，感度の高いcell based assay法で検索しても12〜24%の症例はAQP4抗体陰性である．AQP4抗体陰性NMOは，男性が多い，発症年齢が高い，単相性が多く，再発が少ない，白色人種が多い，視神経炎と脊髄炎の同時発症が多い，両側性視神経炎が多い，症状が軽い，他の自己免疫疾患の合併例が少ないという特徴を有す

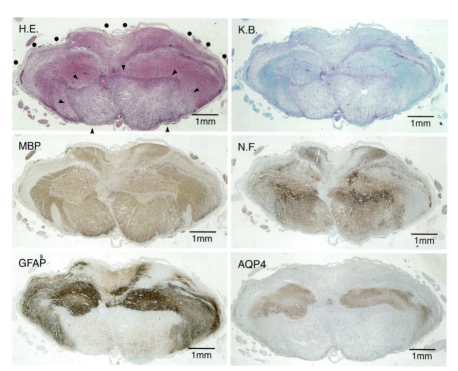

図2　NMO脊髄炎の病理所見

NMO脊髄炎の早期活動期（矢頭）では，髄鞘（myelin basic protein: MBP）と神経軸索（neurofilament: N. F.）が保たれているにもかかわらず，早期から AQP4（aquaporin-4）分子の消失とAQP4分子を発現している GFAP（glial fibrillary acidic protein）陽性のアストロサイトの消失が認められる．NMOでは AQP4分子を発現したアストロサイト障害が最初に起こり，その後，二次的に脱髄と神経軸索損傷が起こると考えられている．
(Yanagawa K, et al. Neurology. 2009; 73: 1628-37 より許諾を得て掲載)[11].

る．AQP4抗体陰性NMOは陽性群と異なる特徴を持つことから，単にAQP4抗体が低力価のために偽陰性となっただけではなく，AQP4以外の標的自己抗原を示す症例群が混在していると考えられる．

　AQP4抗体以外のNMOの新規自己抗体探索や新規病態機序の解明は緒についたばかりである．従来，急性散在性脳脊髄炎（acute disseminated encephalomyelitis: ADEM）の自己抗体として認識されていた myelin oligodendrocyte glycoprotein（MOG）抗体がAQP4抗体陰性のNMO確実例の一部とNMO類似症候を持つ症例の一部に陽性になることが報告されている[12]．MOG抗体陽性NMO症例の特徴は，男性に多い，単相性の経過が多い，両側同時の視神経炎が

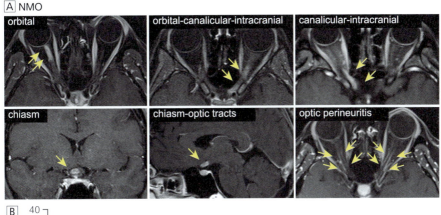

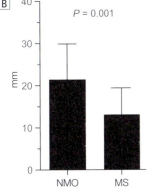

図3 NMO 視神経炎の MRI 所見
NMO 視神経炎の急性期ではガドリニウム造影 T1 強調画像で MS よりも長い炎症病変を認めることが多い（A，B）．
(Hokari M, et al. Ann Neurol. 2016; 79: 605-24 より許諾を得て掲載)[9].

多い，回復が良いという特徴がある．今後，ADEM との異同を含めた疾患概念の再構築が求められるであろう．

6. 治療

NMO の急性期治療はステロイドパルス療法や血漿交換療法である．再発予防は，MS と異なり，プレドニゾロンやアザチオプリンを含めた免疫抑制療法である．MS の疾患修飾薬のうち，IFNβ，フィンゴリモド，ナタリズマブは無効か症状を増悪させるため，使用しない．現在，本邦を含めた世界で様々な分子標的療法（抗 CD20 抗体，抗補体 C5 抗体，抗 IL-6 抗体，抗 CD19 抗体など）の臨床治験が試みられている．プレドニゾロンに代わる薬剤の登場が期待される．

| I 脱髄性疾患総論 | **II 疾患概念と臨床症状** | III 機序 | IV 検査 | V 診断 |

おわりに

NMO は 19 世紀に提唱された歴史ある疾患概念であるが，21 世紀に自己標的抗原 AQP4 が発見され，MS とは異なる疾患として，新しく疾患体系分類が再構築された．自己免疫病態と中枢神経病変の分子病態の詳細が明らかにされつつあり，その発見ともとに新たな分子標的療法が開発されつつある．欧米と比較し，本邦では NMO が多いことから，NMO の存在を常に念頭におき，重度の障害に陥る前に，的確な診断と適切な治療法を選択することが求められている．

Pearls

NMO では初回発作後から再発抑止のための治療を開始するべきである

NMO は，診断マーカー・AQP4 抗体が発見されて以来，初回発作から正確に診断することが可能となった．NMO は 1 回の発作が重度であり，失明を含めた神経機能喪失に陥りやすいため，初回発作を経験した直後，診断が確定した時点から可能なかぎり速やかに，再発抑止のための適切な治療（プレドニゾロンなど）を開始すべきである．一方，MS に特徴的な MRI 所見を有する初回臨床的増悪例（clinically isolated syndrome: CIS）では，MS への進展を抑制するために疾患修飾薬を使用するメリットは考えられるが，本邦において保険適応はなく，現時点では MS と診断した後に再発抑止のための疾患修飾薬を導入する．このように NMO と MS/CIS では，再発予防治療の種類だけではなく，開始のタイミングにも違いがあることに注意する必要がある．

文献

[1] Lennon VA, Wingerchuk DM, Kryzer TJ, et al. A serum autoantibody marker of neuromyelitis optica: distinction from multiple sclerosis. Lancet. 2004; 364: 2106-12.

[2] Lennon VA, Kryzer TJ, Pittock SJ, et al. IgG marker of optic-spinal multiple sclerosis binds to the aquaporin-4 water channel. J Exp Med. 2005; 202: 473-7.

[3] Wingerchuk DM, Lennon VA, Pittock SJ, et al. Revised diagnostic criteria for neuromyelitis optica. Neurology. 2006; 66: 1485-9.

[4] Wingerchuk DM, Lennon VA, Lucchinetti CF, et al. The spectrum of neuromyelitis optica. Lancet Neurol. 2007; 6: 805-15.

[5] Wingerchuk DM, Banwell B, Bennett JL, et al. International consensus diagnostic criteria for neuromyelitis optica spectrum disorders. Neurology. 2015; 85: 177-89.

[6] Roemer SF, Parisi JE, Lennon VA, et al. Pattern-specific loss of aquaporin-4 immunoreactivity distinguishes neuromyelitis optica from multiple sclerosis. Brain. 2007; 130: 1194-205.

[7] Misu T, Fujihara K, Kakita A, et al. Loss of aquaporin 4 in lesions of neuromyelitis

optica: distinction from multiple sclerosis. Brain. 2007; 130: 1224-34.

⑧ Saji E, Arakawa M, Yanagawa K, et al. Cognitive impairment and cortical degeneration in neuromyelitis optica. Ann Neurol. 2013; 73: 65-76.

⑨ Hokari M, Yokoseki A, Arakawa M, et al. Clinicopathological features in anterior visual pathway in neuromyelitis optica. Ann Neurol. 2016; 79: 605-24.

⑩ Guo Y, Weigand SD, Popescu BF, et al. Pathogenic implications of cerebrospinal fluid barrier pathology in neuromyelitis optica. Acta Neuropathol. 2017; 133: 597-612.

⑪ Yanagawa K, Kawachi I, Toyoshima Y, et al. Pathologic and immunologic profiles of a limited form of neuromyelitis optica with myelitis. Neurology. 2009; 73: 1628-37.

⑫ Sato DK, Callegaro D, Lana-Peixoto MA, et al. Distinction between MOG antibody-positive and AQP4 antibody-positive NMO spectrum disorders. Neurology. 2014; 82: 474-81.

〈河内　泉〉

ADEM はどのような病気か教えてください，再発性のこともありますか

1. ADEM はどのような病気か

　急性散在性脳脊髄炎（acute disseminated demyelinating encephalomyelitis: ADEM）は中枢脱髄性疾患の1つに分類されている疾患であり，主に小児において，脳，脊髄，視神経に同時に多発性の脱髄病変を生じる．特に小児発症のADEMではウイルス感染やワクチン接種後1〜3週間を経て発症することが多く，それらを契機とした自己免疫反応によって惹起されると考えられているが，病態機序は未だに不明である．通常は単相性で，急性ないしは亜急性の脳症と多巣性の神経症状を呈するが，稀に再発をきたし，多発性硬化症（multiple sclerosis: MS）や視神経脊髄炎（neuromyelitis optica: NMO）との鑑別が問題となる．そのため，小児の中枢脱髄性疾患に対してこれまで多くの研究が行われ，診断基準も改訂されてきた．抗アクアポリン4（aquaporin 4: AQP4）抗体の発見によってNMOとの鑑別は比較的容易になったが，依然として中枢脱髄性疾患の全体像が明らかにされておらず，まだまだ不明な点が多い．最近では，再発を繰り返すADEMの患者の中に抗ミエリンオリゴデンドロサイト糖蛋白（myelin oligodendrocyte glycoprotein: MOG）抗体持続陽性者が多く存在することも明らかとなってきており，今後，ADEMの概念が大きく変わる可能性もある．

2. ADEM はどのように診断するか

　ADEMには疾患特異的なバイオマーカーは見つかっておらず，診断は主に臨床症状や画像所見によってなされる．先行感染やワクチン接種歴が診断の一助となるため，病歴を詳細に聴取することが重要である．鑑別診断としては，感染性の髄膜炎・脳炎などが挙げられるが，ADEMが髄膜炎・脳炎に続発することもあり，また，再発時にMSないしNMOと診断されることも少なくないため，病初期には他疾患との鑑別は困難である．そのため，最近では，小児の初回の中枢脱髄性イベントを acquired demyelinating syndrome（ADS）と総称することも多い．

　これまでADEMには国際的な診断基準がなく，報告ごとに疾患の定義が異な

表1 IPMSSG による小児 ADEM の定義

単相性 ADEM
- 炎症性脱髄が原因と想定される，初発の多巣性，中枢神経の臨床的イベント
- 発熱では説明できない脳症
- 発症から 3 カ月以降に新たな臨床症状や MRI 所見の出現がない
- 急性期（3 カ月）の間に頭部 MRI で異常所見がある
- 頭部 MRI では典型的には：
  - 主に大脳白質を侵すびまん性で境界不鮮明な大きな（>1〜2 cm）病変
  - T1 低信号病変は稀
  - 深部灰白質病変（例えば，視床または基底核）はあってもよい

多相性 ADEM
- 初発から 3 カ月以上経過後に，新規に出現あるいは再出現した臨床症状ないしは MRI 所見と関連する新しい ADEM のイベント

(Krupp LB, et al. Mult Scler. 2013; 19: 1261-7 より抜粋し引用)[1]

ることが問題であったが，2007 年に International Pediatric MS Study Group (IPMSSG) によって MS および類縁疾患の定義が提唱された．その後，IPMSSG は 2007 年の定義の改訂版として，2012 年に小児 MS および免疫介在性中枢神経系脱髄疾患の診断基準 **表1** を提唱した[1]．この診断基準では，中枢脱髄性疾患を clinically isolated syndrome（CIS），単相性 ADEM，多相性 ADEM，MS，NMO に分類している．以前は初発時の病巣が再燃する場合には再発性 ADEM と呼んで，多相性 ADEM とは区別していたが，今回の診断基準では再発性 ADEM という名称は用いられなくなった．

3. ADEM の罹患率はどの程度か

ADEM では，その診断の難しさゆえに，詳細な疫学調査がほとんど行われてこなかった．1991〜2000 年に米国 San Diego で行われた疫学調査では，ADEM の罹患率は 0.4/10 万人年で，9.5％がのちに MS と診断されたとしている．1997〜1999 年のドイツにおける全国疫学調査では ADEM の罹患率は 0.07/10 万人年と少なく，発症年齢のピークは 3〜8 歳で，男女比は 1.3：1 であった．また，2004〜2007 年に行われたカナダの調査では ADEM の罹患率は 0.2/10 万人年であった．

本邦では，1998〜2003 年に福岡県で疫学調査が行われ，小児における ADEM の罹患率は 0.64/10 万人年と推計された．発症年齢のピークは 3〜8 歳，男女比は 2.3：1 で，平均発症年齢は 5.7 歳であった[2]．2005〜2007 年には 15 歳以下

の ADEM，MS および類縁疾患を対象にして初めての全国疫学調査が行われた[3]．その結果，IPMSSG の 2007 年の定義に基づく ADEM の罹患率は 0.4/10 万人年と推計され，発症年齢は 5.5 歳で，男女比は 2：1 であった．過去の報告とは定義が異なるため，諸外国との比較は難しい．

ADEM は小児のみならず，全ての年齢で起こりうる．成人の ADEM に関しては，大規模疫学調査は行われていないため，成人における ADEM の罹患率は不明であるが，小児よりは低いと予想される．

4. ADEM はどのようにして起こるか

ADEM は中枢神経系の脱髄疾患であり，感染やワクチン接種に関連して生じる免疫介在性の炎症性脱髄と考えられている．原因別に，感染後 ADEM，ワクチン接種後 ADEM，特発性 ADEM に分類されている．病理学的には血管周囲に脱髄がみられ，小静脈周囲や髄膜には炎症性細胞浸潤を認めるが，自己免疫応答が惹起される機序や，髄鞘が傷害される過程は明らかにされていない．

感染後 ADEM は，コロナウイルス，コクサッキーウイルス，麻疹ウイルス，風疹ウイルス，ムンプスウイルス，パラインフルエンザウイルス，A 型および C 型肝炎ウイルス，単純ヘルペスウイルス，水痘・帯状疱疹ウイルス，Epstein-Barr (EB) ウイルス，HHV6 ウイルス，HIV ウイルス，デングウイルスなどのウイルスや，クラミジア，レジオネラ，マイコプラズマ，リケッチア，溶連菌などの細菌の感染，ライム病などに引き続いて発症する．一般的には，気道・消化器感染症などの後に ADEM を発症することが多いが，病原体を同定できないことも多い．

ワクチン接種後 ADEM は，麻疹，風疹，あるいはムンプス・ワクチン接種後に多くみられるが，その他にも，B 型肝炎，日本脳炎，百日咳，ポリオ，狂犬病，破傷風など，数多くのワクチンの接種後に ADEM をきたすことが報告されている[4]．

感染後 ADEM の潜伏期間は 7〜14 日とされているが，小児は頻回に感染症に罹患するため，先行感染との因果関係を証明することは困難である．福岡県の調査では，発症前 1 カ月以内に 73% の患者に感染症がみられており，15% の患者がワクチン接種を受けていた[2]．潜伏期間はそれぞれ 17.8 日，17.0 日で有意差はなかった．感染後 ADEM，ワクチン接種後 ADEM の発症年齢はそれぞれ 6.2 歳，3.2 歳であった．全国疫学調査では，先行感染は 62% にみられていた[3]．

5. ADEM ではどのような症状がみられるか

　初期症状としての頭痛，悪心・嘔吐，発熱に続いて傾眠，意識障害，行動異常，痙攣などの脳炎様症状がみられ，神経症状が数日かけて亜急性に進行する．発現する症状は病変部位により多彩であるが，複数の病変が同時多発的に生じることによって，同時に複数の症状を呈しうる．視力障害，外眼筋麻痺，構音障害，嚥下障害などの脳神経症状や，失語，片麻痺，感覚障害，小脳失調，排尿障害など，様々な症状がみられる．特に小児では持続性の頭痛，発熱がみられることが多く，成人例では，運動・感覚障害が目立つ．

　ADEM は基本的には単相性の経過をとるが，稀に再発することがある．過去の報告では初発から 2〜8 年後に約 10%の症例で再発がみられるとされていたが，その後の報告では 1.7〜3.8%とやや少ない．本邦での全国疫学調査では多相性ADEM および再発性 ADEM の有病率はそれぞれ 0.06/10 万人年，0.05/10 万人年と推計されている[3]．

6. ADEM に特徴的な検査所見は何か

　血液検査では，急性期に白血球増多や CRP 上昇などの炎症所見がみられることが多い．髄液検査では，単核球優位の細胞数増多，蛋白上昇がみられるが，非特異的な所見であり，発症初期にはウイルス性髄膜脳炎との鑑別は困難である．髄液ミエリン塩基性蛋白（myelin basic protein: MBP）濃度の上昇を伴うこともあり，オリゴクローナル IgG バンド（oligoclonal IgG band: OB）は 0〜29%にみられると報告されているが，MS と異なり一過性である．

　診断に最も有用なのは MRI で，T2 強調画像で両側大脳白質を中心とした広範囲に径 1〜2 cm を超える高信号病変が非対称性・多発性にみられる．病変はしばしば大脳皮質や大脳基底核，内包，小脳や脳幹部，視神経，脊髄にも現れる 図1 ．辺縁が不明瞭な白質病変が多発することが多いが，mass effect に乏しく，T1 低信号を呈することは少ない．脊髄病変はしばしば横断性脊髄炎の像を呈する．急性期には複数の病変で同時にガドリニウムによる増強効果を認めることが多い．ただし，MRI 所見は臨床症状に遅れて出現・消退する傾向があり，発症直後の MRI では異常がみられないこともある点には注意が必要である．

　MS では経時的に病変の増加がみられるため，MRI は ADEM との鑑別に有用

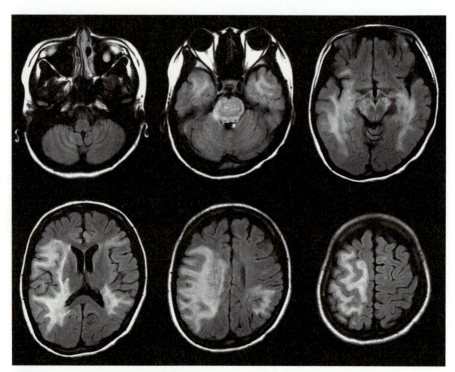

図1 ADEM の頭部 MRI（FLAIR 画像）
両側大脳白質を中心とした高信号病変が非対称性・多発性にみられる．脳幹部もびまん性に高信号を呈する．

表2 ADEM と MS を鑑別するための MRI 基準

以下の3項目のうち2つ以上が陽性なら MS
・2個以上の脳室周囲病変がある
・T1 black hole がある
・びまん性両側性の病変分布がみられない

(Callen DJ, et al. Neurology. 2009; 72: 968-73 より引用)[5]

であるが，最終的に MS と診断された患者の少なくとも 18％では初発時の MRI 所見は ADEM と区別がつかないとされている．Callen らは初発時の MRI で ADEM と MS を鑑別するための診断基準 表2 を提唱し，特異度 95％で MS を診断できるとしたが，感度は 81％であった[5]．

Pearls

抗 MOG 抗体と ADEM

　抗 MOG 抗体が ADS で出現することは以前から知られていたが，117 例の ADS において抗 MOG 抗体を測定した Ketelslegers らの報告では，抗 MOG 抗体は，最終的に MS と診断された 47 例では弱陽性が 1 例のみであったのに対し，IPMSS の 2012 年の ADEM の診断基準を満たす多相性 ADS の 42％で陽性であった[6]．最近，成人の抗 AQP4 抗体陰性の NMO の一部でも抗 MOG 抗体が陽性になることがわかり，MS とも NMO とも異なる中枢脱髄性疾患の特異的バイオマーカーである可能性も示唆されている[7]．

文献

[1] Krupp LB, Tardieu M, Amato MP, et al. International Pediatric Multiple Sclerosis Study Group criteria for pediatric multiple sclerosis and immune-mediated central nervous system demyelinating disorders: revisions to the 2007 definitions. Mult Scler. 2013; 19: 1261-7.

[2] Torisu H, Kira R, Ishizaki Y, et al. Clinical study of childhood acute disseminated encephalomyelitis, multiple sclerosis, and acute transverse myelitis in Fukuoka Prefecture, Japan. Brain Dev. 2010; 32: 454-62.

[3] Yamaguchi Y, Torisu H, Kira R, et al. A nationwide survey of pediatric acquired demyelinating syndromes in Japan. Neurology. 2016; 87: 2006-15.

[4] Menge T, Hemmer B, Nessler S, et al. Acute disseminated encephalomyelitis: an update. Arch Neurol. 2005; 62: 1673-80.

[5] Callen DJ, Shroff Mm, Branson HM, et al. Role of MRI in the differentiation of ADEM from MS in children. Neurology. 2009; 72: 968-73.

[6] Ketelslegers IA, Van Pelt DE, Bryde S, et al. Anti-MOG antibodies plead against MS diagnosis in an Acquired Demyelinating Syndromes cohort. Mult Scler. 2015; 21: 1513-20.

[7] Sato DK, Callegaro D, Lana-Peixoto MA, et al. Distinction between MOG antibody-positive and AQP4 antibody-positive NMO spectrum disorders. Neurology. 2014; 82: 474-81.

〈大橋高志〉

Balό病と tumefactive MS はどのような病気か教えてください

1. Balό病について

1 概念

　　同心円硬化症（以下 Balό病）は，急性発症する中枢神経系の脱髄性疾患で，病巣内で脱髄層と非脱髄層が交互に同心円状を呈する特徴を持つ．1928年にハンガリーの病理学者 Balό József により "encephalitis periaxialis concentrica" として初めて報告された[1]．ステロイド薬などの免疫療法が効果を示すことが多く，炎症や免疫学的異常が病態として推測される．同心円状の病巣形成には虚血の関与が示唆されているが，本質的な機序は未だ明らかではない．

2 疫学

　　有病率などの詳細なデータはないが，世界的に極めて稀な疾患である．明らかな地域性があり，中国南部やフィリピンからの報告が多いが，最近はアジア圏でも本症は減少している．わが国からの報告は欧米と同様に稀である．男女比は1：1～1：2，発症年齢は20～50歳代が多いが，小児発症もある．明確な遺伝性や感染性はこれまで報告されていない．

3 臨床症状

　　前駆症状として，軽度の発熱，頭痛，倦怠感などがみられることがある．神経学的症候としては意識障害，行動異常などの精神症状，言語障害，運動障害，歩行障害などがみられることが多い．症状は1～3週間程度でピークに達し，除脳硬直，除皮質硬直，全失語，痙性四肢麻痺，失禁など重篤な大脳障害へと進行する．髄膜刺激症状はほとんどない．視力障害も通常はみられず，頭蓋内圧亢進に伴う乳頭浮腫以外は眼底の異常所見も認めない．多くは急性単相性の経過で，再発寛解する例は少ない．以前は予後不良とされていたが，MRI の普及で早期診断が可能となり，ステロイドなど免疫療法で改善する症例の報告が多くなっている．

4 検査所見

　　一般血液検査や尿・便検査では特異的な異常所見は認めない．髄液検査では炎

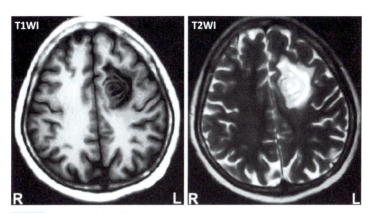

図1 Balo病のMRI画像
52歳, 女性（江西省人民医院神経内科症例）. 2003年3月, 右片麻痺にて発症.
MRI検査でBalo病と診断. ステロイド投与を施行され, 症状はほぼ消失した.

症所見に乏しく, 細胞数や蛋白質は正常または軽度上昇にとどまる. IgG, ミエリン塩基性蛋白は高値であることが多い. オリゴクローナルバンドは陰性であることが多い. MRIでは大脳半球白質の広汎な病巣あるいは多巣性融合性病変を呈し, T1強調画像で低信号, T2強調画像で高信号を示し, 典型例では同心円状構造を明瞭に認める 図1 . 増強効果は一定しないとされている. 病変分布は大脳白質, 特に半卵円中心に多く, 多発性硬化症（multiple sclerosis: MS）にみられる脳室周囲好性はない. 視神経, 脳梁, 脳幹, 小脳, 脊髄が侵されることは少ない. 拡散強調画像では, 急性期に高信号を示すことが多い. 一方, ADC mapでは超急性期に病巣辺縁部が低下していた報告や, 上昇と低下が交互に層状に認められた報告もある. MRSでは, Balo病巣は病初期には, N-acetyl aspartate/creatine (NAA/Cr) 比の減少と, choline/creatine (Cho/Cr) 比の増加, 乳酸ピークの出現が認められた報告がある. これらは軸索障害や脱髄, 炎症細胞浸潤を反映しており, 病理学的所見と一致すると考えられる.

5 病理所見

Klüver-Barrera (KB) 染色などの髄鞘染色で, 同心円状や層状の脱髄巣が単発もしくは多発性に認める 図2 . 病巣は大きくて約3～5 cm, 小さいものは数mm程度である. 急性期病巣ではマクロファージ浸潤が多く, マクロファージによるミエリン貪食像が確認できることも多い. 病変部ではリンパ球浸潤を伴った小血管（小静脈）が認められる. また, 病巣内には膨化した反応性アストロサ

| I 脱髄性疾患総論 | **II 疾患概念と臨床症状** | III 機序 | IV 検査 | V 診断 |

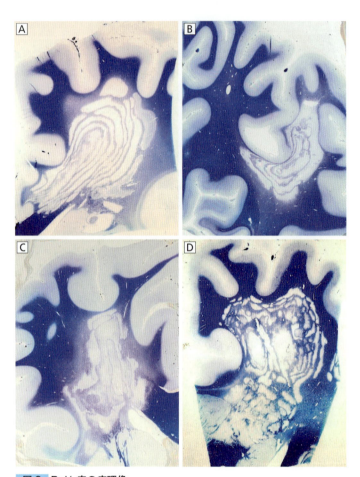

図2 Baló 病の病理像
Baló 病巣は大脳白質に同心円状を呈する巨大な脱髄病巣として認められる（A，B）．一方，不規則な層状の脱髄パターンを呈する病変（C）や，網目状にみられる病巣（D）も存在する．Klüver-Barrera 染色．

イトが多く認められ，GFAP の染色性は保たれることが多い．MS では U fiber が侵されうるが，Baló 病では U fiber が保たれることが多く病変はほぼ白質に限局する．また，Baló 病の脱髄病変は MS に比べて，浮腫や小出血を伴った壊死性の変化が強くみられやすい．Lucchinetti らは，中枢脱髄性疾患を病理学的に①細胞性免疫型，②液性免疫型，③虚血型，④原発性オリゴデンドロサイト障害型に分類した❷が，本症は虚血型に分類されている．この虚血型の特徴は，myelin-oligodendrocyte glycoprotein（MOG）などの髄鞘蛋白よりも myelin-associated glycoprotein（MAG）脱落が先行する distal oligodendrogliopathy と，オリゴデンドロサイトのアポトーシスであり，Baló 病の辺縁病巣でみられやすい．

6 治療

Baló 病の治療は基本的に鑑別疾患である MS や急性散在性脳脊髄炎（acute disseminated encephalomyelitis: ADEM）などの中枢神経の急性脱髄性疾患の治療に準ずる．MS や ADEM は多発する病変の一部が同心円状を呈することがあり，その場合は Baló 病との鑑別が困難であるが，重要なことは急性脱髄性疾患を考えたならば，速やかにステロイド治療など免疫治療を行うべき点である．Baló 病はステロイド治療や免疫吸着療法が著効を示す例が多く報告されており，早期の治療開始が重要である．

2. tumefactive MS について

1 概念

tumefactive MS（TMS）は通常の MS でみられる脱髄病変よりも大きく，2 cm 以上の腫瘍様病変 tumefactive demyelinating lesion（TDL）を伴うと定義されている．TDL はすでに MS と診断された症例でも出現することがあるが，MS と診断が確定していない症例の初発病変としてみられることの方が多い．TDL は大きさや周囲性浮腫，mass effect の影響など，通常の MS と異なる点も多い．画像所見からは腫瘍，膿瘍，血管病変などとしばしば鑑別が必要である．MS と診断されていない症例で鑑別が困難な場合には脳生検が確定診断に有用な場合がある．

2 疫学

TMS の有病率を正確に評価した報告はないが，MS 患者 1,000 人に対しておよそ 1〜2 人と考えられている．性差に有意差はなく（男女比 1：1.2），発症年齢は 20〜30 歳代が多く，平均 37 歳との報告があるが[3]，小児や高齢者の報告もある．小児の TMS は成人に比べさらに稀であり，経過は比較的単相性であることが多い．

3 臨床症状

臨床症状は通常の MS と異なり，腫瘍など他の占拠性病変に似る傾向がある．高次脳機能障害など皮質症状の新規出現は通常型 MS の再発時には稀であるが，TMS ではより高頻度に生じうる．これは病変の大きさや周囲性浮腫の影響が皮質まで及ぶためと考えられる．その他，障害部位に応じて意識障害や痙攣発作，視野欠損，失語，失行，失認，片麻痺なども生じうる[3]．頭痛や嘔吐は小児 TMS でより認められる．

4 検査所見

TMS 患者 58 例の検討では，髄液中の白血球数は 3.0 個/mm^3，蛋白量は 40.5 mg/dL との報告があり，通常の MS と類似した所見であった[3]．IgG index 上昇は 35％にみられ[3]，髄液オリゴクローナル IgG バンドの陽性頻度は 33〜52％との報告があり[3][4]，すでに MS と診断された症例では 90％で陽性であった[4]．TMS 10 例の髄液の検討では，髄液中のミエリン塩基性蛋白は MS 再発時と比較して有意に高値であった[5]．画像検査では，TDL はテント上に多く，特に前頭葉白質や頭頂葉白質を好発部位とする．他にも脳梁をまたぐ butterfly lesion や，基底核，テント下，脊髄などにもみられる．病変周囲性浮腫や mass effect の程度は悪性腫瘍より軽いが，急性期ではより顕著な場合もある．造影 MRI では，TDL は様々な造影効果を伴う（homogeneous, heterogeneous, nodular, punctate, ring）とされ[3][6]，最も高頻度には closed-ring appearance を認めた報告がある[4]．一方，open-ring enhancement を認め，灰白質側に不完全なリング部分がある場合には TMS の可能性を示唆する所見となる[7]　図3　．造影 MRI では TDL 中心部に血管様構造を認めることがあるが，これは拡張した subependymal vein と考えられており，TMS の特徴の一つとされている[8]．また，TMS の MRI 脳灌流画像では，グリオーマや中枢原発性悪性リンパ腫と比較して局所脳血液量の低下が特徴とされている[8]．MRI 拡散強調画像の TDL は拡散係数が増加しており，拡散が低下する脳膿瘍とは鑑別できるが，腫瘍は脱髄と同様の所見をきたすことがあり鑑別が難しい[9]．MRS を用いた TMS の鑑別診断の有用性は明確でない．NAA は神経細胞や軸索に局在性が高く，ニューロンの障害で低下することが多い．Cho は細胞膜の合成や破壊に関係し，炎症や腫瘍の際に上昇する．TDL では Cho/NAA 比が上昇することが典型的であるが，腫瘍でも同様の所見であり鑑別は難しい[9]．また，グルタミン酸（Glu）/グルタミン（Gln）比の上昇も TDL を示唆する報告もあるが多数例での検討はない．FDG-PET では，TDL

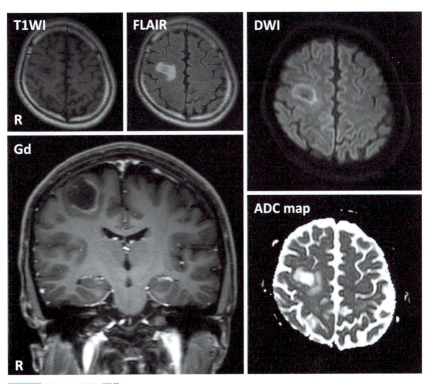

図3 TDL の MRI 画像
37歳,男性.右前頭葉中心前回皮質下に T1 強調画像で低信号,FLAIR 画像で高信号を認める.DWI では増強部に一致する辺縁に高信号を認め,ADC map では中心部は高信号,その周囲は低信号,最も辺縁は高信号と層状を呈した.ガドリニウム造影では灰白質側に不完全な open-ring enhancement を認めた.

の急性期病変では hypermetabolism を示すが,その程度は腫瘍よりも軽度といわれる[10].臨床神経生理学的検査では,Lucchinetti らの報告では,脳生検前に少なくとも片眼で視覚誘発電位の潜時延長がみられた TMS 症例が 34%,聴性脳幹誘発電位の潜時延長が 23%,短潜時体性感覚誘発電位の異常が 60% にみられている[3].

5 病理所見

脳生検で得られた活動期の TDL では,浸潤した炎症細胞による細胞密度増加を伴う脱髄と反応性アストロサイトが認められる[3].反応性アストロサイトは時

に球状に膨化し，核分裂像を認める場合に Creutzfeldt 細胞と表現され，脱髄性疾患に比較的特徴的とされる．また，病変内に浸潤した多数の泡沫状マクロファージの細胞内にはミエリン残渣の貪食像も確認できる．軸索は比較的保持され，血管周囲には主に単核球で構成される perivascular cuff を認める．これらの病理所見は典型的な MS 病理像でも認められ，TMS と鑑別はできない．

6 治療

　急性期の症候性 TDL に対して，ステロイドパルス療法が first line として使用されることが多い．ステロイド治療に抵抗性の場合，second line の治療として血漿交換が有効との報告が複数ある．最近ではステロイドなどに抵抗性の TMS 患者に対して，抗 CD20 モノクローナル抗体リツキシマブが有効との報告もある．副作用や JC ウイルス抗体陽性などを理由にインターフェロン β やナタリズマブからフィンゴリモドに切り替えた後に TDL が生じた症例が複数報告されている[11〜13]．フィンゴリモド開始後に意識障害や痙攣などを含む神経症状が生じた際には，TDL 出現に留意する必要がある．

Pearls

Baló 病，TMS の病態の本質は何か

　MS 患者でこれまで同心円状病巣を合併した症例が報告されており[13]，Baló 病との関連性が示唆されてきた．一方，2009 年 Graber らは抗 AQP4 抗体陽性 NMO 患者の脳幹に同心円状病巣を認めた症例を報告し[14]，その後も NMO 患者における同心円状病巣の出現が複数報告されている．これらより，MS や NMO，Baló 病では，広汎な病巣が形成される過程で共通したメカニズムが生じている可能性が示唆される[15]．興味深いことに，最近 TMS と Baló 病の合併例も報告があり[16]，両者には何らかの共通した免疫病態機序が存在する可能性が示唆されている．

文献

1. Baló J. Encephalitis periaxialis concentrica. Arch Neurol Psychiatr. 1928; 19: 242-64.
2. Lucchinetti C, Brück W, Parisi J, et al. Heterogeneity of multiple sclerosis lesions: implications for the pathogenesis of demyelination. Ann Neurol. 2000; 47: 707-17.
3. Lucchinetti CF, Gavrilova RH, Metz I, et al. Clinical and radiographic spectrum of pathologically confirmed tumefactive multiple sclerosis. Brain. 2008; 131: 1759-75.
4. Altintas A, Petek B, Isik N, et al. Clinical and radiological characteristics of tumefactive demyelinating lesions: follow-up study. Mult Scler. 2012; 18: 1448-53.

5 清水優子. Tumefactive Demyelinating Disease. MS Frontier. 2013; 2: 45-8.

6 Kobayashi M, Shimizu Y, Shibata N, et al. Gadolinium enhancement patterns of tumefactive demyelinating lesions: correlations with brain biopsy findings and pathophysiology. J Neurol. 2014; 261: 1902-10.

7 Masdeu JC, Drayer BP, Anderson RE, et al. Multiple sclerosis–when and how to image. American College of Radiology. ACR Appropriateness Criteria. Radiology. 2000; 215 (Suppl): 547-62.

8 Cha S, Pierce S, Knopp EA, et al. Dynamic contrast-enhanced T2*-weighted MR imaging of tumefactive demyelinating lesions. AJNR Am J Neuroradiol. 2001; 22: 1109-16.

9 Given CA 2nd, Stevens BS, Lee C. The MRI appearance of tumefactive demyelinating lesions. AJR Am J Roentgenol. 2004; 182: 195-9.

10 Schiepers C, Van Hecke P, Vandenberghe R, et al. Positron emission tomography, magnetic resonance imaging and proton NMR spectroscopy of white matter in multiple sclerosis. Mult Scler. 1997; 3: 8-17.

11 Visser F, Wattjes MP, Pouwels PJ, et al. Tumefactive multiple sclerosis lesions under fingolimod treatment. Neurology. 2012; 79: 2000-3.

12 Pilz G, Harrer A, Wipfler P, et al. Tumefactive MS lesions under fingolimod: a case report and literature review. Neurology. 2013; 81: 1654-8.

13 Jander S, Turowski B, Kieseier BC, et al. Emerging tumefactive multiple sclerosis after switching therapy from natalizumab to fingolimod. Mult Scler. 2012; 18: 1650-2.

14 Wang C, Zhang KN, Wu XM, et al. Baló's disease showing benign clinical course and co-existence with multiple sclerosis-like lesions in Chinese. Mult Scler. 2008; 14: 418-24.

15 Graber JJ, Kister I, Geyer H, et al. Neuromyelitis optica and concentric rings of Baló in the brainstem. Arch Neurol. 2009; 66: 274-5.

16 Matsuoka T, Suzuki SO, Suenaga T, et al. Reappraisal of aquaporin-4 astrocytopathy in Asian neuromyelitis optica and multiple sclerosis patients. Brain Pathol. 2011; 21: 516-32.

17 Hardy TA, Beadnall HN, Sutton IJ, et al. Baló's concentric sclerosis and tumefactive demyelination: a shared immunopathogenesis? J Neurol Sci. 2015; 348: 279-81.

〈林田翔太郎，吉良潤一〉

アトピー性脊髄炎とはどのような病気か教えてください

1. 概念

　アトピー性脊髄炎とは，アトピー性皮膚炎，気管支喘息，アレルギー性鼻炎などのアトピー性疾患に伴う脊髄炎である．1997年にアトピー性皮膚炎と高IgE血症を持つ成人で，四肢の異常感覚を主徴とする頸髄炎症例がアトピー性脊髄炎（atopic myelitis: AM）として報告され[1]，アトピー性疾患と脊髄炎との関連性が初めて指摘された．2000年に第1回全国臨床疫学調査[2]，2006年には第2回[3]が行われ，国内に本疾患が広く存在することが明らかとなった．その後，海外からも症例が報告されている．2012年には磯部ら[4]が感度・特異度の高い診断基準を公表し 表1 ，本邦では2015年7月1日より「難病の患者に対する医療等に関する法律」に基づく「指定難病」に選定されている．

2. 疫学

　平均発症年齢は34〜36歳で，男女比1：0.65〜0.76と男性にやや多い．先行するアトピー性疾患は，アトピー性皮膚炎，アレルギー性鼻炎，気管支喘息の順で多く，アトピー性疾患の増悪後に発症する傾向にあった．発症様式は急性，亜急性，慢性のものが約3割ずつみられ，症状の経過は，単相性のものも3〜4割でみられるものの，多くは，動揺性，緩徐に進行し，長い経過をとる．

3. 病因

　AMの病理組織学的検討では，脊髄病巣は，その他のアトピー性疾患と同様に好酸球性炎症であり，アレルギー性の機序が主体であると考えられる．様々な程度の好酸球浸潤を伴う，小静脈，毛細血管周囲，脊髄実質の炎症性病巣を呈する 図1A [5]．髄鞘の脱落，軸索の破壊があり，一部にspheroidを認める 図1B [5]．好酸球浸潤が目立たない症例においても，eosinophil cationic protein（ECP）の沈着を認める 図1C [6]．浸潤細胞の免疫染色では，病変部では主にCD8陽性T細胞が浸潤していたが 図1D [6]，血管周囲ではCD4陽性T細胞やB細胞

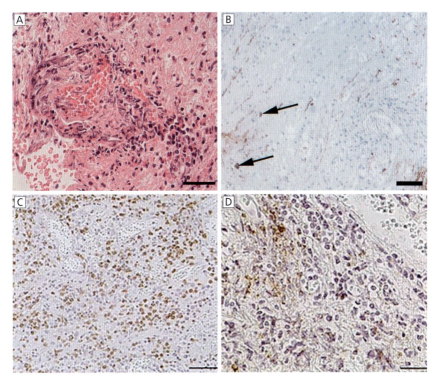

図1 アトピー性脊髄炎の病理組織像
A: HE染色，Bar＝50μm．血管周囲および実質への単核球および好酸球の浸潤と著明なグリオーシスを認める（Kikuchi H, et al. J Neurol Sci. 2001; 183: 73-8）[5]．
B: 抗リン酸化 neurofilament 抗体による免疫染色，Bar＝100μm．軸索は破壊され，spheroid（矢印）を認める（Kikuchi H, et al. J Neurol Sci. 2001; 183: 73-8）[5]．
C: 抗 eosinophil cationic protein（ECP）抗体による免疫染色，Bar＝50μm．ECPの著明な沈着を認める（Osoegawa M, et al. Acta Neuropathol. 2003; 105: 289-95）[6]．
D: 抗CD8抗原抗体による免疫染色，Bar＝25μm．脊髄実質内や血管周囲にCD8陽性T細胞の浸潤がみられる（Osoegawa M, et al. Acta Neuropathol. 2003; 105: 289-95）[6]．

の浸潤もみられる．さらに，脊髄後角を中心にミクログリアならびにアストログリアの活性化が認められ 図1E, F [7]，アストログリアではエンドセリンB受容体（endothelin receptor type B: EDNRB）の発現亢進が確認された 図1G, H [7]．

4. 臨床症状

初発症状は，約7割が四肢遠位部の異常感覚，約2割が筋力低下である．経過

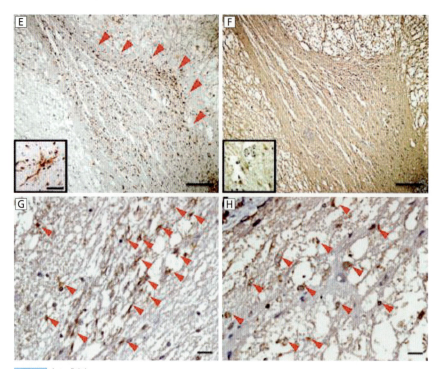

図1 (つづき)
E：抗Iba1抗体による免疫染色，Bar＝200μm．脊髄後角において活性化したIba1陽性ミクログリアの増加がみられる(赤矢頭) (Yamasaki R, et al. J Neurosci. 2016; 36: 11929-45)[7]．
F：抗GFAP抗体による免疫染色，Bar＝200μm．脊髄後角において活性化したGFAP陽性アストログリアの増加がみられる (Yamasaki R, et al. J Neurosci. 2016; 36: 11929-45)[7]．
G：抗EDNRB抗体による免疫染色，Bar＝20μm．脊髄灰白質においてアストログリアでのEDNRB発現亢進がみられる(赤矢頭) (Yamasaki R, et al. J Neurosci. 2016; 36: 11929-45)[7]．
H：抗EDNRB抗体による免疫染色，Bar＝20μm．脊髄白質においてアストログリアでのEDNRB発現亢進がみられる(赤矢頭) (Yamasaki R, et al. J Neurosci. 2016; 36: 11929-45)[7]．

中に8割以上で神経障害性疼痛を認める．その他，8割で腱反射の亢進，2～3割で病的反射を生じ，排尿障害も約2割に生じる．何らかの筋力低下をきたした症例は6割であったが，その約半数は軽度の筋力低下に留まった．

5. 検査所見

末梢血所見としては，高IgE血症が8～9割にあり，ヤケヒョウヒダニやコナ

ヒョウヒダニに対する抗原特異的 IgE を 85％以上の症例で有し，約 6 割で末梢血好酸球数が増加していた．前述の AM の病理組織において発現が亢進していた EDNRB のリガンドであるエンドセリン 1（endothelin 1: ET1）は，AM 患者の血清で健常者と比較し有意に上昇していた[7]．髄液一般検査では，軽度（50 個/μL 以下）の細胞増加を約 1/4 の症例で認め，髄液における好酸球の出現は 10％未満である．蛋白は軽度（100 mg/dL 以下）の増加を約 2〜3 割の症例で認める程度で，大きな異常所見はみられないことが多い．髄液特殊検査では，IL-9 と CCL11（eotaxin-1）は有意に増加していた．

末梢神経伝導検査において，九州大学病院症例では約 4 割で潜在的な末梢神経病変が合併し，第 2 回の全国調査では，検査実施症例の 25％で下肢感覚神経を主体に異常を認めていた[3]．また体性感覚誘発電位を用いた検討では，上肢で 33.3％，下肢では 18.5％で末梢神経障害の合併を認めている[8]．

脊髄 MRI では，60％で病変を認め，その 3/4 が頸髄で，特に後索寄りに多い．また Gd 増強効果も半数以上でみられる．

6. 診断

磯部ら[4]による診断基準を 表1 に示す．この基準を脊髄初発多発性硬化症との鑑別に適用した場合，感度 93.3％，特異度 93.3％，陽性的中率は 82.4％，陰性的中率は 97.7％であった．

7. 治療

第 2 回の全国臨床疫学調査の結果では，全体の約 60％でステロイド治療が行われ，約 80％で有効性を認めている．血漿交換療法が選択されたのは全体の約 25％で，約 80％で有効であった．AM の治療においてほとんどの症例はパルス療法を含む，ステロイド治療により効果がみられるが，ステロイド治療が無効の場合には，血漿交換が有効な治療の選択肢となりうる．再発，再燃の予防については，アトピー性疾患が先行して発症，再燃することが多いことから，基礎となるアトピー性疾患の沈静化の持続が重要と推測される．

| Ⅰ 脱髄性疾患総論 | Ⅱ 疾患概念と臨床症状 | Ⅲ 機序 | Ⅳ 検査 | Ⅴ 診断 |

表1 アトピー性脊髄炎の診断基準

必須項目	1）原因不明の脊髄炎* 2）アレルゲン特異的 IgE が陽性 3）脳 MRI で Barkhof 基準を満たさない
主要組織所見	脊髄生検所見で種々の程度の好酸球浸潤を伴う炎症巣を認め，髄鞘も軸索も ともに脱落する．肉芽腫を伴うこともある．
補助項目 ＜陽性所見＞ ＜陰性所見＞	1）アトピー性疾患の合併または既往 2）血清総 IgE 値高値（≧240 U/mL） 3）髄液 IL-9 高値（≧14.0 pg/mL）または eotaxin 高値（≧2.2 pg/mL） 4）髄液オリゴクローナルバンド陰性
診断 確定 疑い	必須項目＋主要組織所見 または 必須項目＋陽性所見2つ（1〜3）＋陰性所見（4） 必須項目＋陽性所見/陰性所見から2つ（1〜4）

*脊髄炎であることを，①四肢腱反射亢進かつ（または）感覚障害レベルの存在といった神経学的所見，②中枢伝導時間の延長を示唆する MEP かつ（または）SEP の電気生理学的所見，③MRI における脊髄病変の画像所見のうちいずれかで確認する必要がある．また寄生虫性脊髄炎，多発性硬化症，膠原病，HTLV1 関連脊髄症，サルコイドーシス，視神経脊髄炎，頚椎症性脊髄症，脊髄腫瘍，脊髄血管奇形を除外することが必要である．

(Isobe N, et al. J Neurol Sci. 2012; 316: 30-5) [4]

8. モデル動物による研究

当教室では AM の病態解明を目的とし，アトピー性疾患モデルマウスにおける神経学的徴候の評価と中枢神経の病理学的な解析を行い，その成果は 2016 年に北米神経科学学会の学会誌「The Journal of Neuroscience」に掲載された[7]．モデル動物により明らかとなった知見は，①アトピー性疾患モデルマウスでは足底触刺激に対しアロディニアを認める，②脊髄後角では，ミクログリア，アストログリア，神経細胞が活性化している，③ミクログリアとアストログリアでは EDNRB の発現が亢進し，EDNRB 拮抗薬の前投与により脊髄グリア炎症を抑制すると，神経細胞の活性化が抑えられ，アロディニアが有意に減少するというもので，AM に伴う神経障害性疼痛に脊髄グリア炎症ならびに ET1/EDNRB 経路が大きく関わっていることを見出している．

Pearls

近年，アレルギー性疾患において抗体産生細胞である形質芽細胞の活性化が報告され，病態への関与が示唆されている．AM では血漿交換療法が有用であることから，活性化した形質芽細胞からの自己抗体の産生が病態に関与している可能性があり，AM と自己抗体との関連について現在当教室で研究を進めている．そのような観点からも，AM の基礎疾患にあるアレルギー性疾患を適切に管理することが治療上有益であると考えている．

文献

[1] Kira J, Yamasaki K, Kawano Y, et al. Acute myelitis associated with hyper IgEemia and atopic dermatitis. J Neurol Sci. 1997; 148: 199-203.

[2] Osoegawa M, Ochi H, Minohara M, et al. Myelitis with atopic diathesis: a nationwide survey of 79 cases in Japan. J Neurol Sci. 2003; 209: 5-11.

[3] Isobe N, Kira J, Kawamura N, et al. Neural damage associated with atopic diathesis: a nationwide survey in Japan. Neurology. 2009; 73: 790-7.

[4] Isobe N, Kira J, Kawamura N, et al. First diagnostic criteria for atopic myelitis with special reference to discrimination from myelitis-onset multiple sclerosis. J Neurol Sci. 2012; 316: 30-5.

[5] Kikuchi H, Osoegawa M, Ochi H, et al. Spinal cord lesions of myelitis with hyper-IgEemia and mite antigen specific IgE (atopic myelitis) manifest eosinophic inflammation. J Neurol Sci. 2001; 183: 73-8.

[6] Osoegawa M, Ochi H, Kikuchi H, et al. Eosinophilic myelitis associated with atopic diathesis: a combined neuroimaging and hitopathological study. Acta Neuropathol. 2003; 105: 289-95.

[7] Yamasaki R, Fujii T, Wang B, et al. Allergic inflammation leads to neuropathic pain via glial cell activation. J Neurosci. 2016; 36: 11929-45.

[8] Kanamori Y, Isobe N, Yonekawa T, et al. Multimodality evoked potentials for discrimination of atopic myelitis and multiple sclerosis. Clin Exp Neuroimmunol. 2013; 4: 29-35.

〈藤井敬之，山﨑　亮，吉良潤一〉

CCPD とはどのような病気か教えてください

1. 炎症性脱髄性疾患における CCPD の現在の位置づけ

炎症性脱髄性疾患は，急性散在性脳脊髄炎（acute disseminated encephalomyelitis: ADEM）や多発性硬化症（multiple sclerosis: MS）に代表される中枢神経系脱髄と，Guillain-Barré 症候群（GBS）や慢性炎症性脱髄性多発根ニューロパチー（chronic inflammatory demyelinating polyradiculoneuropathy: CIDP）に代表される末梢神経性脱髄に大別される．中枢・末梢の脱髄性疾患はしばしばオーバーラップがみられ，Zee らは 150 人の MS 患者のうち 13 人に末梢神経の症状を認め，4 人に脱髄性ポリニューロパチーを認めたと報告している[1]．また Bouchard らは 100 例の CIDP 患者のうち 5 人に中枢神経症状を認めたと報告している[2]．小児の炎症性脱髄性疾患では中枢・末梢両者の脱髄をきたす疾患群が中枢末梢連合脱髄症（combined central and peripheral demyelination: CCPD）として報告されている[3]．その他にも CCPD と考えられる症例の報告は散見されるが，明確かつ国際的にコンセンサスの得られた診断基準は存在しないのが現状である．

2. 本邦における CCPD に関する全国臨床疫学調査の結果

私たちは CCPD の臨床的特徴を捉えるため，同疾患の暫定的な診断基準を，① MRI 上明らかな T2 高信号病巣を脳もしくは脊髄に認める，あるいは視神経に MRI または VEP で異常を認める，②末梢神経伝導検査で脱髄に合致する所見を認める，③原因疾患が明らかでない 表1 と定め，2007〜2011 年の間に医療機関を受診した症例を対象に，神経内科専門医および小児神経専門医が在籍する 1,332 施設に対し調査を実施した．不適格例を除外し，最終的に 40 症例で臨床像の検討を行った[4]．

調査結果を 表2 に示す．平均発症年齢は 31.7 歳と比較的若年発症であり，性差については男性 11 例，女性 29 例と女性優位であった．4 人に先行感染を認め，初発症状が中枢神経関連，末梢神経関連，同時または連続発症であった症例の割合は，それぞれ 39.5％，39.5％，21％であった．MS の 2010 年改訂

| VI 急性期治療 | VII 再発・進行防止と予後 | VIII 対症療法 | IX 説明と医療福祉資源 |

表1 CCPD 暫定診断基準

＜疾患概念＞
同一症例に中枢神経と末梢神経の炎症性脱髄が生じる疾患

＜基準＞
①MRI 上明らかな T2 高信号病巣を脳（白質）もしくは脊髄に認める，あるいは視神経に MRI または視覚誘発電位（VEP）で異常を認める
②末梢神経伝導検査で脱髄に合致する伝導遅延・伝導ブロック・時間的分散を認める
③原因疾患が明らかでない
- 神経ボレリア感染症などの感染症，神経サルコイドーシスや神経 Behçet 病，関節リウマチなど　炎症性・自己免疫性疾患，ビタミン欠乏症や慢性アルコール中毒などの代謝性疾患，白質ジストロフィーなどの遺伝子疾患のように，中枢神経と末梢神経の両者を侵す原因の明らかなものは含めない
- 慢性虚血性変化と思われる非特異的 MRI T2 高信号病巣は含めない
- 糖尿病に伴うニューロパチーのように末梢神経障害の原因が明らかなものは含めない
- 腫瘍，多発性骨髄腫，頸椎変性脊髄症，スモン，脊髄空洞症，脊髄小脳変性症，梅毒，HAM，HIV 感染，進行性多相性白質脳症，Sjögren 症候群，ミトコンドリア病，アミロイドーシス，血管炎，薬剤，毒物，その他の遺伝性疾患の関与が明らかな場合は除外する

なお，発症の様式は急性（1 週間以内にピーク），亜急性（1 カ月以内にピーク），慢性（1 カ月を超えてピーク）でもよい

＜電気生理学的適格基準＞
正中神経，尺骨神経，脛骨神経のうち，少なくとも 2 つの神経において，脱髄を示唆する所見（遠位潜時の延長，神経伝導速度の延長，伝導ブロック，時間的分散，F 波潜時の延長）を認める症例

(Ogata H, et al. J Neurol Neurosurg Psychiatry. 2016; 87: 29-36)[4]

McDonald 診断基準，EFNS/PNS ガイドラインによる CIDP の definite criteria を満たす症例はそれぞれ 67.5%，87.5% であった．神経症候については何らかの筋力低下，感覚障害を 90% 以上で認め，視力低下を 47.5% に認めた．視神経以外の脳神経症状を 43.6% に認め，病的反射は 47%，膀胱直腸障害は 44% に認めた．呼吸障害は 3 例にみられた．検査所見については HbA1c はいずれの症例でも正常範囲内であり，抗核抗体，抗 SS-A 抗体，抗 SS-B 抗体，ANCA 関連抗体，抗 AQP4 抗体など代表的な自己抗体の陽性率はいずれも低かった　**表3**．髄液蛋白は 82.5% で上昇し蛋白細胞解離を 57.5% に認めた一方で，髄液中のオリゴクローナル IgG バンドの陽性率，IgG index 上昇を認める割合は 7.4%，18.5% と低かった．MRI 上，大脳病変，脊髄病変をそれぞれ 75% に認めた．VEP 異常は 21 例中 15 例に認め，そのうち 53.3% は両側性であった．治療は一般的にステロイドパルス療法，ステロイド内服および，大量免疫グロブリン静注療法が施行されそれぞれ 83.3%，75.0%，66.7% の治療効果を示した．また症例数は 8 例と限られていたものの，血漿交換の有効率は 87.5%（7/8）と高い効果を

JCOPY 498-32800

| 表2 | CCPD 40 症例の臨床像のまとめ |

基本情報	N＝40
性差（男性/女性）	11：29
発症年齢（年，平均±SD）	31.7±14.1
受診年齢（年，平均±SD）	36.5±14.6
フォローアップ期間（月，平均±SD）	93.0±91.8
罹病期間（月，平均±SD）	137.9±124.8
発症様式	**n/N（%）**
急性	6/31（19.4）
亜急性	14/31（45.2）
慢性	11/31（35.5）
臨床経過	**n/N（%）**
単相型	10/38（26.3）
再発寛解型	20/38（52.6）
慢性進行型	8/38（21.1）
初発症状	**n/N（%）**
中枢神経関連	15/38（39.5）
末梢神経関連	15/38（39.5）
同時もしくは連続発症	8/38（21.0）
MS および CIDP の診断基準満たすか否か	**n/N（%）**
McDonald 診断基準を満たす	27/40（67.5）
EFNS/PNS ガイドラインによる確実例	35/40（87.5）
症候および神経学的所見	**n/N（%）**
痙攣	3/40（7.5）
意識障害	5/40（12.5）
視力障害	19/40（47.5）
脳神経障害（視神経障害は除く）	17/39（43.6）
筋力低下	37/40（92.5）
筋萎縮	11/40（27.5）
呼吸障害	3/40（7.5）
歩行障害	31/39（79.5）
小脳失調	10/38（26.3）
感覚障害	37/39（94.9）
深部腱反射	
低下	26/40（65.0）
正常	1/40（2.5）
亢進	9/40（22.5）
混在	4/40（10.0）
病的反射	18/40（45.0）
直腸膀胱障害	18/38（47.4）
治療の有効性	**n/N（%）**
ステロイドパルス療法	30/36（83.3）
プレドニゾロン内服	21/28（75.0）
大量免疫グロブリン静注療法	18/27（66.7）
血漿交換	7/8（87.5）
インターフェロンβ	1/10（10.0）

CIDP: 慢性炎症性脱髄性多発根ニューロパチー，MS: 多発性硬化症
(Ogata H, et al. J Neurol Neurosurg Psychiatry. 2016; 87: 29-36)[4]

| Ⅵ 急性期治療 | Ⅶ 再発・進行防止と予後 | Ⅷ 対症療法 | Ⅸ 説明と医療福祉資源 |

表3 CCPD 40 例における検査所見

血液検査	n/N（%）
HbA1c 高値	0/37（0）
CRP＞1.0 mg/dL	4/38（10.5）
リウマチ因子	1/31（3.2）
抗核抗体≧1：160	1/31（3.2）
抗 SS-A 抗体	0/35（0）
抗 SS-B 抗体	0/35（0）
MPO-ANCA	1/27（3.7）
PR3-ANCA	0/25（0）
抗 AQP4 抗体	0/29（0）
抗 ganglioside 抗体	2/24（8.3）
抗 neurofascin155 抗体	5/11（45.5）
M 蛋白	1/28（3.6）

脳脊髄液検査	n/N（%）
蛋白＞40 mg/dL	33/40（82.5）
細胞数＞5/µL	11/40（27.5）
蛋白細胞解離	23/40（57.5）
オリゴクローナル IgG バンド陽性	2/27（7.4）
IgG index 高値	5/27（18.5）

MRI	n/N（%）
大脳病変	30/40（75.0）
小脳病変	6/40（15.0）
脳幹病変	13/40（32.5）
視神経病変	7/40（17.5）
脊髄病変	30/40（75.0）

視覚誘発電位	n/N（%）
異常あり	15/21（71.4）

(Ogata H, et al. J Neurol Neurosurg Psychiatry. 2016; 87: 29-36)[4]

示した．一方，インターフェロンβ（IFNβ）の再発予防効果は 10％と低く 3 例はむしろ増悪していた．

　平均年齢は比較的若年であった点は CIDP よりも MS に類似しているが，オリゴクローナル IgG バンド陽性率や IgG index 上昇の割合が低い点は MS としては非典型的であった．以前にも，オリゴクローナル IgG バンドの欠如が CCPD の特徴であると報告されている[5]．また，本研究で CCPD 症例では IFNβ の再発予防効果は乏しいことが明らかとなった．以上のような臨床情報，検査データより CCPD は CIDP や MS とは異なる病態生理が存在する可能性が示唆された．一方で暫定診断基準では前述のように多くの症例が MS や CIDP の診断基準を満たすため，MS や CIDP の診断する際に CCPD の可能性を考慮する必要がある．特

にIFNβを使用する際には注意が必要であると考えられた.

3. 疾患概念としてのCCPDにおける今後の課題

　本邦での全国調査後に，Corteseらはイタリアの2施設における31例のCCPD症例を調査検討したところ，74%が男性で平均発症年齢は57歳，65%の症例で先行感染を認めるなど，本邦での調査結果を異なる結果であったことから同疾患の多様性を指摘している[6].また類似の疾患概念として急性亜急性に脳，脊髄，神経根，末梢神経が障害される脳脊髄根末梢神経炎（encephalomyeloradiculo-neuropahty: EMRN)[7]があり，異同の結論は出ていない.

　本邦での全国調査の際に用いたCCPDの暫定診断基準は主に検査所見により構成された基準であるため，臨床症状・経過に合わせたさらなる再分化が必要と思われる.一つの例として全国調査で収集した症例を，中枢神経障害と末梢神経障害の発症に時間的な隔たりが存在する分散発症型（n=30）と同時発症型（n=8）の2群に分け両群の臨床像について検討した　表4　ところ[4]，臨床経過は同時発症群で単相性の割合が多く（75.0% vs. 10.3%, p=0.0008），分散発症型では再発寛解型が多くみられた（65.5% vs. 12.5%, p=0.0140）.臨床症状については，視力障害を有する症例は分散発症型が有意に多いことが確認された（63.3% vs. 0%, p=0.0015).一方で呼吸障害まで呈した3例はいずれも同時発症群であった.画像所見では，同時発症群で大脳において3 cm以上の病変を認める割合が高く，3例にみられた長大な脊髄病変もいずれも同時発症群であった.VEPは視力低下を反映して，時間分散型において異常所見が出やすい傾向にあった（82.4% vs. 25.0%, p=0.0526).重症度については同時発症群でよりピーク時の重症度が高い一方で，治療後の変化も大きく治療反応性は良好であることを確認した.上記のように，分散発症型と同時発症型は異なる特徴を有する可能性があり，2つの亜型として分けて捉えるべきなのかもしれない.

表4 分散発症型と同時発症型の比較

	分散発症型	同時発症型	p 値
基本情報	N＝30	N＝8	
性差（男性/女性）	7：23（1：3.3）	2：6（1：3）	NS
発症年齢（年，平均±SD）	29.4±13.2	35.0±14.9	NS
受診年齢（年，平均±SD）	35.5±14.8	36.0±14.1	NS
フォローアップ期間（月，平均±SD）	112.0±97.7	44.6±45.0	0.0316
罹病期間（月，平均±SD）	169.3±128.5	56.9±58.2	0.0055
発症様式	n/N（%）	n/N（%）	
急性	4/22（18.2）	2/8（25.0）	NS
亜急性	9/22（40.9）	4/8（50.0）	NS
慢性	9/22（40.9）	2/8（25.0）	NS
臨床経過	n/N（%）	n/N（%）	
単相型	3/29（10.3）	6/8（75.0）	0.0008
再発寛解型	19/29（65.5）	1/8（12.5）	0.0140
慢性進行型	7/29（24.1）	1/8（12.5）	NS
Hughes の機能グレード尺度	N＝30	N＝8	
ピーク時	2.73±1.14	3.75±1.39	0.0457
寛解期	1.43±1.28	1.50±1.60	NS
スコアの変化	1.30±0.99	2.25±1.16	0.0427
症候および神経学的所見	n/N（%）	n/N（%）	
視力障害	19/30（63.3）	0/8（0.0）	0.0015
脳神経障害（視神経障害は除く）	12/29（41.4）	5/8（62.5）	NS
筋力低下	29/30（96.7）	7/8（87.5）	NS
筋萎縮	9/30（30.0）	2/8（25.0）	NS
呼吸障害	0/30（0.0）	3/8（37.5）	0.0066
歩行障害	22/29（75.9）	7/8（87.5）	NS
小脳失調	8/30（26.7）	2/6（33.3）	NS
感覚障害	30/30（100.0）	5/7（71.4）	0.0315
病的反射	13/30（43.3）	5/8（62.5）	NS
直腸膀胱障害	14/29（48.3）	3/7（42.9）	NS
脳脊髄液検査	n/N（%）	n/N（%）	
蛋白＞40 mg/dL	24/30（80.0）	7/8（87.5）	NS
細胞数＞5/μL	7/30（23.3）	3/8（37.5）	NS
オリゴクローナル IgG バンド	2/21（9.5）	0/5（0.0）	NS
IgG index 高値	4/20（20.0）	1/6（16.7）	NS
MRI	n/N（%）	n/N（%）	
大脳病変	21/30（70.0）	8/8（100.0）	NS
径 3 cm を超える病変	5/30（16.7）	5/8（62.5）	0.0186
小脳病変	6/30（20.0）	0/8（0.0）	NS
脳幹病変	10/30（33.3）	2/8（25.0）	NS
視神経病変	6/30（20.0）	1/8（12.5）	NS
脊髄病変	24/30（80.0）	4/8（50.0）	NS
LESCLs	0/30（0.0）	3/8（37.5）	0.0066
視覚誘発電位	n/N（%）	n/N（%）	
異常あり	14/17（82.4）	1/4（25.0）	0.0526
治療効果	n/N（%）	n/N（%）	
ステロイドパルス療法	25/27（92.6）	6/8（75.0）	NS
プレドニゾロン内服	17/20（85.0）	4/6（66.7）	NS
IVIg	13/20（65.0）	4/5（80.0）	NS
血漿交換	5/6（83.3）	2/2（100.0）	NS

IVIg: 大量免疫グロブリン療法，LESCLs: Longitudinally extensive spinal cord lesions

Pearls

　本邦における全国臨床疫学調査より CCPD は若い女性に好発し，約半数の症例に視力障害を認め，オリゴクロナール IgG バンドの陽性率・IgG index 上昇の割合は低く，インターフェロン β の再発予防効果は低いことが明らかとなった．CCPD 症例は典型的な MS や CIDP とは臨床検査所見が異なる点を有していることから，独自の病態生理を有している可能性がある．本疾患の診断のためには，中枢もしくは末梢神経系の脱髄を捉えた際にはもう一方の神経系にも目を向けることが重要である．本疾患概念のさらなる発展に期待したい．

文献

❶ Zee PC, Cohen BA, Walczak T, et al. Peripheral nervous system involvement in multiple sclerosis. Neurology. 1991; 41: 457-60.

❷ Bouchard C, Lacroix C, Planté V, et al. Clinicopathologic findings and prognosis of chronic inflammatory demyelinating polyneuropathy. Neurology. 1999; 52: 498-503.

❸ Adamovic T, Riou EM, Bernard G, et al. Acute combined central and peripheral nervous system demyelination in children. Pediatr Neurol. 2008; 39: 307-16.

❹ Ogata H, Matsuse D, Yamasaki R, et al. A nationwide survey of combined central and peripheral demyelination in Japan. J Neurol Neurosurg Psychiatry. 2016; 87: 29-36.

❺ Zéphir H, Stojkovic T, Latour P, et al. Relapsing demyelinating disease affecting both the central and peripheral nervous systems. J Neurol Neurosurg Psychiatry. 2008; 79: 1032-9.

❻ Cortese A, Franciotta D, Alfonsi E, et al. Combined central and peripheral demyelination: Clinical features, diagnostic findings, and treatment. J Neurol Sci. 2016; 363: 182-7.

❼ Shima S, Kawamura N, Ishikawa T, et al. Anti-neutral glycolipid antibodies in encephalomyeloradiculoneuropathy. Neurology. 2014; 82: 114-8.

〈緒方英紀〉

| Ⅵ 急性期治療 | Ⅶ 再発・進行防止と予後 | Ⅷ 対症療法 | Ⅸ 説明と医療福祉資源 |

 小児 MS はどのような特徴がありますか

1. 小児 MS の疫学的特徴

1 有病率

　小児期に発症した多発性硬化症（multiple sclerosis: MS）患者は，MS 患者全体の 1.6〜9.5％を占め，有病率は 0.07〜2.9 人/10 万小児である[1]．わが国の 15 歳未満の小児 MS 有病率は 0.69 人/10 万人であり[2]，2003 年にわが国で行われた，成人を含めた MS の全国臨床調査によると 15 歳前発症患者の全体に占める割合は 6.3％であった．わが国の小児 MS の有病率は欧米の小児 MS と同程度であり，成人の有病率とは異なる傾向がみられる．

2 発症年齢・性差

　海外の報告では，小児 MS 患者の多くは 12 歳以降の発症であり，10 歳未満の発症は MS 患者全体の 1％未満といわれる[1]．ただし，わが国の調査では，小児 MS の平均発症年齢は 8.3 歳であり，発症年齢の明らかなピークは認められなかった[2]．

　欧米では思春期前は MS で性差を認めない報告があるが，わが国の小児 MS では女性が多く（女：男　2.1：1），10 歳未満においても，女児の比率が高かった（10 歳以下 2.0：1，11 歳以上 1.7：1）[2]．

3 病型

　小児 MS の 95％以上の症例は再発・寛解型 MS であり，わが国の調査でも一次進行型 MS は報告されなかった．

2. 小児 MS の診断基準

　小児の MS の診断は，成人と同様に「中枢神経系の炎症性脱髄が時間的・空間的に多発する」ことを基本に，ウイルス性脳炎や膠原病などの炎症性脱髄が主病態でない疾患や急性散在性脳脊髄炎（acute disseminated encephalomyelitis: ADEM）や視神経脊髄炎などの他の脱髄性疾患を慎重に鑑別することによってな

| I 脱髄性疾患総論 | II 疾患概念と臨床症状 | III 機序 | IV 検査 | V 診断 |

される．2010 年 McDonald 基準は小児への適用を視野に入れて作られているが，初回脱髄事象が ADEM 様である場合と患者が 12 歳未満の場合は診断率が低下することが報告されている．このため，International Pediatric MS Study Group は，2010 年 McDonald 基準を取り入れながら，ADEM 様事象で発症した症例に配慮した小児 MS の疾患定義を 2013 年に提唱している（p.215，V-5 参照）．

3. 小児 MS の臨床像の特徴　表1

1 臨床症状

小児 MS の臨床症状は基本的に成人と同様であり，視覚障害，感覚障害，筋力低下，運動失調，排尿障害などが認められるが，50％以上の患者の初回脱髄事象時の臨床症状は単巣性である[1]．また，5〜15％の小児 MS 患者の初回脱髄事象は ADEM 様（多巣性の症候を示し，意識障害・変容を認める）である．

わが国の小児 MS 患者では，発症時に視力低下 52％，痙攣 29％，運動麻痺 26％，歩行障害 26％，感覚障害 16％を認め，全経過では視力低下 72％，運動麻痺 55％，痙攣 45％を認めた[2]．成人 MS と比較すると，わが国の小児 MS は痙攣と視力低下を示す割合が高く，横断性脊髄炎徴候を示す割合が低かった．

2 発症時の検査所見

小児 MS の血液・髄液所見は，成人と同様の非特異的な軽度炎症所見を示す．また，小児 MS 患者における IgG index 上昇者の割合やオリゴクローナルバンド（OB）の検出率に関しては，欧米より低いとされるわが国の成人 MS よりもさらに低い．

わが国の小児 MS 患者では白血球増多（平均 9,100/μL），CRP の軽度上昇（平均 0.46 mg/dL），髄液細胞増多（平均 23/mm^3）を認めた．OB は 16％にしか認められなかった[2]．成人 MS と比較すると，小児 MS は髄液細胞増多を示す割合が高く，IgG index 上昇を認める割合が低かった．

3 発症時の MRI 画像所見

12 歳以上の小児 MS の MRI 画像は基本的に成人と同様であり，ADEM 様事象でなければ，2010 年 McDonald 基準の MRI 基準が適応可能である．ただし，12 歳未満の小児では ADEM と類似した特徴を示す（後述）．ADEM よりも MS らしい MRI 画像の特徴としてこれまでに，"脳室周囲病変"，"T1 での低信号病

	小児 MS[2] N＝58	成人 MS[6] N＝1493
男：女	1：1.9	1：2.4
発症年齢（歳±1 SD）	8.3±3.6	29.3±12.5
罹病期間（歳±1 SD）	6.2±3.8	10.6±8.4
EDSS スコア	1.1±1.9	3.5±2.9
症候，%		
失語，失行，失認	16.1	4.1
意識障害/脳症	6.9	17.4
全身痙攣	44.8	3.8
視力低下	72.4	56.1
視野欠損	20	27.8
構音障害	14.6	21.9
嚥下障害	26.8	10.4
顔面麻痺	19.3	13.3
四肢麻痺	51.9	18.4
顔面感覚障害	27.5	21.2
レベルを伴う感覚障害	3.9	37.9
横断性脊髄炎	0	27.4
四肢失調	16.4	26.3
体幹失調	30.4	30.5
排尿障害	22.8	49.6
Lhermitte 徴候	2	29.7
髄液所見，n（%）		
細胞増多（≧50 WBC/mm^3） または　好中球増加（≧5/mm^3）	20/58（34.5）	51/730（7.0）
IgG index＞0.73	4/14（28.6）	240/397（60.5）
MRI 画像所見，n（%）		
脳 MRI 所見		
1 個以上の Gd 増強病変 または 9 個以上の T2 脳病変	25/52（48.2）	507/840（60.4）
9 個以上の T2 脳病変	16/47（34.0）	390/840（46.4）
1 個以上の Gd 増強病変	16/35（45.7）	292/688（42.4）
1 個以上の皮質近傍病変	37/52（71.2）	303/786（38.5）
3 個以上の側脳室周囲病変	19/52（36.5）	526/806（65.3）
1 個以上のテント下病変	35/58（60.3）	539/827（65.2）
脊髄 MRI 所見		
1 個以上の T2 病変	13/42（30.9）	508/724（70.2）
長大病変	3/13（23.1）	121/724（16.7）
Gd 増強病変	6/13（46.2）	187/653（28.6）

表1 わが国の小児 MS と成人 MS の臨床的特徴

変"，"両側びまん性病変の欠如"の 3 つが挙げられている．

わが国の小児 MS 患者は，大脳には病巣を平均 5.7 個，9 個以上の病変は 57%
に認められた．部位別には大脳皮質下白質 71%，脳室周囲白質 37%，基底核・
視床 39%であり，直径 3 cm 以上の病変は 31%，ガドリニウム増強効果は 46%
に認められた．また，視神経 35%，脳幹 36%，小脳 28%，脊髄 31%であった[2]．

4 若年小児の MS

若年小児 MS 患者では，発症初期に髄液細胞数が多い傾向にあり，好中球分画
が高く，IgG index 上昇の割合が低い．加えて，MRI 所見も ADEM で認める画
像所見と類似し，脱髄病変が境界不明瞭で，しばしば融合し，経過中に消失する
こともある．

わが国の 10 歳以下で発症した年少小児 MS 患者も，11 歳以上で発症した年長
小児 MS 患者と比較して，痙攣の頻度が高く，MRI 上皮質下白質病変を認める頻
度が高く，髄液 OB の出現頻度が低かった．

4. 小児 MS の治療の特徴

小児 MS の治療の目標は，成人と同じく，①急性増悪期を短縮させ，後遺症を
軽減させること，②再発寛解型 MS の再発頻度を減らし，再発の程度を軽減させ
ること，③進行型 MS の進行を防止すること，④後遺症に対する対症療法により
障害を軽減させること，である．小児 MS の治療は成人と基本的に同じであり，
急性期の治療，disease-modifying therapy，支持療法からなるが，小児での安
全性や有効性の評価が定まっていない薬剤が存在することに注意が必要である
(p.314，Ⅶ-9 参照)．

5. 小児 MS の予後の特徴

1 短期予後・再発

一般的に小児 MS では脱髄事象後の回復が良好であり，完全に回復する患者の
割合は 50%以上である．また，回復までの期間も小児 MS が短く，小児期発症
MS 患者が平均 4.3 週に対して，成人期発症 MS 患者は平均 6〜8 週である．

しかし，小児期発症 MS 患者の約 40%が初回事象から 1 年以内に再発し，約
60%が 2 年以内に再発する．小児期発症 MS 患者の発症後 2 年間の年間再発回

数は 0.9〜3.2 回であり，成人期発症 MS と比較して高い．MS 患者の発症後 6 年間の観察研究では，小児期発症 MS 患者の 1 年間の平均再発回数が 0.8 回であったのに対して，成人期発症 MS 患者では 0.3 回であったという[3]．

わが国の調査では，小児 MS 患者の年間再発回数は 0.82 回であり，病初期に再発頻度が高い傾向が認められた．

2 長期予後

長期予後を EDSS（Expanded Disability Status Scale）で評価すると，小児期発症の MS は，成人期発症の MS と比較して，発症から障害を呈するまでの期間は長く，病状の進行は緩徐であることが知られている．ただし，二次性進行型 MS となる年齢は平均 31〜41 歳と成人期発症 MS よりも若く[4]，必ずしも予後良好ではない．

わが国の調査では，観察期間平均 6.2 年（1.7〜19.8 年）で，EDSS score 0 の患者が 57%，score 1〜5 の患者が 27% を占めた．二次性進行型 MS への移行例（3%）は，EDSS score 9（寝たきり）であった．後遺症として，歩行障害 4%，脊髄障害 7%，膀胱直腸障害 5%，視力障害 23% を認めた．

3 小児 MS 患者の神経心理学的後遺症

小児 MS の約 30% の患者で認知機能の障害が認められる．また，小児 MS 患者において，行動の問題を 39% に認めたとする報告や 29% にうつ状態を認めたとする報告があり，小児 MS では EDSS で評価できない神経心理学的後遺症を残す可能性が指摘されている．

Pearls

MS 発症リスク

カナダの小児 MS 患者の研究では，MS 発症リスクとして HLA-DRB15 アリルを有すること，血清中の 25-hydroxyvitamin D 濃度の低下，Epstein-Barr ウイルス感染の既往が挙げられている[5]．また，米国の研究では，Epstein-Barr ウイルス感染の既往はリスクを上昇させ，サイトメガロウイルス感染の既往は低下させると報告されている．さらに，他の調査では，小児 MS のリスクを上昇させる要因として，受動喫煙，肥満が挙げられている．

8 小児MSはどのような特徴がありますか

文献

1. Waldman A, Ness J, Pohl D, et al. Pediatric multiple sclerosis: clinical features and outcome. Neurology. 2016; 87: S74-81.
2. Yamaguchi Y, Torisu H, Kira R, et al. A nationwide survey of pediatric acquired demyelinating syndromes in Japan. Neurology. 2016; 87: 2006-15.
3. Benson LA, Healy BC, Gorman MP, et al. Elevated relapse rates in pediatric compared to adult MS persist for at least 6 years. Mult Scler Relat Disord. 2014; 3: 186-93.
4. Renoux C, Vukusic S, Mikaeloff Y, et al. Natural history of multiple sclerosis with childhood onset. N Engl J Med. 2007; 356: 2603-13.
5. Banwell B, Bar-Or A, Arnold DL, et al. Clinical, environmental, and genetic determinants of multiple sclerosis in children with acute demyelination: a prospective national cohort study. Lancet Neurol. 2010; 10: 436-45.
6. Osoegawa M, Kira J, Fukazawa T, et al. Temporal changes and geographical differences in multiple sclerosis phenotypes in Japanese: nationwide survey results over 30 years. Mult Scler. 2009; 15: 159-73.

〈鳥巣浩幸〉

MOG抗体陽性脱髄疾患の case approach

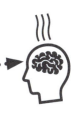

　myelin oligodendrocyte glycoprotein（MOG）は髄鞘の最外層に存在し，以前より脱髄疾患の標的抗原候補と目されていたが，従来の検査法では多発性硬化症（multiple sclerosis: MS）など臨床的に独立した疾患との関連を見出すことができなかった．近年，cell-based assayによるMOG抗体検出法の開発により，MOG抗体が視神経炎，急性散在性脳脊髄炎（acute disseminated encephalomyelitis: ADEM），脳幹脳炎，脊髄炎，aquaporin-4（AQP4）抗体陰性 neuromyelitis optica spectrum disorder（NMOSD）などの患者血清中に存在することが明らかにされた[1,2]．MOG抗体陽性疾患の特徴は，AQP4抗体陽性疾患と異なり性差が目立たないこと，視神経腫脹を伴う長大な視神経炎を呈すること，脊髄炎ではAQP4抗体陽性疾患と異なり髄液中アストロサイト傷害マーカー上昇を示さないこと，ステロイドパルス療法への反応性が比較的良好であることなどである[3〜5]．表1 に他疾患との比較を示す．本稿では前述の特徴を踏まえた case approachについて述べる．

● 問診，診察，検査

　問診では先行感染，発熱，視力低下，大脳皮質症状（意識障害，痙攣），脳幹症状（複

表1 MOG抗体陽性疾患，AQP4抗体陽性疾患，MSの違い

	MOG抗体陽性疾患	AQP4抗体陽性疾患	MS
年齢	小児〜中年	若年〜中年	若年〜中年
性別	男＝女	男≪女	男＜女
臨床経過	単相性＞再発寛解	再発寛解	再発寛解＞慢性進行性
中心病態	脱髄	アストロサイト傷害	脱髄
特異抗体	MOG抗体	AQP4抗体	なし
特徴的病変	蛇行・腫脹を伴う長い視神経炎	視交叉病変，脊髄長大病変（長径＞3椎体），間脳病変，延髄最後野病変	脳室周囲 ovoid lesion*，Dawson's finger**
合併症	少ない	自己免疫疾患多い	少ない
治療への反応	比較的良好	難治例多い	比較的良好

*ovoid lesion: 長径数mm程度の楕円形病変
**Dawson's finger: 矢状断で脳梁から脳表に向かって放射状に描出される病変

視，構音障害），脊髄症状（四肢運動・感覚障害，膀胱直腸障害）の有無について過去の
エピソードも含めて聴取する．神経学的診察の際には，1人の患者に新たな神経徴候，過
去の急性増悪に関連した徴候，自覚のない神経学的異常が混在する可能性があるため注
意深く評価する．一般採血，髄液検査，鑑別診断に必要な自己抗体検査（抗甲状腺抗体，
SS-A，B抗体など）を行う．画像検査ではまず自覚症状および神経学的異常に対応する
部位のMRI検査を行い，次に脊髄炎患者における頭部MRIなど中枢神経内の広がりにつ
いての評価を行う．臨床型が重複するため血清MOG抗体と同時にAQP4抗体を測定す
る．大脳皮質病変が認められる場合には抗NMDAR（N-methyl-D-aspartate receptor）
抗体，抗VGKC（voltage-gated potassium channel）抗体などの自己抗体検査も考慮す
る．

症例 58歳女性

主訴 左上下肢しびれ，脱力

現病歴 X−1年4月，非回転性めまい精査時に頭部MRIで大脳皮質下白質病変を
指摘されていた．X年11月初旬より左手しびれを自覚，1週間程度でしびれの範
囲が左半身に広がり，左上下肢の脱力感も出現した．脊髄MRIで髄内異常信号を
認めたため入院した．

既往歴・家族歴・生活歴 特記事項なし

初診時現症 身長149cm，体重50kg，体温35.7℃，血圧135/70mmHg，脈
拍60/分，一般身体所見に特記事項なし，神経学的所見として四肢筋力低下（右軽
度，左中等度），感覚性失調歩行，四肢深部腱反射亢進，頸部以下での深部感覚低
下，便秘を認めた．Expanded Disability Status Scale（EDSS）4.5

検査所見 血液・生化学検査異常なし．MOG抗体陽性/AQP4抗体陰性（入院3
日後に判明）．髄液検査：細胞数2/mm^3（単核球），蛋白43mg/dL，糖60mg/
dL，IgG index 0.57，オリゴクローナルIgGバンド陰性，ミエリン塩基性蛋白<
31.3pg/mL
頭部・脊髄MRI **図1** ：大脳皮質下および脳室周囲白質に小病変の散在，延髄下
部〜C4高位脊髄内に長大で腫脹を伴う病変を認めた．

● 初診時における鑑別診断

①AQP4抗体陽性NMOSD
②MOG抗体陽性脱髄疾患

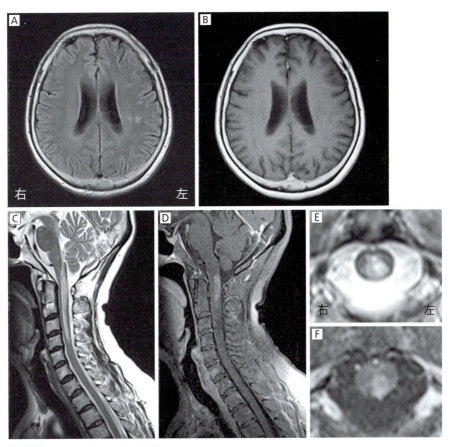

図1 頭部・脊髄MRI（入院時）
頭部MRI: 左半球皮質下白質および脳室周囲にFLAIR高信号病変の散在を認める．造影増強効果なし（A，B）．A: FLAIR，B: 造影T1強調画像
脊髄MRI: 延髄下部〜C4高位脊髄内にT2高信号病変を認め，脊髄腫脹を伴う（C）．C1-2高位で脊髄背側に造影効果を認める（D）．C1高位で病変は左背側に分布する（E，F）．C・E: T2強調画像，D・F: 造影T1強調画像

③ADEM

④特発性脊髄炎

⑤MS

⑥非脱髄性炎症疾患（サルコイドーシス，神経Behçet病など）

⑦その他の非脱髄性疾患〔感染，腫瘍（特に悪性リンパ腫），血管障害，代謝性など〕

初診時治療プラン

感染性疾患を除外した上で，炎症性脱髄疾患に共通する急性期治療としてステロイドパルス療法を開始する．その後は治療反応と各抗体の陽性/陰性によって方針を決定する．MOG 抗体陽性脱髄疾患に関して治療エビデンスは存在しないため，軽症例は特発性視神経炎や脊髄炎に準じ，重症例は AQP4 抗体陽性 NMOSD に準じて治療を行う．

＜急性期治療＞

①軽症例: ステロイドパルス療法

例）メチルプレドニゾロン 1 g/日点滴×3～5 日間を 1 クールとし，1～2 クール施行．

②重症あるいは難治例

パルス療法 2～3 クールで効果不十分な場合はアフェレシス療法（血漿交換療法あるいは免疫吸着療法）を追加する．臨床型が ADEM の場合は免疫グロブリン大量静注療法を考慮してもよい．

例）単純血漿交換: 血漿処理量 2 L/回，2～3 日毎，計 4～7 回施行．

＜急性期治療後＞

パルス療法終了後より経口ステロイドを開始する．単相性経過をとる例もあるため，初発例ではまず漸減中止を目指しながら，MOG 抗体陰転化の有無を経時的に追跡する．再発例や MOG 抗体持続陽性例では長期内服も考慮する．

例）プレドニゾロン 5～20 mg/日

症例の経過

中年期以降の女性に発症した脊髄長大病変であったため，初診時には AQP4 抗体陽性 NMOSD が疑われた．ステロイドパルス療法 1 クール終了時点で MOG 抗体陽性/AQP4 抗体陰性が判明し，MOG 抗体陽性脱髄疾患と診断した．プレドニゾロン内服をはさんで計 3 クールのパルス療法を施行したが症状改善が不十分かつ脊髄 MRI での造影効果も残存したため単純血漿交換を 4 回追加した．その後はプレドニゾロン内服を漸減しつつ継続し，症状および画像所見は徐々に改善した　図2　．脊髄炎発症 6 カ月時点で上肢運動・感覚障害が軽度残存する程度まで回復した（EDSS 2.0）．

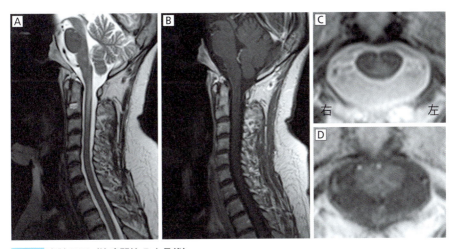

図2 脊髄MRI（治療開始5カ月後）
髄内病変縮小・浮腫軽減を認め，造影効果は消失している（A〜D）．
A・C: T2強調画像，B・D: 造影T1強調画像

pitfall and pearls

- MOG抗体陽性片側皮質性脳炎[6]：原因不明のステロイド反応性脳炎患者24名中にMOG抗体陽性例が4名見出され，共通の臨床・画像的特徴が認められた．臨床的には全身強直性痙攣および精神症状を呈し，MRIでは片側性かつ皮質性にFLAIR異常信号を呈した．他の自己免疫性脳炎関連抗体は陰性であり，全例ステロイド治療が奏効した．少数例報告であり病態解明は今後の課題であるが，これまで報告されてきたMOG抗体関連疾患とは異なる臨床型であることから，MOG抗体がより幅広い疾患スペクトラムを呈する可能性が示唆されている．

文献

1. Probstel AK, Dornmair K, Bittner R, et al. Antibodies to MOG are transient in childhood acute disseminated encephalomyelitis. Neurology. 2011; 77: 580-8.
2. Kitley J, Waters P, Woodhall M, et al. Neuromyelitis optica spectrum disorders with aquaporin-4 and myelin-oligodendrocyte glycoprotein antibodies: a comparative study. JAMA Neurol. 2014; 71: 276-83.
3. Sato DK, Callegaro D, Lana-Peixoto MA, et al. Distinction between MOG antibody-positive and AQP4 antibody-positive NMO spectrum disorders. Neurology. 2014; 82: 474-81.

❹ Akaishi T, Sato DK, Nakashima I, et al. MRI and retinal abnormalities in isolated optic neuritis with myelin oligodendrocyte glycoprotein and aquaporin-4 antibodies: a comparative study. J Neurol Neurosurg Psychiatry. 2016; 87: 446-8.

❺ Kaneko K, Sato DK, Nakashima I, et al. Myelin injury without astrocytopathy in neuroinflammatory disorders with MOG antibodies. J Neurol Neurosurg Psychiatry. 2016; 87: 1257-9.

❻ Ogawa R, Nakashima I, Takahashi T, et al. MOG antibody-positive, benign, unilateral, cerebral cortical encephalitis with epilepsy. Neurol Neuroimmunol Neuroinflamm. 2017; 4: e322.

〈黒田　宙〉

機序 Ⅲ

| I 脱髄性疾患総論 | II 疾患概念と臨床症状 | III 機序 | IV 検査 | V 診断 |

MSとNMOの病理像について教えてください

　多発性硬化症（multiple sclerosis: MS）は，中枢神経系の髄鞘を標的とする炎症性脱髄性疾患とされる．一般的な病理像としてT細胞主体の炎症細胞浸潤，脱髄，グリオーシス，種々の程度の軸索障害，髄鞘再生を特徴とする．近年では炎症および変性機構による皮質脱髄と認知機能障害も注目されている．一方でMSの本質的原因は未だ明らかでない．視神経脊髄炎（neuromyelitis optica: NMO）は，患者血清中に疾患特異的な抗アクアポリン4（aquaporin-4: AQP4）抗体が発見され，アストロサイトを一次標的とした抗体・補体介在性の自己免疫疾患と認知されるようになった．近年，脱髄性疾患における分子免疫病理学的研究の進歩は目覚ましく，本稿ではMSおよびNMOの病理学的特徴を最新の知見を含めて紹介する．

1. 多発性硬化症

1 急性期・慢性期MSの病理所見

　MSの病理学的特徴は，中枢神経系白質における一次的な脱髄が局所的に生じ，炎症性変化を伴うものである．脱髄病巣は中枢神経系のどこでも生じうる．急性期には病巣内に活性化マクロファージ/ミクログリアやT細胞を主とした炎症細胞が充満する(hypercellularity)．T細胞は病巣内の血管周囲性に集簇する(perivascular cuff) 図1 が，同時に脱髄病巣全体にも広く認められる．浸潤したT細胞数は活性化マクロファージ/ミクログリアよりも少ない．脱髄病巣内で泡沫状マクロファージに髄鞘崩壊産物の貪食像が確認された場合には活動性脱髄(active demyelination)と表現される．髄鞘蛋白の中でもmyelin-associated glycoprotein(MAG)やmyelin oligodendrocyte glycoprotein(MOG), cyclic nucleotide diphosphoesterase (CNP)などsmall molecular weight myelin proteinの貪食像が確認できるのは約2日（early active demyelination），myelin basic protein（MBP）やproteolipid protein（PLP）のようなmajor myelin proteinは約6〜8日，Klüver-Barrera（KB）染色では約10日（late active demyelination）と確認される時期が異なる[1〜3]．また，脂質染色であるSudan染色陽性マクロファージは数カ月間存在する（inactive demyelination）．

| VII 急性期治療 | VIII 再発・進行防止と予後 | IX 対症療法 | X 説明と医療福祉資源 |

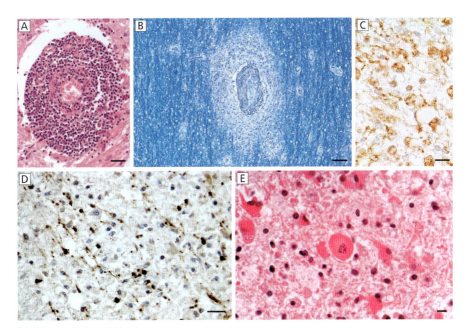

図1 MSの急性期脱髄病巣

A: HE染色．血管周囲性に単核球主体の炎症細胞浸潤が認められる（perivascular cuff）．B: KB染色．血管周囲性に境界明瞭な髄鞘の淡明化を認める．C: MOG染色．髄鞘崩壊産物を貪食するマクロファージが多数観察される．D: APP染色．病巣内では多数の障害軸索や腫大した軸索末端が認められる．E: HE染色．病巣内に膨化したアストロサイトとCreutzfeldt-Peters cellが観察できる．Scale bar: 50 μm（A），100 μm（B），20 μm（C, D），10 μm（E）．

1 MSとNMOの病理像について教えてください

S100タンパクファミリーに属するMRP14免疫染色もMSの病期分類に有用であり，active and early demyelinating lesionにおける活性化マクロファージ/ミクログリアで発現を確認できる[4]．オリゴデンドロサイトは顕著に脱落するという報告や，一方で数は保たれるとの報告があり，個々の症例や病期により組織障害の差がみられることが推測される．炎症の活動期には血液脳関門の障害を伴うこともある．完成された脱髄病巣では，様々な程度の軸索障害を合併し，一部には髄鞘再生の所見も認められる．これら局所的な炎症性脱髄は罹病期間の短いMSや再発寛解型MSで多く認められ 図2 ，二次性進行型MS（secondary progressive MS: SPMS）でもみられるが罹病期間とともに頻度は減少する[5]．

慢性期のMS病巣は，長期経過した症例でよく認められる．病巣は境界明瞭，髄鞘は完全に脱落し，髄鞘貪食マクロファージは認めない．全体に細胞成分は減少しているが，病巣内の血管周囲性にリンパ球やマクロファージが残存する．反

| I 脱髄性疾患総論 | II 疾患概念と臨床症状 | **III 機序** | IV 検査 | V 診断 |

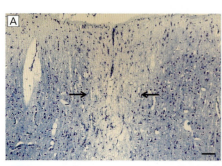 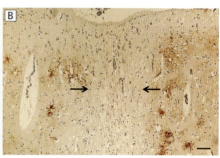

図2 MSの皮質病巣
A: KB染色．大脳皮質に淡明化した脱髄病変を認める（矢印内）．B: EAAT2染色．皮質脱髄病変では EAAT2の染色性が広汎に低下する．scale bar: 100μm（A, B）

応性アストロサイトによる線維性グリオーシスも顕著に認められる．軸索は様々な程度で脱落しており，成熟オリゴデンドロサイトは認められない．

2 進行型MSの病理所見

一次進行型MSの病理像はオリゴデンドロサイト変性が主体で，炎症は目立たないがT細胞浸潤を長期に認め，活動性の軸索障害は少ないとされる[6]．二次性進行型MSでは局所的な活動性脱髄病巣は比較的稀で，髄鞘貪食マクロファージや血管周囲性細胞浸潤が乏しい[7]．病巣辺縁には活性化ミクログリア，活性化補体の沈着，髄鞘破壊の進行が認められる．完成した古い病巣でも進行性の脱髄が得られることが特徴的とされる．進行型MSのnormal appearing white matter (NAWM) では活性化ミクログリアやT細胞を主とした炎症細胞浸潤や軸索障害が認められるが，活動性脱髄の所見に乏しい[8]．さらに進行型MSでは広汎な皮質脱髄が認められることがある．皮質脱髄は主に大脳の軟膜下層で多く，髄膜に単核球の炎症性浸潤を伴うこともある[8～10]．

3 MSにおける病理学的所見の多様性

2000年，LucchinettiらはMSと診断された多数例で活動性脱髄病巣について免疫組織学的検討を行った[11]．その結果，MSの初期病巣は4パターンに分類されることを見出した．パターンIはT細胞やマクロファージの浸潤が主体であり，パターンIIはパターンIに加えて免疫グロブリンや補体の沈着を伴い，B細胞や形質細胞の浸潤も認められる．髄鞘再生を示すshadow plaqueはパターンI，

Ⅱで認められる．パターンⅢとⅣはオリゴデンドロサイトの脱落を主体とするもので，primary oligodendrocyte dystrophy が示唆されている．パターンⅢは髄鞘の最内層に発現する MAG や CNP の脱落が先行し，オリゴデンドロサイトのアポトーシス様変化を伴う distal oligodendrogliopathy（DO）型脱髄が大きな特徴とされている．さらに，パターンⅢの一部では，Baló 病様の同心円状病巣が認められる．パターンⅣは PPMS に例外的にみられ，DNA 断片化を伴うオリゴデンドロサイトの脱落が際立つ点で区別される．これらよりパターンⅠとⅡは T 細胞による細胞性免疫が主体で髄鞘を標的とした脱髄であり，パターンⅢとⅣはオリゴデンドロサイトが標的となり，ウイルス感染や毒素の関与を考察している．2014 年，Lucchinetti らは病理学的多様性をより明らかにするために，複数回の脳生検，もしくは脳生検後に剖検が施行された MS 患者における上記 4 パターンについて縦断的に検討した[12]．その結果，MS 患者 22 例中 21 例（95％）で，病理学的に各パターンに分類した際，後の脳生検や剖検時でも同様のパターンが持続していたことを報告した．この結果は，Lucchinetti らが提唱している一個体内での病理学的均一性（intraindividual pathological homogeneity）および個体間での不均一性（interindividual heterogeneity）を支持するものといえる．一方，一個体内での病理学的均一性は普遍的に受け入れられる仮説ともいえない．Barnett らは，全ての MS 病巣の極初期にはオリゴデンドロサイトのアポトーシス様変化（パターンⅢ）が認められ，その後にパターンⅡ様の脱髄変化と補体の活性化がみられたことを報告しており，病理学的な不均一性は個体ごとではなく，病期によるものと結論づけている[13]．私たちの検討でも，一個体内の脱髄病変における病理学的な不均一性を認めており[14][15]，病期による影響に加え，中枢神経内の解剖学的部位によるグリア細胞の多様性も影響しているかもしれない．

4 皮質脱髄と髄膜炎症，異所性リンパ濾胞様構造について

MS の皮質病巣では以前からグルタミン酸トランスポーター EAAT2 の脱落が報告されており，グルタミン酸毒性による組織障害が示唆されてきた[16] **図2**．最近，MS における皮質脱髄や髄膜炎症が報告され，認知機能障害への関与が示唆されている．2011 年，Lucchinetti らは多数の早期 MS 患者の生検標本や剖検例を用い，炎症性皮質脱髄が生じていることを明らかにした[17]．皮質脱髄は軟膜下（subpial），皮質内（intracortical），皮質白質境界部（leukocortical）のいずれでも観察され，髄膜炎症と局所的に関連していることも見出した．さらに，一個体標本で軟膜下と皮質白質境界部ともに脱髄を認めた症例から，サイトカイ

| I 脱髄性疾患総論 | II 疾患概念と臨床症状 | III 機序 | IV 検査 | V 診断 |

ンなど液性因子の拡散が深部病巣形成に寄与している可能性も示唆された．一方，近年 SPMS 患者の軟髄膜に B 細胞主体の異所性リンパ濾胞様構造（ectopic lymphoid follicle-like structure）が確認され，免疫細胞の活性化や慢性期における病変拡大，髄膜炎症や皮質脱髄との関連が示唆されている[18]．異所性リンパ濾胞様構造の病態生理における役割は明らかではないが，向炎症性メディエーターや自己抗体，自己反応性 T 細胞などの局所における供給源となっている可能性がある．

5 アストロサイトの病理とコネキシンの広範な脱落

アストロサイトはシナプスや Ranvier 絞輪，血液脳関門と足突起を介して連絡を可能とするグリア細胞であり，コネキシンが構成する gap junction（GJ）を介してアストロサイト間やアストロサイト-オリゴデンドロサイト/ミエリン間の機能的連絡も行っている．MS の急性期脱髄病巣では，HE 染色で赤く肥大した胞体を有するアストロサイトが多数認められ，肥大アストロサイト（hypertrophic astrocyte）と呼ばれる．肥大アストロサイトは中間径フィラメントである GFAP や vimentin，nestin の発現が亢進する．一部の肥大アストロサイトは膨化が顕著で，核が細かな顆粒状に認められ有糸分裂 mitosis を想像させる．このアストロサイトは特に Creutzfeldt-Peters cell と表現される．急性期脱髄病巣に比較的特徴的とされ，治療前の脳生検組織でも観察されることがある．私たちは MS や NMO，Baló 病の急性期脱髄病巣において，AQP4 や connexin 43（Cx43）が広汎に脱落することを見出し，アストロサイト足突起の機能的タンパクが早期から脱落することが病態へ寄与している可能性を報告した[15][19][20] 図3 ．そこで，私たちは Cx43 を抑制する機序を，マウス初代グリア培養細胞を用いて検証した．MS の病態に寄与する T 細胞のうち，1 型ヘルパー T 細胞（Th1 細胞）が産生するインターフェロン（IFN）γ がミクログリアを活性化し，産生された IL-1β がアストロサイトに作用することで Cx43 を低下させ，さらに GJ 機能を抑制することを解明した[21]．MS の急性期病巣では血管周囲性に T 細胞が顕著に浸潤しており，実験的に脳血管周囲の Cx43 を欠損させると炎症細胞が脳実質内に浸潤しやすくなることも報告されている[22]．したがって，ヒト MS 急性期でも T 細胞-ミクログリア-アストロサイトを軸とした Cx43 脱落が病態進展に大きく寄与している可能性が高いと考えられる．

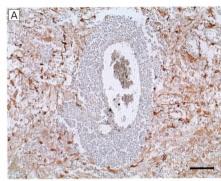
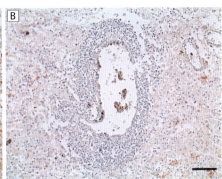
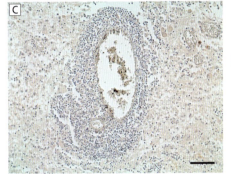

図3 MSにおけるCx43の脱落
A: GFAP染色．MS病巣にみられるperivascular cuff周囲に，反応性アストロサイトや変性した突起が多数観察される．B: AQP4染色．AQP4は血管周囲性に認められず，一部の反応性アストロサイトで染色性が亢進していた．C: Cx43染色．Cx43は血管周囲や反応性アストロサイトで発現が消失している．Scale bar: 100 μm

6 髄鞘再生

　髄鞘再生は長く議論されているが，動物実験や電子顕微鏡研究からその存在が証明されている．髄鞘再生は脱髄病巣の辺縁/境界部でよく観察されるが病巣中心部でも起こりうるとされ，斑状にもびまん性にも生じうる．現状では障害のない髄鞘と再生した髄鞘を明確に区別できる分子マーカーは存在しない．病巣内に広汎な髄鞘再生が生じると，病理学的には"shadow plaque"と表現され，LFB染色で淡く染色される境界明瞭な病巣となり，薄い髄鞘を有した軸索が認められる．Shadow plaqueはMSの急性期病巣でよく認められ，オリゴデンドロサイト前駆細胞（oligodendrocyte precursor cell: OPC）が動員され分化増殖を行うことで髄鞘再生が行われる　**図4**　．一方，MS病巣のOPCには正常では発現していないTIP30が発現し，転写因子など核移行分子の輸送を阻害している可能性が報告され，MSにおけるOPC機能異常が示唆されている[23]．OPCは血液脳関門にも存在し，脳血管に沿って遊走することが最近報告された[24]．さらに，血液脳関門を構成するペリサイトなどと相互作用する可能性も報告されており[25]，

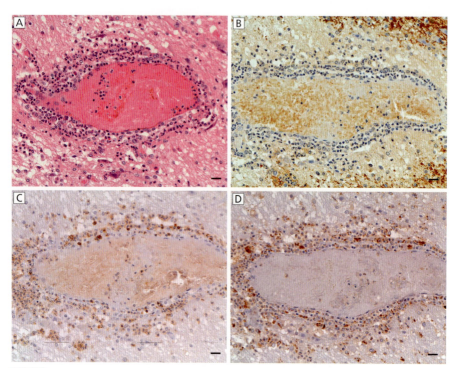

図4 NMO急性期における血管周囲性病変
A: HE染色．血管周囲性に好中球や好酸球および単核球の顕著な浸潤が確認できる．B: AQP4染色．血管周囲のAQP4の染色性は著明に低下している．C: UCHL-1染色．血管周囲にはT細胞浸潤も認められる．D: CD68染色．活性化マクロファージも豊富に浸潤している．Scale bar: 22 μm

脱髄性疾患における今後の研究が期待される．

2. 視神経脊髄炎

1 視神経脊髄炎の病理所見

　　NMOの病理像は，視神経や脊髄に壊死性変化を伴う炎症性脱髄性病巣を特徴とするが，大脳や脳幹にも病巣が認められる．急性期に好中球や好酸球の浸潤が目立ち 図5 ，血管壁の肥厚や硝子化を伴う顕著な壊死性変化が主体となる．2002年，Lucchinettiらは肥厚した血管壁に，rim状やrossette状に免疫グロブリンや活性化補体が沈着していることを見出し，液性免疫の関与を報告した[26]．2004〜2005年，NMO患者血清中に抗AQP4抗体が発見され[27]，2007年には

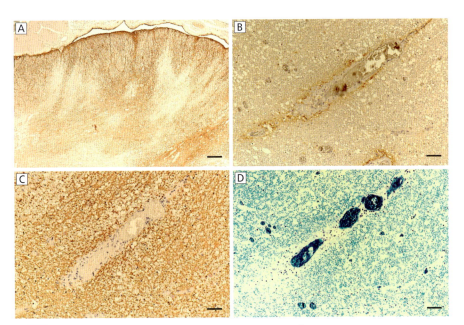

図5 NMO 脊髄白質に多発する isolated perivascular lesion

A: AQP4 染色．脊髄白質で複数の血管周囲性に AQP4 の染色性が境界明瞭に低下している（isolated perivascular lesion）．B: C3d 染色．障害血管周囲には補体沈着が認められる．C: GFAP 染色．障害血管周囲の GFAP 染色性は保持されている．D: KB 染色．脱髄は認めない．Scale bar: 200 μm（A），50 μm（B〜D）

NMO 剖検例の急性期炎症性病巣では広汎に AQP4 の発現が低下していることが報告された．特に，免疫グロブリンや活性化補体の沈着する血管周囲で AQP4 は脱落し，アストロサイトは高度に変性していた[28]．一方，AQP4 の脱落に比して MBP の染色性は保持される傾向にある　図5．亜急性期から慢性期には線維性グリオーシスが認められるが，壊死性変化や空洞化を伴う頻度も多い．これらの知見から，NMO の病態は AQP4 を標的とした自己抗体・補体介在性のアストロサイト障害が主であり，脱髄は二次的変化と捉えられるようになった．また，NMO の脊髄灰白質病巣では EAAT2 の発現低下も報告され，アストロサイトによるグルタミン酸の取り込みが低下し，二次的なオリゴデンドロサイト障害が生じると示唆されている[29]．

| I 脱髄性疾患総論 | II 疾患概念と臨床症状 | III 機序 | IV 検査 | V 診断 |

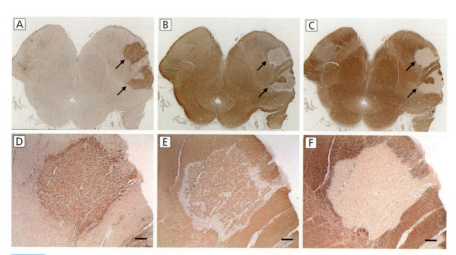

図6 NMO における distal oligodendrogliopathy 型脱髄
A・D: CD68 染色. 大脳脚にマクロファージの充満する 2 カ所の急性期脱髄病巣を認める. B・E: 病巣内では MBP, MOG の染色性は比較的保持されている. B: MBP 染色. E: MOG 染色. C・F: MAG 染色. 同病巣内で, MAG の染色性は完全に脱落している. MAG 染色. Scale bar: 500 μm (D〜F)

2 視神経脊髄炎における distal oligodendroglioapthy

　近年，NMO 急性期病巣におけるオリゴデンドロサイト障害が再検証されている．オリゴデンドロサイト細胞体から最遠位に発現する MAG や CNP の選択的脱落と，オリゴデンドロサイトのアポトーシス様変化は distal oligodendrogliopathy（DO）と表現され，Lucchinetti らの分類で MS パターン III とされている．DO 型脱髄は，急性 MS や Baló 病，PML などで報告され，炎症やウイルス感染によりオリゴデンドロサイトが障害されることで生じる（primary oligodendrogliopathy）と考えられてきた．しかし，急性期 NMO 病巣においても典型的 DO 型脱髄が認められることが複数の研究グループから報告された[15][30][31]．**図6**．さらに，実験的 NMO モデルでも早期からオリゴデンドロサイトが脱落することが示された[32]．primary astrocytopathy とされる NMO でも DO 型脱髄が生じうることは，その病態機序を考える上で興味深い．アストロサイト障害に引き続いて DO 型脱髄が誘導されているか，もしくは患者一個体の中でも複数の病態機序が独立して存在する可能性も推察できる．私たちは，脱髄病巣における Cx43 脱落の有無とその他の病理所見を比較した結果，MS でも NMO でも Cx43 脱落を認める病巣では，DO 型脱髄の合併が有意に高いことを見出した[13]．アストロサイトの Cx43 が脱落することにより，GJ を介したオリゴデンドロサ

イトへのエネルギー供給が遮断されることでDO型脱髄が生じる可能性を考えている．

3 NMO 脊髄白質に多発する isolated perivascular lesions

　NMO の病理学的研究から，脳血管周囲性に AQP4 が脱落し，同血管に免疫グロブリンや活性化補体が沈着することは知られていたが，その詳細については検討されていなかった．私たちは，NMO 剖検 11 例の脊髄 50 病変を病理学的に解析し，単一血管周囲性にアストロサイト障害が生じている病変（isolated perivascular lesion）が多数存在することを見出した[33]．Isolated perivascular lesion は全て脊髄白質でのみ確認され，前索よりも側索や後索に有意に多く認められた．AQP4 や Cx43 は脱落し，GFAP 陽性アストロサイトは比較的残存，活性化補体の沈着を伴う血管も一部認められた　図5 ．障害血管は Elastica van Gieson 染色で弾性線維を認めず，細静脈レベルの障害と考えられた．髄鞘染色では組織粗造化を示すのみで，脱髄は認めないことから isolated perivascular lesion は NMO の早期病変を反映していると考えられた．興味深いことに，NMO 動物モデルで近年報告されている脊髄病変でも灰白質〜白質境界部付近に isolated perivascular lesion が多発していることから，同部位の血管周囲性に病変が起始する可能性が推測できる[34]．いったん炎症が脊髄灰白質に波及すると，灰白質全体に及ぶ広汎な病変に進展する機序が考えられる．

4 NMO における大脳皮質病変と血液–髄液関門の破綻

　NMO の大脳皮質には，MS のような皮質脱髄は認められないとされる．一方，大脳皮質 I 層のアストロサイトにおける AQP4 脱落，II 層における神経細胞数減少，反応性アストロサイトとミクログリアの増加が指摘され，NMO は MS と異なる機序で神経変性病態が存在する可能性が示唆されている[35]．実際に NMO 患者では注意力低下など認知機能障害が存在することが示されている[35]．抗 AQP4 抗体による軟膜下 AQP4 を標的とした自己免疫機序が推測されるが，ごく最近 NMO における血液–髄液関門の破綻が報告された[36]．NMO 剖検例で軟膜や上衣細胞，脈絡叢の AQP4 が顕著に脱落し，補体沈着やミクログリア活性化を高率に伴い，軟髄膜炎，脳室炎，水頭症への関与が示唆された．

おわりに

　MS および NMO における一般的な病理像および分子免疫病理学的特徴を，最

新の知見を交えて概説した．脱髄性疾患における神経病理学的研究はこれまでも病態解明に大きく貢献しており，今後もさらなる進展が期待される．

Pearls

視神経脊髄炎の早期病変 isolated perivascular lesion ではアストロサイト障害が脱髄に先行して認められる．一方，脳実質内に形成された広汎な病巣では MS に類似した脱髄やオリゴデンドロサイト脱落が急性期から認められる．血管周囲の局所的なアストロサイト障害を契機として広汎な脱髄が生じている可能性が推測でき，根本的な脱髄機序を再考する上で興味深い．

文献

[1] Lassmann H, Raine CS, Antel J, et al. Immunopathology of multiple sclerosis: report on an international meeting held at the institute of neurology of the University of Vienna. J Neuroimmunol. 1998; 86: 213-7.

[2] Lucchinetti C. Multiple sclerosis pathology during early and late disease phases: pathogenic and clinical relevance. In: Zhang J, ed. Immune regulation and immunotherapy in autoimmune disease. New York: Springer; 2007. p.214-64.

[3] Kuhlmann T, Ludwin S, Prat A, et al. An updated histological classification system for multiple sclerosis lesions. Acta Neuropathol. 2017; 133: 13-24.

[4] Brück W, Porada P, Poser S, et al. Monocyte/macrophage differentiation in early multiple sclerosis lesions. Ann Neurol. 1995; 38: 788-96.

[5] Frischer JM, Weigand SD, Guo Y, et al. Clinical and pathological insights into the dynamic nature of the white matter multiple sclerosis plaque. Ann Neurol. 2015; 78: 710-21.

[6] Brück W, Lucchinetti C, Lassmann H. The pathology of primary progressive multiple sclerosis. Mult Scler. 2002; 8: 93-7.

[7] Prineas JW, Kwon EE, Cho ES, et al. Immunopathology of secondary-progressive multiple sclerosis. Ann Neurol. 2001; 50: 646-57.

[8] Kutzelnigg A, Lucchinetti CF, Stadelmann C, et al. Cortical demyelination and diffuse white matter injury in multiple sclerosis. Brain. 2005; 128: 2705-12.

[9] Magliozzi R, Howell O, Vora A, et al. Meningeal B-cell follicles in secondary progressive multiple sclerosis associate with early onset of disease and severe cortical pathology. Brain. 2007; 130: 1089-104.

[10] Magliozzi R, Howell OW, Reeves C, et al. A Gradient of neuronal loss and meningeal inflammation in multiple sclerosis. Ann Neurol. 2010; 68: 477-93.

[11] Lucchinetti C, Pfeifenbring S, Vlaho S, et al. Heterogeneity of multiple sclerosis lesions: implications for the pathogenesis of demyelination. Ann Neurol. 2000; 47: 707-17.

[12] Metz I, Weigand SD, Popescu BF, et al. Pathologic heterogeneity persists in early active multiple sclerosis lesions. Ann Neurol. 2014; 75: 728-38.

⑬ Barnett MH, Prineas JW. Relapsing and remitting multiple sclerosis: pathology of the newly forming lesion. Ann Neurol. 2004; 55: 458-68.

⑭ Matsuoka T, Suzuki SO, Suenaga T, et al. Reappraisal of aquaporin-4 astrocytopathy in Asian neuromyelitis optica and multiple sclerosis patients. Brain Pathol. 2011; 21: 516-32.

⑮ Masaki K, Suzuki SO, Matsushita T, et al. Connexin 43 astrocytopathy linked to rapidly progressive multiple sclerosis and neuromyelitis optica. PLoS One. 2013; 8: e72919.

⑯ Vercellino M, Merola A, Piacentino C, et al. Altered glutamate reuptake in relapsing-remitting and secondary progressive multiple sclerosis cortex: correlation with microglia infiltration, demyelination, and neuronal and synaptic damage. J Neuropathol Exp Neurol. 2007; 66: 732-39.

⑰ Lucchinetti C, Popescu BF, Bunyan RF, et al. Inflammatory cortical demyelination in early multiple sclerosis. N Engl J Med. 2011; 365: 2188-97.

⑱ Howell OW, Reeves CA, Nicholas R, et al. Meningeal inflammation is widespread and linked to cortical pathology in multiple sclerosis. Brain. 2011; 134: 2755-71.

⑲ Masaki K, Suzuki SO, Matsushita T, et al. Extensive loss of connexins in Baló's disease: evidence for an auto-antibody-independent astrocytopathy via impaired astrocyte-oligodendrocyte/myelin interaction. Acta Neuropathol. 2012; 123: 887-900.

⑳ Masaki K. Early disruption of glial communication via connexin gap junction in multiple sclerosis, Baló's disease and neuromyelitis optica. Neuropathology. 2015; 35: 469-80.

㉑ Watanabe M, Masaki K, Yamasaki R, et al. Th1 cells downregulate connexin 43 gap junctions in astrocytes via microglial activation. Sci Rep. 2016; 6: 38387.

㉒ Boulay AC, Mazeraud A, Cisternino S, et al. Immune quiescence of the brain is set by astroglial connexin 43. J Neurosci. 2015; 35: 4427-39.

㉓ Nakahara J, Kanekura K, Nawa M, et al. Abnormal expression of TIP30 and arrested nucleocytplasmic transport within oligodendrocyte precursor cells in multiple sclerosis. J Clin Invest. 2009; 119: 169-81.

㉔ Tsai HH, Niu J, Munji R, et al. Oligodendrocyte precursors migrate along vasculature in the developing nervous system. Science. 2016; 35: 379-84.

㉕ Maki T, Maeda M, Uemura M, et al. Potential interactions between pericytes and oligodendrocyte precursor cells in perivascular regions of cerebral white matter. Neurosci Lett. 2015; 597: 164-9.

㉖ Lucchinetti CF, Mandler RN, McGavern D, et al. A role for humoral mechanisms in the pathogenesis of Devic's neuromyelitis optica. Brain. 2002; 125: 1450-61.

㉗ Lennon VA, Kryzer TJ, Pittock SJ, et al. IgG marker of optic-spinal multiple sclerosis binds to the aquaporin-4 water channel. J Exp Med. 2005; 202: 473-7.

㉘ Misu T, Fujihara K, Kakita A, et al. Loss of aquaporin 4 in lesions of neuromyelitis optica: distinction from multiple sclerosis. Brain. 2007; 130: 1224-34.

㉙ Hinson SR, Roemer SF, Lucchinetti CF, et al. Aquaporin-4-binding autoantibodies in patients with neuromyelitis optica impair glutamate transport by down-regulating EAAT2. J Exp Med. 2008; 205: 2473-81.

㉚ Brück W, Popescu B, Lucchinetti CF, et al. Neuromyelitis optica lesions may inform multiple sclerosis heterogeneity debate. Ann Neurol. 2012; 72: 385-94.

(31) Misu T, Höftberger R, Fujihara K, et al. Presence of six different lesion types suggests diverse mechanisms of tissue injury in neuromyelitis optica. Acta Neuropathol. 2013; 125: 815-27.

(32) Wrzos C, Winkler A, Metz I, et al. Early loss of oligodendrocytes in human and experimental neuromyelitis optica lesions. Acta Neuropathol. 2014; 127: 523-38.

(33) Hayashida S, Masaki K, Yonekawa T, et al. Early and extensive spinal white matter involvement in neuromyelitis optica. Brain Pathol. 2017; 27: 249-65.

(34) Kurosawa K, Misu T, Takai Y, et al. Severely exacerbated neuromyelitis optica rat model with extensive astrocytopathy by high affinity anti-aquaporin-4 monoclonal antibody. Acta Neuropathol Commun. 2015; 3: 82.

(35) Saji E, Arakawa M, Yanagawa K, et al. Cognitive impairment and cortical degeneration in neuromyelitis optica. Ann Neurol. 2013; 73: 65-76.

(36) Guo Y, Weigand SD, Popescu BF, et al. Pathogenic implications of cerebrospinal fluid barrier pathology in neuromyelitis optica. Acta Neuropathol. 2017; 133: 597-612.

〈眞﨑勝久〉

MSとNMOの遺伝的リスクについて教えてください

多発性硬化症（multiple sclerosis: MS）は時間的，空間的に多発する中枢神経系の脱髄を特徴とする，自己免疫性慢性炎症性疾患である．多くの自己免疫疾患と同様に患者親族の相対的発症リスクは上昇しており，MS発症に遺伝的影響があることは知られている．大規模な全ゲノム関連解析（genome-wide association study: GWAS）の結果，古くから関連が知られるヒト白血球抗原（human leukocyte antigen: HLA）に加えて，効果量の低い遺伝的関連領域が多数確認されている．一方，視神経脊髄炎関連疾患（neuromyelitis optica spectrum disorders: NMOSD）についてはHLAとの関連が報告されているものの，その遺伝的リスクは未知な部分が多い．現在までに明らかになっているMS，NMOSDの遺伝的要因について述べる．

1. MSの遺伝的影響

MSが家系内に集積することは繰り返し報告されている[1~4]．スウェーデン人を対象とした調査では発端者の同胞における相対危険度（λ_S: 同胞にMS例が存在する集団での有病率を一般集団におけるMSの有病率で除したもの）は7.13（95%信頼区間: 6.42-7.93），親子間（λ_O）で5.77（5.17-6.45）である一方，養子の親子・同胞間ではそれぞれ1.73（0.37-8.04），1.87（0.23-15.46）と有意なリスク増加は認められなかった．また一卵性双生児間では，発症リスクは17.26%（8.38-26.14），相対危険度（λ_M）は23.62（8.71-64.02），二卵性双生児の相対危険度（λ_D）は2.18（0.71-6.68）であった[4]．遺伝的な近接性が高いほど相対危険度は上昇し，特に一卵性双生児と二卵性双生児の間でリスクに大きな違いが存在することは，MSの発症に対しては複数の遺伝領域が相互作用しながら関連していることを示唆している 図1 ．MSについて報告された8つの双子研究を用いたメタ解析では遺伝寄与率（集団内の表現型の分散に対する遺伝要因の寄与度）は0.50（0.39-0.61），また共有される環境要因の寄与率は0.21（0.11-0.30），個別の環境要因の寄与率は0.29（0.26-0.33）と推定されている[5]．他の自己免疫疾患では，Crohn病の遺伝寄与率は0.75[6]，関節リウマチは0.44[7]，全身性エリテマトーデスは0.44[8]と推計されており，MSはCrohn病ほどではな

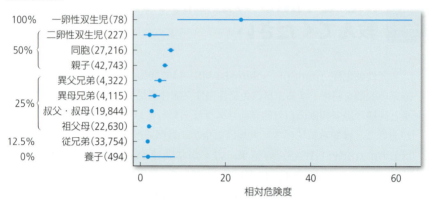

図1 多発性硬化症患者の血縁者における相対的発症リスク
遺伝的共有度が高いほど，発症頻度が高い．カッコ内は対象者数．
(Westerlind H, et al. Brain. 2014; 137: 770-8 に基づき作図)[4]

いが，その他の自己免疫性疾患と同程度の遺伝寄与率を有している．

　血縁者の発症リスクの評価から，MS発症に対する遺伝的影響は明らかであり，その形式は，基本的には多遺伝子性であることが示されている．各世代に複数のMS発症者を有する家系は極めて稀であり，常染色体優性遺伝形式にみえる家系においてさえも明確な連鎖領域は見つかっておらず[9~11]，今までのところMSにおいては高い浸透率を持つアリルは発見されていない．複数の患者を有する730家系を対象とした連鎖解析でも主要組織適合遺伝子複合体(major histocompatibility complex: MHC)以外には有意な連鎖領域は認められなかった[12]．メンデル遺伝様式をとる家系が存在するParkinson病やAlzheimer病のような複雑疾患とは異なり，MSは純粋な多遺伝子性疾患であるとも言える．このことはMSの病態解明の期待から，後述のGWASが広く行われる要因の一つである．一方，母親か父親かのどちらか一方のみを共有する同胞（half-sibling）では，母親を共有する同胞間の方が，父親を共有する同胞間よりも発症リスクが有意に高いことが報告されている[13]．すなわち母親由来の遺伝的影響を大きくする要因が存在する可能性がある．またMSは女性に多い疾患であり，男性は罹患しにくいと考えると，MSに罹患した男性はより多くの遺伝的負荷を有しており，父親発症者の息子と母親発症者の息子では発症頻度に差が存在する．こうした仮説に基づく発症リスクの差はCarter効果と言われているが，先述のスウェーデンの調査では息子の発症頻度は父親と母親間で比較すると父親発症者で有意に高く，父親発

症者の娘に MS を発症している頻度は息子より高く，母親発症者の息子に発症する頻度は娘よりも低いことが明らかとなり，Carter 効果の存在が示唆された．したがって多遺伝子型の遺伝形式をとりながらも，性別による修飾が付加されていると考えられる．

2. MS の遺伝的リスクとしてのヒト HLA アリル

HLA 遺伝子は 6 番染色体短腕に存在する MHC 領域内に位置し，抗原提示に重要な役割を果たしている．MHC 領域は HLA だけではなく免疫に関連する遺伝子が多数含まれており，高い連鎖不平衡と多型が極めて多いという特徴がある．1960 年代から関節リウマチ，1 型糖尿病といった自己免疫性疾患の遺伝的リスクとして HLA 遺伝子多型が注目され，MS との関連については 1970 年代から報告されている．HLA 遺伝子のジェノタイピング技法の発展とともに，多型のより微細な違いを検出できるようになり，MS との関連についても多数報告されているが，そのほぼ全てにおいて class II HLA である *DRB1*15:01* の関連が示されている．ヨーロッパ系人種を対象とした国際的 GWAS プロジェクトでは，HLA アリルを一塩基多型（single nucleotide polymorphism: SNP）から推定し，そのオッズ比（OR）を計算している．8 つの国別コホートごとにそれぞれ解析を行ったが，いずれの国においても *DRB1*15:01* は有意なリスク因子であり，すべての国の結果を用いたメタアナリシスではその OR は 3.1 であった．アリルが増えるごとにリスクが同様に増加する相加的モデルと矛盾がなかった[14]．その他，*HLA-A*02:01* が OR 0.73 で疾患抑制遺伝子として関連し，*DRB1*03:01-DQB1*02:01* ハプロタイプ（OR 1.26），*DRB1*13:03*（OR 2.4）が集団全体で有意に関連していた．この他，疾患抵抗性アリルとして *HLA-B*44*[15]も報告されている．また HLA 以外の MHC 領域の遺伝子も発症リスクに影響を及ぼしている[16]．

HLA のアリル頻度は集団によって違いがあり，地中海沿岸地域としては MS の頻度が高いサルディニア地方では *DRB1*04:05* が疾患感受性アリルとして報告されている[17]．*DRB1*04:05* は北部ヨーロッパ系人種においては稀なアリルでその関連が検出できないが，日本人では頻度が高く，*DRB1*15:01* とともに疾患感受性アリルである[18]．日本人および中国人の MS においては *HLA-DRB1*09:01* が疾患抵抗性遺伝子とされ[18][19]，アフリカ系アメリカ人でも *HLA-DRB1*09:01* は疾患抵抗性の傾向がみられている[20]．アフリカ系アメリカ人では頻度も比較

的高く *DRB1*15:01* と遺伝的に相似する *DRB1*15:03* が疾患感受性アリルであり[21]，その他ヨーロッパ系人種と同様，*HLA-A*02:01* は疾患抵抗性アリル，*HLA-DRB1*15:01*，*DRB1*03:01* は疾患関連性アリルであり，サルディニア人や日本人と同様に *DRB1*04:05* は疾患リスク因子であった[20]．

HLA は MS の発症との関連だけではなく，臨床的特徴との関連も示唆されている．*DRB1*15:01* と発症年齢の間には有意な関連が認められ[14]，オリゴクローナルバンドが陽性で *DRB1*15* を有する場合，障害の進行が速く[27]，またオリゴクローナルバンドの陽性は MHC 領域との関連が確認されている[23]．画像的には，*HLA-DRB1*15:01* は頭部 MRI による T2 高信号病変量，脳萎縮の進行と関連し，認知機能低下に影響している[24]．疾患抵抗性アリルとして報告された *HLA-B*44* 保有者 MS は非保有者 MS と比較して T2 高信号病変量は少なく，脳容積も大きいという画像的に好ましい傾向がある[15]．また身体障害度や認知機能低下と相関する皮質病巣は *DRB1*04:05* 保有者には少ない[25]．

3. MS の GWAS と，その機能的影響の探索

患者と健常者の双方で SNP などの遺伝的多型のジェノタイピングをゲノム全体にわたって複数行い，これをマーカーとして疾患に関連する遺伝領域を探索する手法が GWAS である．多数の SNP を同時にジェノタイプするマイクロアレイの開発が進み，このような解析が可能となった．MS に対する GWAS は 2007 年の報告を皮切りに，ヨーロッパ系人種を対象に複数行われてきた[14,26~29]．いずれの GWAS でも MHC 領域の *HLA-DRB1* に最も強い関連が認められ，これまでの HLA アリルの関連が再確認されるとともに，ゲノム全体を通して最も影響が強い多型であることが明らかとなった．MHC 領域外にも複数の関連領域が確認され，さらにこれら GWAS のメタ解析では，47,351 人の MS，68,284 人の健常者を対象にした解析で，MHC 領域外では常染色体に 200，X 染色体上に 1 つ，有意な関連を持つ多型が確認された[30] 図2 ．これらの多型に関連する遺伝子の多くは免疫関連細胞（natural killer 細胞，CD4 陽性 T 細胞，CD8 陽性 T 細胞，CD19 陽性 B 細胞）で発現が高く，MS の病態に関わるとされる T 細胞だけでなく，近年その影響が強調される B 細胞や自然免疫細胞の関連が明らかとなった．中枢神経系全体で発現が高い遺伝子への偏りは認められなかったが，中枢神経系の細胞単位では，MS 関連遺伝子にはミクログリアで発現の高い遺伝子が多く含まれており，MS 発症におけるミクログリアの影響が推定された．ゲノムワ

| Ⅵ 急性期治療 | Ⅶ 再発・進行防止と予後 | Ⅷ 対症療法 | Ⅸ 説明と医療福祉資源 |

2 MSとNMOの遺伝的リスクについて教えてください

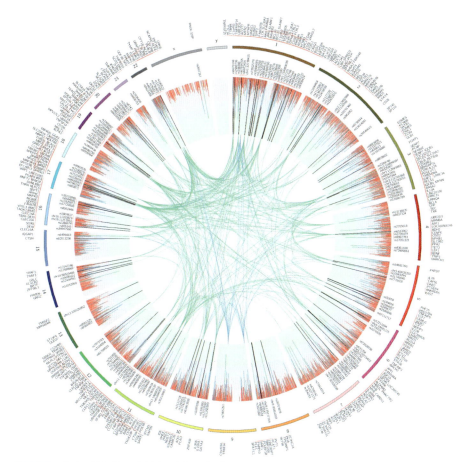

図2 現在まで遺伝的関連が確認された多型
内側に関連多型，外側に対応する遺伝子が記されている．円内部の結合はタンパク-タンパクネットワークによる関連を示す．
(International Multiple Sclerosis Genetics Consortium, et al. bioRxiv, 2017. doi: http://dx.doi.org/10.1101/143933 より)[30]

イドにジェノタイピングされた多型に基づいた，狭義の遺伝率（相加的遺伝分散/全分散）は19.2％と推定され，そのうちの2割はMHC領域の関連多型で説明され，さらにMHC領域外の関連多型と関連が示唆される多型により併せて遺伝率の5割程度（47.5％）が説明される．一方，残りの5割は関連多型では説明されないが（missing heritability），効果量が小さいため検出できない多型や，遺伝子-遺伝子の相互作用によりその影響が増幅されている可能性がある．

GWASで検出されたMHC領域外の関連多型のほとんどでORは1.2未満であり，これらの多型により診断や予後予測を補助することは難しいと考えられ，これらの関連多型はMSの病態解明の補助線としての利用が期待される．直接に生物学的な影響を及ぼす関連多型は限られているが，MSとの遺伝的関連が確認されている*IL7R*（rs6897932）[31]，*IL2R*（rs2104286）[32]，*TNFRSF1A83*（rs1800693）[33]における多型は，可溶性レセプターを増加させ，これらサイトカインの伝達を抑制する．また*CD58*（rs6677309）のリスクアリルはCD58の発現を低下させ，結果的に調節性T細胞の機能障害を引き起こす[34]．*EVI5*の関連SNPと連鎖不平衡にあるSNP（rs11808092）は，EVI5のコイルドコイル構造を変え，スフィンゴシン-1-リン酸リアーゼ（SGPL1）など脂質代謝に関連するタンパクと結合しやすくなる[35]．またサルディニア人において*TNFSF13B*の近傍に位置するSNP（rs12874404）はMSおよび全身性エリテマトーデスのリスクであるが，このSNPと連鎖不平衡にあるinsertion/deletion多型(GCTGT→A)はサルディニア人以外のヨーロッパ系人種でもリスクであり，発症リスクの原因になっていると考えられた．この多型は短いmRNAを発現することでmicroRNAによる発現抑制を回避し，可溶性BAFFの血中濃度を上昇させる．このため液性免疫が全体に亢進する[36]．ただし，このinsertion/deletion多型はアジア人にはほとんど認められない多型である．

GWASの結果をもとにしたこれらの生物学的動態のMSへの関連は，新たな治療ターゲットの候補となるだけでなく，個々の患者の治療反応性に影響する可能性がある．例えば液性免疫を亢進させる多型を有する患者ではモノクローナル抗体によるB細胞除去治療への反応は低下するかもしれない．また，多くの同定されている関連SNPは翻訳領域ではなく，転写制御領域に存在すると考えられており，種々の細胞系統における多型と近傍遺伝子の発現パターンの解析が必要と考えられる．CD4陽性またはCD14陽性細胞では，近接する遺伝子の発現に影響するMS関連多型（expression quantitative trait loci: eQTL）が複数存在しており[30]，これらは免疫担当細胞の機能に直接影響すると考えられる．

4. NMOSDの遺伝的影響

MSに比較すると，NMOSDにおける遺伝的影響について明らかになっていることは少ない．日本多発性硬化症コンソーシアム（Japan MS genetic consortium: JMSGC）で収集した日本人NMOSD 200例とコントロール1,752例を対

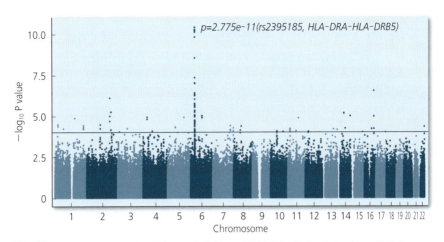

図3 日本人視神経脊髄炎を対象とした全ゲノム関連解析の各 SNP の $-\log_{10}P$ 値を染色体上の位置に沿ってプロットしたもの
6番染色体の MHC 領域に明確な関連が認められる.

象とした GWAS では明確に class II HLA 遺伝子領域に関連が認められており 図3, MS と同様に NMOSD においても HLA が遺伝的影響を及ぼしていると考えられる. 実際, 日本人 NMOSD では *HLA-DPB1*05:01* および *DRB1*16:02* が感受性遺伝子として関連しており, また日本人 MS で疾患抵抗性を示す *HLA-DRB1*09:01* は日本人 NMOSD でも疾患抵抗性遺伝子であり[37], 日本人 MS, NMOSD に共通する免疫学的背景の存在を示唆している. NMOSD における *HLA-DPB1*05:01* の疾患感受性および *HLA-DRB1*09:01* の疾患抵抗性は中国南部漢民族の抗 AQP4 抗体陽性 NMOSD でも同様の結果が示されている[38]. 一方, フランス人[39], ブラジル人[40], アフリカ系カリブ人[41]のコホートでは, *HLA-DRB1*03* が感受性遺伝子として報告されている. NMOSD を対象とした GWAS では, *CYP7A1* の SNP との疾患関連性が報告されているが[42], 先述の JMSGC で収集した日本人 NMOSD における解析では関連性は再確認できなかった.

Pearls

MS および NMOSD の双方とも, 多数の小さな効果量を有する遺伝的因子の集積が最終的な疾患発症のリスクを規定している. 個々の遺伝的多型が及ぼす影響は小さいが, その総合的な影響は疾患の免疫学的特徴を反映していると考えられる.

特に MS はその定義から多様な病態を持つ疾患の集合とも言えるため，遺伝学的影響はその内部の免疫学的背景を推定し，病態を分類する指標としての応用が期待される．前述のように HLA アリルを除き，臨床的特徴との関連が確定した遺伝領域はまだ見つかっていないが，今後はこうした免疫学的背景の方向性と，治療反応性や様々な臨床表現型との関連が示されることと思われる．

文献

[1] Sadovnick AD, Ebers GC, Dyment DA. et al, The Canadian Collaborative Study Group. Evidence for genetic basis of multiple sclerosis. Lancet. 1996; 347: 1728-30.

[2] Ebers GC, Yee IM, Sadovnick AD, et al; Canadian Collaborative Study Group. Conjugal multiple sclerosis: population-based prevalence and recurrence risks in offspring. Ann Neurol. 2000; 48: 927-31.

[3] Willer CJ, Dyment DA, Risch NJ, et al, Canadian Collaborative Study Group. Twin concordance and sibling recurrence rates in multiple sclerosis. Proc Natl Acad Sci U S A. 2003; 100: 12877-82.

[4] Westerlind H, Ramanujam R, Uvehag D, et al. Modest familial risks for multiple sclerosis: a registry-based study of the population of Sweden. Brain. 2014; 137: 770-8.

[5] Fagnani C, Neale MC, Nisticò L, et al. Twin studies in multiple sclerosis: a meta-estimation of heritability and environmentality. Mult Scler. 2015; 21: 1404-13.

[6] Chen G-B, Lee SH, Brion M-JA, et al. Estimation and partitioning of (co)heritability of inflammatory bowel disease from GWAS and immunochip data. Human Molecular Genetics. 2014; 23: 4710-20.

[7] Kuo C-F, Grainge MJ, Valdes AM, et al. Familial aggregation of rheumatoid arthritis and co-aggregation of autoimmune diseases in affected families: a nationwide population-based study. Rheumatology. 2017; 56: 928-33.

[8] Kuo C-F, Grainge MJ, Valdes AM, et al. Familial aggregation of systemic lupus erythematosus and coaggregation of autoimmune diseases in affected families. JAMA Intern Med. 2015; 175: 1518-26.

[9] Haghighi S, Andersen O, Nilsson S, et al. A linkage study in two families with multiple sclerosis and healthy members with oligoclonal CSF immunopathy. Mult Scler. 2006; 12: 723-30.

[10] Willer CJ, Dyment DA, Cherny S, et al. A genome-wide scan in forty large pedigrees with multiple sclerosis. 2007; 52: 955-62.

[11] Dyment DA, Cader MZ, Herrera BM, et al. A genome scan in a single pedigree with a high prevalence of multiple sclerosis. J Neurol Neurosurg Psychiatr. 2008; 79: 158-62.

[12] Sawcer S, Ban M, Maranian M, et al. A high-density screen for linkage in multiple sclerosis. Am J Hum Genet. 2005; 77: 454-67.

[13] Ebers GC, Sadovnick AD, Dyment DA, et al. Parent-of-origin effect in multiple sclerosis: observations in half-siblings. Lancet. 2004; 363: 1773-4.

⑭ International Multiple Sclerosis Genetics Consortium, Wellcome Trust Case Control Consortium 2, Sawcer S, Hellenthal G, Pirinen M, et al. Genetic risk and a primary role for cell-mediated immune mechanisms in multiple sclerosis. Nature. 2011; 476: 214-9.

⑮ Healy BC, Liguori M, Tran D, et al. HLA B*44: protective effects in MS susceptibility and MRI outcome measures. Neurology. 2010; 75: 634-40.

⑯ Patsopoulos NA, Barcellos LF, Hintzen RQ, et al. Fine-mapping the Genetic Association of the Major Histocompatibility Complex in multiple sclerosis: HLA and non-HLA effects. PLoS Genet. 2013; 9: e1003926.

⑰ Marrosu MG, Murru R, Murru MR, et al. Dissection of the HLA association with multiple sclerosis in the founder isolated population of Sardinia. Human Molecular Genetics. 2001; 10: 2907-16.

⑱ Yoshimura S, Isobe N, Yonekawa T, et al. Genetic and infectious profiles of Japanese multiple sclerosis patients. PLoS One. 2012; 7: e48592.

⑲ Qiu W, James I, Carroll WM, et al. HLA-DR allele polymorphism and multiple sclerosis in Chinese populations: a meta-analysis. Mult Scler. 2011; 17: 382-8.

⑳ Isobe N, Gourraud P-A, Harbo HF, et al. Genetic risk variants in African Americans with multiple sclerosis. Neurology. 2013; 81: 219-27.

㉑ Oksenberg JR, Barcellos LF, Cree BAC, et al. Mapping multiple sclerosis susceptibility to the HLA-DR locus in African Americans. Am J Hum Genet. 2004; 74: 160-7.

㉒ Imrell K, Greiner E, Hillert J, et al. HLA-DRB115 and cerebrospinal-fluid-specific oligoclonal immunoglobulin G bands lower age at attainment of important disease milestones in multiple sclerosis. J Neuroimmunol. 2009; 210: 128-30.

㉓ Goris A, Pauwels I, Gustavsen MW, et al. Genetic variants are major determinants of CSF antibody levels in multiple sclerosis. Brain. 2015; 138: 632-43.

㉔ Okuda DT, Srinivasan R, Oksenberg JR, et al. Genotype-phenotype correlations in multiple sclerosis: HLA genes influence disease severity inferred by [1]HMR spectroscopy and MRI measures. 2009; 132: 250-9.

㉕ Shinoda K, Matsushita T, Nakamura Y, et al. HLA-DRB1*04:05 allele is associated with intracortical lesions on three-dimensional double inversion recovery images in Japanese patients with multiple sclerosis. Mult Scler. 2017. doi: 10.1177/1352458517707067.

㉖ International Multiple Sclerosis Genetics Consortium, Hafler DA, Compston A, Sawcer S, et al. Risk alleles for multiple sclerosis identified by a genomewide study. N Engl J Med. 2007; 357: 851-62.

㉗ Comabella M, Craig DW, Camiña-Tato M, et al. Identification of a novel risk locus for multiple sclerosis at 13q31.3 by a pooled genome-wide scan of 500,000 single nucleotide polymorphisms. PLoS One. 2008; 3: e3490.

㉘ de Jager PL, Jia X, Wang J, et al. Meta-analysis of genome scans and replication identify CD6, IRF8 and TNFRSF1A as new multiple sclerosis susceptibility loci. Nat Genet. 2009; 41: 776-82.

㉙ International Multiple Sclerosis Genetics Consortium (IMSGC), Beecham AH, Patsopoulos NA, Xifara DK, et al. Analysis of immune-related loci identifies 48 new susceptibility variants for multiple sclerosis. Nat Genet. 2013; 45: 1353-60.

㉚ International Multiple Sclerosis Genetics Consortium, Patsopoulos N, Baranzini SE,

Santaniello A, et al. The Multiple Sclerosis Genomic Map: Role of peripheral immune cells and resident microglia in susceptibility. bioRxiv. 2017. doi: http://dx.doi.org/10.1101/143933

[31] Gregory SG, Schmidt S, Seth P, et al. Interleukin 7 receptor alpha chain (IL7R) shows allelic and functional association with multiple sclerosis. Nat Genet. 2007; 39: 1083-91.

[32] Maier LM, Anderson DE, Severson CA, et al. Soluble IL-2RA levels in multiple sclerosis subjects and the effect of soluble IL-2RA on immune responses. J Immunol. 2009; 182: 1541-7.

[33] Gregory AP, Dendrou CA, Attfield KE, et al. TNF receptor 1 genetic risk mirrors outcome of anti-TNF therapy in multiple sclerosis. Nature. 2012; 488: 508-11.

[34] de Jager PL, Baecher-Allan C, Maier LM, et al. The role of the CD58 locus in multiple sclerosis. Proc Natl Acad Sci USA. 2009; 106: 5264-9.

[35] Didonna A, Isobe N, Caillier SJ, et al. A non-synonymous single-nucleotide polymorphism associated with multiple sclerosis risk affects the EVI5 interactome. Human Molecular Genetics. 2015; 24: 7151-8.

[36] Steri M, Orrù V, Idda ML, et al. Overexpression of the cytokine BAFF and autoimmunity risk. N Engl J Med. 2017; 376: 1615-26.

[37] Yoshimura S, Isobe N, Matsushita T, et al. Distinct genetic and infectious profiles in Japanese neuromyelitis optica patients according to anti-aquaporin 4 antibody status. J Neurol Neurosurg Psychiatr. 2013; 84: 29-34.

[38] Wang H, Dai Y, Qiu W, et al. HLA-DPB1 0501 is associated with susceptibility to anti-aquaporin-4 antibodies positive neuromyelitis optica in southern Han Chinese. J Neuroimmunol. 2011; 233: 181-4.

[39] Zéphir H, Fajardy I, Outteryck O, et al. Is neuromyelitis optica associated with human leukocyte antigen? Mult Scler. 2009; 15: 571-9.

[40] Brum DG, Barreira AA, Santos dos AC, et al. HLA-DRB association in neuromyelitis optica is different from that observed in multiple sclerosis. Mult Scler. 2010; 16: 21-9.

[41] Deschamps R, Paturel L, Jeannin S, et al. Different HLA class II (DRB1 and DQB1) alleles determine either susceptibility or resistance to NMO and multiple sclerosis among the French Afro-Caribbean population. Mult Scler. 2011; 17: 24-31.

[42] Kim HJ, Park H-Y, Kim E, et al. Common CYP7A1 promoter polymorphism associated with risk of neuromyelitis optica. Neurobiol Dis. 2010; 37: 349-55.

〈松下拓也〉

MSとNMOの環境因子について教えてください

1. MSの環境因子

多発性硬化症（MS）は，遺伝因子と環境因子が影響することで発症する多因子疾患と考えられている．これまで，主に欧米での疫学的データから，MSにおいては様々な環境因子が指摘されており 表1 ，その一部に関しては影響を与えるメカニズムに関しても研究が進んでいる．さらに，環境因子と遺伝因子はそれぞれ独立してMSのリスクとなるだけでなく，お互いに影響し合うものもあることが指摘されている❶．例えば，環境因子の一つとして挙げられるビタミンDでは，その受容体やビタミンD代謝酵素などの遺伝子がMSの疾患感受性遺伝子であるとの報告や，ビタミンDがMSの重要な疾患感受性遺伝子である *HLA DRB1*1501* の発現に影響を与えるといった報告などである．最近はDNA塩基配列の変化を伴わず遺伝子発現を制御するエピジェネティクスが，MSの発症・進展因子として注目されている．今後は，遺伝および環境因子とともに，エピジェネティクスの影響が論じられてくると考えられ，疾患のリスクとしての環境要因は，他の要因との関係も検討していく必要がある．

1 感染

MSに関与する環境因子として，感染は最も重要である．特にEpstein-Barr（EB）ウイルス感染に関しては報告が最も多い❷．健常者に比べてMS患者の方が，よりEBウイルス感染の率が高いとの報告が多く，EBウイルスの潜在性持続感染のバイオマーカーである抗EB virus nuclear antigen（EBNA）-1抗体陽性

表1 MS発症リスクと考えられている環境因子

- 感染（特にEBウイルス．その他，ヒトヘルペスウイルス6型，水痘・帯状疱疹ウイルス，*Chlamydia pneumoniae*）
- 低ビタミンD血症
- 紫外線不足
- 喫煙（受動喫煙含む）
- 肥満
- 有機溶剤の曝露
- 夜間勤務/シフト勤務

やEBウイルス感染による伝染性単核球症の既往などからその影響が指摘されている[3]．EBウイルス感染はすべての年齢において関連が示唆されているが，特に青年期・若年成人期での感染がリスクとして重要と指摘されている．また，再発時にはEBウイルスの再活性化が起きている可能性や，EBウイルスの高抗体価はclinically isolated syndromeからMSへの移行やMRI病変の増加や高い障害度との関連を指摘する報告もある．

　MS発症のリスクとしてEBウイルス感染がどのように関わるかについてはいくつかの説がある．例えば，分子相同性を示す自己抗原ペプチドに対して交差反応を示し，自己免疫現象が発生するというmolecular mimicryを介した自己免疫病態の惹起や，B細胞のclonal expansionへの影響，その他，EBウイルスに感染した自己反応性メモリーB細胞によるオリゴクローナルIgGや病原性自己抗体の産生など主にB細胞への影響が挙げられているが，T細胞を活性化する機序も議論されている．

　日本人における研究では，MS患者と健常対照との間で抗EBNA抗体陽性率に差はないが，日本人MSの疾患感受性遺伝子である*HLA-DRB1*0405*を有さないMS患者に限ると，健常対照と比べ抗EBNA-1抗体陽性率が高いとされる．

　EBウイルス以外の感染としては，ヒトヘルペスウイルス6型，水痘・帯状疱疹ウイルス，*Chlamydia pneumoniae*などがMSの発症に関連する可能性が指摘されている．

　また，ウイルスや細菌感染後にMSの再発をきたすことも多く，それらの感染は再発や重症化のリスクとしての報告もある．

2 ビタミンD

　MSの有病率は一般に高緯度地域に高く，この疫学データからビタミンD濃度低下とMS発症のリスクが結びつけられた．すなわち，体内で生成されるビタミンDのほとんどは，紫外線を介した生成経路によるためで 図1 ，実際，高緯度地域では，紫外線量が低緯度地域より少なく，ビタミンD生成が低下しているといわれている．米国における大規模な調査で，白人ではビタミンDの代謝物の一つである25(OH)Dの血清濃度が低いことがMS発症のリスクとなりうるとされ，別の研究では黒人でもMS患者では健常人に比べ血清25(OH)Dレベルが低いという研究結果が報告され，日本人でも，同様の結果が報告されている．ただ，ビタミンD濃度に関しては人種差・皮膚のメラニン色素による差があり，黒人と白人を比べた場合，明らかに白人の方がビタミンD血中濃度は高いため，ビタミ

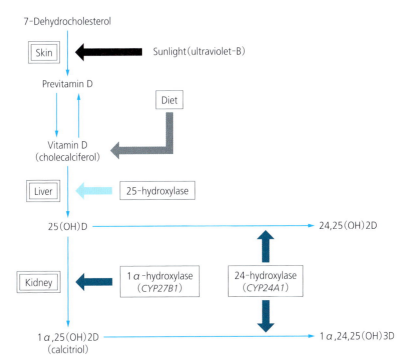

図1 ヒト体内におけるビタミンD代謝とビタミンD受容体を介した機序
ヒトの体内で必要なビタミンDの80～90%は紫外線を受けることにより生体内で生成される．ビタミンDの代謝物にはいくつかあるが，1,25-dihydroxyvitamin D [1,25(OH)$_2$D] は活性型ビタミンDで，最も強い免疫調節作用を有するとされる．ただ，1,25(OH)$_2$D は半減期が5～8時間程度と短いことから，半減期が比較的長い，25-hydroxyvitamin D [25(OH)D]（半減期は約3週間程度とされる）が測定されることが多い．活性型ビタミンDは24位が水酸化されることで不活性化される．
(Niino M, et al. Clin Exp Neuroimmunol. 2013; 4(Suppl. 1): 59-67 より一部転載)

ンD濃度の研究においてはこの点において注意が必要である．

　ビタミンDは骨代謝に関係することはよく知られているが，免疫調節作用も研究されており，そのMS発症のリスクとなりうる機序に関しては，この免疫調節作用からの検討が多い．T細胞，B細胞，マクロファージ，抗原提示細胞など様々な免疫細胞にビタミンD受容体は存在しており，ビタミンDはその受容体と結合することにより，サイトカイン産生や細胞分化に影響を与えることで免疫調節作用を発揮する．MSでは，その濃度減少により，それらの免疫調節作用が減弱し，MS発症へと誘導する可能性が指摘されている．実際，MSの動物モデルで

ある実験的自己免疫性脳脊髄炎（experimental autoimmune encephalomyelitis: EAE）では，ビタミン D 投与により，再発を抑制・軽減できることが報告されている．

3 紫外線

MS においてビタミン D 濃度の低下が MS のリスクとして推測されたのは，MS の有病率は一般に高緯度地域ほど高く，その原因の一つとして高緯度での紫外線量減少，それによる生体内でのビタミン D 生成低下という理由であった．一方で，最近では，紫外線不足そのものが MS 発症に影響を与える環境因子として検討されている．実際，MS の動物モデルである EAE でも血中のビタミン D 濃度に大きく影響を与えない程度の紫外線量で比較したところ，紫外線による免疫調節作用を通じて，紫外線量を増やした方が EAE の症状発現を軽減すると報告されている．さらに，MS のおける疫学的研究でも，紫外線とビタミン D の不足は独立した MS のリスク因子ではないかとの研究報告もある．

一方，MS では高い陽性率を認めるオリゴクローナルバンド（oligoclonal band: OB）であるが，最近のメタ解析によると，OB の陽性率も緯度との正の相関を認めると報告されている．日本人で検討したデータでも，北海道と九州では，高緯度にある北海道の MS 患者の方が有意に OB 陽性率が高いという結果であった[4]．このように OB 陽性率にも，紫外線ないしビタミン D，もしくはその両方が影響している可能性がある．

4 喫煙

MS に関するメタ解析において，喫煙者は MS 発症のリスクが高いと報告されている[3]．また，喫煙経験のある再発寛解型 MS（relapsing-remitting MS: RRMS）患者は，非喫煙 RRMS 患者と比べて有意に二次進行型（secondary-progressive MS: SPMS）へ移行したという結果から，喫煙は MS を進行させる危険因子でもある可能性が示唆されている．さらに，病変増加や脳萎縮の進行にも影響しているのではないかとの研究報告もある．一方，喫煙している本人だけでなく，受動喫煙も MS のリスクになりうるとの報告もある．

5 その他

MS 発症前の思春期における BMI にて $30\,kg/m^2$ 以上の肥満の他，有機溶剤の曝露，夜間勤務/シフト勤務もリスクとなりうるのではないかとの報告もある．

また，MS の有病率は先進国に高いことから，衛生環境の向上により MS の発症が増加するという衛生仮説（hygiene hypothesis）も注目されている．例えば，幼小児期の寄生虫感染が少なくなったことから，リンパ球の Th1 から Th2 へのシフトが起こらなくなってきたことや，腸内細菌叢の変化などが影響しているのではないかという仮説であるが，MS 以外の自己免疫疾患やアレルギー疾患でもその仮説が指摘されている．

6 MS リスクを軽減させるのではないかと考えられている環境因子

これまで，MS 発症リスクとしての環境因子に関して述べてきたが，一方で，MS のリスクを軽減させる環境因子に関しても報告があり，サイトメガロウイルス感染，*Helicobacter pylori* 感染，アルコールやコーヒーの摂取などが挙げられている．

2. NMO の環境要因

NMO では 15〜25％の症例に水痘・帯状疱疹ウイルス，A 型肝炎ウイルス，サイトメガロウイルス，EBV，ヒト免疫不全ウイルス，デングウイルス，マイコプラズマ，結核菌などの先行感染が存在するとされるものの，NMO の環境要因に関する研究は，MS と比較しそれほど進んでいない．2012〜2013 年に本邦で行われた疫学調査では，北緯 37 度以北と以南で有病率を比較したところ，北日本 3.2 人，南日本 3.54 人（対 10 万人）で，南日本では北日本よりも有意に有病率が高かった．このことから，MS 同様，緯度が環境要因となる可能性はある．ただ，この調査では，抗アクアポリン 4（aquaporin-4: AQP-4）抗体陰性患者を含んだ heterogeneous な集団で行われたことや調査報告のレベルであることから，今後のさらなる検討が必要である．一方，日本人における研究では，抗 AQP-4 抗体陽性 NMO 患者では，健常者と比較し，*Helicobacter pylori* や *Chlamydia pneumoniae* に対する血清抗体陽性率が高いとの研究報告もある．

Pearls

MS において，いつの時期の環境要因が大事!?

MS において環境要因が発症に大きく影響することが指摘されているが，いつの時期の環境要因が重要だろうか？ 移民の研究がその問いへのヒントを与えてい

る．すなわち MS の高有病率と低有病率の地域の間での移民において，その後の MS 発症とどのような関係があるかをみたところ，思春期までに過ごした環境が，その後の MS の発症に大きく影響しているのではないかという結果が報告されている．思春期までのどの要因が影響するのかに関しては，日光曝露などの可能性があるものの，今後の検討が待たれる．

文献

❶ Olsson T, Barcellos LF, Alfredsson L. Interactions between genetic, lifestyle and environmental risk factors for multiple sclerosis. Nat Rev Neurol. 2017; 13: 25-36.

❷ Ascherio A, Munger KL. Environmental risk factors for multiple sclerosis. Part I: the role of infection. Ann Neurol. 2007; 61: 288-99.

❸ Belbasis L, Bellou V, Evangelou E, et al. Environmental risk factors and multiple sclerosis: an umberella environmental risk factors and multiple sclerosis: an umbrella review of systematic reviews and meta-analysis. Lancet Neurol. 2015; 14: 263-73.

❹ Niino M, Sato S, Fukazawa T, et al. Latitude and *HLA-DRB1* alleles independently affect the emergence of cerebrospinal fluid IgG abnormality in multiple sclerosis. Mult Scler. 2015; 21: 1112-20.

〈新野正明〉

MSの発症機序について教えてください

多発性硬化症（multiple sclerosis: MS）の発症機序に関して，本稿では主として自己免疫機序が一次的であるとの立場から叙述する．多くの論文を引用する必要があるが，引用論文は5つ程度との制限があり，総説のみ引用する．

1. 発症機序に関する概略[1～4]

多発性硬化症（multiple sclerosis: MS）の発症機序あるいは進展に関して最も広く受け入れられている仮説はMSの動物モデルである実験的自己免疫性脳脊髄炎（experimental autoimmune encephalitis: EAE）によって構築されている．EAEで構築された仮説はMS脳病理所見，ヒト免疫細胞の解析，免疫分子を標的とした治療によって確認されてきた．その仮説とは簡単にいえば，遺伝素因，環境要因によって自己免疫現象が起きやすい体内免疫環境が形成された後，中枢神経系外（末梢）において中枢神経抗原特異的T細胞が活性化し，中枢神経系内に侵入するとされる．皮膚・消化器系・呼吸器系などの感染・炎症が中枢神経抗原特異的T細胞の活性化に重要であり，T細胞の活性化は所属リンパ節で起こる．同様に，B細胞の形質細胞の分化，脳内への侵入を伴うこともあり，中枢神経抗原特異的抗体を産生する．さらに，T細胞由来のサイトカインなどの炎症性メデエーターは，オリゴデンドロサイトやアストロサイトの構造や脳血液関門を障害し，単球，リンパ球をさらに中枢神経内に呼び込み，髄鞘を標的とした炎症により病変が形成される．

一方，オリゴデンドロサイトの異常が，疾患プロセスの最初であり，中枢神経系抗原特異的免疫応答は二次的な反応であるとの仮説も存在する．この場合，遺伝子異常，持続的ウイルス感染などによるオリゴデンドロサイトの障害が想定されるが，MSにおいて共通な遺伝子異常，持続的ウイルス感染の存在の確認はされていない．

2. MS発症前状態[2～5]

EAEは，免疫遺伝学的疾患感受性，疾患抵抗性が決定され，飼育環境も発症率

| I 脱髄性疾患総論 | II 疾患概念と臨床症状 | III 機序 | IV 検査 | V 診断 |

や重症度に影響する．同様に，MS も遺伝要因と環境要因を背景に発症する疾患である．HLA ハプロタイプが MS の発症に最も大きな影響があるが，genome-wide association study（GWAS）によって多くの免疫系遺伝子が発症に関与することが示された．しかし，同時に MS では環境因子がより発症リスクに影響することが示されており，感染症，日光曝露の低下，ビタミン D の血中濃度低下，喫煙などがリスクとして同定されている．また，環境要因と遺伝要因は依存的にリスクを形成し，喫煙の MS 発症に関するオッズ比は 1.6 とされるが，HLA-DRB1*1501 を保持し HLA-A*02 を保持していない場合のオッズ比は 14 となる．環境要因による影響は遺伝素因によっても変化する．

環境因子は体内免疫環境を炎症促進的に修飾することで MS の発症前状態，すなわち中枢神経抗原特異的 T 細胞が活性化されやすい状況を準備する．

3. 自己免疫性 T 細胞活性化の機序[1~4]

中枢神経抗原特異的 T 細胞の活性化機序として分子相同性（molecular mimicry），bystander activation，ウイルスの持続感染などが挙げられる．bystander activation とは特異的抗原非存在下で，感染や炎症の場で生じる様々な刺激によって T 細胞が活性化する現象であるが，主としてメモリー T 細胞に認めやすい現象である．再発の機序としては重要な可能性があるが，初発機序としてこの現象が関与するためには発症前に免疫寛容が破綻していることを想定する必要が生じる．

分子相同仮説は感染微生物由来の抗原ペプチドを認識しうる T 細胞が，自己抗原（MS の場合はミエリン抗原）に対して交叉反応性を示し，自己免疫現象を誘導するというものである．T 細胞の抗原認識においては，抗原ペプチドの MHC 結合部位と T 細胞受容体（T cell receptor: TCR）接触部位のアミノ酸の性質がある程度一致すれば，交叉反応性を持ちうることが判明し，ヘルペスウイルスや EB ウイルス，アデノウイルス，インフルエンザウイルス，緑膿菌由来の抗原ペプチドが MBP ペプチドと交叉反応性を持ちうることが証明されている．異なる抗原ペプチドがそれぞれ別の MHC によって提示された場合，複合体としての構造が類似し，1 つの TCR が両者を認識しうる．分子相同性によってミエリン抗原特異的 T 細胞 TCR が認識しうる病原体由来抗原ペプチドは普遍的に存在する病原体に由来することが判明している．

また，T 細胞は α 鎖の異なる 2 つの TCR を発現することがある．この 2 つの TCR は異なった抗原を分子相同性とは関係なく認識する．1 つの TCR の認識す

るウイルス抗原による活性化を経験した T 細胞が別の TCR の認識する中枢神経抗原によって活性化するという機序も EAE では示されている.

微生物由来スーパー抗原も自己免疫性 T 細胞の活性化に関与している可能性がある. スーパー抗原は TCR と MHC class II 分子に外側から結合し, 特定の TCR-Vβ を発現している T 細胞を活性化することができる.

中枢神経系の感染などによる組織の障害では多様な自己抗原が免疫系に提示される. この中には, 胸腺では提示されないエピトープ (cryptic epitope) も免疫系に曝露される. cryptic epitope を認識する T 細胞は負の選択を受けておらず免疫応答が起こりうる. この現象は T 細胞の免疫応答による組織の破壊後にも起こり, 疾患標的抗原エピトープは拡大する (エピトープの拡大: epitope spreading).

感染による影響は病原体由来分子の T 細胞への直接的刺激だけではない. 病原体由来分子のパターン認識受容体への刺激は様々な免疫細胞を刺激し, サイトカインなどの液性因子や直接作用を介して免疫細胞のクロストークの中で T 細胞が活性化し, 炎症に繋がっていると考えられる.

4. MS 病変病理[1]～[4]

MS 急性期の脱髄病変では, 早期より T 細胞などの免疫細胞が浸潤しており, 病理所見は末梢より動員された免疫細胞によって自己免疫が開始されることを示唆するものと考えられている. MS 病理は 4 つに大別されるが, どの病型においても T 細胞, マクロファージの浸潤は共通している. パターン I では抗体補体の沈着は目立たず, パターン II では抗体や補体沈着が存在する. T 細胞の病変形成の重要性は共通するが, 抗体, 補体の関与の程度は症例によって異なる. 一方, パターン III と IV を示す病変形成ではオリゴデントロサイトのダメージの先行が示唆される. パターン I と II が MS にとってより典型的とされ, EAE の実験事実に一致するものとされるが, EAE とは異なった点も存在する. MS では EAE と異なり, CD8 T 細胞の強い浸潤が観察されることもその一つである. T 細胞は病変部でクローン性に増殖する. CD8 T 細胞の浸潤の程度と軸索障害は正の相関を認め, CD8 T 細胞はサイトカイン産生や細胞障害性を通じて病変形成に関与していると考えられる.

また, 超急性期病変ではリンパ球の浸潤前にオリゴデントロサイトの消失とミクログリアの活性化が始まっているとの報告があり, 免疫応答が開始される前に

組織破壊が始まるとの仮説の根拠となっている.

5. 動物モデルからの知見[1~4]

EAE ではミエリン塩基性蛋白(myelin basic protein: MBP),プロテオリピッド蛋白 (proteolipid protein: PLP),ミエリンオリゴデンドロサイト糖蛋白 (myelin ologodendorocyte glycoprotein: MOG) などのミエリン蛋白だけではなく,アストロサイトに発現している S100β も脳炎誘起性抗原となる.EAE は脳炎誘起性抗原に反応する Th1 (interferon-γ: IFNγ 産生 CD4 T 細胞) 細胞か,Th17 (interleukin-17: IL17 産生 CD4 T 細胞) 細胞の移入によって誘導可能である.

EAE の病変部に浸潤している T 細胞は CD4 T 細胞が主体であり,CD8 T 細胞の重要性は少ないとされてきた.しかし,*in vitro* で樹立されたミエリン抗原特異的 CD8 T 細胞の移入により,小脳を中心に大脳,脳幹に炎症を生じさせることが可能であり,CD4 T 細胞で誘導された EAE においてもエピトープの拡大により CD8 T 細胞はオリゴデンドロサイトの MHC class I 上のミエリンペプチドを認識し活性化し,炎症,脱髄のエフェクターとして働きうる.

EAE は B 細胞を消失させたマウスにも誘導可能であるが,B 細胞あるいは抗体を含んだ血清のどちらかなしには発症しない実験系もある.ヒト MOG 蛋白の受動免疫に対して EAE 誘導可能なマウスの B 細胞上の MHC class II を欠損させるとこのマウスは EAE 抵抗性を獲得する.すなわち,B 細胞はタンパクのプロセッシングと抗原提示などを通じて EAE の病態に関与し,抗体は疾患への修飾因子と解釈される.

タイラーウイルスに代表される慢性ウイルス感染ではウイルスに対する免疫応答と自己免疫現象によって炎症性脱髄病変が得られる.MS 脳における慢性感染ウイルスの存在は証明されていないが,CD4 T 細胞だけでなく CD8 T 細胞の浸潤が著明で MS と共通した病理所見がある.MS の免疫学的異常の一部を共有していると考えられている.

6. MS 患者 T 細胞の解析[1~3]

EAE で脳炎誘起性が証明された MBP,PLP,MOG に対する抗原特異的 T 細胞は MS だけではなく健常人末梢血にも存在している.特定のミエリン抗原に対

する免疫応答が再発時に亢進することは報告されているが，どの中枢神経抗原に対する免疫応答の破綻が端緒になるかは明らかではない．特定の個人においても異なった再発では異なったミエリン蛋白に対する抗原特異的T細胞の亢進が観察されている．

　ヒト末梢血T細胞を *in vitro* でミエリン抗原で刺激して得られるT細胞クローン/ラインはMHC classⅡ拘束性CD4 T細胞となるが，実験方法の進化によりミエリン蛋白に反応するMHC classⅠ拘束性CD8 T細胞が存在し，MS患者末梢血における増殖などが明らかになった．

　抗原特異的免疫応答の重要性は髄液とMS病変のT細胞フェノタイプの解析によっても示唆される．髄液に存在するT細胞の多くはCCR7陽性セントラルメモリーT細胞であるが，MS病変部に存在するT細胞はCCR7を発現していない．T細胞の活性化によるCCR7の発現の低下の結果と解釈される．病変部のT細胞がクローン性に増殖していることとあわせて考えると中枢神経系内に侵入したT細胞が局所抗原に抗原特異的に反応し増殖したプロセスを反映しているものと考えられる．

　MS患者末梢血や髄液ミエリン抗原反応性T細胞にはTh1細胞とTh17細胞のどちらも存在する．しかし，Th1細胞とTh17細胞のどちらがより重要であるかは示されていない．各個人でTh1細胞，Th17細胞の重要性は異なっていてMS-DMDへの治療反応性に関与するとの報告もある．また，IFNγとIL17の両者を産生するTh1細胞とTh17細胞の中間型の細胞の存在が明らかになり，MS病変に集積しやすく，病態へ強く関与する可能性が指摘されている．CD8 T細胞は細胞障害性機序を通じて病変に関与すると考えられるが，IFNγやIL17産生細胞としても病態に寄与すると推察される．

7. 分子標的薬，抗原特異的免疫療法の臨床試験よりの知見[2][3]

　CD52はリンパ球，単球などの免疫細胞に広く発現している．抗CD52抗体（アレムズマブ）はCD52発現細胞を除去することによってMS再発を強く抑制する．また，フィンゴリモドやタイサブリの高い再発抑制効果は獲得免疫系細胞のリンパ組織より末梢血，中枢神経系への動員が病変形成に重要であることを強く示唆している．

　T細胞のMS病態に関する重要性はEAEなどの動物モデルやヒト免疫細胞の解析によって明らかにされてきた．しかし，B細胞のMS病態における重要性は，

抗 CD20 抗体（リツキシマブなど）の B 細胞を標的とした治療が MS 再発予防に有効であることから注目されるようになった．CD20 は抗体産生細胞には発現しておらず，治療効果も早期より現れ，B 細胞除去の早期治療効果は抗体とは関連しないことに注意する必要がある．

アナログペプチドの刺激により MBP 特異的 T 細胞サイトカイン産生パターンを修飾することで MS の再発予防を試みた治験では，MBP 特異的 T 細胞性免疫応答が一部の患者で激しく亢進し，同時に多くの新規病変が誘導された．ミエリン特異的 T 細胞性免疫応答が MS の病態に関与することを示す最も直接的な証拠である．

おわりに

遺伝環境的に準備された後に，自己免疫現象が疾患プロセスの最初であるとの仮説が有力であるが，二次的に自己免疫が生じるとの仮説も否定はされていない．また，MS と診断されている各個人においても違った発症機序の存在の可能性がある．今後の一層の研究発展が待たれる．

Pearls

中枢神経抗原特異的 T 細胞は MS 発症前，健常人においても体内に存在している．自己免疫性 T 細胞の多くは胸腺において除去される（負の選択）が，一部の自己反応性 T 細胞は負の選択から逃れる．しかし，通常では自己免疫性 T 細胞は FoxP3＋制御系 T 細胞など過剰な免疫応答を抑制する免疫ネットワークが存在し，中枢神経抗原特異的 T 細胞は活性化していない（末梢性免疫寛容）．MS では，iNKT 細胞，NK 細胞，B 細胞などの免疫制御系の異常が指摘されている．自己免疫疾患の発症には免疫制御系の異常が先行している可能性がある．

文献

1. Sospedra M, Martin R. Immunology of multiple sclerosis. Annu Rev Immunol. 2015; 23: 683-747.
2. Dendrou CA, Fugger L, Friese MA. Immunopathology of multiple sclerosis. Nat Rev Immunol. 2015; 15: 545-8.
3. Hemmer B, Kerschensteiner M, Korn T. Role of the innate and adaptive immune responses in the course of multiple sclerosis. Lancet Neurol. 2015; 14: 406-19.
4. Lassmann H, Bradl M. Multiple sclerosis: experimental models and reality. Acta Neuropathol. 2017; 133: 223-44.
5. Olsson T, Barcellos LF, Alfredsson L. Interactions between genetic, lyfe style and environmental risk factors for multiple sclerosis. Nat Rev Immunol. 2017; 13: 25-36.

〈近藤誉之〉

MSの動物モデルについて教えてください

1. MSの自己免疫説・ウイルス説と動物モデル

　多発性硬化症（MS）の原因は現在のところ不明であるが，その本体は中枢神経組織内での炎症反応が環境因子などにより誘発されたもので，特に遺伝的リスクのある個体で発症率が高くなる病気であると考えられている．MSの原因としては中枢神経組織に対する自己免疫反応であるとする自己免疫説と，ウイルス感染であるとするウイルス感染説の2つが提唱されてきた．その動物実験モデルとして，前者に対しては実験的自己免疫性（アレルギー性）脳脊髄炎〔experimental autoimmune (allergic) encephalomyelitis: EAE〕が，後者に対してはタイラーウイルス誘導性脱髄疾患〔Theiler's murine encephalomyelitis virus (TMEV)-induced demyelinating disease: TMEV-IDD〕が頻用されている[❶]．誘導方法（＝原因）が異なる両モデル間では病理像と免疫病態には違いがみられるが，両モデルは以下の点でヒトMSと共通した特徴を持つ．①中枢神経系の主に白質に脱髄と軸索変性が病理学的に認められる．②免疫因子が病変部に検出され，免疫反応を修飾することで病勢が抑制される．③主要組織適合抗原（MHC）を中心とする遺伝背景が発症に関与する．④性差・年齢で発症率が異なる．

2. MS自己免疫モデル: EAE

　MS自己免疫説とは，髄鞘あるいは髄鞘形成細胞であるオリゴデンドロサイトに対する自己免疫反応により脱髄が誘導されるとするものである．これを支持する証拠として，MSでは脱髄病変にT細胞浸潤と抗体の沈着が観察されること，患者から髄鞘特異的なT細胞や抗体が検出されること，免疫修飾療法が病勢の抑制に効果的であることなどが挙げられる．EAEは1933年にサルで誘導されて以来改良が加えられ，MS自己免疫モデルとして使用されている[❷]．
　EAEでは，動物に中枢神経組織の特に髄鞘抗原に対する自己免疫反応を惹起することで，中枢神経に炎症細胞が浸潤し髄鞘の破壊（＝脱髄）が起こり，結果として神経症状が誘導される．EAEはマウス，ラット，モルモット，ウサギ，サルなど多様な動物で誘導できるが，近年最も頻用されているのはマウスである．

その利点としては，①個体が小さいため購入費と維持費が安価である，②神経病理学的・免疫学的に詳細な実験動物としてのデータの蓄積があること，③多様な神経免疫関連の試薬や遺伝子改変マウス（ノックアウトマウスやトランスジェニックマウスなど）が開発されていることなどが挙げられる．

　自己免疫誘導のための抗原としては，脳・脊髄ホモジネートや髄鞘蛋白質が使用される．なかでも，①ミエリン塩基性蛋白（MBP），②ミエリンプロテオリピッド蛋白（PLP），③ミエリンオリゴデンドロサイト糖蛋白（MOG）の3つが頻用されており，それぞれの精製タンパクあるいは合成ペプチド（脳炎惹起性のT細胞エピトープを含む）によってEAEが誘導されることが多い．抗原溶解液は等量の完全フロイントアジュバント（不完全フロイントアジュバントに結核菌死菌を加えたもの）と混合してエマルジョンを作製し注射することで動物を感作する．抗原によっては，上記の操作に加えて百日咳死菌あるいは百日咳毒素を投与する必要がある．この抗原を投与することによって誘導する場合のEAEを能動的（active）EAEという．

　一方，抗原感作動物からリンパ球を分離し抗原刺激下で培養することによって，①髄鞘特異的T細胞を増殖させ，さらにこれより②髄鞘特異的T細胞株や，③T細胞クローンを樹立することが可能である．これら3つのいずれかの髄鞘特異的T細胞を未感作の動物に移入（養子免疫）することでもEAEは誘導可能であり，これを受動的（passive）EAEという．能動的EAEは免疫系が感作される誘導期（induction phase）と炎症細胞が中枢神経に侵入するエフェクター期（effector phase）の2つの要素があるのに対し，受動的EAEはエフェクター期に限定された解析ができる利点がある．なお髄鞘特異的T細胞クローンのT細胞受容体が解析され，髄鞘特異的T細胞受容体のトランスジェニックマウスも作成されている．このマウスでは発症頻度は低いものの自然発症EAEがみられる．抗原感作なしに誘導できるので，アジュバント接種などの人工的操作がないことが評価されており，脳炎惹起性T細胞を持った個体の炎症性脱髄疾患の誘発因子の研究に有用である．

　EAEの症状は感作抗原や動物によって異なるが，多くは感作後10日〜3週の間に上行性の運動麻痺（尾→後肢→前肢と進展）がみられ，急性EAEと呼称される．重症度は麻痺の程度を「EAEスコア」で5段階評価される（0: 無症状，1: 尾の完全弛緩緩麻痺，2: 後肢の軽い麻痺，3: 後肢の明瞭な麻痺，4: 後肢の対麻痺，5: 四肢麻痺あるいは死）．スコアが4以上の場合，失禁を伴うことがある．この上行性麻痺を主徴とする古典型EAEに対し，平衡障害を主徴とし回転運動など

が認められる失調型（非定型）EAE を呈することもある．体重減少は運動麻痺に並行して認められるのでより客観的な指標として用いられる．多くの EAE モデルで急性 EAE は完全寛解し再発を認めないので単相性 EAE である．ちなみに現在最も汎用されている MOG_{35-55} ペプチドを C57BL/6 マウスに感作することで誘導される EAE は，急性 EAE 後の寛解が不完全なことが多く軽度の麻痺を残すため，しばしば慢性 EAE と称される．このモデルでは病気の進行（スコアの上昇）はないので，「進行性 EAE」と称するのは不適当である（神経症状の回復が不十分であるのと病気が進行性であるメカニズムは異なる可能性を考慮する必要がある）．

急性 EAE はヒトの病気では MS よりもむしろ急性散在性脳脊髄炎（ADEM）に近いモデルといえる．一方急性 EAE が寛解した後，再発が認められる EAE が

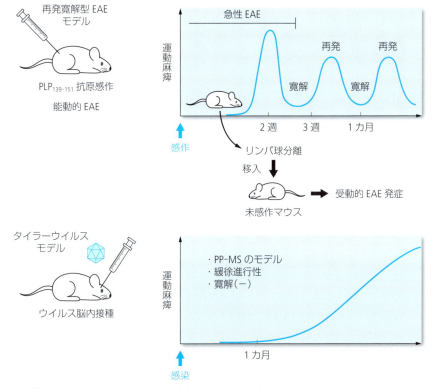

図1 MS の $PLP_{139-151}$ による**再発寛解型** EAE モデルとタイラーウイルスモデル

あり，これを再発寛解型（relapsing-remitting: RR）-EAE と称する．RR-EAE は症状の経過・病理像ともに MS に類似するモデルであり，代表的なものに SJL/J マウスを $PLP_{139-151}$ ペプチドで感作した EAE がある　図1　．なお一次性進行性（primary progressive: PP）-MS や二次性進行性（secondary progressive: SP）-MS の EAE モデルは少ないが，MOG_{92-106} ペプチドで誘導したものなどで病気が慢性に進行し動物が死に至る PP-EAE あるいは SP-EAE がある．

多くの EAE モデルでは，炎症性脱髄は髄鞘特異的 $CD4^+$ T 細胞のうち Th1 あるいは Th17 細胞と呼ばれる T 細胞によって誘導され，前者はインターフェロンγ，後者はインターロイキン 17 の産生を特徴とする MHC クラス II 抗原拘束性 T 細胞である．その他，稀ながら $CD8^+$ T 細胞や Th2 細胞が EAE のエフェクター細胞として働いている EAE モデルもある．また抗髄鞘抗体も，ある種の EAE では脱髄の拡大に寄与するが，抗 MOG 抗体がその代表的なものである．

EAE の病態評価手段としては上記の臨床症状に加え，病理学的解析が有用で，炎症・脱髄の他に，MS 同様軸索変性も認められるので，これらの定量が行われる．免疫学的には髄鞘特異的 T 細胞の増殖反応，サイトカイン産生能，髄鞘特異的抗体の定量が標準的な評価方法である．

3. MS ウイルスモデル　TMEV-IDD

MS ウイルス説は，ウイルスが中枢神経系のオリゴデンドロサイトなどに持続感染すること，あるいは中枢神経内で抗ウイルス免疫反応が生ずることから脱髄が誘導されるとするものである．これを支持する証拠には，疫学的に環境因子が MS 発症に関わっているという報告や，臨床的に MS 患者から特定のウイルスないしは抗ウイルス免疫反応が有意に高く検出されたとする報告がある[3]．これまで MS に関連づけられたウイルスには，麻疹ウイルス，Epstein-Barr（EB）ウイルス，ヒトヘルペスウイルス 6 などが代表的である．ウイルス説は，実験的には，ある種のウイルスを特定の動物に接種することで MS 類似の脱髄病変を誘導できることからも支持される．モデル作成に使用される代表的なウイルスは，ピコルナウイルス科の TMEV，コロナウイルス科のマウス肝炎ウイルス，トガウイルス科のセムリキ森林ウイルス，パラミクソウイルス科のイヌジステンパーウイルスがある．いずれのモデルもオリゴデンドロサイトへの直接感染と免疫反応が脱髄に関与していることが示唆されているが，ここでは最も頻用されている TMEV-IDD について解説する[4]．

TMEV は 1934 年にマックス・タイラーにより分離されたウイルスだが，MS モデルとして頻用されるようになったのは 1975 年からである．TMEV-IDD の誘導には DA 株と BeAn 株の 2 つが用いられる．TMEV をマウス脳内に接種すると，ウイルスは脊髄白質のオリゴデンドロサイトとマクロファージ系細胞に持続感染する．感染後 1 カ月ほどで血管周囲性炎症，脱髄とオリゴデンドロサイトのアポトーシス，軸索変性が誘導される．臨床的にはマウスは痙性麻痺を呈し，神経症状は生涯緩やかに進行するため，PP-MS のモデルである　図1 ．EAE とは尾の麻痺は認めない，寛解を認めない，明瞭なアタックを認めず体重減少も伴わないなどの点が異なる．免疫系は，感染急性期にはウイルスの排除に働くが，慢性期には，CD4$^+$ T 細胞，CD8$^+$ T 細胞，抗体，マクロファージのいずれもが脱髄誘導に働くことが報告されている．このことは各々の免疫因子を抑制することで脱髄もある程度抑制されることにより示されてきたが，これらの免疫因子を未感作マウスに移入することのみでは脱髄は誘導できない．脱髄の誘導には TMEV の持続感染が必須で，機能的な T 細胞が欠如しているヌードマウスの TMEV 感染でも脱髄が誘導される．したがって，TMEV-IDD の免疫病態は EAE に類似する点はあるものの根本的に異なる．病理学的には血管周囲性の脱髄が認められる点は EAE と共通するが，TMEV-IDD では脱髄に先行して起こる軸索変性による空胞変性が顕著で，軸索変性が脱髄に引き続いて二次的に起こる EAE とは病変の進展形式も異なる．TMEV-IDD は慢性後期（感染後 100 日以上）ではウイルス特異的な T 細胞の他に髄鞘特異的な T 細胞が検出されるとの報告もあり，これはエピトープ拡散と呼ばれ進行性の経過の要因と仮定する説もある．

Pearls

MS のモデルには，自己免疫モデルとウイルスモデルの他に化学物質の注入によりミエリンまたはオリゴデンドロサイトの傷害をきたし脱髄を誘導するものがある．クプリゾンとリゾレシチン❺が頻用されており，前者は全身投与，後者は局所投与が行われる．獲得免疫系の関与なしに脱髄が生ずることと，再髄鞘化が起こるのが特徴で，再髄鞘化（MS の回復・寛解）の研究に適している．自己免疫・ウイルス・化学物質による各動物モデルの相違を理解し，MS の病態解明・治療法の開発に適切に用いることが大切である❸．

文献

1. Moore GRW, Stadelman-Nessler C. Demyelinating diseases. In: Love S, Budka H, Ironside JW, Perry A, eds. Greenfield's Neuropathology. 9th ed. Boca Raton, FL: CRC Press; 2015. p.1297-412.
2. 三宅幸子. 免疫性神経疾患の動物モデル. In: 楠 進, 編. 免疫性神経疾患ハンドブック. 東京: 南江堂; 2013. p.50-7.
3. Didonna A. Preclinical models of multiple sclerosis: advantages and limitations towards better therapies. Curr Med Chem. 2016; 23: 1442-59.
4. 角田郁生, 尾村誠一, 佐藤文孝, 他. ウイルス感染によって誘導される"軸索型"多発性硬化症動物モデル: インサイド-アウト・モデル. 神経感染症. 2017; 22: 28-35.
5. Keough MB, Jensen SK, Yong VW. Experimental demyelination and remyelination of murine spinal cord by focal injection of lysolecithin. J Vis Exp. 2015 (97). doi: 10.3791/52679.

〈角田郁生〉

6 NMOの発症機序について教えてください

1. 抗アクアポリン4抗体

　視神経脊髄炎関連疾患（neuromyelitis optica spectrum disorder: NMOSD）は，血液中に存在する抗アクアポリン4（aquaporin-4: AQP4）抗体が関与し，中枢神経内で高度の炎症をもたらす疾患である．詳細な抗AQP4抗体の産生機序や抗AQP4抗体による炎症惹起機序は不明ではあるが，抗AQP4抗体は血液中のプラズマブラストにより産生されることが報告されており，血液脳関門の破綻に伴って抗AQP4抗体が中枢へ移行し炎症を惹起すると考えられている 図1 ．また，NMOSDの発症時には髄液中で相対的に抗AQP4抗体が増加し，その抗体価が重症度と相関することが示されており[1]，活性化したプラズマブラストが中枢神経に移行し，局所的に抗AQP4抗体を産生し，炎症を引き起こしている可能性も示唆されている．

　抗AQP4抗体は中枢神経内において，アストロサイト膜上のAQP4に結合する．AQP4はそれぞれ1つずつ水分子を通過させるポアを有する四量体で細胞膜に発現する．AQP4には2種類のスプライシングバリアントの存在が知られており，全長で発現するM1アイソフォームと，N末端の22塩基が欠けたM23アイソフォームがある 図2 ．M23アイソフォームで構成される四量体はお互いに接しながら膜上に発現し，格子配列（orthogonal array: OA）を形成する．M1アイソフォームではOAを形成することができず，M1とM23の比率がOAの大きさを規定している．このOA構造が抗AQP4抗体の重要な抗原性を示すと考えられており，抗AQP4抗体の測定には膜上に発現したAQP4によるOA構造を抗原に用いる必要がある．通常はM23アイソフォームの遺伝子を導入し，膜上にOA構造を発現させたHEK293細胞を用いて間接蛍光抗体法で同定する（CBA法）．

2. 抗アクアポリン4抗体による細胞傷害

　抗AQP4抗体はIgGであり，主にIgG1サブクラスから成る．IgG1サブクラスは補体結合能を有するため，抗AQP4抗体が中枢神経のアストロサイト上の

| I 脱髄性疾患総論 | II 疾患概念と臨床症状 | **III 機序** | IV 検査 | V 診断 |

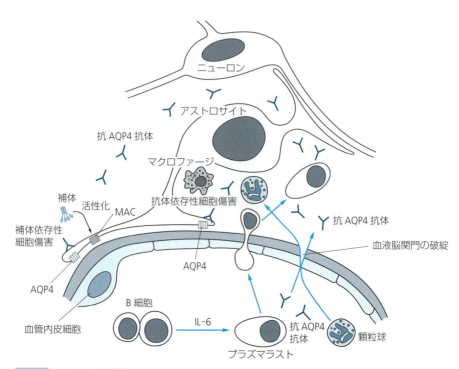

図1 NMOの発症機序
抗アクアポリン4抗体は主にプラズマブラストから産生され，顆粒球やマクロファージの働きによる抗体依存性細胞傷害あるいは補体を介した補体依存性細胞傷害により中枢神経のアストロサイトを傷害する．脱髄や神経細胞傷害は二次的に生じていると考えられている．

AQP4に結合し，補体を活性化することでアストロサイトの細胞死を引き起こす補体依存性細胞傷害(complement-dependent cytotoxicity: CDC)がNMOSDの主たる病態と考えられている．抗AQP4抗体のCDCによってアストロサイトが傷害されることは，動物モデルや in vitro の実験で間接的に実証されている他，NMOSDの急性期髄液で補体成分C5aの上昇がみられることから強く示唆される[2] 表1 ．また，抗補体（C5）モノクローナル抗体製剤であるエクリズマブがNMOの再発抑制に非常に有効である可能性が報告されており，NMOの発症に補体が強く関与していることが示唆される 表1 ．一方で，NMOSD患者血清やリコンビナントIgGをラットなどのモデル動物の脳内に注入すると，注入部位に病変が惹起される．それらの病巣中には好中球や好酸球，マクロファージなどの浸潤が認められ，グロブリンの沈着部位の周辺ではAQP4タンパク質の発現

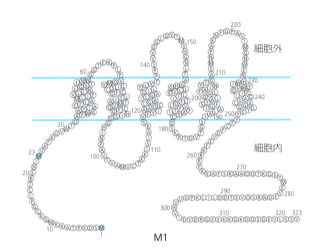

M1

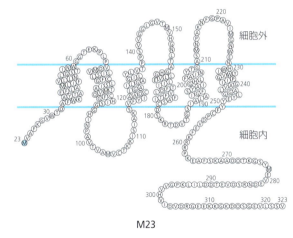

M23

図2 2種類のアクアポリン4のアイソフォーム

アストロサイト上に発現するアクアポリン4には，転写開始点の違いにより生じる2つのアイソフォームが知られており，M1およびM23と呼ばれる．M1は遺伝子全長を翻訳し，細胞内側にあるN末端領域がM23よりも22残基長い．M1に特異的なこの22残基は格子配列を阻害するため，膜上で格子配列を構築するためにはM23が必要となる．生理的な状況下ではM1とM23がおよそ1:3の割合で発現しており，その発現比率で格子配列のサイズが決定する．

表1 NMOの臨床的特徴が示唆される病態

臨床的特徴	示唆される病態
髄液サイトカインの上昇 (IL-17, IL-6, IL-1Ra, G-CSFなど)	病態におけるTh17細胞の関与
急性期髄液のGFAP濃度の上昇	アストロサイトの高度のダメージ
急性期髄液のC5a濃度の上昇	病態における補体の関与
動物へのヒト抗AQP4抗体の移入による病変再現	抗AQP4抗体の病原性
血液浄化療法の治療効果	病態における液性免疫の関与
エクリズマブの治療効果	病態における補体の関与

低下，GFAP タンパク質の発現低下，アストロサイトの減少など NMOSD 病巣に類似の病巣が確認される 表1 ．抗 AQP4 抗体の投与により誘発される上記の所見は，補体の機能を実験的に阻害しても確認され，補体に依存しない抗体依存性細胞介在性細胞傷害（antibody-dependent cell-mediated cytotoxicity: ADCC）も病態に関与していることが示唆される．

3. T 細胞の関与

抗 AQP4 抗体をモデル動物の脳内に直接注入する実験系では NMO の病巣が再現できるものの，抗 AQP4 抗体を静脈や腹腔内に投与するだけでは発症せず，NMO の中枢神経における炎症惹起には活性化 T 細胞の関与も重要とされている．AQP4 ペプチドで刺激した特異性 T 細胞を抗 AQP4 抗体とともにモデル動物の末梢に投与すると網膜に炎症が生じることが報告されており，AQP4 を抗原とした T 細胞の活性化が病態に大きく関わっている可能性は高い．

4. 免疫学的特徴

NMOSD 患者の髄液を用いた解析では，Th2 および Th17 に関連した複数のサイトカイン，ケモカイン濃度が上昇しており，特に髄液中の IL-6 濃度はアストロサイトの傷害度マーカーである GFAP 濃度と相関して上昇している[3] 表1 ．IL-6 は末梢血において抗 AQP4 抗体を産生するプラズマブラストの活性化や生存に重要な役割を果たしていると考えられており[4]，IL-6 シグナルの阻害が治療ターゲットの一つとして注目されている．また，CXCL8，CXCL10，CXCL13，CCL17 などケモカインが NMO の髄液中で増加していることが報告されており，病態への関与が示唆されている．

5. 抗 AQP4 抗体陰性 NMOSD

抗 AQP4 抗体が陰性にもかかわらず，臨床症状が NMOSD の特徴を有し，MS とは明らかに異なる場合の診断は難しい．最近，抗 myelin oligodendrocyte glycoprotein（MOG）抗体が陽性の NMOSD の報告が相次いでおり[5]，それ以外にも未知の自己抗体が関わっている病態もありえる．抗 MOG 抗体は従来進行型の多発性硬化症（multiple sclerosis: MS）や小児の急性散在性脳脊髄炎（acute disseminated encephalomyelitis: ADEM) での関与が指摘されていたが，CBA 法の開発により従来よりも特異性の高い自己抗体として認識されている．現時点では ADEM，再発性の ADEM，特発性視神経炎，NMOSD などの診断に至る症例の一部で抗 MOG 抗体が病態に関与していると推測されている．

Pearls

　近年，抗 MOG 抗体陽性の中枢神経炎症性脱髄疾患が注目されている．従来，抗 MOG 抗体は ELISA 法やウェスタンブロット法で解析され，MS の疾患活動性を測るマーカーとして報告されてきたが，報告により結果は大きく異なり，その意義について否定されつつあった．CBA 法の開発により，膜上に生体内に類似した構造で発現する MOG に対しての IgG1 抗体が特異的に同定できるようになり，この抗 MOG-IgG1 抗体が関与する病態は同じ免疫学的異常を示し，中枢神経に炎症性の脱髄病変を引き起こすことが明らかになってきた．特に，小児発症の中枢神経炎症性脱髄疾患の多くに関与し，10 歳以下の症例で視神経炎を伴う再発性の中枢神経疾患（髄膜炎，脳炎，脊髄炎）では，大多数で抗 MOG 抗体が陽性となる．従来これらは MS と診断され，インターフェロン β が適用されていたが，効果はないため注意が必要となる．

文献

1. Sato DK, Callegaro D, de Haidar Jorge FM, et al. Cerebrospinal fluid aquaporin-4 antibody levels in neuromyelitis optica attacks. Ann Neurol. 2014; 76: 305-9.
2. Kuroda H, Fujihara K, Takano R, et al. Increase of complement fragment C5a in cerebrospinal fluid during exacerbation of neuromyelitis optica. J Neuroimmunol. 2013; 254: 178-82.
3. Uzawa A, Mori M, Sawai S, et al. Cerebrospinal fluid interleukin-6 and glial fibrillary acidic protein levels are increased during initial neuromyelitis optica attacks. Clin Chim Acta. 2013; 421: 181-3.
4. Chihara N, Aranami T, Oki S, et al. Plasmablasts as migratory IgG-producing cells in the pathogenesis of neuromyelitis optica. PLoS One. 2013; 8: e83036.
5. Sato DK, Callegaro D, Lana-Peixoto MA, et al. Distinction between MOG antibody-positive and AQP4 antibody-positive NMO spectrum disorders. Neurology. 2014; 82: 474-81.

〈中島一郎〉

NMOの動物モデルについて教えてください

　2004年に，NMO患者血清からNMO-IgGが見出され翌年にはその対応抗原がAQP4であることが報告された．さらに，2006年から相次いでNMO剖検例の視神経や脊髄においてAQP4の脱落が生じていることが明らかにされ，AQP4の脱落や血管周囲の抗体や補体の沈着が，NMO病理の特徴であることが報告された．またAQP4抗体の病原性については，2007年頃から in vitro のHEK293やアストロサイト培養細胞に対して抗AQP4抗体や補体を添加することで，アストロサイトに細胞死が誘導される報告が相次いだ．その過程においては主に2系統のメカニズムが想定されており，補体を介さず抗AQP4抗体のFc部位をナチュラルキラー細胞や好中球などが認識することで細胞傷害活性を発揮するか，あるいは抗AQP4抗体が主に補体活性化能の高いIgG1であり古典的経路を介して細胞表面に膜侵襲複合体（MAC）が形成して細胞傷害をきたすことが示されており，病理学的な特徴の一つである血管中心性に沈着するロゼット状のC9neoや抗体の沈着は，それらの複合的な炎症によってアストロサイト足突起が障害されることに起因すると考えられている．さらに，NMO患者血清中に証明されたNMO-IgGに病原性があることを証明するため，いわゆるコッホの原則の解釈に則り，in vivo の動物モデルでヒト由来のNMO-IgGが実際にAQP4の脱落が生じるかを証明することが求められ，数多くの研究が報告されている．

1. NMO-IgG の in vivo 病原性の証明

　2009年に相次いで in vivo での証明が報告されている．我々はNMO患者が発症前10年以上にわたって血清学的にAQP4抗体が陽性でありながら発症しない症例があることに着目し，何らかの細胞性免疫による刺激がなければ，抗体が効率的に血液脳関門を越えず発症しないと推察し，ミエリン（MBP）特異的T細胞によって中枢神経系に細胞浸潤が生じるLewisラットモデルを用いて検討を行った❶．NMO患者由来の精製IgGを，MBP特異的T細胞を受動移入した2日後に投与することで，AQP4の脱落は投与1日目には血管中心性に脊髄の主に灰白質周辺領域に多発性に生じることを見出した．また，その病変には血管中心性にヒトIgGとMACのマーカーであるC9neoがロゼット状に沈着していること，

アストロサイトのマーカーである GFAP の脱落が生じ周囲の髄鞘が傷害されること，有意に重症化をきたすこと，NMO-IgG の投与のみでは AQP4 の脱落は生じないことなどを見出した　図1　．さらに，予め NMO-IgG を AQP4 発現 HEK293 細胞と共培養して吸着して抗体価を下げる処置をした IgG を用いると，処置なしで投与した IgG よりも病変が有意に縮小することを報告した．これらにより，実際に患者血清中から抽出精製した自己抗体が，ラット脊髄において血管中心性に IgG が沈着し，補体を活性化して，補体介在性のアストロサイト傷害が生じることが示された．

　木下らは 2009 年，Lewis ラットに MBP で感作した EAE を発症させ，そこに患者由来 IgG を投与することで脊髄に AQP4 やアストロサイトの脱落が生じることを報告している．また，Bennette らは，やはり 2009 年に急性期の NMO 患者の髄液から形質細胞を取り出し，単一細胞から逆転写 PCR 法によって単クローン性リコンビナント抗体を作成し，EAE において病原性を評価した．この抗体は，AQP4 の細胞外ドメインを認識し，CDC や ADCC を介して細胞傷害を起こすこと，EAE において典型的な NMO 病理を呈することが報告された．これらの一連の報告によって，ヒト由来の抗 AQP4 抗体がラット脊髄に典型的な血管中心性の AQP4 脱落を生じることが証明されているが，それらの病変は主に血管周囲に限定的であり，ヒト病理よりはかなり軽症である．その原因としては主に抗原となる AQP4 の種による構造上の違い，エピトープ自体の問題，補体活性能の違い，用いる T 細胞が AQP4 特異的ではない点などが考えられたが，抗 AQP4 抗体の *in vivo* による病原性という点については証明されたということができる．また，多くの研究においても *in vivo* で視神経炎をきちんと証明できたものはほとんどないことも問題点として挙げられるが，その明確な答えは未だにない．

2. *in vivo* 脳直接注入モデル—NMO 免疫病態の検討

　様々なモデルによって，NMO-IgG に病原性があることは証明されている．その病原性を発揮する鍵の一つは血液脳関門（BBB）をどう IgG が効率的に越えていくかであり，その過程には様々な中枢神経系の炎症が必要である．それを検討するため，Kitic らは様々なサイトカインやケモカインを直接定位的に大脳白質に注入し，腹腔内注射した抗 AQP4 抗体によって形成される病変の大きさがどのように影響するかを検討した❷．その結果，TNFα や IL-6，IFNγ など様々なサイトカインによって血液脳関門は開いたが，なかでも IL-1β のみが好中球の浸潤

| Ⅰ 脱髄性疾患総論 | Ⅱ 疾患概念と臨床症状 | **Ⅲ 機序** | Ⅳ 検査 | Ⅴ 診断 |

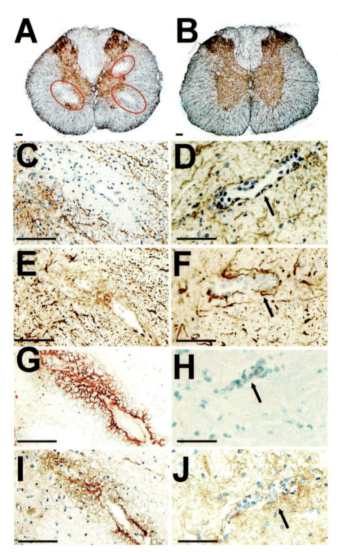

図1 ヒト由来抗AQP4抗体を用いたラットNMOモデルの解析
MBP特異的T細胞とともにAQP4抗体（A, C, E, G, I）あるいはコントロール抗体（B, D, F, H, J）を注入したところ，本来AQP4が比較的多く発現する灰白質周辺優位にAQP4の脱落病変を認めた（A, C）．同部位ではGFAP陽性のアストロサイトやその足突起も変性や脱落が認められた（E）．血管中心性にヒトIgG（G）および補体（I）の沈着が確認され，それらは対象群IgGとは明らかに異なっていた（F, H, J）．その病変は，ヒトNMO病変と同様にAQP4の脱落部位が最も広範に証明され，MBPは比較的保たれているNMO病理の特徴を再現していた．MBP特異的T細胞のみを導入したEAEではAQP4の脱落病変は起こらなかった（B, D）．

を伴った AQP4 の脱落が注入部位から離れた部位にまで広範に生じさせることを見出した．この過程においては，IL-1β は血管内皮からの多形核球走化因子を発現させ，C1q の再活性化や好中球の遊走，マクロファージやミクログリアの活性化を介して，病変の拡大に寄与していることが示唆された．実際，IL-1β は NMO の活動期病変の単球やミクログリアに発現しているが MS では稀であり，NMO において二次的な炎症の広がりに重要なサイトカインと考えられた．

3. in vivo 脳直接注入モデル—AQP4 抗体と MOG 抗体の病原性の違い

近年，ミエリンオリゴデンドロサイト糖蛋白（MOG）に対する抗体が，主に急性播種性脳脊髄炎（ADEM）や一部の NMO 患者血清に陽性になることが相次いで報告されている．その抗 MOG 抗体の in vivo の病原性について，マウス脳への直接注入モデルを用いて抗 AQP4 抗体と抗 MOG 抗体の病変の違いが報告されている[3]．抗 AQP4 抗体が補体介在性にアストロサイト傷害や脱髄を起こし，軸索障害を伴って非可逆的な組織障害をきたしたのに対して，抗 MOG 抗体は補体に関連なくミエリンや軸索に障害をきたすもののニューロンやアストロサイトへの影響はなかった．この研究において，患者血清から精製されたヒト抗 MOG 抗体は，マウスの MOG に接着して髄鞘の染色性を低下させることが示された他，MBP（髄鞘），neurofilament（軸索）や AnkG（Ranvier 絞輪）やコンタクチン関連タンパク質の染色性を低下させるが，それらの染色性は 2 週間後にはいずれも回復することが判明した．また，これらは細胞性免疫の存在の有無に関係なく起こすと報告されている．一見，抗 AQP4 抗体と抗 MOG 抗体には，臨床的に視神経炎や脊髄炎などを呈する共通点もあるが，その病理学的機序には大きな違いがあることが示唆される．抗 AQP4 抗体が，アストロサイトが補体介在性に脱落することにより，アストロサイトが支える周囲のオリゴデンドロサイトやニューロンの二次的変性によって脱髄や軸索障害が起こるのに対して，抗 MOG 抗体は髄鞘の表面にある MOG 抗原に対して作用しても，MOG の凝集は部分的で内在化され，補体活性が限定的でオリゴデンドロサイトの細胞死は誘導されないため，可逆的な細胞傷害に留まると考察されている．しかし，MOG 抗体による臨床像や病理像にも多様性があり，これらの知見は未だ研究途上にありさらなる検証が必要と思われる．

4. *ex vivo* 脊髄切片モデル

ビブラトームを用いてマウス横断脊髄切片を作成して7日間培養し，抗AQP4抗体と補体を切片に添加してNMO病態が検討された．1〜3日後，抗AQP4抗体は脊髄切片に強力に接着し，顕著なGFAPやAQP4の脱落，脱髄をきたした．補体非存在下あるいはAQP4欠損マウスの切片では，病変は出現しなかった．また，病変は好中球やNK細胞，マクロファージ，IL-1β，IL-6，IFNγの存在下では拡大すること，視神経や海馬スライスを用いても同様に病変が再現されること，NK細胞による細胞傷害は補体非介在性にも生じることを報告したが，実際のNMO病変においては主に好中球の浸潤による病態を考察の中で述べている．マウスにおいては，補体活性能がラットより低く，実際に*in vivo*で十分な病変を形成した報告は少ないが，本研究においては*ex vivo*でヒトIgGとヒト補体を用いることで病変を再現しているのが特徴である．ラットでは手に入りにくいAQP4欠損マウスをコントロールとして使用でき，BBBの影響なく研究できるモデルといえる．

5. *in vivo* 脊髄直接注入モデル

抗AQP4抗体自体が細胞性免疫を介さずにいかに組織傷害をきたしうるのかに注目し，Lewisラットの脊髄腔に慢性持続性に抗AQP4抗体を投与することによって病変再現を試みた研究が報告されている[4]．この研究では，カテーテルを用いて持続的に脊髄腔に抗AQP4抗体を投与し，MRIや体性感覚誘発電位を継続的に測定してその病変の出現を検討し，さらに病理学的検討を加えている．この研究においては，慢性投与によって，補体非介在性にAQP4や興奮性アミノ酸トランスポーター2（EAAT2）の脱落を伴う病変が出現したが，アストロサイトのマーカーGFAPの脱落は認めず，また炎症細胞や補体の沈着も認められなかった．また，AQP4抗体の投与を中止すると，これらの病変と臨床症状は，数週間で可逆的に回復することがわかった．AQP4の脱落のみでも慢性投与によって組織傷害が出現する可能性があり，脳虚血におけるペナンブラに相当するような可逆的領域が抗AQP4抗体によって起こることが示唆され，補体介在性アストロサイトパチーに至る前にも予後を改善しうる病態が存在していることを示唆している．

た長い脊髄病変を再現できることが報告されている．我々は，既存のヒト血清由来抗 AQP4 抗体より遥かに強く AQP4 の細胞外ドメインに接着するリコンビナント抗体 E5415A を開発し，その病原性を検証している[5]．ラット脊髄において，ヒト IgG では脊髄全体のたかだか 3% 程度にしか病変を形成しないのに対して，E5415A は約半分に及ぶ広範な病変を呈することが判明した．さらに E5415A 群では，好中球の浸潤を伴って一部の病変で軸索障害が顕著に認められ臨床的にも重症化を伴っていた　図2　．これらの結果からは，補体の活性化を制御したり抗体自体の接着能が変化することで，病変形成に強い影響が出ることが示唆されている．

Pearls

　NMO の臨床病態には多様性があり，治療効果や予後も患者ごとに様々である．それらは動物モデルによってわかってきた CDC などの免疫病態の多様性や二次性組織障害の程度により説明できる可能性があるが，乗り越えるべき課題も多い．抗 AQP4 抗体に加えて抗 MOG 抗体など病態に関連する新たな因子も見つかってきており，さらなる検証が必要と考えられる．

文献

[1] Bradl M, Misu T, Takahashi T, et al. Neuromyelitis optica: pathogenicity of patient immunoglobulin in vivo. Ann Neurol. 2009; 66: 630-43.

[2] Kitic M, Hochmeister S, Wimmer I, et al. Intrastriatal injection of interleukin-1 beta triggers the formation of neuromyelitis optica-like lesions in NMO-IgG seropositive rats. Acta Neuropathol Commun. 2013; 1: 5.

[3] Saadoun S, Waters P, Owens GP, et al. Neuromyelitis optica MOG-IgG causes reversible lesions in mouse brain. Acta Neuropathol Commun. 2014; 2: 35.

[4] Geis C, Ritter C, Ruschil C, et al. The intrinsic pathogenic role of autoantibodies to aquaporin 4 mediating spinal cord disease in rat passive-transfer model. Exp Neurol. 2015; 265: 8-21.

[5] Kurosawa K, Misu T, Takai Y, et al. Severely exacerbated neuromyelitis optica rat model with extensive astrocytopathy by high affinity anti-aquaporin-4 monoclonal antibody. Acta Neuropathol Commun. 2015; 3: 82.

〈三須建郎，高井良樹〉

6. NMO動物モデルの重症度

　冒頭で述べたように，現在までに報告されているNMOモデルは概して軽症であり，剖検NMO症例に認められるような壊死性脱髄を広範に呈するモデルはほとんどないのが現状である．CD59は補体調節因子として細胞表面に存在しMAC形成を抑える働きがある．CD59欠損マウスは，補体調整因子の1つが欠損することにより補体介在性細胞傷害がより起こりやすいことが想定される．実際にCD59欠損マウスに抗AQP4抗体を投与することで，これまで困難であっ

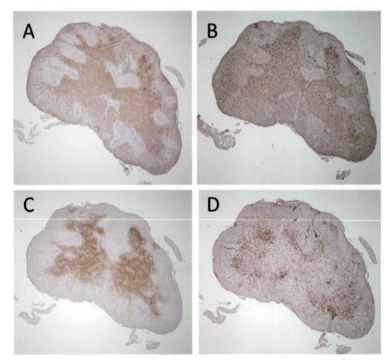

図2　単クローン性抗AQP4抗体を用いたラットNMOモデルの脊髄病変
A：AQP4は，主に脊髄灰白質と白質の境界領域の血管中心性に多発性に病変が出現し，一部はたがいに癒合して拡大する．
B：アストロサイトのマーカーGFAPの染色性低下は，多くはAQP4の脱落に一致するが概してやや小さく部分的である．
C：多くのAQP4病変はグルタミン酸トランスポーターEAAT2の脱落を伴っている．
D：血管周囲のIba-1陽性細胞の浸潤．

疾患概念と臨床症状 **II**

機序 **III**

検査 **IV**

診断 **V**

急性期治療 **VI**

再発・進行防止と予後 **VII**

対症療法 **VIII**

説明と医療福祉資源 **IX**

脱髄性疾患総論 **I**

MSやNMOが疑われる患者に必要な検査の手順を教えてください

　多発性硬化症（MS）や視神経脊髄炎（NMO）を診断する場合，NMOにおける抗アクアポリン4（AQP4）抗体を除き，疾患特異的なマーカーや単一検査はなく，臨床経過，神経学的所見，補助検査を考慮した総合的な診断になる．解剖学的診断に基づいた補助検査を行い，MSであれば基本病態である白質の障害に基づく症候が時間的，空間的に多数存在することを証明する．補助検査は多数あり，MRI検査，脳脊髄液検査，血液検査，電気生理学的検査，眼科的検査，ウロダイナミクス検査，高次機能検査などが挙げられる．急性期に早期治療介入をするためには，これらの補助検査の特徴や意義をよく理解し，必要な検査に優先順位をつけ，診断に直結する検査を効率的に行うことが重要になる．また，重症度・進行度評価や治療効果判定の指標に補助検査を利用することができるため，診断の際に優先度の低い補助検査であっても，高次脳機能検査などの行うべき検査がある．それぞれの検査の詳細は別項を参照して頂き，ここではMSやNMOが疑われる患者に必要な検査の必要性と手順について説明する．

1. 画像検査

　頭部MRI検査における病巣の検出頻度は臨床症状のみで判断するよりも格段に高く，第一に行われるべき検査である．MSのMRI画像所見は多彩であり，MSに典型的とされる脳梁・脳室周囲病変，皮質直下病変，テント下病変を見逃さないために通常の横断像に加えて矢状断像，前額断像の撮影を行う．また，ガドリニウムによる造影MRI検査は，血液脳関門の破綻を反映した活動性病巣を検出することができ，ステロイドパルス療法などの急性期治療を行うための重要な指標となる．2010年のMcDonald基準の改訂によって，1回のガドリニウム造影MRI検査で造影病変と非造影病変が混在する際には，時間的空間的多発性の証明が可能となった．これによって臨床的に初発で単相性のclinically isolated syndrome（CIS）と診断される症例でMSと診断できるようになったため，全身状態に問題なければ，ガドリニウム造影MRI検査を施行する．

　脊髄MRI検査の場合には，ガドリニウム造影を合わせて行い，矢状断像と横断像で病変を確認する．横断像ではT2強調画像やFLAIR画像以外にプロトン密

度画像（proton density image）が有用である．ただし，3 椎体未満の短い脊髄病変のみを呈し，MS と NMO だけでなく腫瘍性病変や肉芽腫性病変の鑑別が必要な場合は，^{18}F-FDG-PET 検査が行われることがある[1]．

2. 脳脊髄液検査

　脳脊髄液検査所見は診断，疾患活動性，予後予測のための補助検査として有益であり，MRI 検査に次いで行われるべき検査である．

　細胞数，蛋白，糖などの一般項目の他に，IgG index，オリゴクローナル IgG バンド（OB），ミエリン塩基性蛋白（MBP）を測定し，他疾患を鑑別する目的で細胞診，培養検査を追加する．

　細胞数は，MS の急性期に単核球主体に軽度上昇することがあるが，NMO の急性期では，50 個/mm^{3}以上の著明な上昇をきたすことがある．OB 陽性所見は中枢神経組織内への形質細胞の浸潤が起こっていることを示唆しており，欧米での MS 患者の陽性率は 90％とされている[2]．ただし日本人 MS 患者の陽性率は 50〜80％とされ欧米人に比較して低いことが示されており[3][4]，他の中枢神経免疫性疾患や感染症でも陽性に出る点は留意しておく必要がある．中枢神経系内での IgG 産生の指標となる IgG index は，NMO では通常上昇しないが，急性期の MS においては上昇する．脳脊髄液中の髄鞘構成蛋白の一つである MBP の上昇は，中枢神経に髄鞘の崩壊が起きたことの間接的証拠となるが，OB 同様に疾患特異性は低い．

3. 血液検査

　MS の診断に特異的な検査異常は存在しないが，他疾患との鑑別のために血液検査は必須である．また，MS では疾患修飾治療の選択の際に，進行性多巣性白質脳症（PML）の発症危険因子の評価が必要となるため，JC ウイルス抗体の測定を行う．

　NMO では，血液中バイオマーカーとして抗 AQP4 抗体が確立・汎用されている．抗 AQP4 抗体の測定は，外注検査では ELISA 法が用いられるが，cell-based assay による検出法が感度の高いことが知られている[5]．Wingerchuk の NMO 診断基準を満たさない NMO spectrum disorders の症例を見逃さないために，外注検査で陰性の場合には cell-based assay による高感度測定を行うことを強

く勧める．また，両側視神経炎と排尿障害を主症状とし，治療反応性が良好な特徴を持つ抗MOG抗体陽性のNMO症例が，近年明らかとなっており[6]，抗AQP4と同時に抗MOG抗体を測定することが望ましい．NMOでは他の膠原病との合併例が多く，抗核抗体，抗Ds-DNA抗体，抗SS-A/SS-B抗体などの他の自己抗体の測定が必要である．

4. 電気生理学的検査

電気生理学的検査は，画像所見に反映されない機能的変化を捉えることができ，MRI画像で所見がなく自覚症状を呈していない症例で潜在的な多発性脱髄病変を見つけることができる．視覚誘発電位（visual evoked potential: VEP），体性感覚誘発電位(somatosensory evoked potential: SEP)，聴性脳幹反応(auditory brainstem response: ABR)，運動誘発電位（motor evoked potential: MEP）といった誘発電位検査が主に行われており，想定される障害部位を参考に必要な検査を選択する．

5. 高次脳機能検査

MSにおける認知機能障害の頻度は40〜65％と高いとされているが[7]，日常生活に支障をきたしていない患者が多い．MSでは広範な白質病変によって，記憶障害よりも集中力や判断力が低下し，主に情報処理速度および作業記憶，視空間認知，遂行機能が障害される．MSの認知機能障害は脳萎縮と相関し[8]，認知機能障害がMSの神経障害のマーカーや予後因子として重要視されているだけでなく，患者の就労や社会活動などに大きな影響を与える．高次脳機能検査の診断的価値は乏しいが，今後のMS患者の治療効果や進行度評価や，社会復帰の支援といった点から，長谷川式簡易知能評価スケール（HDS-R）やMini Mental State Examination（MMSE）に加え，Wechsler Adult Intelligence Scale（WAIS-Ⅲ），Frontal Assessment Battery at bedside（FAB）などの詳細な認知機能評価を施行しておくことが望ましい．その他のMSの認知機能評価方法として the Brief Repeatable Battery of Neuropsychological tests（BRB-N），the Minimal Assessment of Cognitive Functions in Multiple Sclerosis（MACFIMS），簡易なスクリーニングを目的とした the Brief International Cognitive Assessment for Multiple Sclerosis（BICAMS）が汎用されている．

6. 眼科検査，泌尿器科検査

　脱髄病変は数日で自然回復することがあり，MS 患者では視力低下や排尿困難を自覚せず，眼科検査，泌尿器科的検査を行って初めて病変が明らかになることがある．眼科検査に関しては，矯正視力，眼底検査といった通常行われる検査だけでなく，視野検査や視神経機能を評価するための中心フリッカー値測定を行い，異常がみられれば先に述べた VEP を追加する．

　MS, NMO による排尿障害では，脳幹排尿反射弓の障害と二次的な仙髄を介する異常反射を呈することが多いとされており[9]，ウロダイナミクス検査は，これらの病変を確認するための必須の検査である．

7. 脳生検について

　脳生検は，MRI 画像で他疾患との鑑別が必要な場合には考慮する．特に，
①緩徐進行性に症状が進行する病歴があり，病変が拡大している症例
②直径 2 cm 以上の大型の病変で，周囲に浮腫を伴い，圧迫所見がみられる症例
③病変部の造影効果パターンが closed-ring enhancement である症例
④病変が，同心円状で境界不明瞭または内部が不均一な病変がみられる症例
については，神経膠腫や中枢神経原発のリンパ腫などの腫瘍，脳膿瘍や PML などの感染症，神経サルコイドーシス，中枢神経系血管炎，chronic lymphocytic inflammation with pontine perivascular enhancement responsive to steroid（CLIPPERS）が鑑別として考えられ[10]，確定診断に脳生検が必要となる．

Pearls

　MS や NMO を早期に診断するためには，解剖学的診断に基づいた補助検査を効率的に行うことが重要になる．まず，病巣の検出頻度の高いガドリニウム造影 MRI 検査で，横断像，矢状断像，前額断像を撮影する．次に，鑑別疾患，疾患活動性，予後予測のために血液検査，脳脊髄液検査を施行する．NMO を疑う症例で，外注検査で抗 AQP4 抗体が陰性の場合には cell-based assay による高感度測定を推奨する．画像所見や症状がみられない場合など潜在的な多発性脱髄病変を見つける場合には，各種電気生理学的検査を行う．認知機能検査は診断に直結しない補助検

査であるが，重症度・進行度評価や治療効果判定の指標となるため行うことが望ましい．視力低下や排尿困難の自覚症状がなくても眼科検査，泌尿器科検査は必要であり，MRI 画像で腫瘍などの他疾患との鑑別が必要な場合には，脳生検を考慮する．

文献

[1] Kawai M, Shimizu F, Omoto M, et al. Neuromyelitis optica shows hypermetabolism in 18-fluorodeoxyglucose positron emission tomography. Clin Exp Neuroimmunol. 2012; 3: 85-7.

[2] Dobson R, Ramagopalan S, Davis A, et al. Cerebrospinal fluid oligoclonal bands in multiple sclerosis and clinically isolated syndromes: a meta-analysis of prevalence, prognosis and effect of latitude. J Neurol Neurosurg Psychiatry. 2013; 84: 909-14.

[3] Nakashima I, Fujihara K, Sato S, et al. Oligoclonal IgG bands in Japanese patients with multiple sclerosis. A comparative study between isoelectric focusing with IgG immunofixation and high-resolution agarose gel electrophoresis. J Neuroimmunol. 2005; 159: 133-6.

[4] Kikuchi S, Fukazawa T, Niino M, et al. HLA-related subpopulations of MS in Japanese with and without oligoclonal IgG bands. Neurology. 2003; 60: 647-51.

[5] 田中正美，田中惠子．抗アクアポリン 4 抗体測定系の検討: cell-based assay と ELISA の比較．神経内科．2014; 81: 685-7.

[6] Sato DK, Callegaro D, Lana-Peixoto MA, et al. Distinction between MOG antibody-positive and AQP4 antibody-positive NMO spectrum disorders. Neurology. 2014; 82: 474-81.

[7] Rao SM, Leo GJ, Bernardin L, et al. Cognitive dysfunction in multiple sclerosis. Frequency, patterns, and prediction. Neurology. 1991; 41: 685-91.

[8] Lanz M, Hahn HK, Hildebrandt H. Brain atrophy and cognitive impairment in multiple sclerosis: a review. J Neurol. 2007; 254: 43-8.

[9] Fowler CJ, Griffiths D, de Groat WC. The neural control of micturition. Nat Rev Neurosci. 2008; 9: 453-66.

[10] Brownlee WJ, Hardy TA, Fazekas F, et al. Diagnosis of multiple sclerosis: progress and challenges. Lancet. 2017; 389: 1336-46.

〈竹下幸男，神田　隆〉

MSのMRIの取り方と特徴的な所見について教えてください

多発性硬化症（multiple sclerosis: MS）を正確に診断・評価し，早期に治療介入を行うにあたってMRIは重要な検査である．また，診断後のフォローアップにも欠かせない．ここではMSの診断に必要なMRI所見，臨床的にMSを疑った際のMRIの撮影方法，MSに特徴的なMRI所見，フォローアップのMRIについて述べる．

1. 診断に必要なMRI所見

MSは空間的多発性（dissemination in space: DIS）および時間的多発性（dissemination in time: DIT）を呈する中枢神経系の脱髄性疾患であるため，これを臨床的・画像的に証明することが診断の主軸となる．一般的に，MSの診断は国際的な診断基準であるMcDonald診断基準を用いて行う．McDonald診断基準は2001年にInternational Panel on Diagnosis of MSによって発表され，2005年，2010年に改訂された．

2010年のMcDonald診断基準[1]では，撮影のタイミングを問わず，無症候性の造影病変と非造影病変が混在していればDITを満たすことができるようになった．つまり，1回のMRIでDITの証明ができることが画期的であった．さらに，再検したMRIで新規の無症候性病変を認めた場合にも時間的多発を証明しうる．一方，MRIでのDISの条件は，脳室周囲・皮質直下・テント下・脊髄の4領域のうち2領域以上に1つ以上のT2病変を認めれば満たされる．この際，脳幹症候群の患者では症候性のテント下病巣を除外し，脊髄症候群の患者では症候性の脊髄病変は除外することになっている．これらの診断基準は中枢神経疾患の鑑別を目的としたものではないため，MSが積極的に疑われる状況に限って適応するべきであり，そのためにはまず他疾患を鑑別する必要がある．特に視神経脊髄炎関連疾患（neuromyelitis optica spectrum disorder: NMOSD）は，同じ中枢神経系の炎症性脱髄性疾患ではあるが，MSとは治療方針が異なることから，抗アクアポリン4抗体の計測やMRIでの脊髄長大病変の確認など注意深い除外が必要である．また，臨床的にMSが疑われるが，McDonald基準を満たさない場合には3〜6カ月後に脳MRIを再検することが勧められる．2回目の脳

| I 脱髄性疾患総論 | II 疾患概念と臨床症状 | III 機序 | IV 検査 | V 診断 |

MRI で新規病変を認めない場合，3 回目の脳 MRI を 6〜12 カ月後に撮影する[2]．

2. 脳 MRI 撮影方法

ヨーロッパの多施設共同研究グループ（Magnetic Resonance Imaging in MS: MAGNIMS）では，ベースラインの脳 MRI 評価として，
・T2 強調画像とプロトン密度強調画像（あるいは T2-FLAIR）（横断面）
・T2-FLAIR（矢状断）
・単純 T1 強調画像（横断面）
・造影 T1 強調画像（横断面）
を勧めている．さらに，double inversion recover（DIR）法や diffusion-weighted imaging（DWI）の撮影も有用であるとしている．静磁場強度 1.5 T（可能であれば 3.0 T）の MRI で，スライス厚 3 mm 以下，空間分解能 1×1 mm（ボクセルサイズ 3×1×1 mm）以下での撮影が望ましい[2]．T2-FLAIR は大脳白質の病変の評価はしやすいが，テント下の病巣検出には向かないため，テント下の病変は T2 強調画像やプロトン密度強調画像で評価する．また，T2 病巣を認めた場合はガドリニウム造影 T1 強調画像を撮影する．その際，造影剤投与後 5 分以上経ってから撮影を行うのがよい．増強効果を呈するような活動性の MS 病変では一般的に拡散は上昇するため，DWI が脳梗塞との鑑別に役立つ．しかし，急性期の MS 病変でも炎症のプロセスや虚血の状態を反映し，脳梗塞同様に拡散低下が認められることがあるため，両者の区別には注意を要する．

3. 脊髄 MRI 撮影方法

MS の診断における脊髄 MRI の有用性について，脳 MRI ほどのエビデンスはない．しかし，欧米より NMOSD 診療の機会が多い日本では，脊髄 MRI は他疾患との鑑別という点においても重要な検査である．

clinically isolated syndrome 患者の 30〜40% に無症候性の脊髄病変が見つかるといわれている[2]．CIS の患者で脊髄症候群を呈する患者ではもちろんのこと，脳 MRI だけでは DIS を満たさない CIS を MS と診断するのにも脊髄 MRI は有用である．また，他疾患で偶発的に脊髄病巣が見つかることは稀なので，脳 MRI に加えて脊髄 MRI で MS らしい無症候性病巣が検出できれば，MS を疑う証左になる．

脊髄 MRI は 1.5 T 以上で撮影し，3 mm スライス厚以下，空間分解能は 3×1×1 mm 以下が推奨される[2]．矢状断は必須で，T2 強調画像とプロトン強調画像の 2 種類のシークエンスで撮影することが望ましい．T2 強調画像で検出できない病変がプロトン強調画像で見つかることがある．その他，short-tau inversion recovery（STIR）法による撮影は，アーチファクトが混じりやすいものの脊髄病巣の検出感度がよいので，プロトン強調画像の代替として考慮してもよい．また，頸髄 MRI に限れば，phase-sensitive inversion recovery（PSIR）法は STIR 法よりもさらに脊髄病巣の検出に優れるので，オプションとして勧められる．

矢状断で認めた異常を詳細に確認するためには横断面の撮影が必要である．脊髄横断面の評価を行う際には 2D または 3D の T2 強調画像を含める．T2 強調画像で病巣を認めた場合は，造影 T1 強調画像も撮影する．造影効果のある脊髄病巣は新出の神経症状を反映したものであることが多い．T2-FLAIR の撮影は脳 MRI では一般的であるが，脊髄病巣の検出には向かない．

4. 特徴的な MRI 所見

脳 MRI で MS の病変がよく認められるのは，DIS の評価項目でもある脳室周囲白質・皮質直下である．その他，脳幹，小脳，脳梁，視神経にも好発するが，皮質や基底核などどこにでも起きうる．日本人 MS では，欧米白人 MS と比較して小脳病変をきたす割合が低いことが指摘されている[3]．病巣は円形や楕円形の形を呈することが多く，T2 強調画像で高信号を示す．

1 Ovoid lesion（Dawson's finger）

MS の脳病巣で最もよく認められる所見で，側脳室周囲から大脳白質に垂直に伸びる楕円形の病巣を指す　図1A, B　．MS の病変は側脳室周囲白質から髄質静脈の走行に一致して静脈周囲に分布する傾向があり，その分布は Dawson's finger と呼ばれる．この分布は，病変において，炎症細胞が小静脈から浸出して脳組織に浸潤していることを示している．MS でよくみられるが，虚血性病変でも同様の所見を認め特異度は高くない．

2 Callosal-septal interface lesion

側脳室壁から垂直方向に伸びる脳梁内病変である　図1C　．一般的に脳梁の

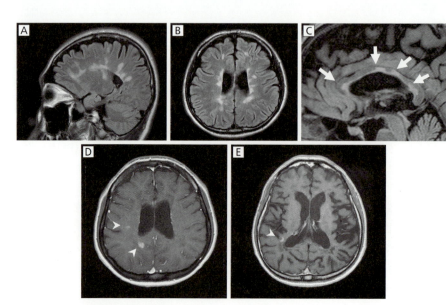

図1 MS に特徴的な MRI 所見
A：T2-FLAIR/矢状断で側脳室に接する多数の ovoid lesion を認める．
B：T2-FLAIR/軸状断でも ovoid lesion が確認できる．
C：側脳室壁から垂直方向に伸びる脳梁内の callosal-septal interface lesion（T2-FLAIR/矢状断，矢印）．
D：結節性の造影効果を有する病変（矢印頭）．
E：病変の辺縁が造影されているが，皮質に接する部分の造影効果は認めない（open ring sign；矢印頭）．

血管性病変は頻度が低いので，MS における感度・特異度が高い．この病変を確認するには T2-FLAIR 矢状断が適している．

3 T1 black hole

急性期に造影効果を伴う T1 強調画像の低信号域の多くは浮腫や炎症に伴う変化で，半数以上は時間経過とともに消失する．一方，造影効果を伴わない低信号域が 6 カ月を超えて残る場合があり，T1 black hole と呼ばれる．組織学的には重度の脱髄と軸索消失を反映している．

4 Open ring sign

活動性のある病変には造影効果を認めるが，これは blood-brain barrier の破綻を意味し，1～2 カ月以内に出現した病巣であることを示唆する．造影効果は

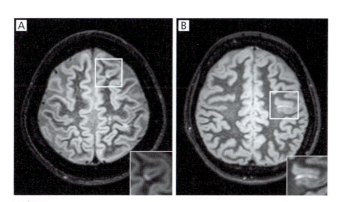

図2 Dual inversion recover（DIR）法による皮質病巣の検出
A: 皮質内病変（3D-DIR 法）．B: 皮質直下病変（3D-DIR 法）

均一な結節性　図1D　またはリング状を呈し，4～6週程度持続する．白質病変ではつながっている造影病変が皮質や灰白質で途切れる現象は open-ring sign と呼ばれており，脱髄病変に比較的特徴的な所見である　図1E　．リング状の造影効果がみられる場合は，脳腫瘍や脳膿瘍との鑑別が必要となるが，MS では mass effect があっても軽度であることが多く，数カ月以上造影効果が続くことは稀である．MS で造影効果のある病巣を認めた場合は，高い疾患活動性を反映しているので，積極的な治療介入を検討する．

5 Juxtacortical lesion

皮質から皮質下の U-fiber に沿って広がる病変を指し，大脳皮質内静脈と U-fiber の灌流域に一致する．皮質病巣の検出には，白質と脳脊髄液を抑制することで灰白質を選択的に描写する DIR 法が適しており，オプションのシークエンスとしても推奨されている　図2　．その他，皮質内病巣の評価には PSIR 法，high-resolution 3D magnetization-prepared rapid acquisition with gradient echo（MPRAGE）法も適している．MS は従来，白質を侵す疾患として認識されていたが，皮質や深部灰白質病巣も MS の発症や進行に深く関わっていることが判明し，実際，灰白質の病巣は白質病巣よりも MS 障害度や認知機能と密接に関連している．

6 視神経所見

急性期の視神経炎では，脂肪抑制後の T2 強調画像や short-tau inversion

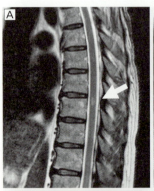
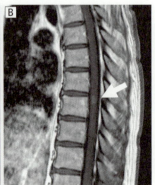
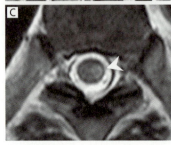

図3 MSの脊髄病変
A: Th8レベルにT2強調画像で高信号を呈する病変を認める.
B: 同部位は造影効果を伴う.
C: 軸状断で左側索病変が確認できる.

recovery (STIR) 法で視神経に高信号を認め，腫脹や造影効果を有することもある．評価には冠状断が適している．視神経炎は片側のことが多く，視神経管内～頭蓋内の視神経内に比較的小さな病変を呈することが多い．MSでは視交叉や視索に病変を認めることは少ない．

7 脊髄炎所見

MSでは胸髄よりも頸髄に病変を認めることが多い．MSでは1椎体以下の短い病変が多く2椎体を超えることは稀である．横断像の評価では脊髄病変は辺縁に寄っており，特に後索や側索病変が多く，脊髄灰白質まで侵すことは比較的少ない 図3 ．しかし，最近の3TのPSIRを用いた頸髄MRIの研究では，MSでも高率に脊髄灰白質が障害されることが報告されている[4]．

8 Leptomeningeal enhamcement

脳の軟膜表面やくも膜下腔に沿ってみられる造影効果のことである．かつては，leptomeningeal enhancementがみられた場合はMS以外の疾患を鑑別すべき

と考えられていたが，近年の研究では MS 患者の約 25％でも認められ，髄軟膜の炎症による血管透過性の亢進を反映していると考えられている[5]．この所見を評価するためには，ガドリニウム造影 T1 強調画像よりもガドリニウム造影 T2-FLAIR がよい．MS ではガドリニウム造影 T2-FLAIR での造影効果は数年にわたり持続してみられ，髄軟膜の炎症が続いていることを示唆する所見とされる．

5. フォローアップの MRI

　疾患の経過をみる上で定期的な脳 MRI 撮影は不可欠である．撮影頻度は患者ごとに個別に判断すべきであるが，最低でも年 1 回は脳 MRI をフォローすることが勧められている[6]．また，再発予防のために疾患修飾薬（disease-modifying drugs: DMD）を投与している場合に，その治療効果を判定するためにも脳 MRI による経過観察が必要である．一般的には DMD 導入前と導入後 6～12 カ月に脳 MRI 撮影を行う．しかし，DMD の種類によって適切な MRI 撮影時期が異なる．例えばグラチラマー酢酸塩（コパキソン®）は治療効果が出るのに 6 カ月程度必要であるため，1～6 カ月後の MRI が必ずしも治療効果を反映したものではない．一方，進行性多巣性白質脳症のリスクの高い患者にナタリズマブ（タイサブリ®）を投与する際にはさらに頻回の MRI フォローが必要である．

　フォローアップの MRI では，新規 T2 病巣がないか，または既知の T2 病巣が拡大していないかを確認する．また，MS 患者での脳萎縮は非可逆的な組織損傷や神経変性を反映し，予後との関連が指摘されている．健康人の脳萎縮のスピードは年に 0.1～0.3％程度であるが，MS では年に 0.5～1.35％の脳萎縮が認められる[7]．脳萎縮は進行期に特徴的な所見ではなく，病初期から認められることがわかっている．近年では治験や臨床研究で脳萎縮が評価対象とされることも増えており，疾患活動性がない目安として脳萎縮を年 0.4％未満に抑えることが提唱されている[7]．しかし，実際の臨床の現場で萎縮の程度を正確に評価することは難しいため，MRI を経時的に比較することで脳萎縮をチェックすることが必要である　図4．

　経過観察用の MRI は既撮影の MRI と比較するためにも，ベースラインと同様のプロトコールで撮影することが勧められている．脳 MRI では T2 強調画像とプロトン密度強調画像（あるいは T2-FLAIR）の横断面，造影 T1 強調画像の横断面を軸に，単純 T1 強調画像，DIR 法，DWI 法を必要に応じて付け加えて撮影する．脊髄 MRI のフォローは必須ではないが，臨床的に脊髄症状を疑う所見が新

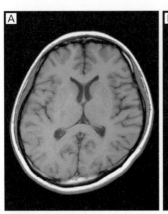 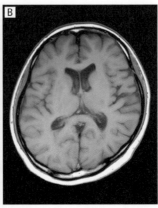

図4 MS の脳萎縮
A: 29 歳女性，発症 2 年目の T1 強調画像．
B: A と同一患者の 37 歳時，発症 10 年目の T1 強調画像．全体的な脳萎縮と側脳室の拡大を認める．

出した場合には，NMOSD との鑑別を再度行うという意味でも撮影を考慮すべきである．

Pearls

MAGNIMS は 2016 年に MS 診断の新たな MRI ガイドラインを提唱しており[8]，次回改訂の McDonald 基準に反映されるのではないかと考えられる．2010 年改訂 McDonald 基準では，MRI での DIS の証明は，脳室周囲・皮質直下・テント下・脊髄の 4 領域のうち 2 領域以上に 1 つ以上の T2 病変を認め，症候性のテント下病巣や脊髄病変は除外することになっていたが，当ガイドラインでは以下の 5 つのうち 2 つを満たすことへ変更されている．

- 3 個以上の脳室周囲病変
- 1 個以上のテント下病巣
- 1 個以上の脊髄病巣
- 1 個以上の視神経病巣
- 1 個以上の皮質または皮質直下病巣

DIS に必要な脳室周囲病変の個数が増えたこと，視神経病変が DIS 基準に入ったこと，皮質直下病変に限らず，様々なタイプの皮質病変が許容されたことが変更点である．また，脳幹症候群・脊髄症候群・視神経炎の患者において，病変が無症候性か症候性かも不問となっている．

文献

❶ Polman CH, Reingold SC, Banwell B, et al. Diagnostic criteria for multiple sclerosis: 2010 revisions to the McDonald criteria. Ann Neurol. 2011; 69: 292-302.

❷ Rovira À, Wattjes MP, Tintoré M, et al. Evidence-based guidelines: MAGNIMS consensus guidelines on the use of MRI in multiple sclerosis—clinical implementation in the diagnostic process. Nat Rev Neurol. 2015; 11: 1-12.

❸ Nakashima I, Fujihara K, Okita N, et al. Clinical and MRI study of brain stem and cerebellar involvement in Japanese patients with multiple sclerosis. J Neurol Neurosurg Psychiatry. 1999; 67: 153-7.

❹ Kearney H, Miszkiel KA, Yiannakas MC, et al. Grey matter involvement by focal cervical spinal cord lesions is associated with progressive multiple sclerosis. Mult Scler. 2015; 20: 910-20.

❺ Absinta M, Vuolo L, Rao A, et al. Gadolinium-based MRI characterization of leptomeningeal inflammation in multiple sclerosis. Neurology. 2015; 85: 18-28.

❻ Wattjes MP, Rovira À, Miller D, et al. Evidence-based guidelines: MAGNIMS consensus guidelines on the use of MRI in multiple sclerosis—establishing disease prognosis and monitoring patients. Nat Rev Neurol. 2015; 11: 597-606.

❼ Kappos L, De Stefano N, Freedman MS, et al. Inclusion of brain volume loss in a revised measure of "no evidence of disease activity" (NEDA-4) in relapsing-remitting multiple sclerosis. Mult Scler. 2016; 22: 1297-305.

❽ Filippi M, Rocca MA, Ciccarelli O, et al. MRI criteria for the diagnosis of multiple sclerosis: MAGNIMS consensus guidelines. Lancet Neurol. 2016; 15: 292-303.

〈中村優理，吉良潤一〉

NMOを示唆するMRI所見について教えてください

視神経脊髄炎（neuromyelitis optica: NMO）は1894年のEugène Devicの報告以後，症例報告が蓄積されていったが，1999年のWingerchukらの診断基準の策定，2004年のLennonらによる患者血清中のNMO-IgGの発見，さらにそれに続いての「NMO-IgGの標的抗原はaquaporin-4（AQP4）である」という発見以後，疾患概念が明確になっていった．それにつれ，検査所見の特徴も明らかになっていき，髄液中のIL-6やGFAPの上昇，さらにはMRI所見に関しても特徴的な所見が，特に多発性硬化症（MS）との対比から数多く報告された．その後，NMOの疾患概念が拡張しNMO spectrum disorder（NMOSD）となって，それはさらに明確化され，抗AQP4抗体の結果を得る前の段階での判断に大きく貢献するようになっている．これらの所見について概観したい．なお近年，NMOSDの一部に抗MOG抗体陽性の一群があり，臨床的にもMRI画像上も抗AQP4抗体陽性NMOSDとは異なる特徴があることが報告されており，この点にも簡単に触れたい．

1. 脊髄MRIの長大な脊髄病変，脳の初回MRI画像

歴史的にNMOSDのMRI画像でまず指摘された点は長軸方向に長大な脊髄病変が高頻度でみられ，脳の初回MRI画像が正常の場合が多いということである．NMOは現在，NMOSDと疾患概念が拡大しているが，これらの特徴は診断基準の一部に取り入れられている重要な所見である．前者に関しては三椎体長を超えるような髄内病変が特徴的であり，MSの脊髄病変では一般的に長軸方向には一椎体長以内のことが多く，長くても二椎体長であることが鑑別点になる．後者に関しては後述する．

2. 脊髄MRIにおけるNMOSDに特徴的な所見

脊髄病変の局在に関しては矢状断で胸髄ないし頸髄に病変が存在することが多く，横断面でみると脊髄中央や，やや後索寄りに横断性の病変をきたすことが多い．後者は，脊髄辺縁に寄る小病変が多いMSとの鑑別点になっている．これ

らの好発部位は AQP4 の分布だけでは説明がつかず，静脈灌流など他の要素の関与が疑われている．脊髄炎急性期では浮腫性病変であることが多いが，一方，慢性期においては三椎体長を超えるような脊髄萎縮も髄内病変と同様，NMOSD を示唆する所見と考えられること，空洞形成と思われる所見がみられる場合があることが知られている．

特徴的な画像所見としては，さらに横断像で病変の中に点状の高信号部位がみられることがあり bright spotty lesion と呼ばれ，NMOSD に比較的特徴的な所見とされている❶．造影所見に関しては抗 AQP4 抗体陽性脊髄炎急性期の造影脊髄 MRI の約3〜7割に造影病変が認められ，約3割で ring-enhancement がみられ，それは矢状断でみると紡錘状に病変周囲が造影され cat's eye ないし lens-shaped の所見になることが多いことが報告されている．

長大な脊髄病変を呈する疾患のうちでは，MS，NMOSD でも MS 以外の疾患と比較して，前述の T2 強調画像における bright spotty lesion が NMOSD を他疾患から見分ける最も鑑別能が高い検査であること，T1 強調画像で低信号域が NMOSD で多くみられることが報告されている❷．

脊髄梗塞は NMOSD による脊髄炎の鑑別として問題になりうる疾患であるが，脊髄梗塞との鑑別点としては病変の中心が延髄頸髄移行部から 7 cm 以内に存在すること，T2 強調画像における bright spotty lesion の存在，造影所見の存在が挙げられている．

3. 視神経 MRI における NMOSD に特徴的な所見

両側性の病変，視神経の 1/2 を超えるような T2 強調画像（WI）高信号・ガドリニウム（Gd）造影 T1 強調画像で高信号の長大な病変あるいは視交叉を含む病変が特徴的とされ，NMOSD の診断基準にも取り入れられている．病変の局在に関して，NMOSD と MS の対比においては急性期における造影病変の頻度で差があるのは orbital segment のみで，NMOSD に多く認められること，寛解期の MRI では intra-cranial segment や視交叉病変が MS に比べ NMOSD で多く認められことが報告されている 図1 ❸．また，抗 MOG 抗体陽性 NMO の視神経炎急性期では抗 AQP4 抗体陽性 NMO の視神経炎急性期に比べ intra-cranial segment，canalicular portion に病変をきたす割合が高いことが報告されている❹．

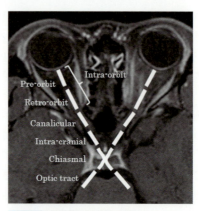

図1 視神経の部位の呼称
(Akaishi T, et al. J Neuroimmunol. 2016; 293: 28-33 より許諾を得て転載)[4]

4. 脳MRIにおけるNMOSDに特徴的な所見[5]

　当初，頭部MRIは異常がないことがNMOの特徴的な所見であるとして強調されてきたが，その後の検討で発症時において43〜70%に脳MRI異常があり，初期においてもNMOに比較的特徴的な頭部MRI所見が認められることがあることが報告されている．NMOSDで異常が認められやすい部位としては第三脳室周囲（間脳），中脳水道周囲，第四脳室周囲（脳幹部），テント上ないしテント下白質，中脳，小脳が挙げられており，第三脳室周囲ないし中脳水道周囲には視床，視床下部，中脳前縁などが含まれる．第四脳室周囲の脳幹背側病変はNMO/NMOSDに最も特徴的な所見と考えられ，延髄背側/最後野病変としてNMOSDの診断基準にも取り入れられている．ただし，これらの部位に病変が好発するのは抗AQP4抗体陽性NMOSDであり，抗MOG抗体陽性NMOSDでは好発しないことが指摘されている．また抗AQP4抗体陽性NMOSDでこれらの部位になぜ好発するのかという理由としてAQP4が多く発現しているからということで説明がなされているが，AQP4が多く存在しないところにも病変は出現し，AQP4の発現だけでは局在を説明できないことも指摘されている．

　病変自体は，皮質下ないし深部白質の非特異的なT2ないしFLAIR高信号病変が最もよく認められる病変であるが，いくつかのNMOSDに特徴的な局在，外

観が存在する．以下に一つずつ特徴的な所見を述べる．

1 単純頭部 MRI 所見

脳室周囲の傍上衣病変

①第三脳室・中脳水道周囲の間脳病変 図2A （視床，視床下部 図2A.a,b ，中脳吻側 図2A.c を含む）：ここの病変により，ADH 不適合分泌症候群，ナルコレプシー，体温低下，低血圧，睡眠過多などを生じることが報告されている．

②最後野と弧束核を含む第四脳室に隣接する脳幹背側病変 図2B ：これは NMOSD における最も特徴的な脳 MRI 所見であり，NMOSD の 7〜46％にみられる．この病変によりしばしば難治性吃逆・悪心・嘔吐が生じる．この領域が好発部位となっているのは血液脳関門が脆弱な部位であるため抗 AQP4 抗体が脳内に侵入しやすいからと考えられている．脊髄 MRI の箇所でも触れたが延髄病変はしばしばそのまま頸髄に連なる病変を形成する 図2B.b ．

③側脳室周囲の傍上衣病変 図2C ：脳梁病変はMSでも NMOSD でみられるが，MS のそれと比較して NMOSD では側脳室に直接接していて，浮腫性で，不均一でいわゆる「大理石様」病変 図2C.b を呈する．脳梁全層に及ぶ所見も NMOSD に特徴的な所見である．脳梁膨大部を介し左右の側脳室背側部をつなぐいわゆる「アーチ橋様」病変 図2C.c も特徴的な所見である．脳梁病変は寛解期，見えにくくなったり，消失したり，囊胞を形成したり，萎縮をきたしたりする．

半球性の白質病変

広範な半球性の大脳白質病変を呈する場合があり，時に長径が 3 cm を超える tumefactive（腫瘍様）と呼ばれる病変をきたしたり 図2D.a ，紡錘様，放射状と表現される病変をきたす場合もある 図2D.b ．これらの病変は局在により片麻痺や意識障害など脳症症状，視野障害などをきたしうる．mass effect は通常認めない．病変は ADC の上昇を呈し 図2D.c ，急性炎症に伴う血管原性浮腫をきたしていると考えられる．また，時に reversible encephalopathy syndrome や Baló 病様の病変を呈することがある．広範な大脳白質病変もまた寛解期には囊胞様病変・空洞を形成したりする場合がある．

錐体路病変

大脳半球の深部白質から内包後脚を経て 図2E.a 中脳大脳脚 図2E.b や橋底部に至るような長軸方向に長い錐体路病変が NMOSD の 23〜44％にみられ，比較的 NMOSD に特徴的な所見と考えらえる．この部位は AQP4 が高発現して

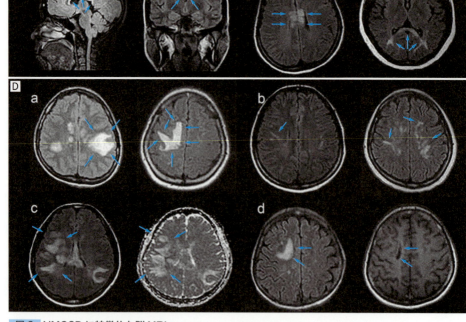

図2 NMOSDに特徴的な脳MRI
(Kim HJ, et al. Neurology. 2015; 84: 1165-73 より許諾を得て転載)

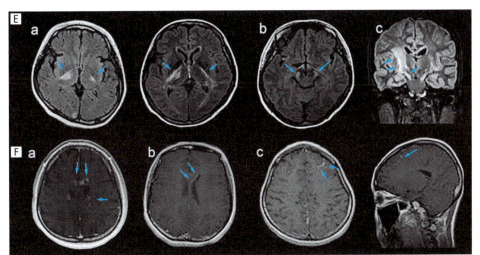

図2 つづき

いるわけではなく，障害されやすい原因ははっきりしてない．

2 造影頭部 MRI 所見

9～36％の病変が造影剤による増強効果を呈すると報告されている．辺縁がはっきしし(ママ)ない，かすかな，多発する，いわゆる cloud-like（雲様の）enhancement を呈する場合がある　図2F.a　側脳室の上衣表面の線上の造影増強効果が pencil-thin（鉛筆ほどの薄さの）lesion として報告されている　図2F.b　．また，稀ではあるが髄膜の増強効果も報告されている　図2F.c　．

おわりに

上記をまとめると　表1　になり，これまでの検討で少なくとも抗 AQP4 抗体陽性 NMOSD の MRI 所見の特徴はかなり明らかになったと思われる．ただ，それでも判断に迷う症例はあり，特徴的とされる長大な脊髄病変ですら，頻度の違いはあるものの MS でもみられると多くの報告が指摘しており，MRI だけでの診断は無理である．ただ，診断の補助としては非常に重要なツールであり，本稿が読者の日常臨床の一助になれば幸いである．

| I 脱髄性疾患総論 | II 疾患概念と臨床症状 | III 機序 | IV 検査 | V 診断 |

表1 NMOSD に特徴的な MRI 所見

脊髄	
T2WI 矢状断	長大な髄内高信号病変（三椎体を超える，頸髄か胸髄が多い） 延髄に及ぶ胸髄内病変 高信号の点状病変（bright spotty lesion） 脊髄腫脹
T1WI 矢状断	T1 低信号の萎縮を伴う慢性病変
T2WI 横断	灰白質部を中心とする病変 白質病変
視神経	
脂肪抑制 T2WI	長大な視神経病変 視神経萎縮
脳	
T2WI/FDIR	aquaporin-4 高発現部位の病変（視床，視床下部，中脳前縁， 　延髄背側/最後野など） 頸髄に及ぶ延髄病変 半側大脳の広大な病変 腫脹を伴う/腫瘍様（tumefactive）の病変 脳梁全層にわたる病変，大理石様病変，アーチ橋様病変 錐体路に沿った長い病変
造影 T1WI	雲様の造影病変（cloud-like enhancement） pencil-thin 病変

(Matthews LA, et al. Mult Scler Relat Disord. 2014; 3: 284-93 を改変)[6]

Pearls

　NMOSD において，最も頻繁に鑑別が必要になるのは MS であろう．数多くの研究の蓄積により MS は MRI でかなり鑑別が可能になったと思われる．重要な点は MS の特徴をよく理解することである．特に局在（脳室周囲，皮質下白質病変が多い），形態（通常，卵円形の ovoid lesion）などが重要である．その上で上述の NMOSD の画像的特徴を理解すれば抗 AQP4 抗体の結果の出る前に，多くの症例で MS は鑑別可能である．

文献
❶ Yonezu T, Ito S, Mori M, et al. "Bright spotty lesions" on spinal magnetic resonance imaging differentiate neuromyelitis optica from multiple sclerosis. Mult Scler. 2014; 20: 331-7.
❷ Pekcevik Y, Mitchell CH, Mealy MA, et al. Differentiating neuromyelitis optica from

other causes of longitudinally extensive transverse myelitis on spinal magnetic resonance imaging. Mult Scler. 2016; 22: 302-11.

❸ Hokari M, Yokoseki A, Arakawa M, et al. Clinicopathological features in anterior visual pathway in neuromyelitis optica. Ann Neurol. 2016; 79: 605-24.

❹ Akaishi T, Nakashima I, Takeshita T, et al. Lesion length of optic neuritis impacts visual prognosis in neuromyelitis optica. J Neuroimmunol. 2016; 293: 28-33.

❺ Kim HJ, Paul F, Lana-Peixoto MA, et al. MRI characteristics of neuromyelitis optica spectrum disorder: an international update. Neurology. 2015; 84: 1165-73.

❻ Matthews LA, Palace JA. The role of imaging in diagnosing neuromyelitis optica spectrum disorder. Mult Scler Relat Disord. 2014; 3: 284-93.

〈森　雅裕〉

| I 脱髄性疾患総論 | II 疾患概念と臨床症状 | III 機序 | IV 検査 | V 診断 |

中枢脱髄性疾患が疑われる患者ではどのような血液検査をしますか

多発性硬化症（multiple sclerosis: MS）においては確立された血液バイオマーカーは存在しないが，確定診断には除外診断が必要であり，その過程に血液検査は必須である．特に，視神経脊髄炎（neuromyelitis optica: NMO）および中枢・末梢連合脱髄症の一部では，自己抗体が診断に重要な役割を果たす．その他，神経 Behçet 病，神経 Sweet 病，神経サルコイドーシス，Sjögren 症候群，自己免疫性脳炎，全身性エリテマトーデスや悪性リンパ腫の一部においても血液検査が診断に有用である 表1 ．ただし，いずれの疾患においても非典型例では血液検査異常が陽性または陰性であることのみで鑑別診断はできず，臨床症状と画像検査，髄液検査，電気生理学的検査と併せて総合的に判断する必要がある．

1. 抗アクアポリン 4（AQP4）抗体

NMO は，アストロサイトを障害する抗アクアポリン 4（aquaporin-4: AQP4）抗体の血清中への出現を特徴とする中枢性炎症性疾患である．NMO は繰り返す視神経炎や脊髄長大病変などが特徴で，臨床経過は多くの場合 MS の診断基準を満たす．しかし，NMO に対して MS の治療〔インターフェロン（IFN）β，ナタリズマブ，フィンゴリモド〕を行うと病態を悪化させる可能性が指摘されていることに加え，MS では通常使用されない経口ステロイドや免疫抑制薬の有効性があるなど，治療方針が大きく異なるため，NMO は MS と早期に鑑別しなければならない．抗 AQP4 抗体の測定は，間接蛍光抗体法（cell-based assay: CBA）と酵素免疫測定法（ELISA）の 2 種類があり，CBA と ELISA の NMO に対する感度は CBA が 70％前後，ELISA は 60％，特異度は CBA・ELISA とも 100％である❶．ただし，2018 年 1 月現在保険収載がされているのは ELISA 法のみのため，まず ELISA 検査を提出し，陰性であった場合には CBA 法での確認を検討する．また，抗 AQP4 抗体陰性の NMOSD の存在も報告されており，注意が必要である．

分類	疾患	診断に有用な血液検査
自己免疫，炎症性疾患	多発性硬化症（MS）	なし
	視神経脊髄炎関連疾患（NMOSD）	抗 AQP4 抗体，抗 MOG 抗体
	中枢・末梢連合脱髄症（CCPD）	抗 NF155 抗体
	アトピー性脊髄炎	IgE，好酸球
	急性散在性脳脊髄炎（ADEM）	なし
その他の自己免疫疾患	神経 Behçet 病	HLA-B51 好中球増加，CRP 上昇，赤沈亢進，補体価上昇
	神経 Sweet 病	HLA-B54，Cw1 好中球増加，CRP 上昇，赤沈亢進
	神経サルコイドーシス	アンジオテンシン変換酵素（ACE） 血清カルシウム
	抗リン脂質抗体症候群	抗リン脂質抗体 FDP 上昇，血小板減少など
	全身性エリテマトーデス	抗リボソーム P 抗体 抗リン脂質抗体 抗 dsDNA 抗体 抗核抗体
	Sjögren 症候群	抗 SS-A 抗体 抗 SS-B 抗体 血球減少（好中球減少，貧血，血小板減少） 免疫学的異常（低補体，高 γ グロブリン血症，高 IgG 血症，赤沈亢進，リウマチ因子，クリオグロブリン血症）
脳腫瘍	悪性リンパ腫	β_2 ミクログロブリン LDH 可溶性インターロイキン 2 受容体（sIL-2R）
	神経膠腫	なし
代謝性疾患	MELAS	乳酸高値，ピルビン酸高値 ミトコンドリア DNA 遺伝子異常
感染症	進行性多巣性白質脳症（PML）	抗 JCV 抗体
	HTLV-1 関連脊髄症（HAM）	抗 HTLV1 抗体
	梅毒	RPR TPHA

2. 抗ミエリンオリゴデンドロサイト糖蛋白（MOG）抗体

抗 MOG 抗体は CNS の髄鞘を構成するミエリンオリゴデンドロサイト糖蛋白

（myelin-oligodendrocyte glycoprotein: MOG）に対する抗体である．抗 AQP4 抗体陰性 NMOsd の一部で本抗体が陽性になることが知られるようになった[2]．抗 MOG 抗体陽性例は，抗 AQP4 抗体陽性 NMOsd と比較して，重篤な視神経炎や脊髄炎をきたしてもステロイドに速やかに反応し，EDSS（Expanded Disability Status Scale）スコアや視力の回復がよく，多くは再発しないという特徴がある．さらに男性が多い，平均発症年齢が若い，視神経炎と脊髄炎をほぼ同時に発症する割合が高い，脊髄炎では脊髄円錐部病変が多いなどの特徴がある[2]．予後や治療方針が異なる点で抗 AQP4 抗体陽性 NMOsd および MS との鑑別が重要である．現時点では研究機関に測定を依頼する必要がある．なお，抗 MOG 抗体は，小児の急性散在性脳脊髄炎（ADEM）においても陽性になることがある[3]．

3. 抗ニューロファスチン 155（NF155）抗体

中枢・末梢連合脱髄症（combined central and peripheral demyelination: CCPD）は，中枢神経と末梢神経の両方に慢性再発性脱髄病変を生じる疾患で，CCPD の一部で抗ニューロファスチン 155（neurofascin 155: NF155）抗体が陽性となる[3]．CCPD に対して IFNβ を投与すると病態が悪化したり再発を繰り返すことがあるため，MS との鑑別が重要である．中枢性神経病巣を認めて MS が疑われた場合に，末梢神経障害の合併の有無を確認し，末梢神経障害を伴っている場合には抗 NF155 抗体陽性を測定する．現時点では研究機関に測定を依頼する．

4. 全身性の自己免疫性疾患における血液検査

全身性の自己免疫疾患もしばしば中枢神経系に病変が出現し，MS や NMO との鑑別が必要になる．MS や NMO には通常全身性の炎症を伴わないため，中枢神経病変に加えて血球数，CRP，赤沈などの異常を伴う場合にはまず全身性の自己免疫疾患を疑う．全身性の炎症所見が乏しい場合にも以下に述べるような疾患の可能性も考慮し，血液検査を行う場合がある．

①Behçet 病: 眼や皮膚粘膜とともに中枢神経に炎症を起こしうる全身性炎症性疾患であるが，皮膚や眼病変を欠き，中枢神経障害のみを示す特殊型の場合には MS との鑑別が問題になる．脳幹や基底核にしばしば病変をきたす．神経

Behçet 病では HLA-B51 の陽性率が高い．近縁の神経 Sweet 病も皮膚病変と中枢神経病変をきたしうる疾患であるが，HLA-Cw1 と HLA-B54 の頻度が高く，MS との鑑別の一助になる．

②**サルコイドーシス**: 免疫機序により非乾酪性類上皮細胞肉下種が全身に形成される原因不明の多臓器疾患であるが，約10%に神経病変をきたす．脊髄や脳実質に病変をきたした時には MS や NMO と鑑別する必要がある．血液検査では，血清アンジオテンシン変換酵素（ACE）活性高値，血清カルシウム高値が有用である．

③**抗リン脂質抗体症候群（anti-phospholipid syndrome: APS）**: 若年性脳梗塞や習慣性流産をきたす全身性の自己免疫疾患で，白質病変をきたし，MS との鑑別が問題となることがある．抗リン脂質抗体〔抗カルジオリピン抗体，ループスアンチコアグラント，抗カルジオリピン抗 β_2 グリコプロテイン I（aCL-β_2GP I）複合体抗体〕が陽性になる．血栓症を示唆する所見があり，APS と診断したら，血栓療法を開始することが必要である．

④**全身性エリテマトーデス（systemic lupus erythematosus: SLE）**: 中枢神経障害を伴うことがある．末梢血異常（溶血性貧血，白血球数減少，血小板数減少），抗核抗体，抗2本鎖DNA抗体，抗Sm抗体，抗リン脂質抗体，低補体などを確認する．特に，抗リン脂質抗体と抗リボゾームP抗体は，neuropsychiatric SLE で陽性のことが多い．

⑤**Sjögren 症候群**: 三叉神経障害，視神経障害，精神症状などの中枢神経障害を合併することがある．貧血，白血球減少症，血小板減少症，CRP 陽性，赤沈促進，高 γ-グロブリン血症，クリオグロブリン，抗核抗体（speckled pattern），抗 SS-A/Ro 抗体，抗 SS-B/La 抗体などが検出される．

5. 悪性リンパ腫関連

中枢神経原発悪性リンパ腫（primary central nervous system lymphoma: PCNSL）は中枢神経浸潤を伴う腫瘍の4%を占め，ステロイドパルスで腫瘍が縮小することが多く，MS との鑑別が問題になる．悪性リンパ腫では可溶性インターロイキン-2受容体（soluble interleukin-2 receptor: sIL-2R）が増加することが知られているが，PCNSL では異常を認めないことが多く，確定診断に生検が必要となる．また血管内悪性リンパ腫（intravascular large cell lymphoma: IVCL）も MS の鑑別になることがあるが，80〜90%で血清 LDH や β_2

| Ⅰ 脱髄性疾患総論 | Ⅱ 疾患概念と臨床症状 | Ⅲ 機序 | Ⅳ 検査 | Ⅴ 診断 |

ミクログロブリンの上昇を認め，その他，赤沈上昇，貧血，sIL-2R 上昇を認めることも多い．

6. IgE

アトピー性脊髄炎はアトピー性皮膚炎や気管支喘息の患者でみられる脊髄炎であり，MS の脊髄病変との鑑別が問題になる．血液検査異常として，好酸球数増加，高 IgE 血症，ヤケヒョウダニやコナヒョウダニに対する抗原特異的 IgE がみられ診断の参考になる．

7. MS と診断した後の血液検査

MS と診断して治療を開始する際には，副作用評価や治療反応性評価の目的で，抗 JC ウイルス抗体，IFNβ 中和抗体，抗ナタリズマブ抗体，Sema4A を測定する場合がある[4]（全て保険未収載）．

JC ウイルス抗体: ナタリズマブ，フィンゴリモドおよびフマル酸ジメチルを使用した MS において，頻度は異なるものの，進行性多巣性白質脳症（PML）が報告されている．特に PML 発生頻度の高いナタリズマブ使用に際しては抗 JC ウイルス抗体価を測定して発症リスクを評価しておく．またフマル酸ジメチルについては開始後リンパ球が減少する症例で PML が発生しており，末梢血リンパ球数をモニタリングする．

Sema4A: MS の一部において血中で増加することが報告されている．血清 Sema4A 高値 MS の患者は，発症年齢が若く，末梢血中の Th17 をはじめとするヘルパー T 細胞サブセットが増加していて，IFNβ 療法が効きにくいという特徴がある．Sema4A は樹状細胞に高発現してヘルパー T 細胞を活性化する作用があるためと推定されている．

Pearls

ビタミン D（1,25-(OH)$_2$D$_3$）と MS

日照時間が少ない高緯度地域で MS の有病率が非常に高いことはよく知られており，活性化ビタミン D の低下と相関すると考えられてきた．実際に活性化ビタミン D 低値が MS の重症度（EDSS）の悪化，二次性進行性 MS の割合増加などと

160　　JCOPY 498-32800

関連があるという報告が多数ある[5]．紫外線照射により体内で合成・変換されてできた血清中の活性化ビタミンDには，Th1細胞やTh17細胞による自己免疫反応を抑制する働きがあるとされており，活性化ビタミンD投与によるMS治療の可能性も検討されている．

文献

[1] Waters PJ, McKeon A, Leite MI, et al. Serologic diagnosis of NMO: a multicenter comparison of aquaporin-4-IgG assays. Neurology. 2012; 78: 665-71.

[2] Sato D, Callegaro D, Lana-Peixoto MA, et al. Distinction between MOG antibody-positive and AQP4 positive NMO spectrum disorders. Neurology. 2014; 82: 474-81.

[3] Ogata H, Matsuse D, Yamasaki R, et al. A nationwide survey of combined central and peripheral demyelination in Japan. J Neurol Neurosurg Psychiatry. 2016; 87: 29-36.

[4] Comabella M, Montalban X. Body fluid biomarkers in multiple sclerosis. Lancet Neurol. 2014; 13: 113-26.

[5] Niino M, Sato S, Fukazawa T, et al. Decreased serum vitamin D levels in Japanese patients with multiple sclerosis. J Neuroimmunol. 2015; 279: 40-5.

〈奥野龍禎，南波明子〉

脱髄性疾患の髄液所見について教えてください

1. 中枢脱髄性疾患における髄液所見の概要[1][2]

多発性硬化症（multiple sclerosis: MS），視神経脊髄炎（neuromyelitis optica: NMO），急性散在性脳脊髄炎（acute disseminated encephalomyelitis: ADEM）を含む中枢脱髄性疾患の診断には臨床経過，神経所見，各種検査結果を含めた総合的判断が求められ，髄液検査もその重要な要素の一つである．本稿ではMS，NMO，ADEMにおける髄液所見とその特徴から想定される病態について概説する．ただし，これら疾患に特異的といえる髄液検査項目はなく，診断の際には中枢神経感染症を含む他疾患の除外という観点も重要である．通常，髄液検査の際には圧，外見，細胞数とその分画，蛋白濃度，糖濃度，細胞診，微生物検査などを検討するが，その一般的な評価方法については他書を参照されたい．これらに加えて，中枢脱髄性疾患においては以下に示す項目も検討することでその診断補助，病態評価の参考となる．

1 血液髄液関門機能

髄液中のアルブミンはすべて血液から拡散したものであり，正常では髄液中のアルブミン濃度は血清の約200分の1である．血液髄液関門の機能に異常が生じると髄液中へのアルブミンの拡散が亢進するため，髄液アルブミン濃度が上昇する．したがって，髄液と血清のアルブミン濃度の比 albumin quotient（Q_{Alb}）は血液髄液関門機能の指標となる　図1A ．一般に Q_{Alb} の正常上限値 $\{Q_{lim}(Alb)\}$ は年齢に依存し，図1A に示す式で求められる．

2 髄腔内 IgG 産生

髄液中のアルブミンが血清由来であるのに対して，中枢神経炎症性疾患においては髄液中 IgG の由来は血清，または中枢神経内に浸潤した形質細胞による髄腔内産生の両者がありうる．すなわち，髄液中の IgG 濃度上昇を認めた際，血液髄液関門の機能障害により血清蛋白全体の髄液中への拡散が亢進している場合と，髄腔内で IgG 産生が亢進している場合を想定する必要があり，この両者を考慮に入れた指標が用いられている．以下のごとく髄腔内 IgG 産生の量的評価法として

A

$$Q_{Alb} = \frac{髄液 Alb 濃度 (mg/L)}{血清 Alb 濃度 (g/L)} \times 10^{-3}$$

$$Q_{lim}(Alb) = \left[4 + \frac{年齢(年)}{15} \right] \times 10^{-3}$$

$$Q_{IgG} = \frac{髄液 IgG 濃度 (mg/L)}{血清 IgG 濃度 (g/L)} \times 10^{-3}$$

$$Q_{lim}(IgG) = 0.93\sqrt{(Q_{Alb})^2 + 6 \times 10^{-6}} - 1.7 \times 10^{-3}$$

$$IgG インデックス = \frac{Q_{IgG}}{Q_{Alb}} = \frac{髄液 IgG (mg/L) \times 血清 Alb (g/L)}{髄液 Alb (mg/L) \times 血清 IgG (g/L)}$$

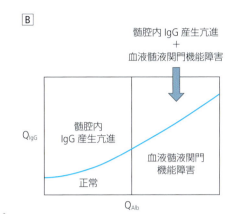

図1 血液髄液関門の機能障害，髄腔内 IgG 産生の指標
A: albumin quotient (Q_{Alb}) とその正常上限値 {Q_{lim}(Alb)}，IgG quotient (Q_{IgG}) とその正常上限値 {Q_{lim}(IgG)}，および IgG インデックスの計算式．計算の際には単位に注意が必要である．Alb: albumin
B: Q_{Alb} と Q_{IgG} の値から推定される4つの病態．

は IgG quotient（Q_{IgG}），IgG インデックス，質的評価法としてオリゴクローナルバンド（oligoclonal band: OB）がある．

- Q_{IgG}: 髄液と血清の IgG 濃度の比であり，その値が上限値 {Q_{lim}(IgG)} を超える場合，髄腔内で IgG が産生されていると判断する　図1A．
- IgG インデックス: Q_{IgG} を Q_{Alb} で除した値であり，正常上限は一般に 0.6〜0.7 とされている　図1A．
- OB: 髄液，血清蛋白を等電点電気泳動した際にガンマグロブリン領域にみられるバンドであり，血清にはみられないバンドが髄液に2本以上みられる場合に陽性と判断される．

図1B に示すごとく Q_{Alb}，Q_{IgG} を評価することで正常，髄腔内 IgG 産生亢進，血液髄液関門機能障害，またはその両者が存在する場合の4通りに病態を区分することができる．なお，髄腔内 IgG 産生量の評価には IgG インデックスが広く用いられているが，その算出の元となる Q_{IgG} と Q_{Alb} の関係は直線的ではなく　図1B ，Q_{Alb}，Q_{IgG} の値そのものにも着目すべきである．また，MS の診断に

| I 脱髄性疾患総論 | II 疾患概念と臨床症状 | III 機序 | IV 検査 | V 診断 |

おいては感度, 特異度とも IgG インデックスより OB の方が高い. 髄腔内 IgG 産生亢進は MS で高頻度でみられるが, 低頻度ながら NMO, 亜急性硬化性全脳炎, 脳炎, 髄膜炎などの中枢神経感染症, および神経 Behçet, 中枢神経ループスなどの自己免疫疾患や中枢神経原発悪性リンパ腫などでみられることがある.

3 ミエリン塩基性蛋白（myelin basic protein: MBP）

本邦では MS の診断目的で保険収載されているが, その解釈には注意が必要である. MBP は中枢神経髄鞘蛋白の 30% を占める蛋白質であり, 髄鞘が破壊された際に髄液中に放出されてその濃度が上昇する. 一般に急な髄鞘破壊が生じた後に 2, 3 日以内に上昇し, 10 日から 2 週間で正常の値に戻る. MS で上昇するとされているが, その機序が示すとおり NMO, ADEM, 脳炎, 脳血管障害, 外傷, 腫瘍など髄鞘が急激に破壊される病態でも上昇しうるため, 疾患特異性はない.

2. MS における髄液所見[1][2]

MS では約 30% の患者で軽度（〜50/μL）の髄液単核球増多がみられることがあるが, 35/μL を超える患者は稀である. 髄液蛋白も急性期に 3 分の 1 の患者で上昇するが, その値も 70 mg/dL を超えることは稀である. したがって, 髄液細胞数が 50/μL を超えたり, 髄液蛋白が 100 mg/dL を超える場合には NMO や中枢神経感染症, 腫瘍性疾患などの他疾患を考える必要がある.

MS では Q_{Alb} の上昇がみられる症例は 12〜23% であり, 血液髄液関門の障害は高度ではない. 一方で, MS では髄腔内で IgG 産生が亢進していることが古くから知られており, その診断基準には IgG インデックス, OB の検出が補助検査として含まれてきた. 近年の MRI 技術の発展などにより, 2010 年にまとめられた MS の国際的診断基準では再発寛解型 MS の診断におけるこれら髄液所見の重み付けが軽減されたが, その病態を考えた際に髄腔内 IgG 産生を評価する重要性は変わらない. また, 一次性進行型 MS の診断基準には IgG インデックスと OB は MRI とならび重要な項目として含まれている. なお, 欧米においては 90% 以上の MS 症例で OB が陽性になるとされているが, 本邦において陽性率は 41〜77% と報告されており注意が必要である.

3. NMO における髄液所見[3]

　NMO では約半数の患者で髄液細胞が増加し，その中央値は $19/\mu L$（$6 \sim 380/\mu L$）である．しばしば好中球の上昇がみられ，時に好酸球や抗塩基球もみられる．2015 年にまとめられた NMO spectrum disorders（NMOSD）の国際的診断基準では髄液細胞数が $50/\mu L$ を超える場合，再発時に好中球が $5/\mu L$ またはその分画が 44% 以上，好酸球が $5/\mu L$ またはその分画が 10% 以上ある場合には MS より NMOSD が考えられるとされている．髄液細胞数は寛解期と比べて再発時に高く，視神経炎と比べて脊髄炎の急性期で高い．髄液蛋白も約半数の患者で上昇し，その中央値は 76.3 mg/dL（$45.4 \sim 362$ mg/dL）である．髄液蛋白も視神経炎と比べ脊髄炎の急性期でより高値であり，その値は脊髄病変長と正の相関を示す．

　Q_{Alb} の上昇は $50 \sim 60\%$ の症例でみられ，急性期で特に高値を示すものの寛解期でも上昇している症例が存在する．一方，Q_{IgG} の上昇は急性期症例の約 10% でみられるものの一過性であり，その値も MS と比べると低い．また OB の陽性率も $15 \sim 30\%$ と MS より低く，陽性であったとしても一過性である．先に挙げた NMOSD の国際的診断基準では OB が陽性であることは NMOSD として非典型的項目（red flags）に加えられている．また，血清抗 aquaporin（AQP）4 抗体陽性患者の内，68% の症例で髄液でも抗 AQP4 抗体が陽性となるが，このうち髄腔内で抗 AQP4 抗体産生が示唆される症例は 4.3% であったと報告されている．さらに，抗 AQP4 抗体が血清で陰性にもかかわらず髄液で陽性であることは稀である．以上より，NMO では MS と比較して血液髄液関門の機能障害の頻度が高く，一方で髄腔内での IgG 産生が高くないと考えられ，また髄液中で抗 AQP4 抗体が検出される場合もそのほとんどは血液由来と考えられている．

4. ADEM における髄液所見[4]

　ADEM の髄液所見は非特異的であり，髄液検査を行う最も重要な目的は中枢神経感染症の除外である．一部の症例で $10 \sim 50/\mu L$ の軽度のリンパ球主体の髄液細胞増多がみられるが，$100/\mu L$ を超えることは稀である．また，髄液蛋白濃度増加がみられることもあるが，やはり 100 mg/dL を超えることは稀である．ADEM における Q_{Alb}，Q_{IgG}，IgG インデックスに関するまとまった報告はみら

れず，OB は 12.5％の症例で陽性であったと報告されているが，NMO と同様に一過性である．

Pearls

MS の予後予測因子としての OB

clinically isolated syndrome（CIS）（別項参照）患者が再発をきたすか，MRI基準を満たして MS と診断されるリスクは OB 陽性患者で陰性患者と比べて有意に高いことが報告されている．また，いくつかの疾患修飾薬の臨床試験後の追跡調査において，早期の治療開始が長期予後の改善に結びつくことが示唆されている．したがって，OB 陽性の CIS 患者においては，MRI を含め特に慎重に経過観察をしつつ，MS と診断された場合には早期に疾患修飾薬開始を検討するべきである．一方で，MS と診断された後の障害進行速度に関しては OB 陽性患者が陰性患者より速いとする報告と変わらないという報告が混在しており，結論は出ていない．なお，OB のパターンは個々の患者において安定しており，基本的には病勢や治療による影響を受けないため，繰り返し検査をする意義はない．なお，これらは主に欧米人におけるデータであり，OB の陽性率が欧米人より低い日本人におけるデータの蓄積が期待される．

文献

❶ Reiber H. Cerebrospinal fluid-physiology, analysis and interpretation of protein patterns for diagnosis of neurological diseases. Mult Scler. 1998; 4: 99-107.

❷ Stangel M, Fredrikson S, Meinl E, et al. The utility of cerebrospinal fluid analysis in patients with multiple sclerosis. Nat Rev Neurol. 2013; 9: 267-76.

❸ Jarius S, Paul F, Franciotta D, et al. Cerebrospinal fuid findings in aquaporin-4 antibody positive neuropmyelitis optica: results from 211 lumbar punctures. J Neurol Sci. 2011; 306: 82-90.

❹ Menge T, Hemmer B, Nessler S, et al. Acute disseminated encephalomyelitis. Arch Neurol. 2005; 62: 1673-80.

〈宮﨑雄生〉

6 脱髄性疾患の臨床神経生理検査の種類とその所見について教えてください

1. 臨床神経生理検査の種類

　中枢神経系の脱髄疾患では，多発性硬化症（multiple sclerosis: MS）が最も頻度が高く，重要なので，ここでは MS を中心に臨床神経生理検査について述べる．

　一般的な臨床現場において MS の神経生理学的検査法としては，体性感覚誘発電位（somatosensory evoked potential: SEP），視覚誘発電位（visual evoked potential: VEP），聴性脳幹反応（auditory brainstem response: ABR），運動誘発電位（motor evoked potential: MEP）といった誘発電位検査が主に行われている．

　臨床症状や神経学的所見から予想される病変が MRI で描出されないということはしばしば経験する．それは MRI 所見が組織学的な変化を表現しており，必ずしも機能的な変化を表現しているものではないからである．一方，誘発電位検査は脱髄の病態をより反映することができ，MRI などの画像診断では捉えられない機能的変化を非侵襲的に検査できることが特徴である．そのため，MS の診断において生理学的検査を行う目的としては，臨床的に異常を認める所見を客観的に確認する以外に，臨床的には異常はないが検査で異常を認める，すなわち，潜在性病変を検索することで多発性を証明することが考えられる．

2. 誘発電位検査の方法とその所見および意義

　誘発電位は脳波の振幅に比べて非常に小さいため（数 μV 以下），多くは誘発脳波計により加算平均法を用いて記録する．MS では脱髄により伝導の遅延や時間的分散があり，これは誘発電位検査では誘発波形潜時の延長もしくは消失となる．

1 SEP

　上肢 SEP では正中神経を手関節部の皮膚表面から電気刺激し，Erb 点の電極から N9，第 7 頸椎棘突起では N13，手の感覚野に対応する頭皮上では N20 が記録される．下肢 SEP では後脛骨神経を足関節部で電気刺激し，第 4 腰椎棘突起

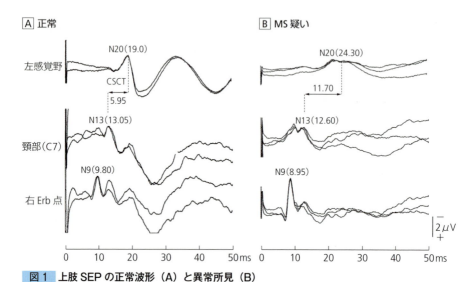

図1　上肢SEPの正常波形（A）と異常所見（B）
正中神経を電気刺激するとN9, N13, N20が記録される. 感覚障害のないMS例（39歳, 女）ではCSCTが延長しており, 脊髄後索から中枢側の潜在性病変が示唆された.
（飛松省三. MS Frontier. 2014; 3: 47-50）[1]

上からN17, 第12胸椎棘突起上からN20, 足の感覚野に対応する頭皮上からP37が記録される. 上肢SEPで記録された波形において, N13とN20の潜時差が中枢感覚伝導時間（central sensory conduction time: CSCT）として用いられる. 下肢SEPでは同様にN20〜P37がCSCTとして用いられている. 上肢SEPではN13, N20の遅延や消失, CSCTの延長, 下肢SEPではN20, P37の遅延や消失, CSCTの延長がみられた場合, 中枢神経での脱髄が示唆される（図1）. SEPでは体性感覚系, 中でも後索-内側毛帯系の経路の評価であり, 主に識別性の触覚・振動覚・関節位置覚と関連していると考えられている[1].

SEPのMSにおける異常検出の感度は36〜63％と報告されている[2]. また, SEPの異常があることで臨床的にMSの確定診断が得られる可能性は2.4〜3.9倍にまで高まるという報告がみられる一方, SEPの異常とMSの確定診断の間に明らかな相関はないとする報告もあり, SEP単独の異常については注意して解釈する必要があると考えられる.

2 VEP

主に, 視神経炎など視神経障害の評価に用いられる. 刺激にはフラッシュ刺激

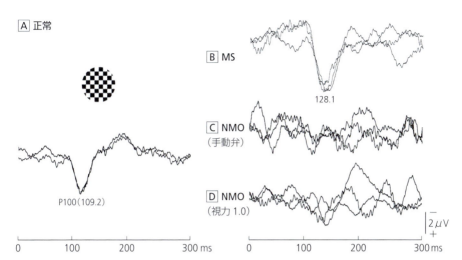

図2　パターンVEP（15分刺激）の正常波形（A）と異常所見（B〜D）
視力障害のないMS患者（68歳，女）では，P100潜時の延長を認め，潜在的な視神経病変が示唆された（B）．視力低下（手動弁）のNMO（53歳，女）ではP100が誘発されず，臨床症状と一致した．一方，視力障害のないNMO（28歳，女）では，P100が記録できず，潜在性の視神経障害が示唆された．
（飛松省三．MS Frontier．2014; 3: 47-50）[1]

とパターン反転刺激があるが，前者は波形の再現性に問題があるので，ルーチン検査ではパターン刺激を用いる．白黒の格子縞反転時をトリガーとしてVEPの変化を検討する．VEPのP100は1次視覚野由来と考えられており，単眼性にP100潜時の延長あるいは消失がみられた場合，視神経病変の可能性が高い[1]．図2．

　VEPの感度は25〜83％と文献によりばらつきがみられるものの，MEPに次いで比較的高い感度で報告されている[2]．またGronsethらは，MS疑い例が後にMS確実と診断される場合の誘発電位の感度について文献的考察を行い，MS疑いの時点でVEP異常があった症例ではなかった症例に比べて，後に臨床的にMSの確定診断が得られる割合が2.5〜9倍と高く，他の誘発電位と比較しMS確定診断への移行を予測するのに有用であると述べている[2]．例えば脊髄炎で初発する場合のclinically isolated syndromeや，MS以外の疾患の検査目的で施行されたMRIで偶然MS様病変が見つかった場合（radiologically isolated syndrome）では診断する上でVEPの必要性が高いと考えられる．
　また，視神経障害を高度に認める視神経脊髄炎（neuromyelitis optica: NMO）

と抗 AQP4 抗体陰性の MS において VEP 所見を検討した報告では，抗 AQP4 抗体陰性の MS 例では P100 潜時の延長が多いのに対し，NMO では P100 の誘発が困難である例が多く，有意に違いがあると報告されている．これは NMO では視神経の脱髄のみならず壊死性変化まできたし，重度の視神経障害をきたしていることと関連していると考えられている．

3 ABR

クリック音刺激をトリガーとして誘発された脳波の変化を記録したもので，記録された波形の I 波は聴神経，II 波は蝸牛神経核，III 波は上オリーブ核，IV 波は外側毛帯核，V 波は下丘が発生源と考えられており，眼振，構音障害，MLF 症候群などを呈する脳幹病変の検索を行うことが可能である．

中枢での脱髄を示唆するものとして，III 波あるいは V 波の消失，I ～ III あるいは I ～ V 波の延長が挙げられる．Hume らの報告によると，ABR の異常があることで MS 疑い群が確定診断に至る可能性は 5％程度しか変わらず，また異常検出率も 14.6％と低いという結果であり，MS の診断において ABR 単独での有用性は低いと考えられる．

4 MEP

経頭蓋磁気刺激（transcranial magnetic stimulation: TMS）を用いて運動神経遠心路の神経伝導時間を測定し，麻痺などの錐体路機能の評価として用いている．施設によって記録法が異なるが，当施設では上肢 MEP では肘部正中神経，Erb 点，頚部神経根（C7），頭皮上の上肢の運動野を刺激し，短母指外転筋から表面筋電図を記録する．下肢 MEP では第 4 腰椎と頭皮上の下肢運動野を刺激し，母趾外転筋における表面筋電図を記録する．それぞれ得られた筋電図の立ち上がり潜時の差，なかでも上肢では頚部刺激と運動野刺激，下肢では第 4 腰椎と運動野の差，すなわち中枢運動伝導時間（central motor conduction time: CMCT）が評価に用いられる．MS の場合，CMCT の延長あるいは運動野刺激での反応消失が知られている[1] 図3 ．また，皮質抑制期間（cortical silent period: CSP）の開始の遅延や MEP 持続の延長の報告がある．また，TMS の 2 連発刺激により皮質内抑制（intracortical inhibition）や皮質内促通（intracortical facilitation: ICF）の評価を用いた報告がある．最近，フィンゴリモド投与時に 2 連発刺激を行うと MEP の振幅が減少すること，すなわち ICF が減少することが報告された[3]．ICF はグルタミン酸作動性の興奮に関係していると考えられており，ICF が減少

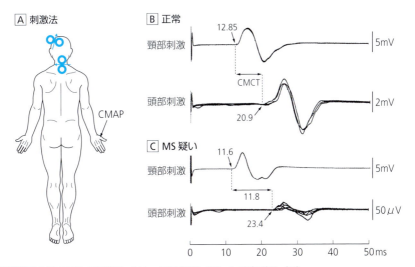

図3　上肢 MEP の刺激法（A），正常波形（B）と異常所見（C）
8の字コイルは交点での生体内に流れる電流の向き（矢頭に向って流れる）が重要である（A）．運動野では C3 付近（Cz から 5 cm 外側）に交点をおき，後から前へ電流を流す．一方，頸部では第 7 頸椎棘突起の正中よりに交点をおき，刺激側と反対側に電流を流す．運動障害のない MS 例（29 歳，女）では CMCT が延長しており，潜在性の錐体路障害が示唆された．
（飛松省三．MS Frontier. 2014; 3: 47-50）[1]

するということはフィンゴリモドが抗グルタミン酸作動性効果，つまり神経保護作用を持つ可能性がある．

　MEP の異常検出率は VEP や SEP と比べて高い感度であると報告されている．Ravnborg らの報告では，MEP は MRI に次いで 83％と誘発電位検査の中では最も高い異常検出率を示した．さらに黒川らの報告[4]では，無症候性病変の場合，上肢 MEP が異常検出率 57.4％と最も高く，潜在性病変の検出には上肢 MEP が最も有用であることが示唆されている．

5 多モダリティー誘発電位（multimodality evoked potentials: MuEP）

　上記の誘発電位検査を複数組み合わせる方法があり，MuEP と呼ばれている．1 つの誘発電位では 47〜69％の異常検出率であったが，MuEP を用いると 86〜98％に増加したと報告されている[5]．多種類の誘発電位を組み合わせて行うことにより，空間的多発性を明らかにしたり，感度を上げることができ有用と考えられている．

3. 病型と誘発電位検査

　MS の病型は，臨床経過の違いにより，再発寛解型（relapsing-remitting multiple sclerosis: RRMS），二次進行型（secondary progressive multiple sclerosis: SPMS），一次進行型（primary progressive multiple sclerosis: PPMS）に分類されている．それぞれの病型ごとに誘発電位検査での異常検出率を検討した場合，特に PPMS における異常検出率が高いことが報告されている．PPMS における異常検出率は，VEP で 82.8〜92.3％，SEP は 91〜100％，ABR は 53.8〜87.7％と他の病型と比較し高率であった．また，本邦における Kira ら[6]の RRMS と PPMS の比較でも，RRMS では SEP 41％，VEP 48％，ABR 32％なのに対し，PPMS では SEP 69％，VEP 75％，ABR 80％と PPMS で有意に誘発電位検査の異常検出率が高いことが報告されている．この報告では，PPMS では RRMS と比べて MRI の病巣数が多いためとされている．

4. 診断後の臨床経過予測

　誘発電位検査と神経学的な障害度（Expanded Disability Status Scale: EDSS）との関係について調べた報告は多い．MEP や VEP，SEP などそれぞれの誘発電位検査と将来的な EDSS に相関がみられたという報告や，複数の誘発電位検査の結果をスコア化して EDSS と相関を示したものもある．最近の報告では，ベースライン時の 3 種（VEP，SEP，MEP）の evoked potential score（EPS）は 6 年後の EDSS 進行の独立した予測因子であるという報告[7]がある．

　しかし，これらは患者グループを対象としており，個々の症例をみた場合は誘発電位所見と実際の機能的障害の程度が必ずしも相関しないこともあり，個人において予後予測に応用する場合は注意が必要である．

おわりに

　実際の診療においては，必要な検査に絞って，効率的に行っていく必要がある．すでに診断が確定している症例に対し所見を客観的に評価するのか，もしくはまだ診断がついていない症例で，潜在性病変を証明することにより空間的多発性を明らかにするといった目的で行うのかで，選択する検査は変わってくる．そのためにも，上述の検査の特徴をよく理解し検査を選択する必要がある．

Pearls

無症候性病変と誘発電位検査

　MS の診断は，時間的・空間的に病巣が多発していることを証明することである．したがって，神経学的診察や MRI では明らかでない無症候性病変を見つけることが重要である．本邦の MuEP では，上肢 MEP で 42.6% vs 57.4%（症候性 vs 無症候性），下肢 MEP で 82.4% vs 33.1%，上肢 SEP で 58.3% vs 41.7%，下肢 SEP で 76.1% vs 23.9%，VEP で 72.7% vs 27.3%，ABR で 75.0% vs 25.0% に異常を認め，潜在性病変の検出には上肢 MEP が有用である[4]．誘発電位は「臨床で見つからないものを探す」ためのツールと捉えて検査すべきである．

文献

[1] 飛松省三．誘発電位の利用の仕方．MS Frontier．2014; 3: 47-50.

[2] Gronseth GS, Ashman EJ. Practice parameter: the usefulness of evoked potentials in identifying clinically silent lesions in patients with suspected multiple sclerosis (an evidence-based review): Report of the Quality Standards Subcommittee of the American Academy of Neurology. Neurology. 2000; 54: 1720-5.

[3] Landi D, Vollaro S, Pellegrino G, et al. Oral fingolimod reduces glutamate-mediated intracortical excitability in relapsing-remitting multiple sclerosis. Clin Neurophysiol. 2015; 126: 165-9.

[4] 黒川智美，吉良潤一，飛松省三．臨床研究の進歩　検査・診断法の進歩　電気生理学的診断法．日本臨牀．2003; 61: 1347-54.

[5] Andersson T, Sidén A. Multimodality evoked potentials and neurological phenomenology in patients with multiple sclerosis and potentially related conditions. Electromyogr Clin Neurophysiol. 1991; 31: 109-17.

[6] Kira J, Tobimatsu S, Goto I, et al. Primary progressive versus relapsing remitting multiple sclerosis in Japanese patients: a combined clinical, magnetic resonance imaging and multimodality evoked potential study. J Neurol Sci. 1993; 117: 179-85.

[7] Giffroy X, Maes N, Albert A, et al. Multimodal evoked potentials for functional quantification and prognosis in multiple sclerosis. BMC Neurol. 2016; 16: 83.

〈林 隆太郎，飛松省三〉

| I 脱髄性疾患総論 | II 疾患概念と臨床症状 | III 機序 | IV 検査 | V 診断 |

脱髄性疾患の高次脳機能検査・神経心理検査について教えてください

1. 脱髄性疾患に対する高次脳機能検査にはどのようなものがあるか？

　脱髄性疾患，特に多発性硬化症（multiple slcerosis: MS）の場合，脳に多数の病変をきたすことが多いため，高次脳機能が障害されることは珍しくない[1]．一方，MSにおける高次脳機能障害として記憶障害がメインになることは少なく，Alzheimer病などの認知症疾患スクリーニング検査である長谷川式簡易知能評価スケールやMini-Mental State Examinationでは，脱髄性疾患患者の高次脳機能障害を正しく評価することは難しい．MS患者で訴えの多い，凡ミスの多さや集中力持続の欠如などの高次脳機能障害の評価方法はいくつかあり，主には欧米を中心に提唱されているMinimal Assessment of Cognitive Function in MS（MACFIMS），神経心理学的簡易反復検査法（Brief Repeatable Battery of Neuropsychological tests: BRB-N），Brief International Cognitive Assess-

表1　多発性硬化症において汎用される高次脳機能評価のためのバッテリー

	MACFIMS	BRB-N	BICAMS
1回あたりの施行時間	90分	45分	15分
認知機能領域			
視覚情報処理スピードと作業記憶	SDMT	SDMT	SDMT
言語性記憶	CVLT-II	SRT	CVLT-II
視覚/空間エピソード記憶	BVMTR	10/36 SPART	BVMTR
聴覚情報処理スピードと作業記憶	PASAT	PASAT	
言語流暢性	COWAT	COWAT	
視空間情報処理	JLO		
遂行機能	DKEFS		

MACFIMS: Minimal Assessment of Cognitive Function in Multiple Sclerosis,
BRB-N: 神経心理学的簡易反復検査法 Brief Repeatable Battery of Neuropsychological Tests,
BICAMS: Brief International Cognitive Assessment for Multiple Sclerosis,
PASAT: 連続聞き取り加算検査 Paced Auditory Serial Addition Test,
SDMT: 符号数字モダリティー検査 Symbol Digit Modalities Test,
CVLT-II: カリフォルニア言語学習テスト第2版 California Verbal Learning Test-II,
BVMTR: 簡易視空間記憶テスト改訂版 Brief Visuospatial Memory Test-Revised,
DKEFS: Delis-Kaplan Executive Function System, JLO: Judgment of Line Orientation,
COWAT: Controlled Oral Word Association Test, SRT: 連続想起検査 Selective Reminding Test,
SPART: 視空間認知検査 Spatial Recall Test

（新野正明，他．Brain Nerve. 2016; 68: 375-81 より）

ment for MS（BICAMS）がある **表1** ．MACFIMS, BRB-N, BICAMS には，それぞれ一長一短があり，それぞれの特性に合わせて使い分ける必要がある．

　MS 患者における高次脳機能障害の割合に関しては，これまでの報告では，40〜70％とかなり幅がある．その理由としては，使用した評価方法が異なることや対象とした患者群などの違いなどがその理由の１つと考えられている．MS における高次脳機能障害に関する研究においては，どの評価方法を用いるかが一つの重要なポイントである．MACMFIMS は様々な認知機能の項目を評価できるため，認知機能を深く検討するには優れた評価方法ではあるが，一通り施行するのに 90 分程度かかってしまうため，日常診療で定期的に MS 患者の高次脳機能を評価するために使用するとなるとハードルが高い．MACFIMS に関しては，日本人でのデータはないため，ここでは，日本人のデータがある BRB-N と，今後日本人でも使用される可能性がある BICAMS に関して概説する．

1 BRB-N

　BRB-N に関しては日本人 MS 患者での高次脳機能評価としてのデータが最も報告されている．BRB-N は，①選択想起検査（selective reminding test: SRT），②10/36 視空間認知検査（10/36 spatial recall test: 10/36SPART），③符号数字モダリティー検査（symbol digit modalities test: SDMT），④連続聞き取り加算検査（paced auditory serial addition test: PASAT），⑤遅延再生選択想起検査（delayed SRT: SRT-D），⑥遅延再生視空間認知検査（delayed 10/36SPART: SPART-D），⑦単語リスト生成検査（word list generation test: WLG）の７つの下位テストから構成されているが，選択想起検査（SRT）においては長期間保持（long-term storage: SRT-LTS）および持続性長期想起（consistent long-term retrieval: SRT-CLTR）を評価し，連続聞き取り加算検査（PASAT）においては３秒間隔（PASAT3）と２秒間隔（PASAT2）で読み上げるものがあるため，評価項目としては全体としては９つからなる．BRB-N を使用することにより，言語性記憶，視覚性記憶，注意・集中・情報処理，単語再生などの要素を評価できる．BRB-N に関しては，欧米から研究結果が多く報告されており，日本語バージョンの BRB-N を用いての日本人 MS 患者でのデータも複数報告されている．MS では，特に，"注意・集中・情報処理"といった項目が障害されやすいとされ，SDMT や PASAT がよりその影響を評価できるとされる[❷]．

| Ⅰ 脱髄性疾患総論 | Ⅱ 疾患概念と臨床症状 | Ⅲ 機序 | Ⅳ 検査 | Ⅴ 診断 |

2 BICAMS

　前述したように BRB-N でも最低でも 30 分程度は要することから，通常の外来で施行するにはハードルが高い．また，高次脳機能は 1 回のみではなく，継続してその評価を行うことが望ましいため，検者・被検者ともに負担の少ないものが望まれる．そこで，最近汎用されつつあるのが，BICAMS である[3]．これは，視覚情報処理スピードと作業記憶を評価する SDMT，言語性記憶を評価するカリフォルニア言語学習テスト第 2 版（CVLT-Ⅱ），視覚/空間エピソード記憶を評価する簡易視空間記憶テスト改訂版（BVMT-R）から構成される．この検査であれば 15 分程度で行うことができ，負担は少ない．現在，BICAMS 日本語版の validation が行われている．

2. 神経心理検査

　MS をはじめとする脱髄性疾患では，うつや不安などの精神症状を呈することは稀ではなく，最近のメタ解析では 2〜3 割の MS 患者にそれらの症状を有すると報告されているが，高次脳機能同様，どのバッテリーを使うかによって差が生じる可能性がある[4]．うつに関しては，Hospital Anxiety and Depression Scale (HADS)，Beck Depression Inventory (BDI)，Center for Epidemiological Studies Depression Scale，Patient Health Questionnaire，Hamilton Rating Scale for Depression などの評価法が用いられることが多く[5]，日本人 MS では BDI-Ⅱを用いて研究され，日本人でも MS 患者は健常人に比べうつ状態が強いことが報告されている[2]．不安の評価では，上記 HADS の他，Beck Anxiety Inventory，7-item Generalized Anxiety Disorder Scale などが用いられているが，HADS が MS における不安のスクリーニングとしては最も適しているのではないかとのシステマティックレビューがある．

Pearls

Benign MS は本当に benign!?

　EDSS で評価される身体障害と罹病期間から評価される benign MS という概念がある．研究によりその定義（EDSS の点数や罹病期間）が若干異なるものの，長期にわたって身体障害が軽いという評価では変わらない．一方，この benign という概念が本当に benign といってよいのか？　という議論がある．すなわち，中枢

神経系に広く病変が存在する MS において身体障害だけで病状を評価するのが適当か？　ということである．実際，benign MS と定義された MS 患者の半数近くに高次脳機能障害が存在するという研究もあり，それらの評価を十分した上で benign かどうかの判断をする必要があるだろう．

文献

[1] Benedict RH, Zivadinov R. Risk factors for and management of cognitive dysfunction in multiple sclerosis. Nat Rev Neurol. 2011; 7: 332-42.

[2] Niino M, Mifune N, Kohriyama T, et al. Apathy/depression, but not subjective fatigue, is related with cognitive dysfunction in patients with multiple sclerosis. BMC Neurol. 2014; 14: 3.

[3] Langdon DW, Amato MP, Boringa J, et al. Recommendations for a Brief International Cognitive Assessment for Multiple Sclerosis (BICAMS). Mult Scler. 2012; 18: 891-8.

[4] Boeschoten RE, Braamse AM, Beekman AT, et al. Prevalence of depression and anxiety in multiple sclerosis: a systematic review and meta-analysis. J Neurol Sci. 2017; 372: 331-41.

[5] Litster B, Fiest KM, Patten SB, et al. Screening tools for anxiety in people with multiple sclerosis: a systematic review. Int J MS Care. 2016; 18: 273-81.

〈新野正明〉

8 脱髄性疾患の眼科的検査について教えてください

1. 脱髄性疾患の視覚障害・眼球運動障害

　多発性硬化症（multiple sclerosis: MS）や視神経脊髄炎関連疾患（neuromyelitis optica spectrum disorders: NMOSD）を含む中枢神経系脱髄性疾患では、視神経、視交叉を含む視覚伝導路の病変により霧視や中心暗点などの視力障害が出現する。また、中脳および橋病変では、動眼神経、滑車神経、外転神経および内側縦束などの障害により、複視が出現する。特に同側の動眼神経核と対側の外転神経核をつなぐ内側縦束が障害されると、核間性眼筋麻痺とも呼ばれる内側縦束症候群を呈する。片側の内側縦束症候群では、側方注視時に障害側の眼球の内転が障害され健側の眼球外転時の眼振が出現するが、輻輳は保たれる。

　視覚伝導路を簡単に概説する。眼球の角膜、水晶体、硝子体を通過した光は、網膜深層にある視細胞（錐体細胞、杆体細胞）で視覚情報として電気信号に変換される。続いて双極細胞を経て、神経節細胞に情報が送られる。神経節細胞から伸びた軸索は網膜最表層で網膜神経線維層（retinal nerve fiver layer: RNFL）となり、視神経乳頭に向かって集束し視神経を形成する。視神経は眼窩先端部の視神経管を通って頭蓋内に入る。視交叉では、鼻側線維（耳側視野）は交叉して対側の視索へ進み、耳側線維（鼻側視野）は同側の視索へ進む。その後、外側膝状体を経て視放線を通り、後頭葉の一次視覚野に送られることで、イメージとして統合される。

　典型的な視神経炎では、眼球運動時の眼球後部痛とともに視野障害が出現する。瞳孔に光を交互に当てる"swinging flashlight test"を行うと、健側眼から患側眼に当てた際、間接反射により縮瞳していた瞳孔が散瞳する場合がある。この現象は相対求心性瞳孔異常（relative afferent pupillary defect: RAPD）またはMarcus Gunn瞳孔と呼ばれ、求心路すなわち視神経障害を示唆する所見である。視野障害としては中心暗点が典型的であるが、あらゆる視野欠損のパターンを呈しうる。両側同時発症の視神経炎、長い視神経病変や視交叉病変を呈した場合には、NMOSDの可能性がある❶。視野障害として水平半盲、耳側半盲、同名半盲を呈する場合や、視力障害が重度である場合も視神経脊髄炎関連疾患を疑う契機となる。視神経炎を疑った場合には、特発性に加え、MS、NMOSD、他の自己

免疫疾患の合併を考慮した精査が必要となる．特に，NMOSD の疾患特異的なバイオマーカーであるアクアポリン 4 抗体の測定が重要である[2][3]．

2. 眼科的検査

　自己免疫性炎症性脱髄性疾患の眼科的検査としては，視力検査，視野検査，視覚誘発電位などがある．光干渉断層法 (optical coherence tomography: OCT) は網膜を直接観察することが可能であり，視神経軸索の障害を定量的に評価することができる．

3. 視力検査

　視力は，2 点を識別できる最小間隔の視角である最小視認角 (minimum angle of resolution: MAR) の逆数として表され，日本では少数視力，欧米では分数視力で表記することが多い．本邦ではランドルト環で評価することが多いが，スネレン指標や ETDRS (Early Treatment Diabetic Retinopathy Study) チャートを用いる方法もある．例えば，最小視認角 1 分が識別できると，視力は 1.0 となる．視力表記は，裸眼視力に引き続き，括弧内に矯正視力，球面レンズの度数 (近視，遠視)，円柱レンズの度数と軸 (乱視) が記載される．少数視力の逆数を常用対数にした対数視力 log MAR で表示する方法もある．log MAR は変化率が等間隔となるため統計処理が容易である．この場合，少数視力の 1.0 は log MAR で 0.0，少数視力の 0.1 は log MAR で＋1.0 となり，log MAR 表示では視力が悪いほど，数値が大きくなる．視力障害が高度の場合，指数弁は CF (counting finger) もしくは n. d.(numerus digitorum)，手動弁は HM (hand motion) もしくは m. m.(motus manus)，光覚弁は LP (light perception) もしくは s. l.(＋) (sensus luminis)，光覚なしは NLP (no light perception) もしくは s. l.(－) (null) などと記載する[4]．

4. 視野検査[5]

　視野検査として，静的視野検査であるハンフリー自動視野計　図1A　および動的視野検査であるゴールドマン視野計　図1B　がある．ハンフリー自動視野計は，視標を固定して輝度を変化させ，初めて見えた時の輝度を感度として dB

A ハンフリー静的視野検査

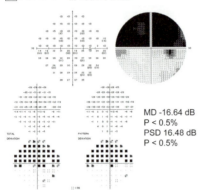

MD -16.64 dB
P < 0.5%
PSD 16.48 dB
P < 0.5%

B ゴールドマン動的視野検査

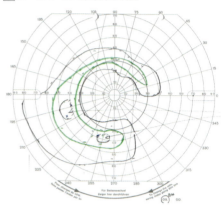

C 網膜神経線維層厚（OCT検査）

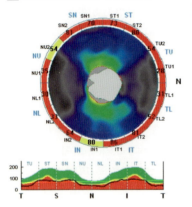

図1 AQP4抗体陽性視神経脊髄炎関連疾患患者の視神経炎による変化
A：ハンフリー静的視野検査．右視神経炎により水平性の感度低下を認める．
B：ゴールドマン動的視野検査．左視神経炎のため光覚弁まで悪化したがステロイドパルス療法後に視野が回復過程にある症例．耳側弓状に回復した視野を認める．
C：OCT検査．左視神経炎発症3年後の慢性期には視神経乳頭周囲の網膜神経線維層が全周にわたって菲薄化している．緑は正常眼の厚み，黄は正常眼の5％タイル未満の厚み，赤は正常眼の1％タイル未満の厚みを示す．
（A～Cは同一症例ではない）

単位で表示する．MD（mean deviation）は視野全体の平均感度を表し，マイナスの値が大きいと感度が悪いことを意味する．PSD（pattern standard deviation）は局所的な感度の低下に伴い値が大きくなる．MD，PSD値が基準から外れると，値の横にP値が表示される．中心視野の計測に適しており，固視が必要なため中心視野が消失している例では正確な測定ができない．ゴールドマン視野計では，半球状の視野に光斑を出現させて測定する．半球面および視標の輝度と大きさを変化させ視野を評価する．中心暗点があっても残存視野の測定が可能であり，周辺視野の計測に適している．

5. 眼位検査[4][5]

　赤ガラス試験は，ベッドサイドで複視を評価できる検査である．片側の眼前に赤ガラスを置き，正面および上下左右斜め9方向でペンライトの光を当てながら，光の位置関係を問診する．赤ガラスを置いた眼でみると，ペンライトは赤い光として見えるため，赤色の像の位置を答えてもらう．複像（虚像）が外側に見えることから，他覚的に眼球運動制限がなくても眼筋麻痺を推測することが可能である．

　眼球運動の半定量的な検査としてはHess chart（ヘスチャート）がある．両眼分離するために固視眼に赤ガラス，検査眼に緑ガラスをそれぞれの眼前に置く．格子状のスクリーンに赤色光を提示し，患者の持つ指示器から出る緑色光を赤色光に合わせるように指示する．眼筋麻痺がある眼では麻痺筋の働く方向で動く範囲が小さくなるため，記録上四角の枠が狭くなり，視標のずれが計測される．

6. 視覚誘発電位（visual evoked potential: VEP)[5]

　格子模様のパターン刺激を1 Hzの頻度で提示する．通常は単眼ずつ全視野刺激を行う．後頭隆起上方5 cmの点（MO）からそれぞれ5 cm外側（LO, RO）に記録電極を置く．基準電極は頭頂部（Cz）に置く．正常では陰性-陽性-陰性の三相性波形が導出される．陽性頂点であるP100の潜時の延長および左右差の有無を確認する．振幅は個人差が大きいため比較はできないが，個人内での振幅の左右差が大きければ異常の可能性がある．

　視神経炎では，P100潜時は遅延する．また，視神経炎の既往があり視力が回復した症例でも潜時の異常が持続することが多い．視神経炎の既往がない症例で潜時の延長を認める場合，潜在的な視神経炎を示唆する可能性がある．

7. 光干渉断層法（optical coherence tomography: OCT)

　OCTは，一定帯域幅のある低干渉性赤外線を照射光として用いて非侵襲的に網膜の断層像を描出することができる装置である．緑内障の早期診断をはじめ，網膜剝離，黄斑変性など多くの網膜疾患で活用されている．近年，開発されたスペクトラルドメインOCTは，従来のタイムドメインOCTに比較して深さ分解

| I 脱髄性疾患総論 | II 疾患概念と臨床症状 | III 機序 | **IV 検査** | V 診断 |

能が 10 μm から 5 μm へと改善し，さらに 40〜100 倍に撮影速度が改善され，より再現性に富む装置となっている．網膜の神経節細胞体から伸びた軸索は網膜表面で網膜神経線維層（RNFL）と呼ばれる層構造を形成している．視神経乳頭周囲 RNFL は，上下側で厚く，耳側鼻側では薄くなっている．この RNFL は神経軸索の量を反映すると考えられ，軸索変性のバイオマーカーとして用いることができる可能性がある．視神経炎を呈した症例では，視力がある程度回復したとしても慢性期には RNFL の菲薄化が観察される[1]　図1C　．

Pearls

フィンゴリモドによる黄斑浮腫[6]

再発寛解型 MS に対する経口薬であるフィンゴリモドの眼科的副作用として黄斑浮腫がある．黄斑浮腫は，黄斑部に浮腫が生じることにより視界がぼやけたり，ゆがんだりする症状が出現する．特に，糖尿病やぶどう膜炎を合併する患者ではリスクが増大するとされ，投与前より定期的な眼科的検査（投与開始 1，3，6 カ月後，それ以降は 6 カ月毎）を行うことが望ましい．OCT 検査は黄斑浮腫の検出に有用であり，眼科医との適切な連携が必要である．

ナタリズマブによる急性網膜壊死

急性網膜壊死は，水痘・帯状疱疹ウイルス，単純ヘルペスウイルスの網膜感染により発症するとされる．急性に霧視，視力低下が出現し数週から数カ月のうちに失明に至る可能性があり，診断後は速やかな抗ウイルス薬の投与が望ましい．海外からナタリズマブ使用中の急性網膜壊死が報告されている．

文献

[1] Hokari M, Yokoseki A, Arakawa M, et al. Clinicopathological features in anterior visual pathway in neuromyelitis optica. Ann Neurol. 2016; 79: 605-24.

[2] Toosy AT, Mason DF, Miller DH. Optic neuritis. Lancet Neurol. 2014; 13: 83-99.

[3] Kawachi I. Clinical characteristics of autoimmune optic neuritis. Clin Exp Neuroimmunol. 2017; 8(S1): 8-16.

[4] 江本博文，清澤源弘，藤野 貞．眼科検査の基本事項．In: 江本博文，清澤源弘，藤野 貞．神経眼科―臨床のために．3 版．東京: 医学書院; 2011. p.37-41.

[5] 清水夏繪．神経眼科・神経耳科学的検査．In: 水野美邦．臨床神経ハンドブック．5 版．東京: 医学書院; 2016. p.528-41.

[6] Jain N, Bhatti MT. Fingolimod-associated macular edema Incidence, detection, and management. Neurology. 2012; 78: 672-80.

〈佐治越爾，河内　泉〉

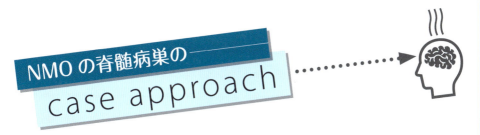

NMOの脊髄病巣の case approach

　視神経脊髄炎（neuromyelitis optica: NMO）における脊髄病巣は疾患概念の中核を占める．2015年の国際パネルInternational Panel for NMO DiagnosisによるNMO spectrum disorders 診断基準[1]では主要臨床症状として急性脊髄炎，脊髄MRI所見として3椎体以上の髄内長大病変や脊髄萎縮病変が挙げられている．本項では症例を通じてNMOの脊髄病巣についてMRIや病理像を交えながら主に病変分布の点から概説する．

● Case 1：再発時急性期に脊髄腫大を伴う下部延髄から連続する頸胸髄長大病変を呈したSjögren症候群合併抗AQP4抗体陽性症例

症例　20歳，女性
主訴　体幹部から両下肢の感覚障害，排尿障害
現病歴　8歳時，ドライアイと口腔内乾燥を契機にSjögren症候群と診断された．16歳時，感冒症状の後に体幹部から両下肢の感覚障害，両下肢の筋力低下をきたし，脳脊髄MRIで脳室周囲病変と脊髄長大病変を認めSjögren症候群による脳脊髄炎と診断され，ステロイドパルス治療を行い症状は軽快した．ステロイド内服を行ったが，17歳時に視神経炎を発症し，以後も視神経脊髄炎を反復した．急性期のステロイド反応性は良好であった．18歳時，抗アクアポリン4（aquaporin-4: AQP4）抗体陽性が判明した．以後，ステロイドや免疫抑制薬の内服予防を行ったが視神経炎を反復した．インフルエンザ罹患後の20歳時に体幹部から両下肢の感覚障害，排尿障害をきたし緊急入院した．
既往歴・生活歴　特記すべきことなし．
入院時現症　特記すべきことなし．
一般身体所見　ドライアイと口腔内乾燥あり．
神経学的所見　両眼底で視神経乳頭が軽度蒼白，Lhermitte徴候陽性，T5以下の異常感覚，右優位の四肢腱反射亢進，両側錐体路徴候陽性，膀胱直腸障害あり．
検査所見　血液検査では抗核抗体・抗SS-A抗体・抗SS-B抗体・抗AQP4抗体が陽性．髄液検査では単核球優位の細胞数増多（48/μL），蛋白高値（79 mg/dL）．頭部MRIでは左内包後脚から脳幹にかけて錐体路に沿った病変あり．

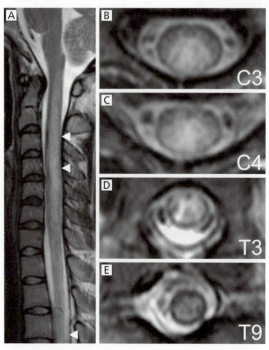

図1 Case 1: 再発から3日目の急性期脊髄長大病変を呈した脊髄MRI画像
A: 下部延髄から胸髄レベルまで連続する長大病変．脊髄は全体的に腫大し，特にC3からC7に目立つ．矢頭は撮影レベルを示す．
B・C: T2延長病変はC3では両側後角および後索の大部分を占め，C4では横断性に脊髄全体を占めるが，辺縁は障害されずに保たれていた．
D: T3では脊髄灰白質に沿ってH型を呈した．
E: T9でも同様に脊髄辺縁が保たれていた．
(Hayashida S, et al. Brain Pathol. 2017; 27: 249-65 改変引用)

脊髄MRI 再発から3日目に撮影．脊髄は全体的に腫大し特にC3からC7に目立った 図1A ．下部延髄から胸髄レベルまで連続する長大病変を認めた．T2延長病変はC3 図1B では両側後角および後索の大部分を占め，C4 図1C では横断性に脊髄全体を占めるが辺縁は障害されずに保たれていた．T9 図1E でも同様に脊髄辺縁が保たれた．T3 図1D では脊髄灰白質に沿ってH型を呈した．

考察

本症例では脊髄MRI矢状面では抗AQP4抗体陽性NMOに典型的な下部脳幹から頸髄に連続する脊髄長大病変を呈し，横断面では脊髄灰白質および連続する白質を障害した．脊髄辺縁はレベルによっては障害されずに保たれた．我々のNMO 11例の剖検例を用いた検討でもNMO脊髄病理像として典型的な脊髄灰白質および周辺白質の障害 図2A とあわせて，脊髄辺縁が障害を免れる類似の病理像 図2B, C を認めている．最近，NMOの脊髄MRIを多発性硬化症（multiple sclerosis: MS）と比較した研究でも急性期に

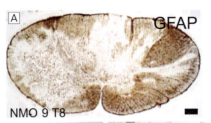
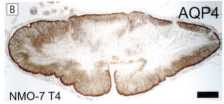
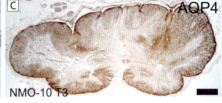

図2 NMOの脊髄病理像

NMO剖検症例よりNMO脊髄病理の呈示.
A: 脊髄灰白質を主体として両側側索と後索に及ぶ広汎なアストロサイトの障害が認められる（glial fibrillary acidic protein 染色）.
B・C: 各々別症例. 脊髄灰白質および近接する白質の障害を認めるが，脊髄辺縁の白質は保たれている（aquaporin-4 染色）.
Scale barは1mm.

脊髄辺縁が障害されずに保たれる所見はNMOに特徴的であるとの報告があり，NMOの鑑別診断に有用な可能性がある[3].

Case 2: 初発時亜急性期に胸髄長大病変を呈した抗AQP4抗体陰性症例（後に陽転化）

- **症例** 52歳女性
- **主訴** 体幹部から両下肢の感覚障害，両下肢の運動障害，排尿障害
- **現病歴** X年12月3日に感冒症状が出現した後，同日中に体幹部の感覚障害が出現し以後尾側に範囲が拡大した．12月8日に両下肢の筋力低下と排尿障害が出現し，前医入院し髄液検査で多形核球優位の細胞数増多（150/μL），脊髄MRIで脊髄長大病変を認めステロイドパルス療法を行うも効果が乏しかった．いずれの症状も増悪傾向のため血漿交換療法を行うため，12月15日に当院転院した．
- **既往歴・生活歴** 特記すべきことなし.
- **入院時現症** 特記すべきことなし.

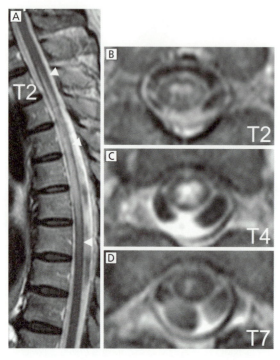

図3 Case 2: 初発から45日目の亜急性期脊髄長大病変を呈した脊髄MRI画像

A: T2からT8まで連続する長大病変. 矢頭は撮影レベルを示す.
B・D: T2延長病変はT2では脊髄前角にsnake-eye状, T7では脊髄灰白質に沿ってI型を呈した.
C: T4では脊髄中央部にbright spotty病変(T2強調像で脳脊髄液と同程度もしくはより高信号, T1強調像で脊髄よりも低信号[3][4])を認めた.
(Hayashida S, et al. Brain Pathol. 2017; 27: 249-65 より改変引用)[2]

一般身体所見 特記すべきことなし.

神経学的所見 T5以下の表在感覚低下と異常感覚, T5-T9のgirdle sensation, 両下肢の深部感覚低下, 右優位の四肢腱反射亢進, 両側錐体路徴候陽性, 膀胱直腸障害あり.

検査所見 血液検査では抗AQP4抗体が陰性(3年後の再発時に陽転化した). 髄液検査では単核球優位の軽度細胞数増多(7/μL). 頭部MRIでは特記すべきことなし.

脊髄MRI 発症から45日目に撮影. T2～T8まで連続する長大病変を認めた 図3A . T2延長病変はT2 図3B では脊髄前角にsnake-eye状, T7 図3D では脊髄灰白質に沿ってI型を呈した. T4 図3C では脊髄中央部にbright spotty病変(T2強調像で脳脊髄液と同程度もしくはより高信号, T1強調像で脊髄よりも低信号[3][4])を認めた.

考察

　本症例は撮影時抗 AQP4 抗体陰性であったが 3 年後に陽転化を認めた．脊髄 MRI 矢状面では胸髄に連続する脊髄長大病変を呈し，横断面では脊髄灰白質に特徴的な所見を呈した．脊髄前角に一致する snake-eye 状病変は前脊髄動脈梗塞の所見として有名であるが，NMO でも呈しうる[5]．脊髄梗塞は NMO の重要な鑑別疾患であり snake-eye 状病変の解釈には注意が必要である．また，脊髄灰白質に沿った I 型や Case 1 でみられた H 型病変を呈しうることも知られており，これらは脊髄灰白質に AQP4 が豊富に分布しているためと推測されている[2]．bright spotty 病変は NMO で比較的特異度が高いとする報告がある[3,4]．bright spotty 病変を病理学的に検討した報告はないが，脊髄障害による壊死性変化や嚢胞形成を反映していると推測されている[3,4]．

● まとめ

　NMO の脊髄病巣について脊髄 MRI と病理像の特徴的な所見を交えつつ病変分布を概説した．NMO は脊髄矢状面では脊髄長大病変，脊髄横断面でも特徴的な脊髄病巣を呈するが，各々の所見は単独では特異性が十分ではなく，NMO の確定診断には他疾患の除外診断を十分に行う必要がある．鑑別疾患の詳細については別項を参照されたい．

NMO 脊髄病巣の pitfall and pearls

- **NMO 脊髄病巣は 3 椎体以下も稀ではない**: NMO の脊髄病巣は脊髄中心灰白質優位で 3 椎体以上の長大病変が典型とされている．対して，MS では脊髄辺縁白質の 3 椎体に満たない病変とされている．ところが，最近抗 AQP4 抗体陽性 NMO でも 3 椎体に満たない，いわゆる short transverse myelitis が稀ではないことがわかった[5,6]．このことは，NMO を MS と間違ったり，NMO の診断を遅らせる原因となる．実臨床では MRI 撮影のタイミングが早すぎる場合や[7]，しばしば紹介元での治療介入後に専門施設で脊髄 MRI 撮影をする場合も多く，病変が縮小したり途切れてしまったりして判断が難しくなる．MRI 上 NMO と MS の特徴を併せ持つ症例もあり，特に抗 AQP4 抗体陰性の場合は専門医でも判断が難しく，長期のフォローアップが重要となる[8]．

文献

❶ Wingerchuk DM, Banwell B, Bennett JL, et al. International consensus diagnostic criteria for neuromyelitis optica spectrum disorders. Neurology. 2015; 85: 177-89.

❷ Hayashida S, Masaki K, Yonekawa T, et al. Early and extensive spinal white matter involvement in neuromyelitis optica. Brain Pathol. 2017; 27: 249-65.

❸ Pekcevik Y, Mitchell CH, Mealy MA, et al. Differentiating neuromyelitis optica from other causes of longitudinally extensive transverse myelitis on spinal magnetic resonance imaging. Mult Scler. 2016; 22: 302-11.

❹ Yonezu T, Ito S, Mori M, et al. "Bright spotty lesions" on spinal magnetic resonance imaging differentiate neuromyelitis optica from multiple sclerosis. Mult Scler. 2014; 20: 331-7.

❺ Flanagan EP, Weinshenker BG, Krecke KN, et al. Short myelitis lesions in aquaporin-4-IgG-positive neuromyelitis optica spectrum disorders. JAMA Neurol. 2015; 72: 81-7.

❻ Huh SY, Kim SH, Hyun W, et al. Short segment myelitis as a first manifestation of neuromyelitis optica spectrum disorders. Mult Scler 2017; 23: 413-9.

❼ Asgari N, Skejoe HP, Lennon VA. Evolution of longitudinally extensive transverse myelitis in an aquaporin-4 IgG-positive patients. Neurology. 2013; 81: 95-6.

❽ Juryńczyk M, Weinshenker B, Akman-Demir G, et al. Status of diagnostic approaches to AQP4-IgG seronegative NMO and NMO/MS overlap syndromes. J Neurol. 2016; 263: 140-9.

〈林田翔太郎，吉良潤一〉

診断 V

MSはどのように診断しますか，診断ガイドラインにはどのようなものがあり，どう利用すればいいでしょうか

多発性硬化症（multiple sclerosis: MS）の診断には2010年版McDonaldの診断基準[1] 表1 が国際的に広く汎用されている．最初のMcDonald診断基準[3]から2回の改訂を経たものである．その診断の根幹は炎症性脱髄病変による症状出現が前提となっており，MRI病変の時間的および空間的多発を証明することにより早期の確定を目指すものである．空間的多発（dissemination in space: DIS）表2 ，時間的多発（dissemination in time: DIT）表3 をMRI検査などを駆使し証明・評価を行うとともに，MSには特異的マーカーがないことから，視神経脊髄炎（neuromyelitis optica: NMO）などの様々な疾患を診断過程で鑑別することが重要である 表4 ．

McDonald 2010年改訂版の特徴は，診断基準を満たすMS，possible MS（MS診断基準を完全には満たさない），not MS（MSではない）と診断分類されるだけでなく，MSの早期診断に重要な位置を占めるclinically isolated syn-

表1 McDonald 診断基準（2010年，改訂）

臨床像	診断に必要な追加事項
2回以上の増悪と2個以上の臨床的他覚的病巣（1回の増悪でも，病歴で増悪を示唆するものがあればよい）	なし
2回以上の増悪と1個の臨床的他覚的病巣	MRIによる"空間的多発性（DIS）"の証明 表2 または，他の病巣に由来する臨床的増悪
1回の増悪と2個以上の臨床的他覚的病巣	MRIによる"時間的多発性（DIT）"の証明 表3 または，2回目の臨床的増悪
1回の増悪と1個の臨床的他覚的病巣（CIS）	MRIによるDISの証明 表2 または他の病巣に由来する臨床的増悪およびMRIによるDITの証明 表3 または2回目の臨床的増悪
MSを示唆する進行性の増悪（一次性進行型）	1年間の進行性の増悪，そして以下のうち2つ ・特徴的な領域（脳室周囲，皮質直下，テント下）の少なくとも1領域に1つ以上のT2病変（造影効果の有無は問わない） ・脊髄に2つ以上のT2病変（造影効果の有無は問わない） ・髄液所見陽性（等電点電気泳動法によるオリゴクローナルバンドもしくはIgGインデックス高値

（日本神経治療学会．ガイドライン・標準的神経治療．"多発性硬化症ガイドライン""多発性硬化症追記情報2012・2013""McDonald 診断基準": https://www.jsnt.gr.jp より）[2]

| VI 急性期治療 | VII 再発・進行防止と予後 | VIII 対症療法 | IX 説明と医療福祉資源 |

表2 空間的多発性（DIS）の証明

下記のいずれかを満たせば証明される
1. 異なる病巣による2つの臨床症状
2. MRIにおいて，特徴的領域（脳室周囲，皮質直下，テント下，脊髄）の2領域以上に1つ以上の無症候性のT2病変（造影効果の有無は問わない）

（日本神経治療学会．ガイドライン・標準的神経治療．"多発性硬化症ガイドライン""多発性硬化症追記情報2012・2013""McDonald診断基準": https://ww.jsnt.gr.jpより）❷

表3 時間的多発性（DIT）の証明

下記のいずれかを満たせば証明される
1. 1カ月以上の間隔をおいた2つの臨床症状
2. ある時点のMRIと比較して，再検したMRIで新たなT2病変（造影効果の有無は問わない
3. ある時点のMRIで2つ以上のT2病変があり，1つ以上の造影病変と1つ以上の非造影病変

（日本神経治療学会．ガイドライン・標準的神経治療．"多発性硬化症ガイドライン""多発性硬化症追記情報2012・2013""McDonald診断基準": https://ww.jsnt.gr.jpより）❷

drome（CIS）と一次性進行型MSの診断が可能となっている点である．診断には，詳細な病歴聴取を行った下での臨床症状・発作・再発の経過を把握することともに，神経診察による症状に関連する症候の存在やMRI画像所見（ガドリニウム造影を含む）を確認することが不可欠である．また他の補助的検査として髄液検査（オリゴクローナルバンドやIgG index），誘発電位検査，血清抗アクアポリン4（AQP4）抗体や鑑別診断のために **表4** に記載した疾患に関連した検査を行う必要がある．

ところで，多発性硬化症における臨床的発作（再発・増悪）は，"中枢神経炎症性脱髄病変に関連した自覚的・他覚的症状が発熱や感染症候を伴わず24時間以上持続するもの"と定義される．なおこの症状は神経学的診察で確認される必要があるが，MSに特徴的とされる症状が出現した後に軽快したという明確な過去の発作の場合は，神経学的診察が行われてなくてもMSの症状出現事象として数えてよい．ただし，視覚障害の既往があった場合は視覚誘発電位潜時延長により，また過去の発作の場合はその事象に合致する中枢神経系脱髄病変がMRIで証明される必要がある．

診断の第一歩は **表1** 左欄の臨床像を確定することである．一次性進行型MSを除く4つのカテゴリーが存在し，各々について右欄にあるようなDIS **表2** やDIT **表3** の証明が求められる．加えて，**表4** に挙げるような他の疾患が鑑別できればMSと診断する．以下にその詳細を述べる．

1 MSはどのように診断しますか，診断ガイドラインにはどのようなものがあり，どう利用すればいいでしょうか

表4	MSの様々な鑑別疾患

中枢神経系脱髄性疾患	
炎症性疾患	視神経脊髄炎（NMO），急性散在性脳脊髄炎（ADEM）
感染性疾患	進行性多巣性白質脳症（PML）
薬剤性疾患	薬剤性白質脳症（5-FUなど）
中枢神経系代謝性疾患	副腎白質ジストロフィー，異染性白質ジストロフィー，Krabbe病，Pelizaeus-Merzbacher病
中枢神経系多発性灰白質，白質病巣	
炎症性疾患	全身性エリテマトーデス，Sjögren症候群，抗リン脂質抗体症候群，血管炎症候群，Behçet病，HTLV-1関連脊髄症
感染性疾患	ライム病，Whipple病
その他	サルコイドーシス，悪性リンパ腫，ミトコンドリア病
脊椎疾患	椎間板ヘルニア，後縦靱帯骨化症，頚椎症
変性疾患	脊髄小脳変性症，運動ニューロン疾患
血管障害	脳梗塞，遺伝性脳小血管病（CADASIL）
先天性疾患	脊髄空洞症，Arnold-Chiari奇形
占拠性疾患	脳腫瘍，脊髄腫瘍

(Matsui M. Multiple sclerosis: diagnosis and treatment. In: Kusunoki S, ed. Neuroimmunological disease. Springer; 2016. p.105-22 より改変・追記) [6]

　2回以上の発作に加えて，2個以上の病変に関する客観的な臨床的エビデンスが存在するか，あるいは1回の病変に関連する客観的な臨床的エビデンスと脱髄を強く示唆する病歴があれば，MSと診断される．ここでいう客観的な臨床的エビデンスとは，症状を説明しうる神経学的所見やMRI上の脱髄病巣を指す．

　次に2回以上の発作があり，1個の病変に関する客観的な臨床的エビデンスが存在する場合は，MRI上MSに特徴的な4つの中枢神経領域（脳室周囲，皮質直下，テント下，脊髄）の少なくとも2領域に各々1個以上のT2病変が確認されればMSと診断する．MRI所見が条件を満たさない場合は，異なる場所に脱髄が生じるまで経過観察をする．臨床的増悪（発作）でも，MRI上の新たな病変出現でもよい．

　1回の発作に加えて，2個以上の病変に関連する客観的な臨床的エビデンスがある場合は，無症候性のガドリニウム造影病変と非造影病変が同時に存在するか，あるいは異なる時期に撮像したMRIで新規T2病変かガドリニウム造影病変が認められれば診断が確定する．MRI所見が得られない場合は，次の臨床的発作があるまで経過観察する必要がある．

　1回の発作と1個の病変に関する客観的な臨床的エビデンスしかない場合は，

CIS と診断する．そこに DIS と DIT が MRI 画像で証明されれば MS と診断できるが，MRI 上の証明がなければ次の臨床的発作があるまで経過観察する必要がある．

一次性進行性 MS の診断には，次の条件が必要である．1 年にわたり慢性に進行する MS を示唆する神経症状が存在し，かつ以下の 3 項目のうち 2 つを満たす．

①MS に特徴的な領域（脳室周囲，皮質直下，テント下）で 1 個以上の T2 病変の存在（ガドリニウム造影病変は必須ではなく，脳幹や脊髄病変は対象外）．

②2 個以上の脊髄病変．

③髄液オリゴクローナルバンド陽性あるいは IgG index の上昇．

McDonald 2010 年改訂版では MRI 所見を重視することで，より早期に MS の診断が可能となったが，特に NMO との鑑別に多くの説明を割いている．NMO 患者に通常の MS 患者に使用する再発予防薬を投与をしても無効か，むしろ重篤な再発をきたすことがあることから，鑑別診断は重要である．NMO は視神経炎と脊髄炎を呈する中枢神経系炎症性疾患であるが，その病変が炎症と脱髄を認める MS との共通点もあり，長年 MS の一亜型と位置づけられていた．しかし，NMO-IgG の発見から，その標的抗原はアストロサイトの足突起に多く発現する AQP4 であることが証明された．したがって，MS 疑い患者において抗 AQP4 抗体の測定は必須である．

AQP4 は，脊髄灰白質，第三脳室周囲，視床下部，延髄最後野などに高密度に発現し，NMO ではその部位での病変が生じやすい．NMO の初期には大脳病変のみを認める症例があり，MS としては非典型的な大脳の脱髄病巣の存在は，鑑別上重要である．①NMO は 3 椎体以上の脊髄長大病変の存在，②MRI で脳病変が MS の基準を満たさない，③抗 AQP4 抗体陽性，の 3 項目中 2 つを満すものと定義されるが[4]，症状や MRI 所見が NMO に矛盾しない抗 AQP4 抗体陰性例が存在する．このような患者の中に抗 MOG 抗体の存在が明らかとなり[5]，ステロイド治療反応性が比較的良好かつ予後良好であることが知られていることから，診断に苦慮する症例では測定を考慮してもよい．

McDonald 2010 年改訂版には組み込まれていないが，臨床症状は全く存在せず，MRI 画像的に MS を示唆する症候が認められる場合は，radiologically isolated syndrome（RIS）と称される．無症候性脊髄病変や造影病変の存在，髄液オリゴクローナルバンド陽性の存在などを伴う場合は，将来 MS へ移行するリスクが高いとされるため，CIS の前段階として臨床経過を注意深く観察する必要がある．

| I 脱髄性疾患総論 | II 疾患概念と臨床症状 | III 機序 | IV 検査 | V 診断 |

Pearls

RIS の中でも MRI 所見が，①1 個の造影病巣または 9 個以上の T2 高信号病巣，②1 個以上のテント上病巣，③1 個以上の傍皮質下病巣，④3 個以上の脳室周囲病巣，の 4 項目中 3 項目以上の Barkhof-Tintore MRI 基準を満たす場合（Tintoré M, et al. AJNR Am I Neuroradiol. 2000; 21: 702-26），より CIS への進展リスクが高くより注意深い臨床症状の経過観察と定期的な MRI 画像検索の評価が重要となる（Lebrun C, et al. Arch Neurol. 2009; 66: 841-6）．また無症候性頸髄病巣がある RIS の場合も，CIS や一次性進行型 MS への進展リスクが高く同様に注意深い経過観察を要する（Okuda DT, et al. Neurology. 2011; 76: 686-92）．

文献

❶ Polman CH, Reingold SC, Banwell B, et al. Diagnostic criteria for multiple sclerosis: 2010 revision to the McDonald criteria. Ann Neurol. 2011; 69: 292-302.

❷ 日本神経治療学会．ガイドライン・標準的神経治療．"多発性硬化症ガイドライン""多発性硬化症追記情報 2012・2013""McDonald 診断基準": https://ww.jsnt.gr.jp

❸ McDonald WI, Compston A, Eden G, et al. Recommended diagnostic criteria for multiple sclerosis: guidelines from the International Panel on the diagnosis of multiple sclerosis. Ann Neurol. 2001; 50: 121-7.

❹ Wingerchuk DM, Lennon VA, Pittock SJ, et al. Revised diagnostic criteria for neuromyelitis optica (Devic's syndrome). Neurology. 2006; 66: 1485-9.

❺ Sato DK, Callegaro D, Lana-Peixoto MA, et al. Distinction between MOG antibody-positive and AQP4 antibody-positive NMO spectrum disorders. Neurology. 2014; 82: 474-81.

❻ Matsui M. Multiple sclerosis: diagnosis and treatment. In: Kusunoki S, ed. Neuroimmunological disease. Springer; 2016. p.105-22.

〈中西恵美，松井　真〉

NMOはどのように診断しますか，診断ガイドラインはどのようなものがあり，どう利用すればよいでしょうか

1. 概要

　視神経脊髄炎 (neuromyelitis optica: NMO) の診断基準は，1999年にWingerchukらによって初めて提唱され，2006年に改訂された．さらに国際委員会により2015年に国際診断基準が発表された．2015年の新たな国際診断基準においては，「NMO」という名称は使用せず，全て視神経脊髄炎関連疾患 (neuromyelitis optica spectrum disorder: NMOSD) という名称で統一することとし，抗AQP4抗体の有無によって，その診断基準を明確に区別している (NMOSD with AQP4-IgG と NMOSD without AQP4-IgG)．この改訂は，過去に提唱された基準における問題点を解決することが目的であり，「視神経脊髄炎関連」という疾患名称は視神経炎と脊髄炎を伴わない脳症候群の症例も本疾患と診断することを可能にした．しかし，初学者には少しわかりづらい部分もあるため，過去の診断基準がどのような経緯で作成・改訂されてきたかを指摘した上で，2015年の国際診断基準を概説する．

2. 診断基準の変遷

　NMOは，1894年にDevicらが重篤な視神経炎および急性横断性脊髄炎を呈した17例をまとめ「neuromyélite optique」として報告したことに始まり，視神経と脊髄に選択的かつ重篤な障害をきたすという臨床的特徴によって認識されてきた．1999年，Wingerchukらが初めて提唱したNMOの診断基準は，①視神経炎と脊髄炎のみを呈する，②発症時の脳MRI所見が正常，③脊髄MRIで3椎体以上の長大病変 (longitudinally extensive transverse myelitis: LETM) を呈する，④髄液細胞増多がみられる，⑤障害がより重篤である，といった臨床的特徴によってNMOの診断を試みている❶．特にLETMについては，NMOの重要な臨床的特徴として以後の診断基準にも反映されている．しかし，2004〜2005年にLennonらによって本疾患に特異的な自己抗体「抗AQP4抗体」が同定され❷，2006年に提唱された改訂NMO診断基準では，視神経炎および急性脊髄炎を必須とした上で，さらに3つの補助基準；「脊髄MRIにて3椎体以上の長

| 表 1 | 視神経脊髄炎（NMO）の診断基準（2006 年版） |

確定 NMO
1. 視神経炎
2. 急性脊髄炎
3. 以下 3 項中，2 つ以上を満たす
   ①脊髄 MRI: 3 椎体以上連続的に広がる脊髄病変
   ②脳 MRI: Paty の MS の基準を満たさない
   ③NMO-IgG 陽性

上記 1〜3 を全て満たすものを，確定 NMO とする

(Wingerchuk DM, et al. Neurology. 2006; 66: 1485-9より抜粋)[3]

大病変を有する」，「脳 MRI 所見が多発性硬化症（MS）の基準*を満たさない」，「血清 NMO-IgG 陽性**」のうち，2 項目以上を満たすことを診断の要件とした[3]　表1 ．この診断基準は，簡便かつ確実な NMO の診断を目的とし，長く標準的な基準として扱われてきたが，抗 AQP4 抗体に関する研究が進み NMO の本質的な病態が明らかとなるにつれ，様々な問題が指摘されるようになった．

　*Paty の基準: 3 個以上の脳病巣があり，そのうち 1 つは側脳室に接していること．
　**NMO-IgG は抗 AQP4 抗体と同義と考えられる．

3. 疾患概念の広がり

　2006 年までの診断基準では，NMO の診断に視神経炎と脊髄炎が必須であるが，その後の臨床的解析によって，抗 AQP4 抗体陽性症例において脳や脳幹病変は比較的多くの症例で認められ，特に最後野病変といわれる延髄背側の障害によって難治性の吃逆や嘔吐を呈する症例が比較的多く認められること（16〜43%），視神経炎あるいは脊髄炎のみを繰り返し発症する症例が存在することなどが判明した．また抗 AQP4 抗体陽性症例では初発時に視神経炎と脊髄炎を同時に発症する例は比較的少なく，再発によって改訂 NMO 診断基準を満たす症例が多い．これらの症例は，初発時に抗 AQP4 抗体陽性が判明したとしても，診断基準上 NMO と診断されず，再発予防治療の開始が遅れるなどの懸念があった．このことから，NMO の何らかの特徴を有するが 2006 年の改訂 NMO 診断基準を満たさない症例を合わせて，NMOSD という概念が提唱されるに至るが，どこまでを NMO の臨床的特徴とするか，抗 AQP4 体陽性例で NMO の視神経炎や脊髄炎の臨床的特徴を持たない症例をどう分類するかなどの問題が残存していた．

4. 新たな診断基準　表2

　このような問題点を解決する目的で作成されたのが，2015 年に報告された NMOSD 国際診断基準[4]である．この診断基準では，抗 AQP4 抗体の有無によって診断を明確に区別し，抗 AQP4 抗体陽性例では，過去に NMOSD の特徴として報告されている 6 つの中枢神経病変（表2．主要臨床症候）の内 1 つが認められ，かつ他疾患が除外されれば，その時点で NMOSD と診断することが可能であるとした．これは，抗 AQP4 抗体の疾患特異性が極めて高いことに由来して

表2 NMOSD 国際診断基準

抗 AQP4 抗体陽性 NMOSD

①1 つ以上の主要臨床症候が認められる
②抗 AQP4 抗体陽性（最良の方法で検査を行う．cell-based assay が強く勧められる）
③他疾患の除外

抗 AQP4 抗体陰性 NMOSD，または抗 AQP4 抗体未明 NMOSD

①2 つ以上の主要臨床症候が認められる
　また以下の 3 つの特徴を全て有する
　①-a 主要臨床症候の内少なくとも 1 つは，視神経炎，長大病変を伴う急性脊髄炎または
　　　最後野症候群である
　①-b 空間的多発性が証明される
　①-c 適応できる場合は，MRI による必要条件（下記）を満たす
②最良の方法で得られた抗 AQP4 抗体が陰性，または抗体が測定不可能
③他疾患の除外

主要臨床症候

①視神経炎
②急性脊髄炎
③最後野症候群; 他疾患では説明のできない吃逆や吐気，嘔吐
④急性脳幹症候群
⑤NMOSD に特徴的な間脳病変を伴う症候性ナルコレプシーや急性間脳症候群
⑥NMOSD に特徴的な脳病変を伴う症候性脳症状

抗 AQP4 抗体陰性 NMOSD，または抗 AQP4 抗体未明 NMOSD に対する MRI 必要条件

①視神経炎: 以下の（a）または（b）を満たす
　（a）白質病変が認められないか，非特異的所見のみ
　（b）視神経が T2 高信号または Gd 造影病変を呈し，病変が視神経の 1/2 以上の長さであ
　　　るか視交叉を含んでいる
②急性脊髄炎: 3 椎体を超える脊髄中心部を主体とした病変（LETM），または急性脊髄炎に
　　合致する病歴があり 3 椎体を超える局所の脊髄萎縮性病変
③最後野症候群: 延髄背側（最後野）病変が認められる
④急性脳幹症候群: 上衣周囲の脳幹病変が認められる

2
NMOはどのように診断しますか，診断ガイドラインはどのようなものがあり，どう利用すればよいでしょうか

方法	著者	年	NMO	MS	感度	特異度
IIF	Lennon	2004	33/45	2/22	73%	91%
IIF	Lennon	2004	6/11	0/5	58%	100%
IIF	Jarius	2007	22/36	1/80	61%	99%
IIF	Marignier	2008	14/26	5/52	54%	94%
IHC	Saiz	2007	10/16	0/127	63%	100%
IIF	Waters	2008	14/24	0/38	58%	99%
CBA	Takahashi	2006	20/22	0/53	91%	100%
改変 CBA	Waters	2008	20/25	0/26	80%	100%
RIPA	Paul	2007	21/37	4/144	57%	98%
ELISA	Hayakawa	2008	15/21	2/46	71%	98%
FIPA	Waters	2008	19/25	0/38	76%	100%

表3 各抗体測定系における NMO-IgG/抗 AQP4 抗体の感度および特異度

NMO: neuromyelitis optica, MS: multiple sclerosis, IIF: indirect immunofluorescence,
IHC: immunohistochemistry, CBA: cell based assay,
RIPA: radioimmunoprecipitation assay, ELISA: enzyme-linked immunosorbent assay,
FIPA: fluoroimmunoprecipitation assay.
(Waters P, et al. Int MS J. 2008; 15: 99-105 より引用, 一部改変)[5]

いる **表3** . 注意すべき点として, 抗体の測定を「最良のもので行う」という
注釈がなされていることが挙げられる. 抗 AQP4 抗体は, その測定法により感
度・特異度が大きく異なり, 特に cell-based assay (CBA) 法の感度が高いこと
が判明している **表3** . したがって, 臨床的に NMOSD が疑わしい症例で, 現
在保険収載されスクリーニングとして一般的に用いられている ELISA 法で陰性
であった場合には, 改めて CBA 法で確認することが勧められる.

　一方で, 抗体陰性例ではより厳密な診断が必要となる. まず, 2つ以上の異
なった主要臨床症候が認められ, そのうち少なくとも1つは視神経炎, 急性脊髄
炎, 最後野症候群のいずれかであることが求められる. なお, 左右の視神経炎や
再発性の脊髄炎は, 空間的な多発性を満たしたことにはならない. また, 各症候
は NMO に特徴的な MRI 所見を有することが必要とされている (**表2** . 抗
AQP4 抗体陰性 NMOSD, または抗 AQP4 抗体検査結果不明の NMOSD に対す
る MRI 必要条件). 診断基準上は, MRI 画像の評価が必要な症候は, 主要臨床症
候の①～④であるが, ⑤および⑥に関しては NMOSD に特徴的な病変に伴って
生じる症候である必要性があり, 結果として全ての症候に画像的裏づけを要する
ことになる. また, 視神経炎, 脊髄炎, 脳幹病変については, 各々 NMOSD の
特徴を有している必要がある.

I 急性期治療	VII 再発・進行防止と予後	VIII 対症療法	IX 説明と医療福祉資源

1 主要臨床症候

以下に，NMOSD の診断に重要な主要臨床症候を概説する．

視神経炎

一側性のことが多いが，両側同時発症や視交叉を含む病変，水平半盲，高度な視力障害の残存などが特徴として挙げられる．

なお日本眼科学会では，独自の診療ガイドラインを作成しており，その診断基準では以下の 5 項目中 3 項目を満たす症例を「抗アクアポリン 4 抗体陽性視神経炎」と診断するとしている．

①突然発症する片眼または両眼の重度の視力障害
②眼球運動痛，眼痛，眼窩痛，頭痛
③中心暗点，水平半盲，耳側半盲，同名半盲などの重度の視野障害
④急性期には頭部 MRI 冠状断 STIR 法および T2 強調像で罹患視神経に高信号
⑤副腎皮質ステロイド治療に抵抗性

診療現場においては，視神経炎の臨床的特徴がどのようなものであれ，抗 AQP4 抗体陽性であることが確認された視神経炎は，NMOSD として治療介入を考慮する必要がある．

急性脊髄炎

3 椎体を超える長大病変（LETM）が認められ，病変の首座が脊髄中央部に位置する場合は，NMOSD が強く示唆される．また，完全な横断性脊髄障害や有痛性強直性痙攣（painful tonic spasms: PTS*）を伴う場合にも NMOSD が示唆される．一方で，短い脊髄炎を呈する症例や脊髄辺縁に病変が認められることもあり，そのような分布であっても NMOSD を否定することはできない．

*PTS: 運動や何らかの刺激により誘発され，数秒から数分持続する，痛み・灼熱感・電撃痛などの異常感覚を伴う四肢の筋硬直のこと．しばしば，下肢から上肢などに異常感覚や筋硬直が伝播することが知られている．運動の開始時に誘発されやすい．

最後野症候群

消化管など他の病変では説明のできない難治性の吃逆や吐気，嘔吐症状．頭部 MRI の T2 強調/FLAIR 画像において延髄背側の高信号病変を確認する．

急性脳幹症候群

脳幹（中脳〜延髄）に由来するあらゆる障害が含まれるが（眼球運動障害，眼振，顔面感覚障害，顔面筋麻痺，味覚障害，構音障害，嚥下障害など），AQP4 が高発現している上衣細胞が存在する部位（第四脳室周囲や中脳水道周囲など髄液に接している部位）の病変である．

NMOSD に特徴的な間脳病変に伴う症候性ナルコレプシーや急性間脳症候群

第三脳室に接し，下垂体周囲に広がる病変に伴って出現する，ナルコレプシーや過眠，意識障害，尿崩症や低 Na 血症など．

NMOSD に特徴的な脳病変に伴う症候性脳症状

側脳室に沿った浮腫性病変が特徴であるが，時に大脳白質にびまん性に広がる病変や可逆性白質脳症様の後頭葉病変が認められることがある．また，大脳脚から内包後脚にかけて連続性の長大病変が認められることもある．病変部位に一致した巣症状を伴う．

2 Red flags

NMOSD 国際診断基準では，以下のような臨床所見や検査データ，画像所見は NMOSD を示唆しない症候として注意喚起している．

臨床所見および検査データ

- 全経過を通じて進行性である（神経学的障害が再発に無関係に生じる）
  →MS を疑う
- 症状のピークに到達するまでの時間
  4 時間以内→脊髄虚血や脊髄梗塞を疑う
  4 週間以上→サルコイドーシスや腫瘍性病変を疑う
- 局所的な脊髄障害で，特に MRI にて LETM が認められない→MS を疑う
- 髄液検査にてオリゴクローナルバンドが認められる（陽性率; NMO vs MS＝20% vs 80%）→MS を疑う

NMOSD と類似した神経症候を呈する症例における併存症状

- サルコイドーシスを示唆する臨床および放射線学的特徴と検査データ（例: 縦隔リンパ節腫脹，発熱や盗汗，血清 ACE や IL-2R の上昇）
- 悪性腫瘍を示唆する臨床および放射線学的特徴と検査データ（例: 抗 CRMP-5 抗体関連性脊髄炎や視神経障害，抗 Ma 抗体関連性間脳症候群）
- 慢性感染症を示唆する臨床および放射線学的特徴と検査データ（例: HIV や神経梅毒）

神経画像検査

- 脳 MRI:
  a. T2 強調 MRI にて，典型的な MS を示唆する病変
  側脳質から垂直方向に延びる病変（Dawson fingers）
  側頭葉下部における脳室周囲病変

皮質下 U-fiber を巻き込む皮質直下病変

b．MS および NMO 以外の疾患を示唆する病変

3 カ月以上持続する Gd 造影病変

・脊髄 MRI：

NMO より MS を示唆する病変

T2 強調像矢状断にて 3 椎体を超えない病変

病変の 70％以上が脊髄辺縁に存在する病変

T2 強調画像で，びまん性の淡い変化（時に長期経過例や慢性進行期の MS で認められる）

5. 抗 AQP4 抗体陰性例における新たな自己抗体の発見

　近年，抗 AQP4 抗体陰性 NMOSD 症例において，髄鞘の最外層に局在する糖タンパク質である MOG（myelin oligodendrocyte glycoprotein）に対する抗体が同定されることが報告された．臨床的には，NMOSD に矛盾しない症候を呈する症例が存在するが，抗体の病原性や本質的な病態はまだ未解明である．今後の臨床および基礎的な研究結果によっては，抗 MOG 抗体に関連した新たな診断基準を設ける必要性が出てくるであろう．

Pearls

抗 AQP4 抗体陽性と陰性の NMOSD は同一病態か？

　抗 AQP4 抗体陽性例は，AQP4 を発現しているアストロサイトを，補体介在性に破壊する機序などによりアストロサイトが主に傷害される疾患であることが判明しているが，抗 AQP4 抗体陰性例には抗 MOG 抗体陽性の症例など，脱髄を主体とする疾患も含まれており，病態が一様であるとはいえない．一方で，少なくとも一部の抗体陰性 NMOSD 症例では，抗体検査の感度が低いため抗 AQP4 抗体が false-negative になっている可能性も考えられる．したがって，現時点では国際診断基準によって NMOSD と診断された症例においては，抗 AQP4 抗体陽性例と同様の治療法（ステロイドや免疫抑制薬など）による再発予防を行うのが適切であると考えられている．しかし，抗 AQP4 抗体陰性 NMOSD 例における再発予防については，その適応自体がまだ不透明であり，個々の症例ごとに慎重な対応が望まれる．

文献

❶ Wingerchuk DM, Hogancamp WF, O'Brien PC, et al. The clinical course of neuromyelitis optica (Devic's syndrome). Neurology. 1999; 53: 1107-14.

❷ Lennon VA, Kryzer TJ, Pittock SJ, et al. IgG marker of optic-spinal multiple sclerosis binds to the aquaporin-4 water channel. J Exp Med. 2005; 202: 473-7.

❸ Wingerchuk DM, Lennon VA, Pittock SJ, et al. Revised diagnostic criteria for neuromyelitis optica. Neurology. 2006; 66: 1485-9.

❹ Wingerchuk DM, Banwell B, Bennett JL, et al. International consensus diagnostic criteria for neuromyelitis optica spectrum disorders. Neurology. 2015; 85: 177-89.

❺ Waters P, Vincent A. Detection of anti-aquaporin-4 antibodies in neuromyelitis optica: current status of the assays. Int MS J. 2008; 15: 99-105.

〈高井良樹，藤原一男〉

3 MSとNMOで鑑別すべき疾患について教えてください

多発性硬化症（multiple sclerosis: MS）と視神経脊髄炎（neuromyelitis optica: NMO）を診断する際に鑑別を要する疾患は多数あり、慎重に検討を進めていく必要がある。最初にいくつかの疾患の概要を述べ、次にどのようにして鑑別診断を進めていくかの手順やそのポイントについて解説する。

1. 鑑別すべき疾患の概要

1 Sjögren症候群

Sjögren症候群（Sjögren syndrome: SjS）は涙腺、唾液腺などの分泌障害により乾燥性角結膜炎、齲歯などをきたすほか、間質性肺炎、間質性腎炎、皮膚乾燥症状、神経障害などが出現する。中年女性に好発し、男女比は1：17とされる。3分の1の症例で他の自己免疫疾患や悪性リンパ腫の合併がみられる。検査としてはSchirmerテスト、ガムテスト、唾液腺造影（多発性粒状陰影）、唾液腺シンチグラフィー（集積低下）、小唾液腺生検（小葉内導管周囲にリンパ球、形質細胞浸潤）などがある。非ヒストン核タンパクであるSS-A（Ro）、SS-B（La）に対する抗体が検出され、前者が感度70％、特異度60％、後者が感度30％、特異度90％とされる。

原発性SjSの20％に中枢神経障害が出現し、その約3分の1にMS様の病変がみられる。発症は亜急性ないし慢性で、再発寛解型や慢性進行型の経過をとる。病変部位により多彩な神経症状を呈し、自己免疫関連辺縁系脳炎の一つとして難治性痙攣発作、精神症状、近時記憶障害などを呈することがある。また、視神経炎や脊髄炎もみられ、脊髄のmagnetic resonance imaging（MRI）ではT2強調画像で3椎体以上の高信号域がみられることが多い。造影剤による増強効果は一定しない。髄液では蛋白の軽度上昇、免疫グロブリンGインデックス（immunoglobulin G index: IgG index）上昇、オリゴクローナルバンド（oligoclonal band: OB）陽性などの所見を示す。病理では脱髄は目立たず、神経細胞脱落、血管壁肥厚・フィブリノイド壊死、T細胞やマクロファージの浸潤がみられる。アクアポリン（aquaporin: AQP）-4抗体陽性例があり、NMO spectrum disorder（NMOSD）とSjSの合併や共通抗体の関与などが示唆されている[1]。

| I 脱髄性疾患総論 | II 疾患概念と臨床症状 | III 機序 | IV 検査 | V 診断 |

2 神経精神全身性エリテマトーデス

　全身性エリテマトーデス（systemic lupus erythematosus: SLE）は，蝶形紅斑，円板状皮疹，日光過敏，Raynaud 症状，脱毛，口腔潰瘍，関節炎，間質性肺炎，胸膜炎，心外膜炎，腎障害，腹膜炎，腸炎，膀胱炎，神経障害などの多彩な組織障害をきたす全身性疾患である．血液検査では白血球減少，リンパ球減少，血小板減少，溶血性貧血，補体（CH50, C3, C4）減少，可溶性インターロイキン 2 受容体（soluble interleukin-2 receptor: sIL-2R）の増加などがみられ，抗 Sm 抗体，抗 RNP 抗体，リウマチ因子，抗カルジオリピン抗体，抗カルジオリピン-β_2グリコプロテイン 1 抗体，ループスアンチコアグラントなどが陽性である．

　神経障害をきたすことも多く，その場合は神経精神 SLE（neuropsychiatric SLE: NPSLE）と呼ばれる[2]．抗リン脂質抗体陽性が危険因子である．精神・神経症状は SLE 活動時に出現し，頭痛（片頭痛など），気分障害，認知機能障害，痙攣，多発ニューロパチー，脳神経障害（動眼神経，滑車神経，外転神経，内耳神経，三叉神経，顔面神経など），舞踏病，脊髄症などがみられる．視神経炎は両側性が多い．脳 MRI では T2 強調画像で白質の高信号がみられ，部位は前頭葉と頭頂葉がほとんどである（70〜80％）．脊髄病変は急性横断性脊髄炎が多く，3 椎体以上の長大病変もみられ，AQP-4 抗体陽性例も報告されている．血清ではリボゾーマル P 抗体が感度 26％，特異度 80％とされる．髄液では IgG index 高値，IL-6 の増加，OB の陽性例もある．

3 自己免疫性脳脊髄炎，橋本脳症など

　自己免疫が関与するとされる脳炎・脳症が数多く知られるようになった．明らかになった抗体は抗 NMDA 型グルタミン酸受容体（GluR）抗体，抗 AMPA 型グルタミン酸受容体抗体，抗 GABA$_B$受容体抗体，抗グルタミン酸脱炭酸酵素（glutamic acid decarboxylase: GAD）抗体，抗 GQ1b 抗体（Bickerstaff 脳幹脳炎），抗 leucine-rich glioma-inactivated 1（LGI1）抗体，抗 contactin-associate protein 2（caspr 2）抗体（Morvan 症候群），傍腫瘍性神経症候群と総称される疾患にみられる Yo, Hu, Ri, Ta/Ma2, CRMP5/CV2, amphiphysin, titin, zic4, GAD65, Tr などに対する抗体などである．これらの抗体が関与するとされる脳炎・脳症では辺縁系症候群や小脳失調を呈することが多い．

　その他に抗 myelin oligodendrocyte glycoprotein（MOG）抗体が関与するとされる視神経炎，脳脊髄炎が知られており，一部の症例は MS や NMOSD の

204　　　**JCOPY** 498-32800

診断基準を満たす.

橋本脳症では意識障害, 痙攣, 認知障害, 精神症状, 不随意運動, 失調など多彩な症状を呈し, 20％程度で頭部 MRI で異常所見を呈する. 抗甲状腺ペルオキシダーゼ抗体や抗サイログロブリン抗体が全例で陽性となるが特異性は高くなく, 抗 N 末端 α エノラーゼ抗体は特異性 90％と高いが陽性は 43〜68％とされ, 陰性でも否定はできない.

4 神経 Behçet 病と神経 Sweet 病

Behçet 病は口腔内アフタ性潰瘍, 結節性紅斑様皮疹, ぶどう膜炎, 外陰部潰瘍などを主症状とする全身性炎症性疾患である. 神経症状は 20〜30 歳代を中心に 10〜25％の症例でみられ, 神経 Behçet 病と呼ばれる. 男女比は 3.4：1 と男性に多い. 障害される好発部位は基底核, 視床, 脳幹などで, 頭痛, 眼球運動障害, 眼振, 顔面神経麻痺, 球麻痺症状, 構音・嚥下障害, 失調症状などがみられる. 頭部 MRI では T2 強調画像で高信号が認められる. 約 10〜30％の症例では, これらの症状や認知機能障害, 精神症状が新たな中枢神経系の急性発作 (急性型) がなくても徐々に進行する (慢性進行型). MRI では脳幹の萎縮像がよい指標になるとされる. 男性に多く (90％以上), ヒト白血球抗原 (human leukocyte antigen: HLA)-B51 の陽性率が高く (対照が約 17％に対し 75％以上, 慢性進行型では 90％以上), 喫煙 (90％以上) とともに疾患の危険因子とされる. 赤沈の亢進, C 反応性蛋白 (C-reactive protein: CRP) 上昇, 白血球の増加などがみられる. 髄液検査では細胞増加のほか IL-6 も増加し, 特に慢性進行型では 17 pg/mL 以上の高値 (感度 約 92％, 特異度 約 95％) が 2 週間以上持続する[❸].

Sweet 病も発熱, 全身倦怠, 紅斑などを呈する全身性炎症性疾患である. 有痛性隆起性紅斑は特徴的で, 顔, 頸部, 体幹上半分, 上肢に好発し, 境界は鮮明である. 紅斑の皮膚生検にて真皮浅層への成熟好中球の密な浸潤を認める. 脳炎や髄膜炎を呈する症例もあり, 神経 Sweet 病と呼ばれる. 男女比は 1.5：1 で, 多くが 30〜60 歳代に発症する. 病巣は中枢神経の様々な部位に左右非対称・散在性に, それほどの頻度の差がなく出現し, 頭痛, 項部硬直, 意識障害, 記憶障害, 精神障害, 痙攣, 眼球運動障害, 構音障害, 片・両麻痺, 運動失調, 不随意運動などが出現する. MRI では T2 強調画像で高信号を呈することが多い. 末梢血では好中球増加, CRP 上昇, 赤沈亢進, sIL-2R 上昇などがみられる. 髄液検査では蛋白増加, 細胞増多, IL-6, IL-8, インターフェロンγなどが増加する. HLA タイピングでは B54 および Cw1 が極めて高率である (対照がそれぞれ約 14％,

約28%に対し約75%，約86%）．

神経 Behçet 病や神経 Sweet 病，および類縁疾患を包括する疾患概念として「神経好中球病（neuro-neutrophilic disease）」が提唱されている[4]．

5 神経サルコイドーシス

サルコイドーシスは非乾酪性類上皮細胞肉下腫が肺，心，眼球，皮膚，筋，骨，神経系，肝，脾，腎，胃など全身性に出現する疾患である[5]．心病変としては刺激伝導障害，Adams-Stokes 症候群，心筋障害などがみられ，眼病変ではぶどう膜炎や硝子体炎，神経病変では中枢神経障害や脳神経障害が中心である．経気管支的肺生検や前斜角筋や皮膚の生検で病理的に診断される．ほかに，胸部 X 線にて bilateral hilar lymphadenopathy が95%以上の症例でみられる．血液では angiotensin converting enzyme（ACE）やリゾチームが高値である．ガリウムシンチでの病変部への集積像が参考になる．60%は自然寛解し，30%程度で慢性・進行性の経過をとる．

いわゆる神経サルコイドーシスは全体の5%程度とされるが，その50%は神経症状が初発で診断に苦慮することもありうる．視床下部，下垂体，第三脳室，脳幹，脳神経（顔面神経，視神経，聴神経など），脊髄，末梢神経に病変がみられる．MRI での信号異常は一定しないが，筋では T2 で病変中心部が低信号を示す．

6 悪性リンパ腫

脳腫瘍も鑑別すべき疾患であるが，特に悪性リンパ腫は念頭におく必要がある．中枢神経系に出現した場合は primary central nervous system lymphoma（PCNSL）と呼ばれる．脳腫瘍の3〜5%とされ，側脳室周囲・脳梁・基底核・小脳に多く，血管周囲に集簇して脳実質内に浸潤する．MRI では DWI で高信号を示し，造影剤での増強効果は脱髄疾患より鮮明である．またガリウムシンチで集積がみられる．髄液の β_2 ミクログロブリンや sIL-2R の増加がみられる．

60〜80歳代に好発し，進行が速いので，この疾患を疑ったら早急に定位脳生検術で診断を確定する必要がある．ステロイドで縮小しても数週〜数カ月で再発する．生検前にステロイドを投与すると診断が困難になる．自然消退もあるが，再発時は脳の別の部位に出現することが多く，診断上の参考になる．

7 神経感染症

鑑別診断として神経感染症も念頭におく必要がある．起炎病原体としては単純

ヘルペスウイルス，ヒトヘルペスウイルス-6 および 7，帯状疱疹ウイルス，サイトメガロウイルス，Epstein-Barr ウイルス，麻疹ウイルス，風疹ウイルス，ムンプスウイルス，日本脳炎ウイルス，エンテロウイルス，アデノウイルス，ヒト免疫不全ウイルス，JC ウイルス，結核，梅毒，ボレリア，真菌症，トキソプラズマ，プリオンなどがある．ヒト T 細胞白血病ウイルスは CD4 リンパ球に感染して間接的に脊髄症を引き起こす（human T cell lymphotropic virus type 1 関連脊髄症）．

8 その他の疾患

免疫介在性の疾患としては他にアトピー性脊髄炎，急性散在性脳脊髄炎，中枢・末梢連合脱髄症などがあるが，本書の他項を参照されたい．IgG4 関連疾患も神経系病変としては下垂体炎や肥厚性硬膜炎，末梢神経障害が多いということで，疾患名を挙げるにとどめる．chronic lymphocytic inflammation with pontine perivascular enhancement responsive to steroid（CLIPPERS）は脳幹，小脳脚，小脳の小血管周囲炎で CD4 優位の細胞浸潤がみられる．MRI で同部などに両側性に点状・結節状の造影増強病変を認めるため鑑別を要する．Susac 症候群は若年女性に好発し，脳，内耳，網膜の微小循環障害により脳症，聴力・視力低下などをきたす稀な疾患で，免疫系の発症機序が示唆されている．MRI では脳梁や大脳白質を中心に造影増強病変がみられる．再発性多発軟骨炎でも中枢神経系や視神経に病変が及ぶことがあり，注意を要する．

ほかにビタミン B_1 欠乏による Wernicke 脳症，ビタミン B_{12} 欠乏による脳症や亜急性連合性変性症，ミトコンドリア脳筋症，中心橋・橋外髄鞘崩壊症，可逆性後頭葉白質脳症などを念頭において検査を進める．

中毒性脳症としてシクロスポリン，アシクロビル，テオフィリンなどによる薬剤性脳症，金属による中毒，一酸化炭素を含めた有機物による中毒，スギヒラタケなどによる食物中毒も念頭におく．脳症をきたす先天性・遺伝性代謝疾患も数多くあるが，ここでは省略する．

2. 鑑別診断の進め方

MS と NMO が疑われる症例の多くは脳卒中よりは緩やかな発症のしかたで中枢神経症状や脳神経症状が出現して受診に至ることが多い．脳・脊髄の MRI で信号異常域が確認されると MS や NMO か他の疾患かの鑑別診断が始まることに

なる．MRI での信号異常域の部位や形状，造影剤による増強効果などから上記の鑑別疾患の中である程度の順位づけを行い，次いで血液・髄液検査を実施していく．抗体検査などの多くが受託臨床検査会社への外注で可能となってきているが，一部では測定法によって従来の報告より感度が低い場合もあり，陰性の時には注意を要する．また，費用もかかることから，可能性は低いものは保留とし，血清・髄液を冷凍保存しておいて後日に必要に応じて検査を依頼することも通常行われる．凍結後の検体では実施できない髄液の細胞診や培養はルーチン検査として採取時に実施しておくことが推奨される．外注では測定できない一部の抗体に関しては，測定を実施している大学病院などに直接依頼することもある．

　MS や NMO を診断する際に鑑別すべき疾患について述べたが，特に免疫性疾患では MS や NMO を含め複数の疾患が合併している可能性も考慮する必要がある．

Pearls

　血液・髄液検査の各項目ではそれぞれの感度や特異度を考慮し，陽性でも確定診断にはならない場合や陰性でも対象疾患を否定できないことを十分に念頭におかなければならない．診断のためには血液・髄液検査のみに頼らず，臨床経過や神経症状，神経学的所見，画像所見はもとより，上記の全身症状にも注意を払う必要がある．診断は総合的になされ，しかも暫定診断に過ぎないことも少なくなく，他の疾患の可能性を早々に排除せずに診療にあたる必要がある．

文献

① 加藤大貴，市川博雄，林 大吾，他．原発性シェーグレン症候群（SjS）に視神経炎と脳脊髄炎を合併し，抗アクアポリン 4 抗体が陽性であった 25 歳女性例．臨床神経．2009; 49: 576-81

② Hanly JG. Diagnosis and management of neuropsychiatric SLE. Nat Rev Rheumatol. 2014; 10: 338-47.

③ 菊地弘敏，廣畑俊成．神経 Behçet 病の診療ガイドライン．炎症と免疫．2014; 22: 376-81.

④ 久永欣哉．神経好中球病と認知症．Brain Nerve. 2016; 68: 353-64.

⑤ 日本サルコイドーシス/肉下腫性疾患学会，他．サルコイドーシスの診断基準と診断の手引き―2006．日呼吸会誌．2008; 46: 768-80.

〈久永欣哉〉

MSとNMOの視神経炎で鑑別すべき眼疾患にはどんなものがありますか

1. 視神経炎と視神経症

　神経内科領域の疾患の中で多発性硬化症（MS）と視神経脊髄炎（NMO）は，視神経炎をきたす疾患として最重要である．視神経炎をみた場合にはもちろんこの2つの疾患を念頭に検査を進めていくが，他にも視神経炎をきたす眼疾患は多数存在する．また症状は視神経炎と同じだが，炎症に起因するものではない視神経症も数多く存在し鑑別が必要である　表1　．

表1　視神経炎をみた際に鑑別すべき疾患

視神経炎	視神経症
・多発性硬化症（MS） ・視神経脊髄炎（NMO） ・抗MOG抗体陽性視神経炎 ・自己免疫性ぶどう膜炎 ・感染性視神経炎	・虚血性視神経症（ION） ・Leber遺伝性視神経症 ・圧迫性視神経症 ・傍腫瘍性視神経症 ・中毒性視神経症

2. 抗MOG抗体陽性視神経炎[1]

　多発性硬化症と視神経脊髄炎の場合は，初発症状が視神経炎のこともあるが，その他の脳病変や脊髄病変も伴うため神経内科に紹介になる場合が多い．一方で抗MOG抗体陽性視神経炎の場合は，視神経炎が単独で出現することが多いため原因不明の特発性視神経炎として眼科で治療されることが多い．
　抗MOG抗体陽性視神経炎は，幅広い年齢で発症するが視神経脊髄炎に比べると比較的若年での発症が多い．また多発性硬化症と視神経脊髄炎が圧倒的に女性に多いのに対し，抗MOG抗体陽性視神経炎では男性が半数以上と多くなっている．抗MOG抗体陽性視神経炎の特徴としては，両側性の発症が多く，視神経の腫脹・蛇行が著明で広範囲にわたり，さらに眼窩内の炎症が高度である点が挙げられる．視野異常は急性期に中心暗点がよくみられる．ステロイド治療への反応が良く視力予後は良好だが，再発が多いとされる．

3. 虚血性視神経症[2]

　虚血性視神経症（ischemic optic neuropathy: ION）は視神経を栄養している血管系に急激な循環障害が起こる視神経の梗塞である．臨床症状として，急激な視力・視野障害をきたすことから視神経炎との鑑別が必要である．一般的に病初期より視神経乳頭に変化がみられる前部虚血性視神経症（anterior ischemic optic neuropathy: AION）と初期には視神経乳頭に変化のみられない後部虚血性視神経症（posterior ischemic optic neuropathy: PION）に分類される．これらは循環障害を起こす血管の部位によって異なり，前者は主に視神経乳頭部の支配血管である短後毛様動脈，後者は視神経鞘軟膜毛細血管分枝の閉塞である．さらに AION はその病因によって，炎症により血管が閉塞して起こる動脈炎性ION と動脈炎には起因しない非動脈炎性 ION に分けられる．

1 前部虚血性視神経症（AION）

動脈炎性虚血性視神経症（arteritic ION）

　通常 70 歳以上の高齢者に多く，片眼に無痛性の急激な視力障害や視野障害をきたす．視野障害は中心暗点や水平半盲がよくみられる．いったん発症すると視機能障害は重篤となるものが多く，また僚眼にも高率に発症する．視神経乳頭部は，循環障害の程度にもよるが典型的には蒼白となり浮腫をきたす．乳頭周囲に線状出血，綿花状白斑を認めることもある．巨細胞性動脈炎や多発性筋炎などの自己免疫性血管炎に併発するため，赤沈や CRP で炎症の有無を確認することは非動脈炎性との鑑別に有用である．側頭動脈の生検で診断確定する．

非動脈炎性虚血性視神経症（non-arteritic ION: NAION）

　50 歳以上に多くみられ，動脈炎性と同様に片眼性の急性で痛みを伴わない視力障害として発症する．視力障害は動脈炎性と比較すると軽度で，視野障害は水平半盲や弓状暗点などがみられる．視神経乳頭部は浮腫を起こし蒼白となるが，発赤し腫脹していることもある　図1 ．高血圧，糖尿病，高脂血症などの疾患により生じた動脈硬化に起因する血流障害が病因と考えられている．

2 後部虚血性視神経症（PION）

　眼窩内から頭蓋内の視神経が障害されることによる．発症初期には視神経乳頭に異常を認めず，後に萎縮をきたす．AION と比べて頻度が少ない上，眼底に特

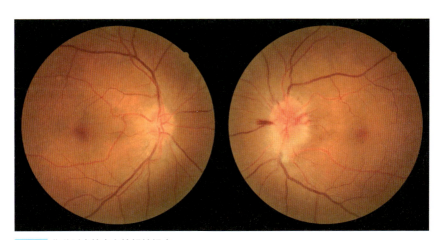

図 1 非動脈炎性虚血性視神経症
患眼（右図）は著明に視神経乳頭が発赤腫脹し，線状出血も伴っている．

徴的所見を認めないため診断が困難である．高血圧，糖尿病，ショック，極端な低血圧などが基礎疾患となり発症する．眼痛がないこと，MRIで視神経の炎症所見を欠くこと，髄液検査でも炎症所見がないことなど除外診断されるケースが多い．

4. 視神経網膜炎

視神経疾患がメインではないものの炎症が視神経に波及し視神経乳頭の腫脹や浮腫をきたす疾患が多数存在し，視神経炎との鑑別が必要である．

1 自己免疫性ぶどう膜炎

自己免疫性ぶどう膜炎疾患では視神経症を合併することが多い．Vogt-小柳-原田病では両眼性に視神経乳頭の発赤腫脹がみられ，他のぶどう膜炎症状に先行して出現した場合や他の症状を欠く乳頭炎型では視神経炎と間違えやすい **図2**．通常，視力低下は視神経炎と比較して緩徐であり，頭痛や項部硬直を伴うことがあるが眼痛はほとんどない．Vogt-小柳-原田病に特徴的な漿液性網膜剥離がみられれば鑑別は容易となる．サルコイドーシスでもしばしば視神経乳頭腫脹をきたすが，これは視神経周囲の網脈絡膜炎の波及や視神経への肉芽腫の直接浸潤などが原因と考えられている．豚脂様角膜後面沈着物，雪玉状硝子体混濁

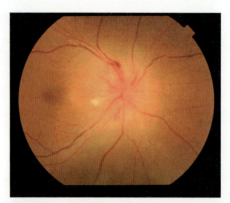

図2 Vogt-小柳-原田病の視神経症
視神経乳頭の発赤腫脹がみられる．

や網膜血管炎などの特徴的な眼所見の有無に加えて全身検査で診断していく．Behçet 病の眼炎症発作時も視神経乳頭の発赤・腫脹がみられるが，網膜血管炎を伴うことから鑑別可能である．

2 感染症

　梅毒やヘルペスなど感染によって視神経が障害されることがある．梅毒ではぶどう膜炎，網脈絡膜炎，網膜血管炎に加えて視神経炎，視神経周囲炎がみられ，視神経炎は進行性でやがて視神経萎縮をきたす．単純ヘルペスウイルスや水痘帯状疱疹ウイルスの感染が原因となる急性網膜壊死は，非常に激しい炎症を起こし網膜周辺部から壊死病巣が生じ拡大していく．視神経乳頭にも強い炎症を引き起こし，発症から数カ月で視神経萎縮が生じ高率に失明に至る．その他にもサイトメガロウイルス，麻疹ウイルス，EB ウイルスでも視神経炎が出現することが知られている．

5. Leber 遺伝性視神経症

　Leber 遺伝性視神経症（Leber hereditary optic neuropathy）はミトコンドリア DNA の点突然変異によるミトコンドリア病の一つである．10〜20 歳代の男性に好発し，多くは片眼性に亜急性の視力低下で発症し，数週から数カ月の間隔をおいて僚眼にも発症する．視神経炎とは異なり眼球運動時痛がなく，視野障

害は中心暗点を呈する．初期では視神経乳頭が発赤腫脹し乳頭浮腫を認めるが，次第に蒼白化し最終的には両眼高度の視神経萎縮に至るため視力予後は不良である．視力障害が高度の割に対光反射が良好で，CT/MRI で視神経の炎症所見がないのが特徴である．また急性期の蛍光眼底造影検査で，視神経乳頭周囲の拡張した毛細血管からの蛍光色素漏出がない．視神経乳頭腫脹をきたす他の疾患では通常蛍光色素漏出を認めるため，極めて特異度の高い検査所見とされる．

6. 圧迫性視神経症

　視神経が眼窩内・頭蓋内において何らかの病変で物理的に圧迫されることで生じる視神経症で，片眼に無痛性の緩徐な視力障害・視野障害で発症し徐々に進行する．障害の程度は様々であり，眼球突出，眼瞼腫脹，結膜浮腫などの合併症状を伴うこともある．患眼の視神経乳頭は初期には軽度発赤腫脹していることが多いが，進行すれば萎縮をきたす．原因疾患としては，眼窩内腫瘍，頭蓋内腫瘍，甲状腺機能異常に伴う外眼筋の腫大，副鼻腔の占拠性病変，内頸動脈瘤などが挙げられ，最終的には眼窩 CT/MRI で視神経への圧迫病変の存在で診断する．動脈瘤など血管性病変が疑われる場合は MRA や血管造影も必要となる．

7. 傍腫瘍性視神経症

　傍腫瘍症候群は，腫瘍が産生した抗原に対する抗体が神経系に対して交叉し障害を起こす自己免疫的機序によると考えられており，稀に視神経症を起こすことがある．亜急性の片眼あるいは両眼の視力低下で発症し，徐々に重症化する．視神経乳頭浮腫を伴うことがあり，視野障害は中心暗点，傍中心暗点，盲点拡大など様々なパターンをとる．原疾患としては肺小細胞癌が多く，他には肺腺癌，腎細胞癌などの報告がある．抗 Hu 抗体や抗 CV-2 抗体など各種自己抗体が検出されれば確定診断となる．

8. 中毒性視神経症

　中毒性視神経症は様々な薬剤，有機溶剤や農薬などが原因で視神経が障害され，視神経炎の症状と類似するため鑑別が必要である．抗結核薬であるエタンブトールの中毒症状では急激な両眼視力低下の他，色覚異常や視野異常（中心暗点，両

耳側・周辺視野狭窄）が生じる．早期に発見し内服を中止できれば，数カ月で自然回復し重篤な障害は残らないとされる．抗生物質のクロラムフェニコール，抗不整脈薬のジゴキシン，アミオダロンなどが視神経症を起こす原因薬剤として知られているほか，メチルアルコールの誤飲やトルエンの吸引などでも急激な視神経障害をきたす．直ちに原因物質の摂取を中止することが必要である．

Pearls

MS/NMO の再発？

視神経炎が種々のウイルス感染によるものであった場合，MS や NMO 等の非感染性の視神経炎の治療と同様のステロイド治療のみでは，一時的に症状が軽快してもウイルス感染が持続しているため再発を繰り返してしまう．視神経炎・視神経症をみた場合は感染症の有無は必ず行うべき検査項目である．血液検査の他に，眼科では患者の前房水を採取し PCR 検査で各ウイルスの DNA を検出することで診断を行っており，診断に迷う場合はコンサルトするとよい．

文献

[1] Reindl M, Di Pauli F, Rostasy K, et al. The spectrum of MOG autoantibody-associated demyelinating diseases. Nat Rev Neurol. 2013; 9: 455-61.

[2] 中馬秀樹．現在の非動脈炎性虚血性視神経症のみかた，考え方．あたらしい眼科．2016; 33: 663-9.

[3] Akashi T, Nakashima I, Takeshita T, et al. Different etiologies and prognosis of optic neuritis in demyelinating disease. J Neuroimmunol. 2016; 299: 152-7.

[4] 抗アクアポリン 4 抗体陽性視神経炎診療ガイドライン作成委員会．抗アクアポリン 4 抗体陽性視神経炎診療ガイドライン．日眼会誌．2014; 118: 446-60.

[5] 毛塚 剛．眼科臨床における視神経炎と視神経症の位置づけ．あたらしい眼科．2016; 33: 627-31.

〈長谷川英一，園田康平〉

ADEM やアトピー性脊髄炎はどのように診断しますか

1. 急性散在性脳脊髄炎（ADEM）

1 急性散在性脳脊髄炎（ADEM）の診断

　小児においては診断基準が示されている[1]が，成人例では診断基準がなく，どこまでの病態を疾患概念とするのか明確な基準はない．本稿では，中枢神経系に，急性に，複数の炎症性脱髄病変が，同時期に生じ，既知の基礎疾患がなく，既知の疾患概念に該当しない場合の病名とし，鑑別疾患を記載した．

2 鑑別すべき疾患

　ADEM には特異的な神経症状がなく，画像が診断のきっかけになることから，急性発症し，画像的に類似した各種疾患が鑑別対象となる．例えば，膠原病を含む各種の炎症性・自己免疫性中枢神経障害では，Behçet 病，Sweet 病，サルコイドーシス，再発性多発軟骨炎，中枢神経限局性血管炎，全身性エリテマトーデス（SLE），橋本脳症など，腫瘍性疾患では血管内リンパ腫，感染症の直接的影響では日本脳炎，ウエストナイルウイルス感染症，進行性多巣性白質脳症（PML）など，血管障害では Trousseau 症候群，静脈洞血栓症や可逆性後頭葉白質脳症（PRES）など，遺伝性疾患ではミトコンドリア病などがある．

3 炎症性疾患であることの証明

　数時間以上から数日で症状が完成する発症様式が最も重要である．それに加えて，発熱，CRP 高値などの全身所見があれば炎症性疾患を強く示唆できる．しかし，そのような末梢血の炎症所見が ADEM では必発ではないことに注意が必要である．髄液一般検査では髄液細胞増多，蛋白増加がみられるとされるが，脳実質内の炎症であるため，髄膜炎と比べて増加の程度は軽く，時には正常の場合もあることに注意すべきである．急性期に髄液 MBP が増加していれば，髄鞘の破壊を示唆する．MRI では，ガドリニウム造影効果があれば炎症により血液脳関門が破綻した傍証とできるが，必ずしも脱髄とはいえないことに注意すべきである．さらに MRI では血管病変の検討も可能である．また初期には脳実質内の病変がみられない例もあり，経時的に，あるいは状態の変化のあった時には躊躇せずに

MRIを繰り返すことが重要である.

4 既知の基礎疾患がなく，既知の疾患概念に該当しないことの証明

まず発症様式により，遺伝性疾患や，腫瘍性疾患の多くが除外できる．次に神経系以外の所見や特殊検査によって診断を絞り込んでいく．以下では，発症様式と画像所見が類似した疾患についての鑑別の要点を述べる．

既知の炎症性疾患でないことの証明

ADEMでは発熱や末梢血に炎症反応が出ることが多く，他の炎症性疾患との鑑別が問題になる．診断のためには，ベッドサイドでも診察できる口腔粘膜，皮膚，眼球，関節といった神経系以外の異常の検索が重要であるほか，可能な限り過去の受診歴や検査結果も入手して検討すべきである．例えば，Behçet病やSweet病では皮膚紅斑，毛嚢炎様皮疹，口内炎，ぶどう膜炎や結膜炎などの併存や既往のほか，発症したと推測される時期以降から持続するCRPの軽度高値や好中球の軽度な増多が参考になる．再発性多発軟骨炎であれば耳介の発赤腫脹が特徴的であり，サルコイドーシスでは結節性紅斑や，胸部CTでの肺門リンパ節腫脹が参考になる．また多くの膠原病では関節痛や，各種の皮膚病変が診断の糸口となり，各種の自己抗体は診断の絞り込みに役立つ．橋本脳症では，抗N末端α-Enolase抗体の測定が有用であるが，商業ベースではなく迅速な診断には向かないため，抗甲状腺抗体の測定をまず行うことになる．

多発性硬化症（MS）や視神経脊髄炎（NMO）の初発例とは，発熱や末梢血の炎症反応がなく，皮膚や眼球などに異常がなく，さらに画像的に過去の脱髄巣が検出できなかった場合に鑑別が問題となる．一過性の些細な四肢のしびれや目のかすみなどの既往を丹念に尋ねることが重要である．また髄液オリゴクローナルバンドや抗AQP4抗体はADEMでは原則的に陰性であり，それらが認められた場合はMSやNMOの可能性を考慮する．

中枢神経限局性血管炎では，MRAや血管造影での狭窄や閉塞所見が得られた場合には診断のきっかけになりえるが，そのような異常を捉えにくいことも多い．通常の免疫療法への反応不良である場合は，後述の腫瘍性疾患との鑑別も意味もあり，生検を考慮する．

腫瘍性疾患との鑑別

血管内リンパ腫では，特に脳梗塞が短期間に連続して生じる場合にはADEMと紛らわしい発症様式となる．肝脾腫，体重減少，汎血球減少や皮膚浸潤などが診断のきっかけになる．またステロイド治療後に再度病変が増大したり，新たな

病変が出現する場合には，脳生検も考慮する．

感染症による直接的影響との鑑別

感染症による髄膜炎や脳炎において，特にウエストナイルウイルスや日本脳炎ウイルスでは視床や白質に病変がみられることがあり，ADEM との鑑別が問題になる．鑑別のためにはウイルス学的診断（PCR など）が必要となるが，一方で感染症に引き続いて ADEM の病態が続発することもあり，経時的な MRI 検査は欠かせない．PML も類似の発症様式や画像所見となりうるが，基礎疾患に伴った免疫抑制状態の存在が ADEM との鑑別に参考となる．

血管性疾患との鑑別

癌，高血圧や免疫抑制薬の服用などの基礎疾患がすでに明らかであれば，Trousseau 症候群や PRES の診断のきっかけになる．そのような基礎疾患が診断されてない場合は，D-ダイマーをはじめとした凝固系因子，心エコー，全身 CT などを必要に応じて検査する．静脈洞血栓症では脳 MRA/MR venography も有用である．

代謝性，遺伝性疾患との鑑別

ミトコンドリア病，特にミトコンドリア脳筋症・乳酸アシドーシス・脳卒中様発作症候群（MELAS）の表現型では卒中様の発作が発症様式，画像所見ともに ADEM に類似することがある．年齢に比して強い脳萎縮，CK 高値，耐糖能障害，低身長，眼球運動障害，脱力などのミトコンドリア病でよくみられる所見が，本人，本人の兄弟，母親とその兄弟，いずれかの人に 1 つでもみられたならば，たとえ診断がついていなくても一度は本疾患を疑うことが診断への第一歩である．

5 おわりに

ADEM は除外診断であるが，基礎疾患の検索は必ずしも容易ではない．例えば初発時に脳以外に障害が生じなければ，当面は ADEM と診断しておくが，その後に脳以外の症状が現れて初めて確定診断できる例もしばしば経験する．その意味でも回復期以降も継続的な経過観察が重要な疾患といえる．

2. アトピー性脊髄炎

1 アトピー性脊髄炎の診断

Isobe らの提唱した基準は，脊髄症状で発症した MS との鑑別のための基準である[2]．しかし，アトピー性脊髄炎自体の診断に用いても臨床的に特に問題はな

く，厚生労働省の指定難病の診断においても採用されている．脊髄炎であること，既知の基礎疾患がないこと，アレルギー素因があることそれぞれを証明することが必要である．

② 鑑別すべき疾患

各種の圧迫性脊髄障害，多発性硬化症，視神経脊髄炎，腫瘍性疾患，感染症（ウイルス，細菌，寄生虫，真菌）の直接的影響および感染後の免疫学的機序，膠原病，血管奇形，梗塞や出血など血管病変に伴った障害，放射線照射に伴ったものなどがある．

③ 脊髄炎であることの証明

圧迫性脊髄障害の除外

圧迫性脊髄障害でも数時間かかって症状が完成したり，動揺性の経過をたどることもあり，鑑別としては重要である．圧迫性の原因の有無の検索のため MRI は必須といえる．

炎症性であることの証明

数時間以上かかって症状が完成する，あるいは数日から数週間，もしくはそれ以上動揺性の経過をとる炎症性疾患としての病歴が重要である．髄液一般検査では髄液細胞増多，蛋白増加がみられるのはそれぞれ約 1/4 の症例であり，正常であっても炎症性疾患は除外できない．オリゴクローナルバンドは陰性である．MRI では炎症により血液脳関門が破綻するために，病巣はガドリニウムで造影されることが多い．また血管病変（動静脈奇形や急性硬膜外血腫など）の検討も可能である．また経時的に MRI を繰り返し行い，病巣があまり変化しないことを確かめることもアトピー性脊髄炎では重要である．

④ 既知の基礎疾患がないことの証明

神経系以外の異常の検索が必須である．血清学的診断はサルコイドーシス，SLE などの全身性炎症性疾患とその既往の有無，感染症の検索に役立つ．特に寄生虫疾患は，血清 IgE 増多や末梢血好酸球の増多をきたすため，鑑別として重要である．ウイルス学的診断（PCR など），細菌学的検査が必要なこともある．また頭部 MRI や，視覚誘発電位検査などにより脊髄以外の潜在性病巣が見出されたならば，多発性硬化症，視神経脊髄炎あるいは急性散在性脳脊髄炎の可能性も考慮する．

⑤ アトピー素因の検索

　病歴ではアトピー性皮膚炎，アレルギー性鼻炎などのアトピー性疾患の既往，食物や花粉アレルギーの既往が大切である．検査では髄液 IL-9，CCL11 の測定も有用で，診断基準にも採用されている．しかし，その濃度は，高感度かつ高価なビーズサスペンションアレイテクノロジーによって測定されたデータをもとに設定された値であり，商業ベースでの測定はできず，高感度な測定を公式に行っている施設もないのが現状である．したがって，現実的には商業ベースで迅速に測定が可能な末梢血分画，血清 IgE，アレルゲン特異的 IgE の検査を行うことになる．

⑥ おわりに

　アトピー性脊髄炎の症状が主観的な手足のじんじん感で，重篤な例が少ないこともあり，まだまだ見逃されている例も多いと思われる．アトピー性疾患の患者において四肢遠位部のじんじん感を訴える患者では，頸椎症や多発神経障害と決めつけずに，一度は脊髄炎の可能性を考慮することが必要と考えられる．

Pearls

　中枢神経疾患では，原因や基礎疾患にかかわらず類似の症状や画像所見がみられることが多く，脳にだけ注目していると診断にたどり着かない．そのような場合，診断は神経系以外の所見が決め手になることも多い．アトピー性皮膚炎，毛嚢炎様皮疹，ぶどう膜炎などが軽度の時は，本人も気づかないことがあり，全身の診察とともに，積極的な他科との連携も欠かせない．

文献

❶ Krupp LB, Tardieu M, Amato MP, et al. International Pediatric Multiple Sclerosis Study Group criteria for pediatric multiple sclerosis and immune-mediated central nervous system demyelinating disorders: revisions to the 2007 definitions. Mult Scler. 2013; 10: 1261-7.

❷ Isobe N, Kanamori Y, Yonekawa T, et al. First diagnostic criteria for atopic myelitis with special reference to from myelitis-onset multiple sclerosis. J Neurol Sci. 2012; 316: 30-5.

〈河野祐治〉

小児脱髄性疾患の診断基準について教えてください

1. 小児脱髄性疾患の診断上の問題点

　小児の脱髄性疾患では，急性散在性脳脊髄炎（acute disseminated encephalomyelitis: ADEM）の頻度が高く，多発性硬化症（multiple sclerosis: MS）や視神経脊髄炎（neuromyelitis optica: NMO）であっても ADEM 様の事象，すなわち急性脳炎様の事象で発症するものが存在する．このため，小児で脱髄性疾患を疑った場合は，感染性脳炎や脳症を中心に慎重な鑑別を行う必要がある．しかし，血液所見，髄液所見，MRI 所見のみで精確に鑑別を行うことは困難であり，病歴や全身症候も考慮に入れて，感染症のスクリーニング（特に単純ヘルペスウイルス，エンテロウイルス，Epstein-Barr ウイルス，マイコプラズマ，日本脳炎ウイルスなど）を行い，膠原病，代謝・変性疾患，腫瘍などの鑑別も併せて行う必要がある❶．

　また，鑑別の後に脱髄性疾患と判断した場合も，若年小児では各疾患の臨床像が類似することから各疾患の診断には注意深い臨床像の検討が必要である．

2. 小児脱髄性疾患の診断定義

　小児脱髄性疾患の診断は慎重にならざるを得ないが，MS を早期に診断し，disease-modifying therapy を早期に導入することは，MS の神経学的予後の改善のために必要不可欠なことと考えられる．このため，2007 年に International pediatric MS study group（IPMSSG）は小児脱髄性疾患の定義を提案した❷．その後，IPMSSG は，MS の国際診断基準である 2010 年 McDonald 基準を取り入れ，2012 年に小児脱髄性疾患の疾患定義を改定した❸ 表1 ．この基準が，現在の国際的な小児脱髄性疾患の標準的診断基準である．以下に改訂された各脱髄疾患定義の要点を示す．

1 小児急性散在性脳脊髄炎

　小児の ADEM 定義における最も重要なポイントは，「発熱や痙攣後の意識障害では説明できない，意識や行動の変容」（脳症）を ADEM 診断の必須条件として

| VI 急性期治療 | VII 再発・進行防止と予後 | VIII 対症療法 | IX 説明と医療福祉資源 |

表1 IPMSSG による小児脱髄性疾患の定義（2012 年版）

①小児急性散在性脳脊髄炎（acute disseminated encephalomyelitis: ADEM）

他の疾患を除外した上で，次の全ての基準を満たさなければならない.
- 炎症性脱髄が原因と推定される，最初の多巣性中枢神経イベント.
- 発熱では説明できない脳症.
- 発症から 3 カ月以上経て，新たな臨床的および MRI 所見が出現しない.
- 脳 MRI 所見は急性期（3 カ月以内）に異常を示す.
- 次のような定型的 MRI 所見を示す.
  ―大脳白質優位のびまん性，境界不鮮明な粗大（1〜2 cm より大）病変.
  ―大脳白質内の T1 低信号病変は稀.
  ―深部灰白質（視床または基底核）病変は存在しうる.

②小児多発性硬化症（pediatric MS）

下記のいずれかの基準を満たせばよい.
1）炎症が原因と推定され，非脳症型（すなわち非 ADEM 様）の臨床的中枢神経イベントが，30 日以上を隔てて 2 回以上発生し，2 カ所以上の中枢神経領域が傷害される.
2）1 回の非脳症型症状と定型的 MS 所見を示す場合. すなわち，2010 年改訂 McDonald 基準に示された，空間的多発性（dissemination in space: DIS）に合致する MRI 所見とフォローアップ MRI で新規病変が少なくとも 1 カ所出現し，時間的多発性（dissemination in time: DIT）基準に合致する場合. 増強効果の有無は問わない.
3）1 回の ADEM イベントに引き続く，非脳症型臨床的イベントが発症後 3 カ月以上を経て発生し，新しい MRI 病変が 2010 年改訂 McDonald 基準を満たす場合.
4）ADEM の診断基準に合致しない，初回かつ単発の急性イベントであり，MRI 所見が 2010 年改訂 McDonald 基準に合致する場合. ただし，本基準は12歳以上の小児にのみ適用される.

③小児 CIS（clinically isolated syndrome: CIS）

下記全ての基準を満たさなければならない.
- 炎症性脱髄が原因と考えられる，単巣性または多巣性の臨床的な中枢神経イベント.
- 過去に中枢神経系の脱髄疾患の病歴を持たない（例: 視神経炎，横断性脊髄炎，大脳半球または脳幹関連症候群の既往）.
- 発熱で説明できない脳症（意識レベル，行動の変化）が併存しない.
- 基準となる核磁気共鳴画像（MRI）の特徴が MS の診断基準に合致しない.

④小児視神経脊髄炎（neuromyelitis optica: NMO）

下記全ての基準を満たさなければならない.
- 視神経炎.
- 急性脊髄炎.
- 次の 3 つの補助診断項目の内，少なくとも 2 項目に合致する.
  ―3 椎体を超える連続的な脊髄 MRI 病変.
  ―脳 MRI は MS の診断基準に合致しない.
  ―血清中の抗アクアポリン 4 抗体が陽性であること.

(Krupp LB, et al. Mult Scler. 2013; 19: 1261-7 を改変引用)[3]

いることである. これは，「小児の初回脱髄事象が MS に進展するリスクは，脱髄事象時に意識の変容がある場合に低い」ことが根拠になっている. また，ADEM の特徴である"散在性"は「多巣性の臨床的な中枢神経系の事象」として定義に反映されている. さらにこの定義では，「発症時より 3 カ月以内の病変部

6 小児脱髄性疾患の診断基準について教えてください

498-32800

221

位の変化や新病変の出現は同じエピソード内の変化」と定め，「発症から3カ月以上経た後に，臨床的および MRI 所見が出現しない」こととしている．

なお，2007 年定義では，再発時の病変が元の病変と同一である場合は"再発性 ADEM"，再発時に新たな部位に病変を認める場合は"多相性 ADEM"としていたが，2012 年定義では，再発性 ADEM の用語はなくなり，多相性 ADEM は「3カ月間以上離れた2つの ADEM 事象が認められ，以後事象がない場合」と定義されている．現在の疾患定義では，3回以上脱髄事象が起こる場合は，多相性 ADEM よりも MS や NMO を示唆するとしている．

2 小児多発性硬化症

MS の国際的診断基準である 2010 年 McDonald 基準は小児への基準の適用を視野に入れて作られているが，初回脱髄事象が ADEM 様である場合と患者が 12 歳未満の場合は診断率が低下すると報告されている[4]．このため IPMSSG は，2010 年 McDonald 基準を取り入れた独自の疾患定義を提唱している 表1 ．この定義では，脱髄事象時における「脳症」の有無がキーポイントになっており，「脳症」を認める脱髄事象は ADEM 様事象として，「脳症」のない脱髄事象と区別されている．そして，「脳症」のない脱髄事象を対象とする場合の MS 診断は，2010 年 McDonald 基準に準拠することとし，ADEM 様事象で発症した場合は，2回目の事象が「脳症」を認めない場合に一定の条件に基づいて診断することとしている．

3 Clinically isolated syndrome

小児 clinically isolated syndrome（CIS）の疾患定義は，成人と同様であるが，「脳症」を認めないことが必要条件として加えられている．CIS には視神経炎や横断性脊髄炎も含まれており，MS への進展リスクは一様ではない．実際，初回事象で頭部 MRI が正常である場合は，長期の観察でも MS のリスクは低いとされている．

4 視神経脊髄炎

2012 年の IPMSSG の NMO の定義は，成人と同様に 2006 年の Wingerchuk の基準が用いられ，視神経炎と急性脊髄炎を呈する症例のうち，抗アクアポリン4抗体陽性，3椎体以上の脊髄長大病変，頭部 MRI で MS 基準を満たさないという3条件に基づいて定義される．

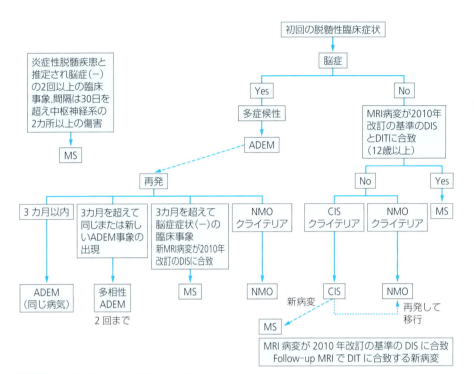

図1 小児脱髄性疾患の診断アルゴリズム
MS: 多発性硬化症（multiple sclerosis），CIS: clinically isolated syndrome，
NMO: 視神経脊髄炎（neuromyelitis optica），ON: 視神経炎，TM: 横断性脊髄炎，
DIS: 空間的多発性（dissemination in space），DIT: 時間的多発性（dissemination in time）

　現時点のIPMSSG定義は，2015年に発表されたNMOSD（NMO spectrum disorder）基準を反映していないが，NMOSD基準は小児も対象としていることから，今後，小児での疾患定義でもNMOSD基準が採用されると予想される．

Pearls

　現時点では，小児脱髄性疾患には疾患特異的な診断検査がない．このため，小児脱髄性疾患の診断では，鑑別診断を注意深く行った上で，前述の各疾患の臨床的診断基準に基づいて診断する必要がある．ただし，各疾患の診断基準は，相互に関連する事項が存在し，複雑な印象がぬぐえない．診断アルゴリズムを 図1 に示すので，頭の中を整理していただければ幸いである．

文献

❶ Pohl D, Alper G, Van Haren K, et al. Acute disseminated encephalomyelitis: Updates on an inflammatory CNS syndrome. Neurology. 2016; 87: S38-45.

❷ Krupp LB, Banwell B, Tenembaum S, et al. Consensus definitions proposed for pediatric multiple sclerosis and related disorders. Neurology. 2007; 68: S7-12.

❸ Krupp LB, Tardieu M, Amato MP, et al. International Pediatric Multiple Sclerosis Study Group criteria for pediatric multiple sclerosis and immune-mediated central nervous system demyelinating disorders: revisions to the 2007 definitions. Mult Scler. 2013; 19: 1261-7.

❹ Sadaka Y, Verhey LH, Shroff MM, et al. 2010 McDonald criteria for diagnosing pediatric multiple sclerosis. Ann Neurol. 2012; 72: 211-23.

〈鳥巣浩幸〉

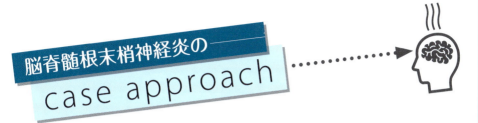

脳脊髄根末梢神経炎の case approach

問診，診察，検査

　本疾患では中枢神経系および末梢神経系が共に障害されてくるので，障害の分布・出現順序や隠れている徴候に十分留意する必要がある．こうした病態をきたす疾患があることを念頭に診断を進める．先行感染の有無など詳しい現病歴，既往歴，家族歴，生活歴を聞くことが重要である．血清，髄液中の特に抗中性糖脂質抗体（抗 LacC 抗体，抗 GlcC 抗体，抗 GalC 抗体など），抗 neurofascin155 抗体などの自己抗体測定が必須である．

症例 1 50 歳女性
主訴 見当識障害
既往歴・家族歴 特記事項なし
生活歴 専業主婦
現病歴 X 月末より体重減少を認め，頭痛や発熱を認めるようになった．他院でウイルス性髄膜炎と診断され，入院しアシクロビルなどの治療が行われた．2 週間くらい後から意識障害（傾眠，失見当識，異常言動「牛を 100 頭くらい飼う仕事をしています」など）が出現し改善しないため　同 X+1 月当院へ紹介入院となる．
初診時現症 身長 154 cm，体重 46 kg，体温 36.0℃，血圧 110/75 mmHg，脈拍 61 回/分・整，呼吸回数 13 回/分，SpO₂ 98%（RA）
神経学的所見 意識レベル: JCS Ⅰ-3（意味不明瞭な言動を繰り返していた）
脳神経: 左 Horner 徴候が陽性，左顔面感覚鈍麻あり（意識障害もあり，詳細不明）
運動系: 四肢筋力低下（MMT では 4 レベル）四肢　筋萎縮を認める
深部腱反射: 上肢 −1/0+1　下肢 −2/−2
病的反射: Babinski +/+　Chaddock +/+
感覚系: Th6 レベル以下で感覚低下を訴える
自律神経系: 便秘あり，排尿障害あり
血液検査 末梢血: 正常範囲
生化学検査: CRP<0.3 mg/dL，赤沈 14 mm/hr，各種自己抗体陰性
髄液検査 細胞数 109/mm³（単核球 90%），蛋白 81 mg/dL，IgG 10 mg/dL，IgG index 0.75，ヘルペス属 DNA（rt-PCR）:（−），培養:（−），抗 NR1 抗体（−）

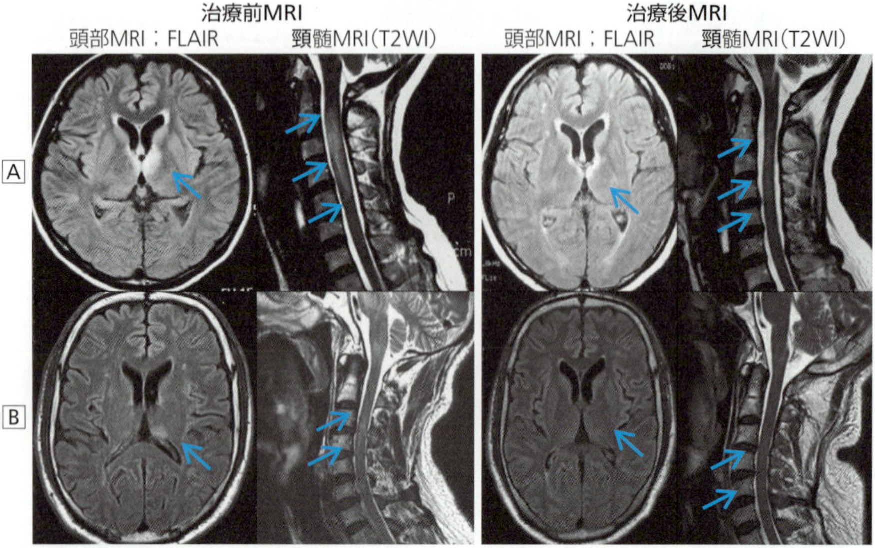

図1 治療前後の MRI 像の変化

画像検査 図1A

頭部・頸髄 MRI: 両側視床下部（左優位），C2-5 頸髄内に T2 強調画像で高信号域

末梢神経伝導検査: MCV　四肢でCMAP低下　SCV　正常　F波の導出は四肢で不良

SPECT: 両側視床下部に高血流域

症例2　51歳男性

主訴　四肢しびれ・尿閉・意識障害

既往歴　頸椎症・腰椎椎間板ヘルニア術後

家族歴　特記事項なし

現病歴　X月中旬より四肢しびれ，徐々に四肢筋力低下も出現．X月末には排尿障害を自覚．頸椎症の悪化を疑われ，X月27日に当院整形外科へ入院．翌日意識障害（JCS1桁）が出現したため，精査加療目的で当科へ転科となった．

初診時現症　身長161 cm，体重55 kg，体温38.8℃，血圧102/67 mmHg，脈拍102回/分・整，呼吸回数13回/分，SpO$_2$ 98%（room air）

神経学的所見　意識レベル: JCS Ⅰ-1

脳神経: 眼球運動　full　saccadic eye movement＋

運動系: 上肢　近位筋 0/0　grasp 0-1/0-1　下肢 −2/−2

四肢深部腱反射: 上肢 +2/+2　PTR +1.2/+2　ATR −1/−1
病的反射: Babinski +/−　Chaddock +/−
感覚系: 四肢末端（手袋靴下型）にしびれ感＋
自律神経系: 便秘＋，尿閉＋，多汗＋
小脳系: 評価不能

血液・生化学検査 正常・各種自己抗体陰性

髄液検査 細胞 119/mm^3（単核球 90%），蛋白 91 mg/dL（IgG 8 mg/dL，IgG index: 0.80），糖 55 mg/dL（FBS 98 mg/dL），ヘルペス属 DNA（rt-PCR）: （−），培養: （−），抗 NR1 抗体（−）

画像検査　図 1B
頭部，頸髄 MRI: 左視床，頸椎 MRI では脳幹，頸髄に異常信号域
SPECT: 頭部 MRI で異常信号があった同部位に高血流領域
末梢神経伝導検査: 四肢で運動優位の軸索障害，F 波消失

EMRN 診断の pitfalls and pearls

中枢神経系と末梢神経系が共に障害されてくる病態の存在が知られ，脳脊髄根末梢神経炎（encephalomyeloradiculoneuropathy: EMRN）や中枢・末梢連合脱髄症（combined central and periphaeral demyelination: CCPD）として報告されている[1]．CCPD では，特に本邦例では高率に neurofascin155（NF-155）に対する自己抗体が検出されると報告されているが[2]，欧米例には必ずしもこれは当てはまらない[3]．一方 EMRN の報告は古く Blennow らの症例報告に遡り小児例の報告が多い[4]．しかし，最近では成人例も知られるに至っている．我々は，こうした成人 EMRN と思われる症例を複数例経験し，これら症例の血清のみならず脳脊髄液中に中性糖脂質に対する自己抗体が全例検出されること，さらにその抗体価は患者の病勢に強く相関することを見出し本疾患の良いバイオマーカーになる可能性を見出している[5]．

一方，これらは両疾患には，中枢神経障害の先行に続き末梢神経障害が生じてくるタイプや，逆に末梢神経障害の先行に続き中枢神経障害症状・所見を呈してくるタイプがあるなど，病変出現様式には多様性を認め，病初期にその正確な診断が困難な例が実際には多い．CCPD でみられる末梢神経障害は脱髄型が多く，EMRN では軸索型障害を示す例が多いようであるが，例外もあり今後の症例の蓄積が必要である．さらに EMRN では高率に何らかの自律神経障害を伴うことが多いため，この徴候も鑑別診断の際参考となる．

初診時治療プラン

　髄液所見など検査所見より，自己免疫的な機序の関与が想定される脳・脊髄炎 ＋ 末梢神経障害と判断される症例では種々の免疫治療を考慮する．十分な症状・病態説明を行いインフォームドコンセントを得る．本疾患では，適切な時期に診断がつけられれば，免疫治療に良好な反応を示す患者が多く，そうした点でも本疾患は鑑別診断に挙げる必要があるとともに自己抗体測定が必須である．

　免疫治療を開始するにあたり，ステロイド治療（mPSL パルス→後療法）を先にするのか，免疫グロブリン大量療法（IVIg）や血漿交換などを先にするのかは個々の症例により異なる．

・ステロイドパルス　mPSL1000mg/day×3 日間，後療法
・IVIg　400 mg/kg×5 日間
・改善しない場合は複数回行ってみる
・免疫抑制薬や血漿交換が効いた症例の報告もあり，症例の状態を鑑みその施行を考慮する

　治療効果を判断する場合，もちろん臨床症状・神経学的所見・検査所見を参考にするが，抗中性糖脂質抗体価には十分な注意が必要である．先述したように，抗体価が陰転化しない場合，遅れて新たな病変が出現してくる可能性があり，同抗体価測定は陰転化するまで測定を継続する必要がある．

初診時診断後の経過

　症例 1 の経過を 図2 に示す．意識障害に加え右上下肢麻痺，感覚障害，自律神経障害を認め，髄液異常（IgG index 上昇，細胞数増加など），MRI では両側視床下部病変を認め，同部位の血流増加，NCV で四肢 CMAP 低下，F 波導出不良などを認め，抗中性糖脂質抗体が強陽性で EMRN の診断．ステロイドパルス・mPSL 後療法＋IVIg 施行．右上下肢の麻痺，神経因性膀胱，感覚鈍麻が残存し，車いすレベルで転院．自宅退院後の 150 日目の外来受診時には独歩可能，ほぼ社会復帰レベルまでに至った．

　一方，症例 2 の経過は 図3 に示すが，症例 1 と同様に臨床症状，検査所見から，EMRN と診断し，第 9 病日には IVIg，その後ステロイドパルスを併用した．第 30 病日には感覚障害と自律神経障害を残してはいたが自立歩行可能となるまで改善しリハビリ病院へ転院．転院後も抗中性糖脂質抗体が陽性であったこと，尿失禁などの症状が残存していたことから再入院し IVIg を追加施行し，抗体価が陰転化したことを確認した上で退院．その後も再発は認めず症状は徐々に改善し社会復帰を果たした．現在も外来で経過観察

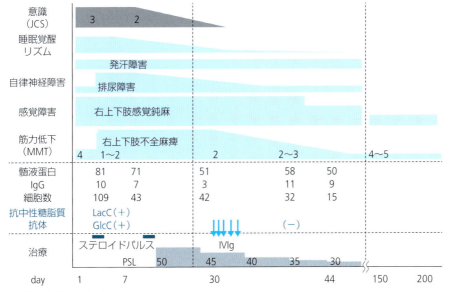

図2 症例1の経過

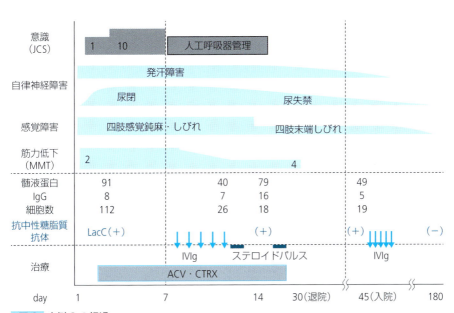

図3 症例2の経過

をしている.

診断の pitfalls and pearls

　中性糖脂質（Ngl）は，ガングリオシド（Gg）などの酸性糖脂質生合成の基となる glucosylceramide（GlcC），lactosylceramide（LacC），galactosylceramide（GalC）などがある．従来，これら Ngl は Gg 合成の中間産物としてしか注目されなかったが，近年 Ngl が種々の生命活動例えば白血球の活性化やアストロサイトの活性化の重要なメディエータとして機能する機能分子であることが発見されてきた[6]〜[8]．本症でみられる抗中性糖脂質抗体は，その大半が抗 LacC 抗体であり，一部には前者より弱いながら抗 GlcC 抗体活性や抗 GalC 抗体活性を同時に示す場合がある．かつ Guillain-Barré 症候群（GBS）における抗 Gg 抗体とは異なり，血清のみならず髄液でも抗体活性を示すものが少なくない．特に現在まで検索できた本症患者と思われる症例では，全例血清・髄液どちらかで抗 LacC 抗体活性を認めている．さらに，その抗体活性は病勢とよく相関しており，臨床的に改善が一時期にみられた症例でも抗体活性が消失しなかった例では，その後必ず他の神経系の障害が出現していた．これまで，GBS 症例血清では本抗体は検出されていない．

EMRN 治療時の pitfalls and pearls

　本症では，多くの例で治療が長期に及ぶ場合が少なくない．そのため長期の治療となる可能性を予め，患者もしくはその家族によくお話ししておく必要がある．最終的な予後が必ずしも悪くないことをよく理解してもらい，最大限家族からの協力を得られるように配慮することが重要である．

文献

1. Rubin M, Karpati G, Carpenter S, Combined central and peripheral myelinopathy. Neurolgy. 1987; 37: 1287-90.
2. Kawamura N, Yamasaki R, Yonekawa T, et al. Anti-neurofascin antibody in patients with combined central and peripheral demyelination. Neurology. 2013; 81: 714-22.
3. Cortese A, Pevaux JI, Zardini E, et al. Neurofascin-155 as a putative antigen in combined central and peripheral demyelination. Neurol Neuroimmunol Neuroinflamm. 2016; 3: e238.
4. Blennow G, Gamstroop I, Rosenberg R, Encephalo-myelo-radiculo-neuropathy. Dev Med Child Neurol. 1968; 10: 485-90.

❺ Shima S, Kawamura N, Ishikawa T, et al. Anti-neutral glycolipid antibodies in encephalomyeloradiculoneuropathy. Neurology. 2014; 82: 114-8.
❻ Iwabuchi K, Masuda H, Kaga N, et al. Properties and functions of lactosylceramide from mouse neutrophils. Glycobiology. 2015; 25: 655-68.
❼ Won JS, Singh AK, Singh I, et al. Lactosylceramide: a lipid second messenger in neuroinflammatory disease. J Neurochem. 2007: 103 Suppl 1: 180-91.
❽ Mayo L, Trauger SA, Blain M, et al. Regulation of astrocyte activation by glycolipids drives chronic CNS inflammation. Nat Med. 2014; 20: 1147-56.

〈島さゆり，武藤多津郎〉

検査 IV

診断 V

急性期治療 VI

再発・進行防止と予後 VII

対症療法 VIII

説明と医療福祉資源 IX

脱髄性疾患総論 I

疾患概念と臨床症状 II

機序 III

MS の急性期はどのように治療すればいいでしょうか

1. MS の急性期治療の概要

　多発性硬化症（multiple sclerosis: MS）の急性期には副腎皮質ステロイド薬（corticosteroid: CS）による治療を行うことが推奨される．MS との鑑別診断にしばしば迷うことがある視神経脊髄炎（neuromyelitis optica: NMO）においても急性増悪期には CS による治療を行うため，MS の急性増悪を疑う時には速やかに CS による治療を行う．CS の効果が不十分な症例や，合併症や副作用のために CS 治療が施行できない症例には，血漿浄化療法（plasmapheresis: PP）を行う 図1 ．

2. ステロイドパルス療法

　MS の急性増悪期には高用量メチルプレドニゾロンの静注療法，いわゆるステロイドパルス療法（intravenous methylprednisolone: IVMP）が広く行われており，多くのランダム化試験（randomized controlled trial: RCT）で神経症候の回復を促す効果が確認されている．
　メチルプレドニゾロンあるいは副腎皮質刺激ホルモンの効果について 6 つの

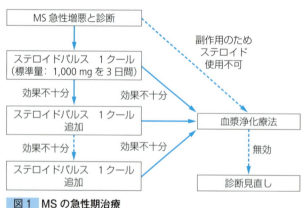

図1 MS の急性期治療

RCTを解析した報告では，CS治療群の方がコントロール群よりも有効であった[1]．本邦では，MSおよびNMO患者に対する多施設共同の登録調査研究が行われ，IVMPの有効性が確認されている[2]．

CSの作用機序は，抗炎症作用に加えて，活性化Tリンパ球のアポトーシスを促進させる作用が示されている．CSは，T helper（Th）1細胞によるinterferon（IFN）-γ，tumor necrosis factor（TNF）-α，interleukin（IL）-2などの炎症性サイトカインの産生を抑制し，Th2細胞によるIL-4やtransforming growth factor（TGF）βなどのMSの抗炎症に働くサイトカインの産生を促進し，very late antigen（VLA）-4やlymphocyte function-associated antigen（LFA）-1などの接着分子やケモカインの発現を抑制し，さらには，matrix metalloproteinase（MMP）の産生を抑制することにより血液脳関門の維持を行うことで活性化Tリンパ球が中枢神経内に侵入するのを抑制し，MS急性期の病態を沈静化させる方向にはたらく　図2 ．

3. 血漿浄化療法

Weinshenkerらは，IVMPが無効であったMSを含む中枢脱髄性疾患に単純血漿交換療法（plasma exchange: PE）を施行したところ，PE群8/11例，sham PE群1/11例で有効性が認められた．無効例に対してcross-over trialを施行したところ，PE群では8/19例で症状が改善したことから，PEはIVMPの効果が不十分な症例において積極的に用いるべきであると述べた[3]．PPは，発症早期に開始した方が遅れて開始するよりも回復がよいという報告があり，なるべく早期から施行することが望ましい．なお，PPに長期的な予防効果はなく，慢性進行型MSに対してPPは無効である．

PPにはPE以外に，二重膜濾過法（double filtration plasmapheresis: DFPP），血漿吸着療法（immunoabsorption plasmapheresis: IAPP）があり，いずれも有効性が報告されているが，RCTでの有効性が証明されているのはPEのみである．PPの作用機序は，病因物質除去や体外免疫調節機能が想定されているが，詳細については，別項を参照していただきたい．

4. ステロイドパルス療法の実際

MSの急性増悪に対するCSの効果については，投与経路，製剤の種類や投与

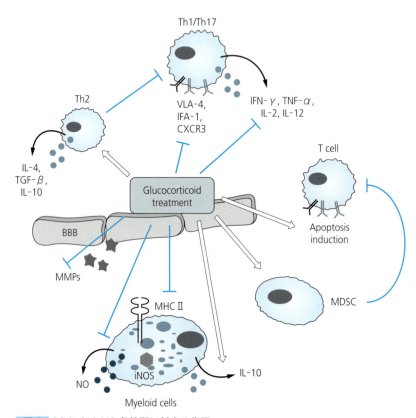

図2 CSによるMS急性期に対する作用
Th: T helper, MHC: major histocompatibility complex,
MDSCs: myeloid-derived suppressor cells, BBB: blood-brain barrier,
IFN: interferon, IL: interleukin, TGF: transforming growth factor,
TNF: tumour necrosis factor, VLA: very late antigen,
LFA: lymphocyte function-associated antigen, MMPs: matrix metalloproteinases,
NO: nitric oxide, iNOS: inducible NO synthase.
(Schweingruber N, et al. J Neuroendocrinol. 2012; 24: 174-82 をもとに作成)

量の違いによる影響は明らかにされていない[4]．本邦では経静脈投与が一般的であり，IVMPは複数回行われることが多い．後療法としてCSの経口投与が行われることもあるが，短期間のIVMPでは副腎皮質の機能は抑制されないため，後療法を行わないこともある．

Filippiniらが解析した6つのRCTでは，投与日数は5日間では15日間と同等かやや効果が高く，経静脈投与の方が経口投与より効果に優れていたとしてい

VI 急性期治療

る[1]．Millerらのメタアナリシスでは，1日500 mg以上のCSを経口または経静脈的に5日間投与するとMSの急性増悪からの神経症候の回復を促進していた[5]．また，MP 2,000 mg/日，5日間の高用量群はMP 500 mg/日投与群よりも有効であったという報告もある．

本邦におけるMSおよびNMOの多施設共同の登録調査研究では，IVMPの

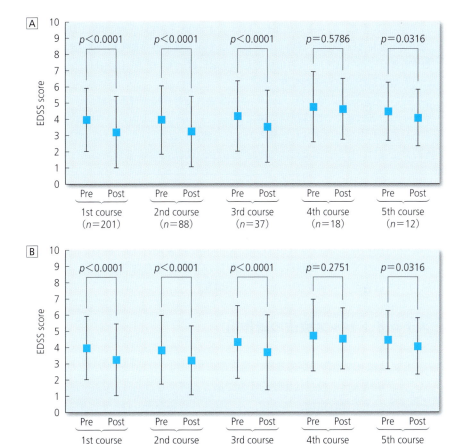

図3 MS急性期におけるIVMPの有効性
すべての用量でも（A），1000 mg/日 3日間でも（B），1コース目だけではなく，2コース目や3コース目でもIVMPは有効であった．EDSS: Comparison of Expanded Disability Status Scale.
(Kira J-i, et al. Clin Exp Neuroimmunol. 2013; 4: 305)[2]

I 脱髄性疾患総論　II 疾患概念と臨床症状　III 機序　IV 検査　V 診断

Pearls

急性期の治療は長期予後に影響するのか？

　初発視神経炎の389名を追跡した研究では，最初の2年間で再発を認めMSと確定診断されたのは，IVMP群7.5％，経口ステロイド群14.7％，無治療群16.7％であり，IVMPは有意に再発を抑制した．しかし，2年を経過すると効果は小さくなり，5年後には，各群での視機能およびMSへの移行率（30％）に有意差はなくなり，15年後ではIVMPの長期予後に対する効果は認められなかった[7]．また，51例のMS患者に対する高用量経口CSによるRCTでは，Expanded Disability Status Scale（EDSS）で評価した重症度が1年後にも改善していた患者は実薬群でやや多く（p＝0.04），改善の程度もわずかに勝っていたが（p＝0.03），再発した患者数は群間で有意差はなかった[5]．

　CSによる急性期治療，特にIVMPはMS急性増悪期における神経症候の回復に寄与することは多くの臨床試験で確認されているが，MSの再発率や症状改善に対する長期的な有効性は前述した報告のように認められない．このため，急性期治療を終えた後は，疾患修飾薬による再発予防治療を開始する必要がある．

96％で1,000 mg/日が投与されており，500 mg/日のIVMPは1,000 mg/日のIVMPに比べて有効率が低かった[2]．また，176件の再発に対して行われた1,000 mgのIVMPのうち，83件（47％）でIVMPが2回以上，32件（18％）で3回以上行われており，2回目および3回目のIVMPも有効であった．4回目以降については有意な効果を認めなかった　図3　．

5. ステロイドパルス療法の副作用

　CSには様々な副作用があるが，急性期に短期間で行われるIVMPは忍容性が高く，若年成人への投与は比較的安全であると考えられ，外来にて治療を行うこともある．主な副作用は，多幸症，うつ状態，胃腸障害，胃・十二指腸潰瘍，軽度の肝酵素上昇，異常味覚，高血糖，高血圧，ナトリウムおよび体液貯留，低カリウム血症，易感染性などである[6]．脳静脈洞血栓症のリスクが高くなること，一時的に潜在記憶（意味記憶，手続き記憶）が低下すること，難治性吃逆をきたすことなども知られている．

　急性視神経炎に対してIVMPを行った151人のうち重篤な副作用を呈したのは，うつ病と急性膵炎の2人（1.3％）のみであったという報告や，64人のMS

238

患者を前向き調査し，最も多かった副作用が洞性頻脈で，それ以外の副作用としては動悸，潮紅，消化不良，不眠，異常味覚が多かったという報告もあるが，本邦の MS および NMO の多施設共同の登録調査研究での結果では，IVMP による副作用は 345 人中 26 人（7.5％），32 件でみられており，比較的多かったのは不眠（11 人，3.2％），次いで便秘（3 人，0.9％）であった．その他，糖尿病，肝機能障害，肺炎，口腔カンジダ症などが少数（0.3〜0.6％）にみられたが，重篤な副作用の報告はなかった[2]．

文献

[1] Filippini G, Brusaferri F, Sibley WA, et al. Corticosteroids or ACTH for acute exacerbations in multiple sclerosis. Cochrane Database Syst Rev. 2000; (4): CD001331.

[2] Kira J-i, Yamasaki R, Yoshimura S, et al. Efficacy of methylprednisolone pulse therapy for acute relapse in Japanese patients with multiple sclerosis and neuromyelitis optica: a multicenter retrospective analysis-1. Whole group analysis. Clin Exp Neuroimmunol. 2013; 4: 305.

[3] Weinshenker BG, O'Brien PC, Petterson TM, et al. A randomized trial of plasma exchange in acute central nervous system inflammatory demyelinating disease. Ann Neurol. 1999; 46: 878-86.

[4] Le Page E, Veillard D, Laplaud DA, et al. Oral versus intravenous high-dose methylprednisolone for treatment of relapses in patients with multiple sclerosis (COPOUSEP): a randomised, controlled, double-blind, non-inferiority trial. Lancet. 2015; 386: 974-81.

[5] Sellebjerg F, Frederiksen JL, Nielsen PM, et al. Double-blind, randomized, placebo-controlled study of oral, high-dose methylprednisolone in attacks of MS. Neurology. 1998; 51: 529-34.

[6] 日本神経学会/日本神経免疫学会/日本神経治療学会，監．「多発性硬化症治療ガイドライン」作成委員会，編．多発性硬化症治療ガイドライン 2010．東京: 医学書院; 2010.

[7] The Optic Neuritis Study Group. Visual function 15 years after optic neuritis: a final follow-up report from the Optic Neuritis Treatment Trial. Ophthalmology. 2008; 115: 1079-82.

〈宮本勝一〉

NMOの急性期はどのように治療すればいいでしょうか

1. NMOの急性期治療の概要

抗AQP4抗体の発見以前の時代，視神経脊髄炎（NMO）患者の多くはアジア型MSやoptic spinal MSに病型分類され，多発性硬化症（MS）と同様の再発・進行予防の治療が行われることが多かった．しかしながら，MS治療薬に対する反応性は乏しく，急性期治療後の後療法として用いられる経口ステロイドの漸減中に再発を繰り返す症例が多いため，ステロイドに対し用量依存性を示すMS患者群として認識し，経験的にステロイド中心の再発予防治療が行われることがあった．しかし，抗AQP4抗体の発見以降，炎症性脱髄の病理像を示すMSとは異なり，NMOは自己抗体やアストロサイト障害を中心とした免疫病理学的特徴が明らかとなった．その結果，再発予防治療についても，MSとは異なる治療法が確立されるに至り，その再発頻度は大幅に減少している．しかしながら，疾患活動性が高く標準的治療法が奏効しない場合や標準治療薬の副作用が生じた場合などの難治性NMO患者の存在から，再発予防治療の開発とともに，迅速かつ適切な急性期治療の実施が重要となっている．

NMOの急性期（急性増悪，再発）はMSに比べ症状の進行が速いのが特徴である．視力障害や対麻痺が急速に進行し，1～2日以内に光覚弁レベルや高度な四肢麻痺（完全対麻痺など）に至ることも稀ではない．したがって，有意な神経学的所見の増悪を認める際には，躊躇なく急性期治療を開始することが重要である．MRI，髄液，眼科的検査などの各種検査所見は急性増悪の診断や病状の把握に有用な検査であるが，それらのスケジュールのために治療開始が1日単位で遅れることは避けるべきである．

2. NMOの急性期治療: ステロイドパルス

多発性硬化症・視神経脊髄炎診療ガイドライン2017[1]による推奨される急性期治療は，MSと同様に副腎皮質ステロイドによるステロイドパルス治療が第一選択である[1~3]．ステロイドパルス治療の作用機序は免疫抑制作用や抗炎症作用があり，アポトーシスを促進し病原性T細胞などのリンパ球の増殖を抑制し減少

VI 急性期治療

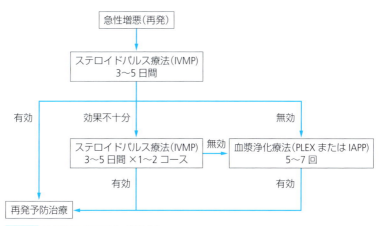

図1 急性期治療のアルゴリズム

させるほか，炎症性サイトカインの遺伝子発現の低下，マクロファージのクラスⅡ組織適合抗原性抗原の発現低下，免疫細胞の末梢血から中枢神経系への浸潤の阻害など多岐にわたる．ステロイドはグルココルチコイド受容体に結合し遺伝子発現を介した作用を有するが，ステロイドパルス治療の即効性は遺伝子発現を介さない直接的な炎症抑制作用の影響が大きいと考えられている．

　ステロイドパルス治療には主としてメチルプレドニゾロンが用いられる．MSにおいてはメチルプレドニゾロンの経口投与と点滴静注の比較試験で経口投与の非劣性が証明されたが，剤形の問題もあり国内では点滴静注が選択される．急性期治療のアルゴリズムを 図1 に示す．投与スケジュールとしては，メチルプレドニゾロン1,000 mg/日の点滴静注を連続3〜5日間行う（intravenous methylprednisolone: IVMP）．連続3〜5日間を1コース（クール）とし，IVMP1コース終了後に有効性を評価する．症状の回復と副作用の有無を確認し，回復が不完全な場合や治療効果が乏しい場合は，3〜4日間の休止期間を挟んでIVMP 2コース目，3コース目を実施する．ステロイドパルス2〜3コースを実施し，回復が不完全または治療反応性が得られない場合は，escalation therapyとして血液浄化療法へ移行する 図1 ．ステロイドパルス治療の休止期間や後療法に用いる経口ステロイドの至適用量については一定の見解が得られていない．開始用量としてプレドニゾロン（prednisolone: PSL）1 mg/kg/日や0.5 mg/kg/日が推奨されることがあるが，IVMPをしっかり2〜3コース行えば，実際は15〜20 mg/日で開始しても問題がないことが多い．また，急性期治療前から経

| I 脱髄性疾患総論 | II 疾患概念と臨床症状 | III 機序 | IV 検査 | V 診断 |

表1 ステロイドの副作用		
ステロイドパルスの主な副作用 (大量投与, 数時間〜数日で発現)	ステロイドの主な副作用 (少〜大量投与, 1カ月以上で発現)
・紅潮 ・動悸, 不整脈 ・浮腫 ・ざ瘡 ・消化器症状 ・高血糖 ・高血圧 ・不眠 ・精神症状 (興奮, 易怒性) ・味覚障害 (苦味)	・感染症 (細菌, ウイルス, 結核) ・無菌性骨壊死 ・骨粗鬆症 ・消化性潰瘍 ・糖尿病 ・脂質異常症 ・低カリウム血症 ・精神症状 ・満月様顔貌 ・野牛肩

口ステロイドの慢性投与を行っていた場合は，再発した事実を踏まえ，急性期治療終了までに経口ステロイドの増量や免疫抑制薬の併用など再発予防治療の内容変更を行うのが妥当と思われる．

　ステロイドパルス治療の開始に伴い，ステロイドの多彩な副作用に注意する必要がある **表1** ．ステロイドパルス治療の副作用は経口ステロイドの長期投与に比べて少ないとされるが，ステロイドパルス治療前に長期投与を受けている再発患者も多いため，各々の対処法と対症療法を準備しておく必要がある．稀ではあるが，IVMPにて重度の肝機能障害やI型アレルギーを呈する場合があり，コハク酸エステル型ステロイドに対する即時型アレルギーと考えられる．その場合は代替療法として，ベタメタゾン（リンデロン®）やデキサメタゾン（デカドロン®）を使用する．投与量はグルココルチコイド作用の力価を参考に（コルチゾール：メチルプレドニゾロン：ベタメタゾンまたはデキサメタゾン＝1：5：25），100〜200 mg/日の投与を3日間行う．

3. NMOの急性期治療: 血液浄化療法

　通常ステロイドパルス治療2〜3コースの治療反応性が乏しい場合に，escalation therapyとして開始する．NMOにおける急性期治療としての血液浄化療法に関するランダム化比較試験は少ないが，ステロイドパルス治療単独よりステロイドパルス治療と血液浄化療法をセットで行った方がEDSSの改善がよいとするデータがある[4]．したがって，急性期治療としてステロイドパルス治療を開始する時点で，血液浄化療法への連続した治療も念頭に入れておく必要がある．一方，

過去の急性期治療でステロイドパルス治療が無効であった場合，血液浄化療法が著効した場合，重篤な副作用が発生した場合は血液浄化療法が第一選択療法となる可能性がある．また，治療反応性が悪いことが多く予後不良な視神経炎の場合も，血液浄化療法の早期開始を検討する．

血液浄化療法の主たる作用機序としては，NMO 病態の原因となっている液性因子，すなわち抗 AQP4 抗体の除去である．その他にも炎症サイトカイン，ケモカイン，補体の除去や活性化 T 細胞の減少，炎症性 T 細胞と制御性 T 細胞の不均衡の改善など多様な作用機序が想定されている．血液浄化療法には，①血漿免疫吸着療法（immune-adsorption plasmapheresis: IAPP），二重膜濾過血漿交換療法（double filtration plasmapheresis: DFPP），単純血漿交換療法（plasma exchange: PLEX）の 3 つの処理方法がある（詳細は p.246，VI-3 を参照）．後方視的研究やオープンラベル試験において PLEX と IAPP の有効性が報告されており，いずれかが第一選択療法となる．IAPP の利点としては，新鮮凍結血漿や血漿製剤など生物製剤による置換が不要であり，標的となる自己抗体を確実に除去できる点にある．一方，PLEX の利点としては，抗 AQP4 抗体陰性の場合など治療標的のサイズが不明の場合であっても確実に除去でき，また上記の様々な免疫学的作用を期待できる点が挙げられる．

治療スケジュールは血漿 1,500〜2,500 mL/回を 5〜7 回実施する（保険適応は月 7 回まで）．月をまたげば 8 回以上の実施は可能であるが，治療効果は 10 回までにほぼプラトーに達することや後述のフィブリノーゲンや IgG の低下によるリスクを考慮すると，5〜7 回が妥当な実施回数となる．重度の急性増悪の場合は連日実施も検討するが，血中フィブリノーゲンの低下による出血リスクを避けるため，可能な限り連日は避けて週 2〜3 回目のペースで実施するのがよい．また，血液浄化療法により血清 IgG も低下するため，易感染性を考慮し血清 IgG 200 mg/dL 前後を目安に治療終了または休止を検討する．血液浄化療法が全て終了した直後にステロイドパルス治療を連続的に実施することがあるが，血液浄化療法後のリバウンドの抑制，あるいは，血液浄化療法によるステロイド反応性の改善を期待して行うものである．

血液浄化療法の副作用（合併症）の詳細は他稿に譲るが，ブラッドアクセスに関連した出血や感染，血漿分離膜や血液製剤に対するアレルギー反応（発疹，血圧低下，悪心嘔吐など）などに注意する．

4. NMO の急性期治療: その他（開発中の治療法を含め）

免疫グロブリン大量療法（intravenous immunoglobulin: IVIg）は免疫性末梢神経疾患（Guillain-Barré 症候群，慢性炎症性脱髄性多発根ニューロパチー，Churg-Strauss 症候群）や筋疾患（多発筋炎/皮膚筋炎，重症筋無力症）に保険適応のある治療法である，一方，MS や NMO などの中枢性神経疾患の急性期治療として奏効する報告が多数ある[5]．妊娠中や挙児希望のある女性患者にも比較的安全に使え，血液浄化療法におけるブラッドアクセスの諸問題も回避できるメリットがあることから，NMO の急性期や再発予防の治療法として長らく期待されているが，ランダム化比較試験での有効性は示されていない．

ステロイドパルス療法と血液浄化療法が無効の場合，さらなる escalation therapy としてシクロホスファミドやミトキサントロン治療が選択肢と挙げられる（保険適応外）．しかし，心毒性，重症感染症などの重篤な副作用の出現が懸念される治療薬であることから，リスクとベネフィットを検討し，その適応は慎重に判断すべきである．

一方，NMO の免疫学的病態の解明が進み，新規の急性期治療薬の開発も進んでいる．急性増悪期の炎症病巣の病理学的特徴として，高度の壊死性変化に加え，好中球，好酸球やマクロファージの集簇，免疫グロブリンや補体の沈着，血液脳

表2 急性期に対する新規治療薬の開発状況

新規治療薬・治療法	主な作用機序	臨床試験フェーズ 臨床試験 ID
免疫グロブリン静注 (NPB-01)	Fcγ 受容体阻害，自己抗体中和 T 細胞・サイトカイン制御	第Ⅱ相（中止） NCT01845584*
シベレスタット	好中球エラスターゼ阻害	第Ⅰ・Ⅱ相（中止） UMIN000010094*
ベバシズマブ	VEGF 阻害	第Ⅰ相（終了） NCT01777412
C1 エステラーゼ阻害薬	補体カスケード抑制	第Ⅰ相（終了） NCT01759602
α₁-アンチトリプシン	α₁-プロテアーゼ阻害 好中球エラスターゼ阻害	第Ⅰ相 NCT02087813
ユブリツキシマブ	CD20 阻害	第Ⅰ相 NCT02276963

*国内にて実施

関門の破綻などを認める。開発中の薬剤には，好中球の活性化を抑制する好中球エラスターゼ阻害薬（α_1-アンチトリプシン，シベレスタットなど），血管内皮細胞増殖因子（VEGF）の血管内皮細胞への結合による血管新生を阻害する VEGF阻害薬（ベバシズマブ），補体カスケードを抑制する C1 エラスターゼ阻害薬，B細胞に発現する CD20 を標的にした抗 CD20 モノクローナル抗体 ublituximab（ユブリツキシマブ）があり，ステロイド治療との併用下で臨床試験が実施されている 表2 。

Pearls

ステロイドパルスは 1 コースで十分か？

　NMO の初回発作や再発時の急性期治療として MS と同様にステロイドパルス治療を 1〜2 コースを実施し，その後は，リハビリテーションを行う治療方針が取られる場合がある。脱髄疾患の MS は症状進行が停止すれば，後は髄鞘再生を待つ治療戦略がある程度成り立つ。一方，NMO は神経細胞を巻き込んだ高度の炎症が特徴であり，急性期治療が不十分な場合に炎症が完全に抑えられず，後遺障害（視力障害，歩行障害，神経障害性疼痛，痙縮など）が高度に残存する結果になる。したがって，NMO の急性期，特に初回発作時にステロイドパルス治療のみでは回復が不十分な場合は，血液浄化療法への移行を含め急性期治療を迅速に（early），しっかり（hard）行うことが肝要である。

文献

1. 日本神経学会，編。多発性硬化症・視神経脊髄炎診療ガイドライン 2017。東京: 医学書院; 2017。
2. Kleiter I, Gold R. Present and future therapies in Neuromyelitis optica spectrum disorders. Neurotherapeutics. 2016; 13: 70-83.
3. Kessler RA, Mealy MA, Levy M. Treatment of neuromyelitis optica spectrum disorder: acute, preventive, and symptomatic. Curr Treat Options Neurol. 2016; 18: 2.
4. Bonnan M, Cabre P. Plasma exchange in severe attacks of neuromyelitis optica. Mult Scler Int. 2012; 2012: 787630.
5. Elsone L, Panicker J, Mutch K, et al. Role of intravenous immunoglobulin in the treatment of acute relapses of neuromyelitis optica: experience in 10 patients. Mult Scler. 2014; 20: 501-4.

〈荒木　学〉

血液浄化療法にはどのようなものがあり，MSやNMOではどのように用いたらいいでしょうか

多発性硬化症（multiple sclerosis: MS）および視神経脊髄炎（neuromyelitis optica: NMO）の急性期・増悪期の治療としては高用量のメチルプレドニゾロンの静脈内投与（すなわちステロイドパルス療法）が一般的であるが，効果が十分でない場合の治療法として血液浄化療法がある．

1. 血液浄化療法の種類・方法

MSやNMOに用いる血液浄化療法としては以下の4種類がある　図1 ．

1 単純血漿交換療法（plasma exchange: PE）

血漿分離器で分離した血漿をすべて廃棄し，アルブミン製剤，新鮮凍結血漿

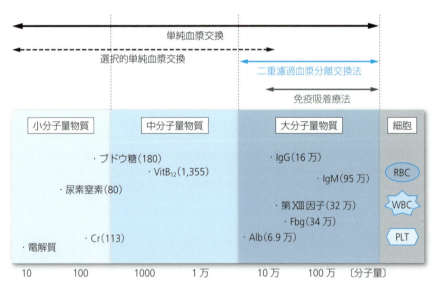

図1　多発性硬化症および視神経脊髄炎の急性期治療に用いられる血液浄化療法の種類と除去物質

Cr: クレアチニン，VitB$_{12}$: ビタミンB$_{12}$，Alb: アルブミン，Fbg: フィブリノーゲン，RBC: 赤血球，WBC: 白血球，PLT: 血小板

（fresh frozen plasma: FFP）などで置換する．遠心分離法と膜分離法があるが，日本では後者が多い．病因物質が確実に除去できることが特徴である．PE では通常患者の循環血漿量の 1～1.5 倍の血漿量を処理・置換する．実際には，1 回の血漿処理量は，2,000～4,000 mL（40～50 mL/kg）で多くは 3,000 mL 前後を目標に行われている．置換液としては，FFP はアレルギー，低 Ca 血症などの副作用が多いため，5％アルブミン製剤の使用を勧める．短期間の血液浄化療法を行う場合は，凝固因子の補充の必要がないことが多い．しかし，凝固因子の低下が心配される場合は，1 クールの数回実施のうち，1 回を FFP 置換で実施する場合もある．

2 選択的単純血漿交換（selective plasma exchange: SePE）

上記の凝固因子の減少という欠点を補う PE の変法として，通常の膜型血漿分離器よりも孔径の小さい膜（EC-4A）を使用したアルブミン置換を行う方法が開発された．フィブリノーゲン，第XIII因子など高分子量物質を保持したまま IgG 抗体やサイトカインの除去が可能である．しかし，IgM 抗体は除去できない．連続的・高頻度に PE を施行する必要がある場合に有用である．

3 二重濾過血漿分離交換法（double filtration plasmapheresis: DFPP）

血漿分離器で分離した血漿を，膜孔径の小さな血漿分画器（二次膜）で再度濾過し，濾過されたものを再び血中に戻す方法である．補充液として，少量のアルブミン製剤（7～10％が一般的）が必要となる．DFPP の血漿処理量は，2,000～4,000 mL（40～50 mL/kg）を目標とし，置換液量は，その 20％程度である 400～800 mL となる．

4 免疫吸着療法（immunoadsorption plasmapheresis: IAPP）

血漿分離器で分離した血漿を，吸着器に通して血漿中の病因物質（IgG, IgM, サイトカインなど）を吸着除去し，再び血中に戻す方法である．置換液を用いる必要がないため血液製剤使用に伴うリスクがない．IAPP では処理量が多くなると吸着カラムにいったん吸着された抗体が離脱することがあり，1 回の処理量は 1,500 mL までとするのがよい．

2. MS に対する血液浄化療法

　1970年代後半から MS に対する血液浄化療法の治療経験が報告され，複数の RCT で MS を含む中枢脱髄性疾患の急性期に血液浄化療法が治療的役割を果たしていることが示されてきた．血液浄化療法は再発寛解型 MS の発病急性期，急性増悪期の治療として有効で，副腎皮質ステロイドの効果が不十分な症例では積極的に用いるべき治療法である．

　MS における血液浄化療法の作用機序は，十分には解明されていないが，血液浄化療法は体外免疫調節作用を有し，間接的に細胞性免疫を修飾しうるものと推測されてきた．また，抗 myelin oligodendrocyte glycoprotein（MOG）抗体，抗 myelin basic protein（MBP）抗体などの液性因子が MS の病態を修飾している可能性が指摘されており，これらの液性因子の除去が奏効していることも考えられる．2005年に Keegan ら[1]は MS の脳の病理像パターンと PE の効果について検討し，パターンⅡ（抗体・補体が関与した脱髄所見）を呈する場合に PE が有効で，パターンⅠ，Ⅲの場合は無効であったことを報告し，病因となる液性因子の除去が作用機序である可能性に言及している．この知見は MS の病態や MS に対する PE の作用機序を考える上で極めて重要で，多様な MS の病態の一部に液性因子が深く関与する病態が存在し，抗体や補体などの液性因子を除去することで病態が改善することを示唆している．一方，PE が全く効果のない病態が存在することも示されたことになり，治療法の選択の際に注意が必要となる．

　血液浄化療法の方法としては PE，IAPP の有効例の報告は多いが，SePE や DFPP についての報告は少ない．経験的にはいずれの方法もほぼ同様の有効性が期待できる．国外での血液浄化療法のエビデンスのほとんどは遠心分離法での PE によるものである．施行回数についても十分なエビデンスがないが，凝固因子の減少などの副作用を考慮すると2〜3回/週であれば安全に施行できる．健康保険の適用は，血液浄化療法の施行回数は一連について月7回を限度とし，3カ月間に限り施行が許されている．

　近年，ナタリズマブやリツキシマブなどの生物学的製剤が MS の再発予防として使用される際の副作用として進行性多巣性白質脳症（progressive multifocal leukoencephalopathy: PML）の発生が知られ，モノクローナル抗体関連 PML と呼ばれている．モノクローナル抗体関連 PML では生物学的製剤の中止および除去が治療の第一とされ，PE によるモノクローナル抗体の除去が推奨されている．

3. NMO に対する血液浄化療法

　NMO では急性期にはステロイドパルス療法を施行し，無効例には速やかに血液浄化療法を行うことが推奨されている[2]．特に視神経炎で視力の回復が悪い場合には，早期に血液浄化療法を追加することで失明を免れる症例が存在する．しかし，NMO に対する血液浄化療法の有効性については，現在までに RCT による十分なエビデンスはない．本邦では，以前より視神経脊髄炎型の再発寛解型 MS が多いとされ，これまで MS に対して行われた臨床試験の対象患者に NMO が存在していた可能性は否定できない．例えば Watanabe ら[3]は，急性炎症性脱髄疾患のうちステロイドパルス療法が無効で PE を施行した症例のほぼ全例が NMO で，抗 AQP4 抗体陽性 NMO ではステロイドパルス無効例に PE（1 回につき血漿 2～3 L を 5％アルブミン液で置換，3～5 回施行）を実施し，半数で有効であったと報告している．また井口ら[4]はステロイドパルス療法が無効で PE（1 回の平均血漿処理量は約 2 L）を施行した症例の約 90％は NMO と思われる症例であり，そのうち約 65％において IAPP が有効で，IAPP 後に抗 AQP4 抗体価は有意に低下したと報告している．

　NMO においても血液浄化療法の方法についての選択基準や施行回数についての十分なエビデンスはない．重症例に対しては，血液浄化療法の直後にステロイドパルスを併用する方法も検討されている．

4. 血液浄化療法施行時の注意点

　体外循環のためのカテーテルが留置されることが多いが，大腿静脈留置例では感染が多いこと，鎖骨下静脈留置例では中心静脈狭窄あるいは閉塞による合併症が起こることに注意が必要である．その他，体外循環において頻度が高いトラブルは血圧低下やショックである．PE または DFPP で置換液に FFP を用いる場合，抗凝固剤として混入されているクエン酸による低カルシウム血症・高ナトリウム血症・クエン酸中毒，アナフィラキシー反応およびアレルギー反応が起こることがある．

| I 脱髄性疾患総論 | II 疾患概念と臨床症状 | III 機序 | IV 検査 | V 診断 |

Pearls

　MS や NMO では，下肢の麻痺などで深部静脈血栓が起こりやすく，肺塞栓など重篤な合併症を引き起こす危険性がある．また，すでにステロイドや免疫抑制薬が使用されている場合が多く，長期のカテーテル留置は重篤な日和見感染症を引き起こす場合もある．数回の血液浄化療法の施行であれば，カテーテル留置ではなく，毎回，大腿静脈直接穿刺を行うことも一つの選択肢となる．IAPP の場合，血流量を 60 mL/min 程度確保できればよいので，前腕の表在静脈でも施行可能な場合がある．

文献

❶ Keegan M, König F, McClelland R, et al. Relation between humoral pathological changes in multiple sclerosis and response to therapeutic plasma exchange. Lancet. 2005; 366: 579-82.

❷ Ruprecht K, Klinker E, Dintelmann T, et al. Plasma exchange for severe optic neuritis: treatment of 10 patients. Neurology. 2004; 63: 1081-3.

❸ Watanabe S, Nakashima I, Misu T, et al. Therapeutic efficacy of plasma exchange in NMO-IgG-positive patients with neuromyelitis optica. Mult Scler. 2007; 13: 128-32.

❹ 井口貴子，王子 聡，伊崎祥子，他．LSCL を有しステロイド治療抵抗性 MS に対する免疫吸着療法―抗 AQP4 抗体と IgG サブクラス．神経免疫学．2008; 16: 53.

〈松尾秀徳〉

Tumefactive MS の case approach

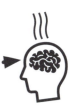

問診，診察，検査

多発性硬化症（multiple sclerosis: MS）において，20 mm を超える大脳白質病変（tumefactive demyelinating lesion: TDL）を呈する稀な一群は tumefactive MS と呼ばれ，特に脳腫瘍との鑑別が重要である❶．診断目的に脳生検が検討されることもあるが，まずはその前に十分な画像検査，電気生理検査，髄液検査を行う必要がある．

> **症例** 64歳女性
> **主訴** 言葉が出づらい．
> **現病歴** X−9年11月，考えていることを言葉にしにくいことに気づいた．前医にて頭部 MRI を撮影されたところ，左側頭頭頂葉に直径 5 cm 大の T2 強調画像高信号域を指摘され，当科を紹介された．
> **既往歴** 高血圧症
> **家族歴・生活歴** 特記すべきことなし．
> **初診時現症** バイタルサイン正常，意識清明，運動性失語あり，脳神経，運動系，感覚系，歩行，自律神経に異常なし．
> **検査所見** 血液検査にて抗核抗体，抗 SS-A 抗体，抗 SS-B 抗体，抗 ds-DNA 抗体，抗カルジオリピン抗体など各種自己抗体陰性で，血液凝固系に異常なし．髄液

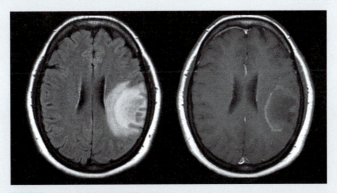

図1 X−9年発症時の頭部 MRI
左: FLAIR，右: ガドリニウム造影 T1 強調画像
(Hashimoto Y, et al. J Neurol Sci. 2017; 379: 167-8) ❶

検査は細胞数，蛋白および IgG index 正常でオリゴクローナルバンド陰性であっ
た．頭部 MRI では左頭頂様皮質下白質を主体として 50×37 mm 大の T1 低信号，
T2 高信号，オープンリング状の造影効果を認め，脊髄には T2 高信号域が 2 カ所
認められた **図1**．

検査計画の pitfalls and pearls

- **腫瘍性疾患の除外が重要**: 腫瘍性疾患が疑わしい場合には，確定疾患のために脳生
  検が必要になることが多く，まずは非侵襲的な検査での鑑別を十分に行う．髄液に
  おけるオリゴクローナルバンドや IgG index，造影 CT，頭部および脊髄の造影
  MRI，FDG-PET，MR spectroscopy，臨床神経生理検査を組み合わせた画像検索
  を行う必要がある．視覚誘発電位，体性感覚誘発電位，運動誘発電位，聴性脳幹誘
  発電位などの電気生理検査では，潜在性の脱髄病巣がないかを検討する．
- **tumefactive demyelinating lesion の MRI 所見**: ガドリニウム造影 T1 強調画像
  における open-ring enhancement，脳腫瘍より比較的軽微な脳浮腫と mass
  effect，T2 強調画像における病巣辺縁に帯状低信号，病巣辺縁での拡散係数低下，
  MR spectroscopy で glutamate-glutamine（Glx）ピークの上昇と choline/*N*-
  acetylaspartate 比の低下が特徴である[2]．

初診時診断

　tumefactive MS の診断においては，腫瘍性疾患の他に脳血管障害や感染性疾患も鑑別
する必要がある．本症例では，MRI 病巣が血管支配分布に合致せず，脳静脈洞血栓症の所
見もなく，髄液で感染徴候を欠いたことから血管性および感染性疾患は否定した．また，
脊髄にも T2 延長域を複数認め，かつ大脳白質病変が経時的に縮小していることが確認さ
れ，腫瘍性疾患も否定的とした．また，この時点では電気生理検査にて潜在性の脱髄病巣
は示唆されなかったが，下記 pitfalls and pearls に挙げた疾患が全て否定的であり，
tumefactive MS と診断した．

tumefactive MS 鑑別疾患の pitfalls and pearls

- 腫瘍性・血管性・感染性疾患が除外された後の重要な鑑別疾患: 視神経脊髄炎，急性散在性脳脊髄炎，中枢神経ループス，神経 Behçet 病，血管炎症候群，mitochondrial myopathy, encephalopathy, lactic acidosis and stroke-like episodes (MELAS) を鑑別するため，各種画像検査に加えて抗アクアポリン 4 抗体などの自己抗体スクリーニング，膠原病を示唆する全身所見の確認，血清と髄液における乳酸・ピルビン酸の評価が必要である．

治療プラン

①急性期治療

ステロイドパルス療法が有効であることが多く，効果不十分な場合には血漿交換が有効と報告されている[2][3]．

例 1）ステロイドパルス療法

ソル・メドロール® 1,000 mg を点滴静注（3～5 日間）する．

例 2）血漿交換療法

ステロイドパルス療法が無効の場合には，単純血漿交換（1 回につき 5%アルブミン 2 L で置換し，血清フィブリノーゲン値を確認しながら 3～7 回程度）や免疫吸着療法を実施する．

②再発予防について

tumefactive MS 患者の 61%は発症時に TDL を呈し，29%は TDL が生じるまでにすでに再発寛解型の経過を取る[4]．そして，TDL が生じてから中央値 3.9 年のフォローアップで 70 名が Poser あるいは 2001 年改訂 McDonald 診断基準の definite MS に該当したと報告されている[4]．よって，再発性に経過する症例では疾患修飾薬の適応も考慮され，インターフェロンβ（ベタフェロン®，アボネックス®）やグラチラマー酢酸塩（コパキソン®）を選択される症例が多い[5]．本症例は発症から 9 年の間に，MS に典型的な脊髄および視神経再発を 4 回繰り返し，疾患修飾薬導入の適応と考えられたが，自己注射製剤への抵抗感が強く，十分なインフォームドコンセントのもとでフィンゴリモドを導入した．しかし，開始後約 7 週間で右頭頂葉に TDL が再出現している 図2 ．

例 1）ベタフェロン® 800 万国際単位，隔日皮下注

例 2）アボネックス® 30 mg　週 1 回筋注

例 3）コパキソン® 20 mg　1 日 1 回皮下注

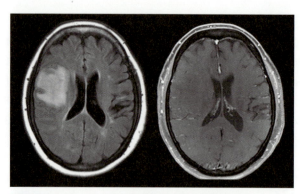

図2 X年フィンゴリモド開始後50日の頭部MRI
左: FLAIR，右: ガドリニウム造影T1強調画像
(Hashimoto Y, et al. J Neurol Sci. 2017; 379: 167-8) [1]

tumefactive MS 再発予防における pitfalls and pearls

- **フィンゴリモドは避ける**: フィンゴリモド開始後7～16週で，もともとは典型的なMSと診断されていた症例にTDLが出現したとする報告が相次いでいる[6,7]．本症例のように一度でもTDLを呈したことがあるtumefactive MSの症例には，フィンゴリモドを投与しない方がよいと考えられる．

文献

[1] Hashimoto Y, Shinoda K, Tanaka E, et al. Re-emergence of a tumefactive demyelinating lesion after initiation of fingolimod therapy. J Neurol Sci. 2017; 379: 167-8.
[2] Hardy TA, Chataway J. Tumefactive demyelination: an approach to diagnosis and management. J Neurol Neurosurg Psychiatry. 2013; 84: 1047-53.
[3] Seifert CL, Wegner C, Sprenger T, et al. Favourable response to plasma exchange in tumefactive CNS demyelination with delayed B-cell response. Mult Scler. 2012; 18: 1045-49.
[4] Lucchinetti CF, Gavrilova RH, Metz I, et al. Clinical and radiographic spectrum of pathologically confirmed tumefactive multiple sclerosis. Brain. 2008; 131: 1759-75.
[5] Altintas A, Petek B, Isik N, et al. Clinical and radiological characteristics of tumefactive demyelinating lesions: follow-up study. Mult Scler. 2012; 18: 1448-53.
[6] Pilz G, Harrer A, Wipfler P, et al. Tumefactive MS lesions under fingolimod: a case report and literature review. Neurology. 2013; 81: 1654-8.
[7] Hellmann MA, Lev N, Lotan I, et al. Tumefactive demyelination and a malignant course in an MS patient during and following fingolimod therapy. J Neurol Sci. 2014; 344: 193-7.

〈篠田紘司，吉良潤一〉

診断 V

急性期治療 VI

再発・進行防止と予後 VII

対症療法 VIII

説明と医療福祉資源 IX

脱髄性疾患総論 I

疾患概念と臨床症状 II

機序 III

検査 IV

MSの予後予測因子について教えてください

多発性硬化症（multiple sclerosis: MS）の予後予測因子に関しては，これまでに多数の報告があり，その概略を 表1 に示す[1]．MS全体の確実な予後不良因子としては，一次進行型MS（primary progressive MS: PPMS）での発症，二次進行型MS（secondary progressive MS）への移行，2年あるいは5年の臨床的障害度の高さがまず挙げられる．再発寛解型MS（relapsing-remitting MS: RRMS）に関しては，高い再発率，2回目の再発までの期間が短いこと，5年後の臨床的障害度の高さ，より多くの神経機能障害を有することが示されている．SPMSについては，進行期に移行するまでの時間が短いことが，PPMSでは，2年あるいは5年の臨床的障害度が高度であること，より多くの神経機能障害が予後不良因子とされる．ここでは，様々な因子とMS予後の関連について述べる．

表1 MSの臨床的予後因子

予後因子	全MS	RRMS/SPMS	PPMS
男性	NS	NS	NS or 予後不良
高齢発症	NS or 予後不良	NS	NS or 予後不良
臨床病型	PPMSでの発症 SPMSへの進展 →予後不良	SPMSへの進展 →予後不良	NS
再発	NA	高い再発率 →予後不良 発症5年の高い再発率 →NS or 予後不良	NS
障害度の進行		5年時点EDSS →予後不良	2年時点EDSS 5年時点EDSS EDSS悪化率 →予後不良
神経学的所見	小脳失調 膀胱直腸障害 認知機能障害 運動障害と感覚障害が同時に出現 →NS or 予後不良	小脳失調 膀胱直腸障害 認知機能障害 運動障害が同時に出現 →NS or 予後不良	NS
妊娠	NS or 予後良好	NS or 予後良好	NA

NA: not applicable，NS: not significant.
(Degenhardt A, et al. Nat Rev Neurol. 2009; 5: 672-82のTable 1を改変して作成)[2]

1．良性 MS

　他項に詳述されているように良性 MS と呼ばれる一群がある．定義は一様ではないが，発症後 10 年で EDSS スコアが 3 以下としたものが多い．カナダの British Columbia MS clinics database からの報告では，罹病期間 10 年で EDSS スコア 3 以下の MS 患者 200 名の 52.1％は，罹病期間 20 年でも EDSS スコア 3 以下のままである一方，21.3％は EDSS スコア 6 以上に悪化したことを示しているが，この障害進行の予測因子は，発症 10 年時点の EDSS スコアのみであった[2]．また，オランダの Groningen MS centre database からの罹病期間 10 年以上の MS 患者 496 名の解析では，罹病期間 10 年で EDSS スコア 3 以下である良性 MS 群（151 名，30.4％）の予後予測因子では，発症 5 年時点の EDSS スコア 2.5 以下と発症後 5 年間の再発回数が関連することが示され，罹病期間 20 年で EDSS スコア 3 以下であることに関連したのは発症 10 年時点の EDSS スコアのみであった[3]．また，最近のドイツからの報告では，罹病期間 10 年で EDSS スコア 3 以下の良性 MS 患者 175 名を対象とし，さらに 10 年経過した時点でも同様に EDSS スコア 3 以下である群と，障害が進行した群で比較している[4]．この報告では，良性の経過を取り続ける予測因子は，発症 10 年時点で EDSS スコア 2 以下であるということのみであった．これらの良性 MS 患者 100 名以上の検討では，ほぼ一貫した結果が得られている．

2．性別

　性別に関しては，古くから男性が RRMS における予後不良因子であると考えられてきたが，実はそのエビデンスには議論が多い[1]．代表的なところでは，US Veteran Study において男性であることが全病型 MS における予後不良因子であるとされ[5]，Lyon Study において男性であることが RRMS と SPMS における予後不良因子とされる[6]．しかし，Florence study などでは性別は予後不良因子でないとされており，その関連は明確に証明されていない[1,7,8]．

3．発症年齢

　発症年齢が高いほど予後不良であるということに関しても，性別の問題と同様

に議論が残る[1][7]. 代表的な大規模研究の中では, 全病型 MS について US Veteran Study[5]や British Columbia Study[9]において, RRMS または SPMS についてノルウェーの Hordaland study[10]において発症年齢が予後不良因子とされているが, 関連なしとした報告も多数ある.

4. 臨床病型

臨床病型については, PPMS が予後不良因子であることは, 全ての多変量解析を行った観察研究において示されている[1][7]. そして, PPMS と SPMS を比較した報告にて SPMS も同様に予後不良因子であると報告されている. よって, PPMS と SPMS はいずれも予後不良因子である. このことに関して, 臨床病型によって障害の進展に差がないとする報告もある. Confavreux らによると, EDSS スコア 4 (歩行障害あるも杖不要) に到達するのは中央値で 44.3 歳, EDSS スコア 6 (片側で杖使用) は 54.7 歳, EDSS スコア 7 (車いす移動) は 63.1 歳であるが, 発症様式ではなく発症年齢に依存して進行すること[11], かつ再発寛解または進行型で発症した症例間で障害の進行がほぼ同等であることが示されており, これらの臨床経過はむしろ年齢依存性である可能性が示されている[12].

5. 再発に関する指標

再発に関しては, 年間再発率が少ないほど EDSS スコア 6 への到達が遅れること[10], 発症後 5 年以内の再発率が良性 MS かどうかと関連することが示されている[3]. また, 初回再発からの回復についても検討されており, 初回再発で後遺症を残さないことが予後良好因子とする報告が多い. 初回および 2 回目の臨床的イベントの間隔が短いことは予後不良因子とされる.

6. 障害の進行

障害の進行が早いことは明確な予後不良因子である[1][7]. 発症 5 年後の EDSS スコアが予後予測因子であるとする報告は多数あり, 発症 2 年後の EDSS スコアに関しても同様の結果が得られている. これは, RRMS または SPMS, あるいは PPMS のいずれの病型においても同じである.

7．神経学的所見

　神経学的所見については古くから検討されており，異常感覚での初発は予後良好因子であり，小脳症候と認知機能低下は予後不良因子であるとされる[1]．運動症候，膀胱直腸障害の予後に対する影響は明確に証明されていない[17]．ただし，障害される系統が多いことを予後不良因子とする報告は多い．

8．妊娠

　妊娠中に MS 再発率が低下し，出産後 3 カ月は逆に増加することはよく知られているが[13,14]，MS 長期予後に対する影響に関しては，長期的予後に関連しないとする報告と，予後良好因子であるとする報告がある[15]．ただし，最近の報告では，妊娠が MS に保護的に作用するという論文が散見される．イタリアの Masera らの報告では，妊娠経験がない 261 名と MS 発症後に妊娠したことがある 184 例を対象としているが，MS 発症後に妊娠した女性はそうでない女性と比較して EDSS スコア 4 あるいは 6 に到達するリスクが有意に低いことを報告した（EDSS スコア 4 ハザード比 0.55，p＝0.008，EDSS スコア 6 でハザード比 0.442，p＝0.012）[16]．また，Jokubaitis らによる MSBase Study からの報告でも，妊娠が 10 年後の EDSS スコア低値に関連することが示されており，妊娠そのものに保護的な効果が示唆されている[17]．

9．MRI 指標

　MRI は診断のみならず，予後予測にも有用である．clinically isolated syndrome（CIS）の段階から 20 年観察したイギリスからの報告によると，CIS の段階の脳 T2 病巣存在が clinically definite MS（CDMS）への進展に関連し，T2 病巣容積の変化と EDSS スコアの変化には相関があり，特に発症後 5 年までの間で強いとされている[18]．また，病巣の部位にも関連が指摘されている．CIS 患者において少なくとも 1 つのテント下病巣があることが CDMS への進展に関連し，特に小脳よりも脳幹病巣がより予後不良であるとされる[19]．CIS の段階における脊髄病巣も，CDMS へのより早い移行に関連することが示されている[20]．中央値 8.7 年のフォローアップで EDSS スコア 3 になるまでの期間を検討した報告にお

いても，脳 T2 病巣量に加えて 2 個以上のテント下病巣が予後不良因子であることが示されている[21]．最近の大規模コホート研究で，CIS 患者 1,015 名を対象とした報告では，CIS 段階の MRI における脳 T2 病巣数が 10 個以上であることが CDMS への進展と EDSS スコア 3 へのより早い到達に関連する予後不良因子であることが示されてた[22]．以上より，CIS の段階における大脳，脳幹，脊髄 T2 病巣量が多いことが病初期の重要な予後予測因子となると考えられる．

Pearls

MS の予後不良因子としては，PPMS，SPMS への進行，2 年あるいは 5 年の臨床的障害度の高さをはじめとして，男性，高齢発症，病初期の再発の多さ，初発時イベントによる後遺症残存，小脳症候，認知機能低下，CIS の段階における MRI T2 病巣量の多さが重要である．妊娠に関しては，長期的予後を改善する可能性が示唆されるようになってきた．

文献

1. Degenhardt A, Ramagopalan SV, Scalfari A, et al. Clinical prognostic factors in multiple sclerosis: a natural history review. Nat Rev Neurol. 2009; 5: 672-82.
2. Sayao AL, Devonshire V, Tremlett H. Longitudinal follow-up of "benign" multiple sclerosis at 20 years. Neurology. 2007; 68: 496-500.
3. Ramsaransing GS, De Keyser J. Predictive value of clinical characteristics for 'benign' multiple sclerosis. Eur J Neurol. 2007; 14: 885-9.
4. Sartori A, Abdoli M, Freedman MS. Can we predict benign multiple sclerosis? Results of a 20-year long-term follow-up study. J Neurol. 2017; 264: 1068-75.
5. Wallin MT, Page WF, Kurtzke JF. Epidemiology of multiple sclerosis in US veterans. VIII. Long-term survival after onset of multiple sclerosis. Brain. 2000; 123 (Pt 8): 1677-87.
6. Vukusic S, Confavreux C. Prognostic factors for progression of disability in the secondary progressive phase of multiple sclerosis. J Neurol Sci. 2003; 206: 135-7.
7. Langer-Gould A, Popat RA, Huang SM, et al. Clinical and demographic predictors of long-term disability in patients with relapsing-remitting multiple sclerosis: a systematic review. Arch Neurol. 2006; 63: 1686-91.
8. Amato MP, Ponziani G, Bartolozzi ML, et al. A prospective study on the natural history of multiple sclerosis: clues to the conduct and interpretation of clinical trials. J Neurol Sci. 1999; 168: 96-106.
9. Tremlett H, Paty D, Devonshire V. Disability progression in multiple sclerosis is slower than previously reported. Neurology. 2006; 66: 172-7.
10. Myhr KM, Riise T, Vedeler C, et al. Disability and prognosis in multiple sclerosis: demographic and clinical variables important for the ability to walk and awarding of

disability pension. Mult Scler. 2001; 7: 59-65.

⓫ Confavreux C, Vukusic S. Age at disability milestones in multiple sclerosis. Brain. 2006; 129: 595-605.

⓬ Confavreux C, Vukusic S. Natural history of multiple sclerosis: a unifying concept. Brain. 2006; 129: 606-16.

⓭ Confavreux C, Hutchinson M, Hours MM, et al. Rate of pregnancy-related relapse in multiple sclerosis. Pregnancy in Multiple Sclerosis Group. N Engl J Med. 1998; 339: 285-91.

⓮ Vukusic S, Hutchinson M, Hours M, et al. Pregnancy and multiple sclerosis (the PRIMS study): clinical predictors of post-partum relapse. Brain. 2004; 127: 1353-60.

⓯ Pozzilli C, Pugliatti M, Paradig MSG. An overview of pregnancy-related issues in patients with multiple sclerosis. Eur J Neurol. 2015; 22 (Suppl 2): 34-9.

⓰ Masera S, Cavalla P, Prosperini L, et al. Parity is associated with a longer time to reach irreversible disability milestones in women with multiple sclerosis. Mult Scler. 2015; 21: 1291-7.

⓱ Jokubaitis VG, Spelman T, Kalincik T, et al. Predictors of long-term disability accrual in relapse-onset multiple sclerosis. Ann Neurol. 2016; 80: 89-100.

⓲ Fisniku LK, Brex PA, Altmann DR, et al. Disability and T2 MRI lesions: a 20-year follow-up of patients with relapse onset of multiple sclerosis. Brain. 2008; 131: 808-17.

⓳ Tintore M, Rovira A, Arrambide G, et al. Brainstem lesions in clinically isolated syndromes. Neurology. 2010; 75: 1933-8.

⓴ Sombekke MH, Wattjes MP, Balk LJ, et al. Spinal cord lesions in patients with clinically isolated syndrome: a powerful tool in diagnosis and prognosis. Neurology. 2013; 80: 69-75.

㉑ Minneboo A, Barkhof F, Polman CH, et al. Infratentorial lesions predict long-term disability in patients with initial findings suggestive of multiple sclerosis. Arch Neurol. 2004; 61: 217-21.

㉒ Tintore M, Rovira A, Rio J, et al. Defining high, medium and low impact prognostic factors for developing multiple sclerosis. Brain. 2015; 138: 1863-74.

〈篠田紘司，吉良潤一〉

| I 脱髄性疾患総論 | II 疾患概念と臨床症状 | III 機序 | IV 検査 | V 診断 |

MSの疾患修飾薬は日本ではどのようなものが使用できますか

1. 疾患修飾薬の概要

　従来の多発性硬化症（multiple sclerosis: MS）診療では，ステロイドパルス治療や血液浄化療法などにより急性増悪期をできるだけ短縮することが治療の主体であった．しかし，再発を減らし身体的機能障害の進行を抑制することで長期的な予後を改善することができるようなった．このような目的で使用される薬剤を疾患修飾薬（disease-modifying drug: DMD）と呼び，DMDの登場によりMS治療は大きな変化を遂げたといえる．わが国では，2000年9月にインターフェロンβ（interferon-β: IFNβ）-1b（ベタフェロン®）が，2006年7月にIFNβ-1a（アボネックス®）が承認され，多くの患者に恩恵がもたらされてきた．その後，2011年9月には世界初の経口DMDであるフィンゴリモド（fingolimod: FTY）（イムセラ®，ジレニア®）が，2014年3月には強力な分子標的治療薬であるナタリズマブ（natalizumab: NTZ）（タイサブリ®）が承認され，治療の選択肢が拡大した．また，グラチラマー酢酸塩（glatiramer acetate: GA）（コパキソン®）が非盲検の国内臨床試験を経て2015年9月に承認されたことは，妊娠を希望する女性に大きな福音となった．さらに，新たな経口薬であるフマル酸ジメチル（dimethyl fumarate: DMF）（テクフィデラ®）がわが国を含む国際共同臨床試験を経て2016年12月に承認され，治療の選択肢が大きく拡大した．2018年1月現在，わが国では自己注射が可能なDMDが3種類，経口薬が2種類，点滴静注薬が1種類，合計6種類のDMDが医療保険で使用可能である 表1 ．

2. IFNβ製剤

　IFNβ製剤は最もエビデンスが豊富な世界標準のMS治療薬であり，わが国では投与経路の異なる2種類のIFNβ製剤（ベタフェロン®とアボネックス®）が使用可能である．INCOMIN試験[1]のように，ベタフェロン®の方がアボネックス®に比較して有効性が高いとの報告もあるが，両者ではほぼ同等の効果が期待できる[2]．再発寛解型MSを対象として欧米で実施されたランダム化比較試験（randomized controlled trial: RCT）の結果から，いずれの IFNβ 製剤もプラセボ群に比較して再発率を約 30％低下させ，脳 MRI 上の活動性病巣の出現を 60～80％抑制，身体的機能障害の進行を約 30％抑制する効果が示されている[3～5].

　わが国で行われた臨床試験でも，欧米とほぼ同等の治療効果が認められた．ベタフェロン® を用いた第 II 相臨床試験では，プラセボ群を設定せず 1.6 MIU と 8 MIU の 2 群のみ設定され，隔日皮下注投与が 2 年間行われた[6]．その結果，年間再発率は低用量群に比較して高用量群では 28.6％有意に低下した．また，脳 MRI T2 病巣面積は，投与開始時に比べ最終観察時点で 1.6 MIU 群で＋2.4％，8.0 MIU 群で－16.3％と高用量群で有意に減少した．アボネックス® を用いた第 II 相臨床試験では，非盲検下で 30 μg が週 1 回筋肉内投与された[7]．試験期間は 4 週間のウォッシュアウト期間を設けて，前投与期間（観察期間）12 週間，投与期間 24 週間であった．年間再発率は投与前後で 61.4％低下，造影病巣数や新規造影病巣数の中央値も，投与前後でそれぞれ 72％，50％減少した．

　欧米で行われた二次性進行型 MS を対象とした RCT では，再発寛解型 MS を対象とした RCT と同様，いずれの IFNβ 製剤もプラセボ群に比較して再発率を約 30％低下させ，脳 MRI 上の活動性病巣の出現を抑制する効果が認められた[8～11]．しかし，身体的機能障害の進行抑制効果は報告によって一致せず，同じベタフェロン® の投与でも欧州と北米では異なる結果が報告されている[8,9,12]．その原因として，欧州の試験対象患者は北米の対象患者に比較して，若年で罹病期間が短く，投与開始前・投与期間中の再発回数や画像所見から活動性がより高かったことが指摘されている[13]．同様の解析が SPECTRIMS 試験でもなされており，二次性進行型 MS であっても，障害度の進行が速い，あるいは再発を繰り返したり画像上の上乗せが認められる症例では，IFNβ 製剤による治療効果が期待できると考えられている．一方，一次性進行型 MS を対象とした RCT で身体的機能障害の進行抑制効果を確認できたものはない．

　また，欧米で実施された RCT により，いずれの IFNβ 製剤も clinically isolated syndrome（CIS）から臨床的に確実な MS（clinically definite MS: CDMS）への進展を有意に抑制することが示されている[14～16]．ベタフェロン® を用いた BENEFIT 試験では，2 年間の観察期間で CDMS へ進展する相対リスクがプラセボ群に比較して 50％有意に低下した[14]．その後の非盲検継続試験によりランダム化から 3 年間追跡したところ，当初からベタフェロン® が投与された早期治療群ではプラセボ投与後にベタフェロン® が投与された遅延治療群に比較して CDMS への進展の相対リスクが 41％有意に低下した．また，Kurtzke 総合障害度スケー

表1	日本で使用可能な MS 治療薬

	インターフェロンβ-1b	インターフェロンβ-1a	グラチラマー酢酸塩
商品名	ベタフェロン®	アボネックス®	コパキソン®
日本での承認日	2000 年 9 月	2006 年 7 月	2015 年 9 月
主な作用機序	免疫調節作用	免疫調節作用	免疫調節作用
効能・効果	再発予防および進行抑制	再発予防	再発予防
進行型での有効性と安全性	添付文書上記載なし	確立していない	確立していない
投与経路	皮下注射	筋肉内注射	皮下注射
投与量と投与頻度	1 回 800 万国際単位 隔日	1 回 30 μg 週 1 回	1 回 20 mg 1 日 1 回
併用禁忌薬	小柴胡湯	小柴胡湯	添付文書上記載なし
薬価（円）	10,079.00	シリンジ: 40,213.00 ペン: 39,266.00	5,501.00

ル（Expanded Disability Status Scale of Kurtzke: EDSS）進行の相対リスクも 40％有意に低下した[17]．さらにランダム化から 5 年間追跡したところ，早期治療により CDMS への進展の相対リスクが 37％有意に低下したが，EDSS 進行の相対リスク低下は 24％と有意差を認めなかった[18]．8 年間の追跡でも，早期治療により CDMS への進展の相対リスクは 32％有意に低下したが，EDSS 進行抑制効果は認められなかった[19]．アボネックス® を用いた CHAMPS 試験でも，投与開始後 2 年以内に CDMS へ進展する相対リスクはプラセボ群に比較して 44％有意に低下した[15]．また，その後の非盲検継続試験（CHAMPIONS）でも，当初からアボネックス® が投与された即時治療群はプラセボ投与後にアボネックス® が投与された遅延治療群に比較して，CDMS の発症が 35％有意に抑制された[20]．しかし，EDSS の進行抑制効果は認められなかった．

3. グラチラマー酢酸塩

IFNβ 製剤と並び世界標準の MS 治療薬であるグラチラマー酢酸塩（GA）は，ミエリン塩基性タンパク質に含まれる 4 つのアミノ酸（グルタミン酸，アラニン，

フマル酸ジメチル	フィンゴリモド	ナタリズマブ
テクフィデラ®	イムセラ®・ジレニア®	タイサブリ®
2016 年 12 月	2011 年 9 月	2014 年 3 月
免疫調節作用	二次リンパ組織から末梢血中へのリンパ球の移出を抑制	リンパ球の血液脳関門の通過を抑制
再発予防および身体的障害の進行抑制	再発予防および身体的障害の進行抑制	再発予防および身体的障害の進行抑制
確立していない	確立していない	確立していない
経口	経口	点滴静注
1 回 240 mg 1 日 2 回	1 回 0.5 mg 1 日 1 回	1 回 300 mg 4 週に 1 回
添付文書上記載なし	生ワクチン クラス I a 抗不整脈薬 クラス III 抗不整脈薬	他の多発性硬化症治療薬または免疫抑制薬とは併用しない
120 mg: 2,037.20 240 mg: 4,074.40	8,148.70	228,164.00

チロシン，リジン）から成るランダム・ポリマーである．MS における作用機序は明らかではないが，リンパ球亜群間の免疫バランスを Th2 へシフトさせるほか，GA 特異的 T 細胞によるバイスタンダー効果，制御性 T 細胞の誘導，脳由来神経栄養因子などの神経栄養因子の産生促進など，様々な機序を介して再発の抑制に関わっていると考えられている．

海外では再発寛解型 MS を対象に 2 年間の RCT が実施され，GA 20 mg の連日皮下注射はプラセボ群に比較して 29％の有意な再発抑制効果を認めたことが報告されている[21]．また，ベースラインと比較した EDSS の変化は GA 群で−0.05，プラセボ群で＋0.21 と，GA 群で有意な改善が認められている．GA を 9 カ月間投与してプラセボ群と比較した RCT でも，再発率は 33％有意に減少，全造影病巣数は 29％，新規造影病巣数も 33％，いずれも有意に減少する効果が報告されている[22]．わが国でも再発寛解型 MS を対象とした非盲検の臨床試験が実施されたが，少数例の検討で統計学的な有効性を示すことができなかった．

CIS を対象とした RCT（PreCISe 試験）[23]では，3 年間の観察期間で CDMS へ進展する相対リスクがプラセボ群に比較して 45％有意に低下したことが報告されている．また，25％の患者が CDMS に進展するまでの期間はプラセボ群で

336日であったのに対して，GA群では722日と115%延長する効果が認められた．脳MRI画像においても，新規T2病巣数は58%有意に減少した．その後の非盲検継続試験[24]によりさらに2年間追跡したところ，当初からGAが投与された早期治療群ではプラセボ投与後にGAが投与された遅延治療群に比較してCDMSへの進展の相対リスクが41%有意に低下した．また，28%の有意な脳萎縮進行抑制効果が認められた．さらに，新規T2病巣数は42%，T2病巣体積も22%，それぞれ有意に減少する効果が認められた．しかし，両群でEDSSの進行に有意差は認められなかった．

一次性進行型MSを対象としたRCT（PROMiSe試験）では，プラセボ群とGA 20 mg連日皮下注射群が設定され3年間の観察期間が予定されたが，開始2年後の評価で無効と判断され試験は中止された．

4. フィンゴリモド

フィンゴリモド（FTY）はスフィンゴシン1-リン酸（S1P）受容体の機能的拮抗薬で，二次リンパ組織から末梢血液中へのリンパ球の移出を阻害することで治療効果を発揮する．海外で実施されたRCT（FREEDOMS試験）では，FTY 0.5 mg群はプラセボ群と比較して年間再発率を54%，身体的機能障害の進行を30%有意に抑制した[25]．さらに，既存の筋注IFNβ-1aを対照としたRCT（TRANSFORMS試験）でも，FTY 0.5 mg群は年間再発率を52%，脳萎縮の進行を40%有意に抑制した[26]．これらの効果は治療開始時の背景因子にかかわらず一貫しており，FTYは筋注IFNβ-1aに対して優越性を有する薬剤であると考えられる．そのため，IFNβ製剤で十分な効果が認められなかった症例でも治療効果が期待できると考えられる．FTYは脳萎縮抑制効果を臨床試験で初めて証明した薬剤でもある．血液脳関門を通過し中枢神経内へ移行し，オリゴデンドロサイトやアストロサイト，ミクログリアなどにも直接的に作用し，髄鞘の再生促進や脱髄の抑制，軸索変性の抑制など，中枢神経系に保護的に作用する可能性が指摘されている．そのため，一次性進行型MSを対象としたRCT（INFORMS試験）が実施されたが，プラセボ群との間に有意な治療効果は証明されなかった．

わが国では再発寛解型MSを対象とした第II相臨床試験が実施され，FTY 0.5 mg群ではプラセボ群と比較して年間再発率を49%有意に抑制する効果が認められた[27]．また，脳MRI画像による検討でも，造影病巣を認めなかった症例の割合はプラセボ群で40.4%であったのに対してFTY 0.5 mg群では70.0%，新規

または拡大 T2 病巣を認めなかった症例の割合もそれぞれ 36.0％，64.6％と，FTY 投与群でいずれも有意に高率であった．

5. フマル酸ジメチル

フマル酸ジメチル（DMF）は，Nrf2（nuclear factor erythroid 2-related factor 2）転写経路を活性化することで酸化ストレスを軽減すること，HCAR2（hydroxycarboxylic acid receptor 2）を介して抗炎症作用を発揮することが主な作用機序とされている．海外では再発寛解型 MS を対象とした 2 つの RCT が実施され，1 回 240 mg を 1 日 2 回もしくは 1 日 3 回内服する治療の有効性が検討された．このうち DEFINE 試験[28]では，年間再発率は 1 日 2 回群で 53％，1 日 3 回群で 48％，いずれもプラセボ群に比較して有意に低下した．また，身体的機能障害の進行も 38％および 34％，それぞれ有意に抑制された．さらに，2 年時点における脳 MRI 検査による評価では，新規または拡大 T2 病巣数は 85％および 74％，造影病巣数も 90％および 73％，それぞれ有意に減少した．一方の CONFIRM 試験[29]では，年間再発率は 44％および 51％と，いずれの群でもプラセボ群と比較して有意な低下が確認されたが，身体的機能障害の進行抑制効果に有意差は認められなかった．また，2 年時点における脳 MRI 検査による評価でも，新規または拡大 T2 病巣数は 71％および 73％，造影病巣数も 73％および 65％，それぞれ有意に減少した．これらの結果を受け，1 回 240 mg を 1 日 2 回内服する治療法が 2013 年 3 月にアメリカ食品医薬品局によって承認された．

わが国を含むアジア太平洋および東欧諸国 54 施設において再発寛解型 MS を対象とした国際共同臨床試験（APEX 試験）でも，プラセボ群に比較して 1 回 240 mg を 1 日 2 回内服する群では，投与開始 12〜24 週後の新規造影病巣数は 84％，24 週時点における新規または拡大 T2 病巣数は 63％，それぞれ有意に減少する効果が認められた．

6. ナタリズマブ

ナタリズマブ（NTZ）はリンパ球表面に発現するインテグリン α4 サブユニットを標的としたヒト化モノクローナル抗体である．リンパ球表面の α4β1 インテグリンと活性化された血管内皮細胞上に発現する VCAM-1（vascular cell adhesion molecule）との結合を阻害することで，リンパ球の中枢神経内への浸

潤を阻害し MS 病巣の形成を抑制すると考えられている．また，リンパ球とフィブロネクチンやオステオポンチンなどとの相互作用を阻害し，MS 病巣で進行している炎症反応を抑制する可能性が指摘されている．海外で実施された RCT（AFFIRM 試験）[30]では，プラセボ群と比較して年間再発率は 68%，身体的機能障害の進行も 42% 有意に抑制する効果が認められている．また，脳 MRI 画像による検討でも，新規または拡大 T2 病巣は 83%，造影病巣も 92% 有意に減少した．その結果，37% の患者で疾患活動性の消失が観察されている．また，筋注 IFNβ-1a を使用中に 1 回以上の臨床的再発を生じた再発寛解型 MS を対象とした RCT（SENTINEL 試験）[31]では，NTZ 併用群はプラセボ併用群と比較して年間再発率は 54%，身体的機能障害の進行も 24% 有意に抑制する効果が認められた．また，脳 MRI 画像による検討でも，新規または拡大 T2 病巣は 83%，造影病巣も 89% 有意に減少した．しかし，筋注 IFNβ-1a と併用して NTZ が投与されていた患者 2 例が進行性多巣性白質脳症（progressive multifocal leukoencephalopathy: PML）と診断されたため，他の MS 治療薬や免疫抑制薬と NTZ を併用することは禁忌とされた．

　わが国でも再発寛解型 MS を対象とした第 II 相臨床試験が実施され，NTZ の有効性が脳 MRI 検査における新規活動性病巣（造影病巣と新規または拡大 T2 病巣の総和）によって評価された．その結果，プラセボ群と比較して 24 週間の新規活動性病巣の発生率は 84%，累積数は 82%，それぞれ有意に低下する効果が認められた[32]．

　海外で行われた二次性進行型 MS を対象とした RCT（ASCEND 試験）では，NTZ の有効性が EDSS，T25FW（Timed 25-Foot Walk），9-HPT（9-Hole Peg Test）によって複合的に評価された．その結果，複合評価では有意な治療効果は認められなかったが，9-HPT で評価した上肢機能障害の進行は，プラセボ群と比較して 44% 有意に抑制する効果が認められた[33]．

Pearls

これからの疾患修飾薬

　様々な標的分子や作用機序を持った疾患修飾薬の開発が進められ，治療の選択肢が拡大することは大いに喜ばしいことである．しかし，全ての MS 患者に対して同じ治療薬を適用する従来からの経験的医療では，開発された疾患修飾薬の有効

性はしばしば限定される．MS 患者の背景は多様であり，予後や治療反応性，副作用などを予測するバイオマーカーの開発が強く望まれる．疾患修飾薬の導入により，再発を予防し身体的機能障害の進行を抑制できるようになったが，概して身体的機能障害の抑制効果は小さく，長期にわたって障害の進行を抑制できる薬剤の開発が望まれている．

文献

❶ Durelli L, Verdun E, Barbero P, et al. Every-other-day interferon beta-1b versus once-weekly interferon beta-1a for multiple sclerosis: results of a 2-year prospective randomised multicentre study (INCOMIN). Lancet. 2002; 359: 1453-60.

❷ Limmroth V, Putzki N, Kachuck NJ. The interferon beta therapies for treatment of relapsing-remitting multiple sclerosis: are they equally efficacious? A comparative review of open-label studies evaluating the efficacy, safety, or dosing of different interferon beta formulations alone or in combination. Ther Adv Neurol Disord. 2011; 4: 281-96.

❸ Interferon beta-1b is effective in relapsing-remitting multiple sclerosis. I. Clinical results of a multicenter, randomized, double-blind, placebo-controlled trial. The IFNB Multiple Sclerosis Study Group. Neurology. 1993; 43: 655-61.

❹ Jacobs LD, Cookfair DL, Rudick RA, et al. Intramuscular interferon beta-1a for disease progression in relapsing multiple sclerosis. The Multiple Sclerosis Collaborative Research Group (MSCRG). Ann Neurol. 1996; 39: 285-94.

❺ Randomised double-blind placebo-controlled study of interferon beta-1a in relapsing/remitting multiple sclerosis. PRISMS (Prevention of Relapses and Disability by Interferon beta-1a Subcutaneously in Multiple Sclerosis) Study Group. Lancet. 1998; 352: 1498-504.

❻ Saida T, Tashiro K, Itoyama Y, et al. Interferon beta-1b is effective in Japanese RRMS patients: a randomized, multicenter study. Neurology. 2005; 64: 621-30.

❼ 隅野瑠璃子. 多発性硬化症治療薬インターフェロンベータ-1a 製剤（アボネックス筋注用シリンジ 30 μg）の薬理学的特性および臨床試験成績. 日薬理誌. 2007; 129: 209-17.

❽ Placebo-controlled multicentre randomised trial of interferon beta-1b in treatment of secondary progressive multiple sclerosis. European Study Group on interferon beta-1b in secondary progressive MS. Lancet. 1998; 352: 1491-7.

❾ Panitch H, Miller A, Paty D, et al; North American Study Group on Interferon beta-1b in Secondary Progressive MS. Interferon beta-1b in secondary progressive MS: results from a 3-year controlled study. Neurology. 2004; 63: 1788-95.

❿ Cohen JA, Cutter GR, Fischer JS, et al. Use of the multiple sclerosis functional composite as an outcome measure in a phase 3 clinical trial. Arch Neurol. 2001; 58: 961-7.

⓫ Secondary Progressive Efficacy Clinical Trial of Recombinant Interferon-Beta-1a in MSSG. Randomized controlled trial of interferon-beta-1a in secondary progressive

MS: Clinical results. Neurology. 2001; 56: 1496-504.

[12] Molyneux PD, Barker GJ, Barkhof F, et al. Clinical-MRI correlations in a European trial of interferon beta-1b in secondary progressive MS. Neurology. 2001; 57: 2191-7.

[13] Kappos L, Weinshenker B, Pozzilli C, et al. Interferon beta-1b in secondary progressive MS: a combined analysis of the two trials. Neurology. 2004; 63: 1779-87.

[14] Kappos L, Polman CH, Freedman MS, et al. Treatment with interferon beta-1b delays conversion to clinically definite and McDonald MS in patients with clinically isolated syndromes. Neurology. 2006; 67: 1242-9.

[15] Jacobs LD, Beck RW, Simon JH, et al. Intramuscular interferon beta-1a therapy initiated during a first demyelinating event in multiple sclerosis. CHAMPS Study Group. N Engl J Med. 2000; 343: 898-904.

[16] Comi G, Filippi M, Barkhof F, et al. Effect of early interferon treatment on conversion to definite multiple sclerosis: a randomised study. Lancet. 2001; 357: 1576-82.

[17] Kappos L, Freedman MS, Polman CH, et al. Effect of early versus delayed interferon beta-1b treatment on disability after a first clinical event suggestive of multiple sclerosis: a 3-year follow-up analysis of the BENEFIT study. Lancet. 2007; 370: 389-97.

[18] Kappos L, Freedman MS, Polman CH, et al. Long-term effect of early treatment with interferon beta-1b after a first clinical event suggestive of multiple sclerosis: 5-year active treatment extension of the phase 3 BENEFIT trial. Lancet Neurol. 2009; 8: 987-97.

[19] Edan G, Kappos L, Montalban X, et al. Long-term impact of interferon beta-1b in patients with CIS: 8-year follow-up of BENEFIT. J Neurol Neurosurg Psychiatry. 2014; 85: 1183-9.

[20] Kinkel RP, Kollman C, O'Connor P, et al. IM interferon beta-1a delays definite multiple sclerosis 5 years after a first demyelinating event. Neurology. 2006; 66: 678-84.

[21] Johnson KP, Brooks BR, Cohen JA, et al. Copolymer 1 reduces relapse rate and improves disability in relapsing-remitting multiple sclerosis: results of a phase III multicenter, double-blind placebo-controlled trial. The Copolymer 1 Multiple Sclerosis Study Group. Neurology. 1995; 45: 1268-76.

[22] Comi G, Filippi M, Wolinsky JS. European/Canadian multicenter, double-blind, randomized, placebo-controlled study of the effects of glatiramer acetate on magnetic resonance imaging--measured disease activity and burden in patients with relapsing multiple sclerosis. European/Canadian Glatiramer Acetate Study Group. Ann Neurol. 2001; 49: 290-7.

[23] Comi G, Martinelli V, Rodegher M, et al. Effect of glatiramer acetate on conversion to clinically definite multiple sclerosis in patients with clinically isolated syndrome (PreCISe study): a randomised, double-blind, placebo-controlled trial. Lancet. 2009; 374: 1503-11.

[24] Comi G, Martinelli V, Rodegher M, et al. Effects of early treatment with glatiramer acetate in patients with clinically isolated syndrome. Mult Scler. 2013; 19: 1074-83.

[25] Kappos L, Radue EW, O'Connor P, et al. A placebo-controlled trial of oral fingolimod in relapsing multiple sclerosis. N Engl J Med. 2010; 362: 387-401.

[26] Cohen JA, Barkhof F, Comi G, et al. Oral fingolimod or intramuscular interferon for relapsing multiple sclerosis. N Engl J Med. 2010; 362: 402-15.

[27] Saida T, Kikuchi S, Itoyama Y, et al. A randomized, controlled trial of fingolimod

(FTY720) in Japanese patients with multiple sclerosis. Mult Scler. 2012; 18: 1269-77.

28 Gold R, Kappos L, Arnold DL, et al. Placebo-controlled phase 3 study of oral BG-12 for relapsing multiple sclerosis. N Engl J Med. 2012; 367: 1098-107.

29 Fox RJ, Miller DH, Phillips JT, et al. Placebo-controlled phase 3 study of oral BG-12 or glatiramer in multiple sclerosis. N Engl J Med. 2012; 367: 1087-97.

30 Polman CH, O'Connor PW, Havrdova E, et al. A randomized, placebo-controlled trial of natalizumab for relapsing multiple sclerosis. N Engl J Med. 2006; 354: 899-910.

31 Rudick RA, Stuart WH, Calabresi PA, et al. Natalizumab plus interferon beta-1a for relapsing multiple sclerosis. N Engl J Med. 2006; 354: 911-23.

32 Saida T, Kira JI, Kishida S, et al. Efficacy, safety, and pharmacokinetics of natalizumab in Japanese multiple sclerosis patients: a double-blind, randomized controlled trial and open-label pharmacokinetic study. Mult Scler Relat Disord. 2017; 11: 25-31.

33 Ontaneda D, Thompson AJ, Fox RJ, et al. Progressive multiple sclerosis: prospects for disease therapy, repair, and restoration of function. Lancet. 2017; 389: 1357-66.

〈越智博文〉

MSの疾患修飾薬の副作用について教えてください

多発性硬化症（MS）に対して，本邦でも複数の疾患修飾薬が使用できることになったが，薬剤ごとに副作用が異なる．疾患修飾薬は長期の連用が想定される薬剤であり，いずれの薬剤も，ある一定の確率で，なんらかの副作用を発現することから，副作用についてその頻度とマネージメントの方法を知っておくことが重要である 表1 ．各薬剤別に副作用を，頻度の高いもの，重篤なものの2つに分けて基本的な対策方法も併せて記載する．

1. インターフェロンβ（ベタフェロン®，アボネックス®）

1 頻度が高い副作用

インフルエンザ様症状（発熱，倦怠感，悪寒，頭痛，筋肉痛）

投与初期に高頻度に出現する，注射後数時間して出現し，発熱は時に40℃近

表1 各薬剤の用法用量ならびに主な副作用

薬剤名	用法用量	頻度の高い副作用	比較的稀な副作用
インターフェロンβ (interferon-beta)	0.25 mg 隔日皮下注 30 μg 週1回筋注	注射部位反応（皮下注），頭痛，インフルエンザ様症状，うつ	白血球減少（軽度），肝機能検査値異常
グラチラマー酢酸塩 (glatiramer acetate)	20 mg 連日皮下注	注射部位反応，一過性の動悸・胸痛・頻呼吸（10%程度），皮下脂肪減少を伴う注射部位反応	
フィンゴリモド (fingolimod)	0.5 mg 分1 内服	頭痛，インフルエンザ様症状，下痢，背部痛，四肢痛，咳嗽，初回投与時の徐脈と血圧上昇，軽度の肝機能検査値異常，白血球減少	黄斑浮腫，進行性多巣性白質脳症
フマル酸ジメチル (dimethyl fumarate)	導入時 120 mg 分2 内服 維持期 240 mg 分2 内服	紅潮，消化器症状（下痢，嘔気，腹痛），軽度の肝機能検査値異常，白血球減少	
ナタリズマブ (natalizumab)	300 mg 静注 4週間毎	頭痛，倦怠感，関節痛，胸部不快感，尿路感染症，下気道感染症，胃腸炎，感染リスク増大，進行性多巣性白質脳症	白血球減少，肝機能検査値異常

くまで達することがある．インターフェロンの投与を継続することで徐々に副作用の程度や頻度が軽減する症例が多い．

【対策】

投与初期に多いことから，初回投与量は通常投与量の1/4ないしは1/2量で開始し，漸増する方法が用いられることが多い．

副作用による日常生活レベルの低下を防ぐため，生活パターンに合わせて，就寝前に自己注射を行うことが推奨される．

消炎鎮痛薬によって症状の緩和が得られるため，注射時に併用して内服すると効果的である．消炎鎮痛薬としてはロキソプロフェン，ジクロフェナクNa，イブプロフェンなどのNSAIDsやアセトアミノフェンが用いられる．投与前ないしは投与後すぐに内服し，翌日も症状が残存しているようであれば，追加投与も行うことが可能であることを指導すると，アドヒアランスの向上が得られやすい．

注射部位反応

投与数時間後〜翌日にかけて，注射部位の発赤・硬結などを呈することがある．投与初期にはより出現頻度が高く，投与を継続することによって頻度が低下していくことが知られている．

【対策】

予防のために，

・同じ場所への注射は避け，注射部位のローテーションをしっかりと守る．
・硬結，発赤を生じている部位への注射は避ける．
・冷蔵庫内などで冷やして保存している薬剤の場合には，室温程度に戻して注射する．
・注射後の圧迫などの刺激を防ぐ（ベルトでの圧迫を受けない部位に注射する，注射部位に低刺激性の絆創膏を貼付する，など）．
・自己注射用の補助器具を用いる．

などが重要な注意点として挙げられている．稀ではあるが，悪化した場合には難治性の潰瘍を形成することもあり，その場合には外科的処置も考慮されうる．

血球減少

白血球数の減少が約20％，リンパ球減少が約30〜40％で認められ，そのほか血小板減少もみられることがある．投与開始後6カ月以内に出現し時間の経過とともに安定することが多い．基本的には用量依存性であり，一時的な減量などで対処可能な症例も多く，投与中止に至る例は比較的少ない．

| I 脱髄性疾患総論 | II 疾患概念と臨床症状 | III 機序 | IV 検査 | V 診断 |

肝機能障害

　時に肝機能検査の数値が正常上限の3倍以上になることがあり，その際には投与量の減量ないしは，一旦中止の上他剤への変更を検討することが望ましい．重篤な肝障害（正常上限の5倍を超える）の出現は稀とされている．投与された患者の約1％弱程度で肝機能障害による中止例があると報告されている．

うつ

　未治療のMS患者のうつ状態の有病率は対照群よりも高いことが従来から知られており，IFNβ療法とうつ状態との因果関係についての明確な結論は出ていないものの，臨床試験においては7％にうつ状態がみられ，治療開始後6カ月以内に発症のピークがあるとされている[1]．軽度の場合は抗うつ薬の投与などで対応可能な場合もあるが，重度の場合にはIFNβ療法を中止する必要がある．

インターフェロン中和抗体

　投与中の患者にある一定の確率でインターフェロンに対する中和抗体が出現する．出現確率は報告によりまちまちであるが，1〜40％程度とさまざまであり，筋肉注射と比べて皮下注射製剤の方が中和抗体出現リスクは高いという報告[2]もある．中和抗体は投与開始から12〜18カ月で生成されることが多く，高濃度の中和抗体が出現した場合には治療効果の著明な減弱がみられるため，定期的な抗体測定が推奨される．中和抗体が出現していることが確認された場合には，他剤への変更を検討する必要がある．

2 重篤な副作用

　20年以上前から使用されているが，特に重篤なものは報告されておらず，長期使用においても，重篤な後遺症を残したり，死亡につながったりする副作用はごく稀としてよいものと考えられる．

2. グラチラマー酢酸塩（コパキソン®）

1 頻度が高い副作用

注射部位反応

　インターフェロンと同じく，自己注射製剤であり，注射部位反応の頻度が比較的高い．注射後2〜24時間後に出現する．瘙痒感や疼痛を伴う発赤として出現することが多く，注射部位を中心に半径10 cmを超える例も経験される．発生の予防には，正しい注射方法と，注射部位のローテーションを指導することが重要

である．注射針の深さを浅くしたり，シリンジを十分に室温に戻したりすることなどで，注射時の疼痛の緩和が得られることがある．

注射直後反応

注射直後に生じる胸部または顔面の紅潮，動悸，胸部圧迫感，発汗，不安，一過性呼吸困難などのことを指す．15%程度の患者に生じ，30分程度で自然に消失するものの，持続する場合には一旦中止の上，慎重に経過観察を行うことが望ましい．

2 重篤な副作用

特に重篤なものは報告されていない．妊産婦への使用についてはFDA pregnancy category にて B（probably safe）として分類されている．

3. フィンゴリモド（イムセラ®, ジレニア®）

1 頻度が高い副作用

徐脈

初回投与後に生じる．少数例（<2%）で grade 2 AV block まで至ることがある．そのため，初回投与時には心拍モニタリング下に行うことが推奨される．心拍数低下は投与後6時間までに最大になるとされ，その後は徐々に減弱消失するとされているものの，海外において初回投与後の6時間の観察期間には異常を認めず，投与21時間後に心停止し回復した患者や，24時間以内に死亡した状態で発見された患者が報告されている[3]．そのため，初回投与後少なくとも24時間はモニタリングを行うことが推奨されている．初回投与時に問題がなければ，服薬継続を阻害する因子にはならないことが多いが，2週間以上の服薬中断期間があり，再導入を行う場合には，やはりモニタリング下に行う必要がある．抗不整脈薬や降圧薬が併用されている患者については，循環器専門医と相談の上，より慎重に投与することが望ましい．

肝機能障害

国内臨床試験における肝機能検査異常の出現率は31.1%（50/161）と高頻度に認められている[4]．多くは3〜4カ月以内に出現するもののそれ以降にも出現する場合があるため，投与初期には頻回の肝機能検査が必要である．多くは軽度の上昇にとどまるが，ALTが正常の3倍を超えるケースが5〜10%程度認められる．無症候で，かつ異常値が軽度である場合にはウルソデオキシコール酸の併用にて

改善がみられることがあるものの，肝機能検査の数字が高値である場合や，肝機能異常に伴う症状が認められた場合には，服薬中止の上，適切な処置を行う必要がある．

2 重篤な副作用

黄斑浮腫

本剤投与中に網膜中心部にある黄斑を中心に浮腫が生じることがある．頻度は0.2〜0.4%と低く，投与開始数カ月で生じることが多いとされている．自覚症状としては歪視，霧視などで気づかれることもあるが，初期には視覚症状を伴わない場合が多く，眼科において定期的（投与開始1，3，6カ月後，以降は6カ月ごと）に眼底確認を行うことが推奨されている．糖尿病やブドウ膜炎の既往がリスクとなるため，より慎重なフォローアップが必要である．フィンゴリモドの中止によって改善することが多いとされているが，後遺症が残存する場合もある．

ヘルペスウイルス感染症

フィンゴリモドの治験（TRANSFORMS試験[5]）の際に，高用量群において，重篤なヘルペスウイルス感染症による死亡例が報告されている．そのため，投与開始前に帯状疱疹ウイルス抗体を測定し，陰性であれば事前にワクチン接種を行う方法が推奨されている．その他の感染症発生率は有意な増加はないとされている．

進行性多巣性白質脳症（PML）

現時点ではフィンゴリモドとPMLとの直接的な因果関係は証明されていないものの，数例の報告がなされている．特に本邦での報告が続いており，注意を要する．一部は本剤の投与前にナタリズマブでの加療歴があった例もある．

4. フマル酸ジメチル（テクフィデラ®）

1 頻度が高い副作用

紅潮

比較的高頻度に顔面や体幹に熱感を伴う発赤が出現する．phase 3のデータによると，31〜38%に生じるとされる[6][7]．投与開始後3カ月間の発現頻度が高く，少量からゆっくりと漸増することで発現率が抑えられることが期待されている．一時的に減量することで症状の緩和が得られることがある．症状の強い例では経験的にH$_1$ブロッカー（塩酸ジフェンヒドラミン，ロラタジンなど），アセチルサ

リチル酸（アスピリン）などが用いられている[8].

消化器症状

　phase 3 の結果では，主に腹痛（10％），嘔気（11〜13％），下痢（13〜15％）などの症状を呈していた[7]. 上記を含めてなんらかの消化器症状が出現する患者は 34〜38％に及び比較的に高頻度である[6]. 紅潮と同様に少量からゆっくりと最大 4 週間程度かけて漸増することで発現率が抑えられることが期待されており，一時的な減量によって症状の緩和が得られることがある. 高脂肪，高タンパク，低炭水化物の食事と同時に内服することで症状が緩和されるとの報告[8]もある.

2 重篤な副作用

進行性多巣性白質脳症（PML）

　市販後に少数例の PML の発症が報告されている. いずれも中等度以上のリンパ球減少を伴っており，一部は 500/μL 以下となっていたことから，欧州医薬品庁（European Medicines Agenscy: EMA）は 3 カ月ごとのリンパ球数測定と，6 カ月以上リンパ球数 500/μL が持続した際には，中止ないしは他剤への変更を再検討すべきであると警告している. 上記の勧告を踏まえて，本邦の添付文書でも同様の記載がなされている.

5. ナタリズマブ（タイサブリ®）

1 頻度が高い副作用

　プラセボと比較して有意に頻度が高い有害事象は疲労感と infusion reaction（投与後の蕁麻疹，紅潮，瘙痒など）のみであるが，いずれも比較的軽度で一過性であることが多い. PML 以外には感染症の頻度も上昇せず，比較的忍容性の高い薬剤とされている.

　動物実験では高用量投与にて流産の頻度が上がるとされているが，ヒトに対する通常投与量での検討では特に有意な上昇はないとされており，ナタリズマブと関連する先天性異常や催奇形性は指摘されていない. そのため，妊婦への投与も禁忌ではなく，添付文書では「妊娠または妊娠している可能性のある婦人には，治療上の有益性が危険性を上回ると判断される場合にのみ投与」と記載されている.

| Ⅰ 脱髄性疾患総論 | Ⅱ 疾患概念と臨床症状 | Ⅲ 機序 | Ⅳ 検査 | Ⅴ 診断 |

2 重篤な副作用

進行性多巣性白質脳症（PML）

主に市販後調査のデータから，JC ウイルス（JCV）の過去の感染を示唆する抗 JCV 抗体が陽性である患者の場合に，PML 発症率が高くなることが示唆されている．

未治療の MS 患者での PML 合併報告はなく，本邦での PML 発症頻度は 1,000 万人に 0.9 人とされている．JCV 抗体陰性のナタリズマブ投与患者での推定発症率は 10 万人対で 10 名程度と推定されていることから，抗体の有無にかかわらず，ナタリズマブ投与によって PML 発症リスクは上昇すると考えられる．なんらかの基礎疾患（膠原病，白血病，悪性リンパ腫など）のある患者での発症頻度は 10 万人対で 2.4〜35.4 人/年と報告[9]されており，JCV 抗体陰性患者に限れば PML リスクは上記患者群と著明な差異はみられない．

JCV 抗体陽性であっても，力価の低いものについては相対的にリスクが低いことが示されてきており，リスクを勘案した投与判断が行われている．JCV 抗体高力価陽性に加え，投与中の JCV 抗体陽転化，2 年以上の使用，過去の免疫抑制薬（ミトキサントロン，アザチオプリン，メトトレキサート，シクロホスファミド，ミコフェノール酸モフェチルなど）の使用がリスクを増大させるとされ，最も高リスクな群では 1/100 程度まで発症率が上昇すると推測されており，投与する際には慎重な経過観察と，定期的な JCV 抗体測定，頻回の画像検査（数カ月に一度程度）が必須である．PML が疑われた場合には，早急に髄液の JCV 遺伝子

Pearls

進行性多巣性白質脳症（PML）について

PML はヒトポリオーマウイルスである，JCV の再活性化によって生じる中枢神経感染症である．JCV は不顕性感染が多く，本邦では成人の約 70〜80％が抗 JCV 抗体陽性であるとされている．HIV 感染や血液系悪性腫瘍，膠原病などの治療に関連して免疫抑制状態になることによって，中枢神経内で JCV が増殖する．JCV の増殖に伴ってオリゴデンドロサイトが主に破壊され，髄鞘が広範囲に障害されることによって PML が発症するとされている．できるだけ早期に免疫抑制状態を解除することが最も有効とされるが，脳内の免疫環境が急激に正常化することにより免疫再構築症候群（IRIS）が生じることが知られており，慎重な対応が必要となる．

検査などを含めた精査を行う.

文献

❶ 日本神経学会, 日本神経免疫学会, 日本神経治療学会, 監修. 多発性硬化症治療ガイドライン 2010. https://www.neurology-jp.org/guidelinem/koukashou.html

❷ Bachelet D, Hässler S, Mbogning C, et al. Occurrence of anti-drug antibodies against interferon-beta and natalizumab in multiple sclerosis: a collaborative cohort analysis. PLoS One. 2016; 11: e0162752

❸ 端 祐一郎, 近藤誉之. 多発性硬化症の治療 再発・進行防止の治療 フィンゴリモド. 日本臨牀. 2015; 73 (増刊号 7): 205-11.

❹ Kira J, Itoyama Y, Kikuchi S, et al. Fingolimod (FTY720) therapy in Japanese patients with relapsing multiple sclerosis over 12 months: results of a phase 2 observational extension. BMC Neurology. 2014; 14: 21.

❺ Cohen JA, Barkhof F, Comi G, et al. Oral fingolimod or intramuscular interferon for relapsing multiple sclerosis. N Engl J Med. 2010; 362: 402-15.

❻ Gold R, Kappos L, Arnold DL, et al. Placebo-controlled phase 3 study of oral BG-12 for relapsing multiple sclerosis. N Engl J Med. 2012; 367: 1098-107.

❼ Xu Z, Zhang F, Sun F, et al. Dimethyl fumarate for multiple sclerosis. Cochrane Database Syst Rev. 2015: (4): CD011076.

❽ Phillips JT, Selmaj K, Gold R, et al. Clinical significance of gastrointestinal and flushing events in patients with multiple sclerosis treated with delayed-release dimethyl fumarate. Int J MS Care. 2015; 17: 236-43.

❾ Amend KL, Turnbull B, Foskett N, et al. Incidence of progressive multifocal leukoencephalopathy in patients without HIV. Neurology. 2010; 75: 1326-32.

〈越智一秀〉

MSの再発防止はいつ始めてどのように治療薬を選択すればいいでしょうか

1. 早期治療開始の重要性

　多発性硬化症（multiple sclerosis: MS）の発症を予防，あるいは疾患を根治することのできる治療法はない．そのため，再発を予防しMSの進行を抑制することが治療の目標となる．この目的で使用される薬剤を疾患修飾薬（disease-modifying drug: DMD）と呼び，わが国では2018年1月時点で6種類のDMDが使用可能である．しかし，いずれの薬剤も再発寛解型MSでの有効性は確認されているが，進行型MSでの有効性は明確でない．再発やMRI上の活動性を認める二次性進行型MSでは有効性が期待できる場合があるが，一次性進行型MSや，再発やMRI上の活動性を認めない二次性進行型MSで有効性を証明できたDMDはない．したがって，DMDの治療効果を最大限に引き出すためには，再発寛解型MSのできるだけ早期に治療を開始することが重要である．一方，MSの経過は患者ごとに多様性に富み，発病初期から急速に進行するものから，長期にわたりほとんど進行しないものまである．また，当初は良好に経過してもその後急速に進行する場合や，再発はないものの無症候性病巣の増加や脳萎縮の進行が認められ，次第に身体的機能障害や認知機能障害が進行する場合もある．したがって，患者ごとに治療開始の時期を検討する姿勢が重要である．

　clinically isolated syndrome（CIS）とは，炎症性脱髄疾患を示唆する中枢神経症状を呈する状態が24時間以上続く急性発作で，それ以前には脱髄疾患を示唆する発作がないものをいう．MS患者の約85％はCISと呼ばれる段階を経て発症し，また，CIS患者の約40〜70％はその後に臨床的に確実なMS（clinically definite MS: CDMS）へ進展するとされる[1]．しかし，CISの段階からDMDを開始することでCDMSへの進展を有意に抑制できることが明らかにされている．また，永続する身体的機能障害や認知機能障害は皮質病巣や軸索障害の蓄積に起因するとされ，このような障害はMSの病初期，あるいはCISの段階からすでに進行していることが明らかにされている．さらに，不可逆的な組織障害である神経細胞の脱落や軸索障害は脳萎縮へと進展するが，脳萎縮はCISの段階からすでに始まっていることも明らかにされている．このことから，CISを含めたできるだけ早期からDMDを開始することが，MS診療では極めて重要であると考えら

れている．一方で，CIS 全例が将来的に MS へ進展するわけではないため，MS への進展リスクを考慮した治療戦略を立てることも重要である．さらに最近では，MS を示唆する MRI 所見のみで無症状の者を指す概念として radiologically isolated syndrome（RIS）が提唱されている．RIS 患者の約 30％は 3 年の経過で臨床的発作を経験するとされるが[2][3]，このような RIS 患者までをも DMD 治療の対象とするべきかについては一定の見解を得ていない．

2. CIS における治療の有効性

無症候性病巣を有する高リスクの CIS 患者に早期から DMD を開始することで，CDMS への進展リスクを約 50％低下できることが複数のランダム化比較試験（randomized controlled trial: RCT）によって明らかにされている 表1 ．この中には，わが国でも使用可能な DMD の臨床試験が含まれるが，いずれの試験も日本人 CIS 患者を対象としたものではない．

筋注インターフェロン β（interferon-β: IFNβ）-1a の RCT（CHAMPS 試験）[4]では，脳 MRI で 2 個以上の無症候性病巣を有する CIS 患者において，IFNβ-1a（30 μg，週 1 回筋注）群はプラセボ群に比較して，3 年間の観察期間中に CDMS へ進展するリスクが 44％有意に低下した．さらに，脳 MRI で T2 病巣が 9 個以上あり，造影病巣を 1 個以上有する症例を CIS ハイリスク群と定義し 3 年間追跡したところ，2 年時点で CDMS へ進展したのはプラセボ群で 56％，IFNβ-1a 群で 21％と推定され，IFNβ-1a 投与により CDMS へ進展する相対リスクが 63％有意に低下した．このことは，MRI 上の活動性が高い CIS ほど治療効果が期待できることを示唆している．皮下注 IFNβ-1b でも同様の効果が確認されている．脳 MRI で 2 個以上の無症候性病巣を有する CIS 患者において，IFNβ-1b（250 μg，隔日皮下注）群はプラセボ群に比較して，2 年間の観察期間中に CDMS へ進展するリスクが 50％有意に低下した（BENEFIT 試験）[5]．さらに，IFNβ 製剤とともに再発寛解型 MS に対するベースライン薬であるグラチラマー酢酸塩（gratiramer acetate: GA）でも同様の効果が確認されている．脳 MRI で 2 個以上の無症候性病巣を有する CIS 患者において，GA（20 mg，連日皮下注）群はプラセボ群に比較して，3 年間の観察期間中に CDMS へ進展するリスクが 45％有意に低下した（PreCISe 試験）[6]．また，これらの試験の追跡調査では，実薬群で開始された早期治療群はプラセボ投与後に実薬が投与された遅延治療群に比較して，CDMS に進展するリスクが長期にわたって有意に抑制されるこ

| 表1 | CIS に対する疾患修飾薬の効果 |

臨床試験	治療	MRI 選択基準	観察期間(年)	臨床的に確実な MS（%）		
				実薬	プラセボ	相対リスク(95%信頼区間)
CHAMPS[4]	IFNβ-1a，30 μg週1回，筋注	2個以上の無症候性病巣	3	35	50	0.56(0.38-0.81)
ETOMS[32]	IFNβ-1a，22 μg週1回，皮下注	3個以上の白質病巣	2	34	45	0.61(0.37-0.99)
BENEFIT[5]	IFNβ-1b，250 μg隔日，皮下注	2個以上の無症候性病巣	2	28	45	0.50(0.36-0.70)
REFLEX[33]	IFNβ-1a，44 μg週3回，皮下注	2個以上の無症候性病巣	2	21	38	0.48(0.31-0.73)
	IFNβ-1a，44 μg週1回，皮下注			22	38	0.53(0.35-0.79)
PreCISe[6]	Glatiramer acetate，20 mg連日，皮下注	2個以上の無症候性病巣	3	25	43	0.55(0.40-0.77)
TOPIC[34]	Teriflunomide，7 mg1日1回，経口	2個以上の無症候性病巣	2	27.6	35.9	0.63(0.42-0.95)
	Teriflunomide，14 mg1日1回，経口			24.0	35.9	0.57(0.38-0.87)
ORACLE MS[35]	Cladribine累積量 3.5 mg/kg，経口	2個以上の無症候性病巣(少なくとも1つはovoid，PV もしくはIT 病巣)	2	13.1	34.5	0.33(0.21-0.51)
	Cladribine累積量 5.25 mg/kg，経口			14.7	34.5	0.38(0.25-0.58)

CIS: clinically isolated syndrome，PV: periventricular，IT: infratentorial

とが報告されている[7~11]．一方，身体的機能障害の進行については，CIS の段階で治療を開始することで長期にわたる進行抑制効果は確認されていない．

　CIS に対する DMD の治療効果を検討したいずれの RCT も，複数個以上の無症候性病巣を有する患者を対象としたものである．したがって，McDonald 診断基準 2010 年改訂版では MS と診断される患者が含まれる可能性に注意が必要である．また，わが国の医療保険制度では CIS に対する DMD の保険適応はない．

3. 再発寛解型 MS における早期治療の有効性

　再発寛解型 MS に対する IFNβ 製剤の有効性を検討した RCT の長期追跡調査

により，早期治療開始の有用性が示されている．皮下注 IFNβ-1a の pivotal 試験（PRISMS 試験）の 8 年間の長期追跡調査[12]の結果，pivotal 試験から IFNβ-1a（22 μg または 44 μg，週 3 回皮下注）で治療が行われた早期治療群は，試験開始後 3 年目から IFNβ-1a（22 μg または 44 μg，週 3 回皮下注）の治療を受けた遅延治療群に比較して，8 年間の再発率は高用量群で 27%，低用量群で 19% 有意に低下していた．さらに，Kurtzke 総合障害度スケール（Expanded Disability Status Scale of Kurtzke: EDSS）で評価した障害度の進行も高用量群で 29%，低用量群でも 23% 有意に抑制されていた．

また，皮下注 IFNβ-1b の pivotal 試験では，再発寛解型 MS 患者 372 例が IFNβ-1b（50 μg 群 125 例，250 μg 群 124 例，隔日皮下注）群とプラセボ群（123 例）に無作為に割り付けられ，最長 5 年間投与が継続された．Pivotal 試験開始から 16 年後と 21 年後に行われた長期追跡調査の結果から，早期治療により死亡リスクが有意に低下し，また，長期にわたって治療を継続することで身体的機能障害の進行が抑制されることが明らかにされている[13]〜[15]．死亡リスクについては，MS 発症から 20 年目頃から各群において生存率に違いがみられるようになり，pivotal 試験開始から 16 年後にみた死亡率は，IFNβ-1b 50 μg 群で 8.3%，IFNβ-1b 250 μg 群 5.4%，プラセボ群 18.3% であり，IFNβ-1b で低下していた．さらに 21 年後の死亡率をみると，IFNβ-1b 50 μg 群で 17.9%，IFNβ-1b 250 μg 群 18.0%，プラセボ群 30.6% であり，IFNβ-1b 50 μg 群で 46%，IFNβ-1b 250 μg 群で 47%，それぞれプラセボ群に比較して有意に低下していた．また，MS 発症から死亡までの期間について生存解析を行うと，プラセボ群に比較して IFNβ-1b 50 μg 群では 45.5%，IFNβ-1b 250 μg 群では 50.5%，それぞれ死亡リスクが有意に低下していた．ベースラインでの背景をみると，死亡リスクは女性で有意に低く，T2 病巣面積や脳萎縮を反映した第三脳室幅が広い例で有意に高かった．しかし，これらの因子にかかわらず，IFNβ-1b 治療は死亡リスクを有意に低下させていた．また，IFNβ-1b への高曝露群は低曝露群に比較して，身体的機能障害の進行リスク（EDSS≧6 への進行，二次進行型 MS への移行，EDSS≧7 への進行）が約 60〜70% 低下し，試験参加時の EDSS が 2.0 未満であることが良好な長期予後に関係していた．これらの結果は，早期より IFNβ 製剤による治療を開始し長く継続することが，長期的な予後改善のために重要であることを示している．

4. 進行型 MS における治療の有効性

　二次性進行型 MS を対象とした IFNβ 製剤の RCT では，再発寛解型 MS を対象とした RCT と同様，再発率を約 30％低下させ，脳 MRI 上の活動性病巣の出現を抑制する効果が確認されている[16〜19]．しかし，身体的機能障害の進行抑制効果については，同じ皮下注 IFNβ-1b の投与でも異なる結果が報告されるなど，結果が一定していない．欧州で実施された皮下注 IFNβ-1b の試験では，3 カ月以上持続する 1.0 以上の EDSS の悪化を示す患者の割合が 21.7％有意に減少，また，EDSS 進行が認められるまでの期間も 2〜3 年の試験期間中で 9〜12 カ月遅延させる効果（相対リスク 0.63）が認められ，車いす生活に至るまでの期間も最長 9 カ月延長（相対リスク 0.66），車いす生活となる患者も 32.1％有意に減少した[16,20,21]．一方，北米で実施された試験では，EDSS の進行抑制効果は認められなかった[17]．2 つの試験で異なる結果が導き出された原因として，欧州の試験対象患者は北米の対象患者に比較して，若年で罹病期間が短く，投与開始前と投与期間中の再発回数や画像所見から活動性がより高かったことが指摘されている[22]．同様の解析が SPECTRIMS 試験でもなされており，二次性進行型 MS であっても障害度の進行が速い場合，再発を繰り返す場合，あるいは画像上の上乗せが認められる場合には，IFNβ 製剤によって身体的機能障害の進行抑制効果が期待できると考えられる．

　一次性進行型 MS を対象に IFNβ 製剤の有効性を検討した 2 つの RCT では，いずれも EDSS の進行抑制効果は確認されていない[23,24]．一次性進行型 MS を含む進行型 MS 患者をプラセボ群と IFNβ-1b 投与群に分け，隔日皮下注投与を 2 年間実施した RCT[24]では，投与開始 1 年後，2 年後いずれの時点においても，両群間で EDSS 進行に有意差は認められず，脳や脊髄の萎縮抑制効果も認められなかった．しかし，試験終了 5 年後に 9-Hole Peg Test や Word List Generation Test で評価した障害度は治療群で有意に低かった．試験期間中の病巣数の増加がその後の EDSS の悪化と相関しており，MRI 上で活動性病巣を認める場合は IFNβ 治療によって何らかの効果が期待できる可能性がある．また，二次性進行型 MS を対象とした筋注 IFNβ-1a の RCT でも，EDSS の有意な進行抑制効果は確認できなかったものの，multiple sclerosis functional composite（MSFC）で評価した障害度の進行は偽薬群に比較して IFNβ-1a 群で有意に抑制されていた[25]．このことから，進行型 MS であっても EDSS では評価しきれない障害度の進行を抑制

している可能性がある．

5. 治療薬の選択

　治療薬の選択は，薬剤の有効性と安全性，アドヒアランス，忍容性，また個々の患者の年齢や生活背景，併存疾患，疾患活動性などを総合的に評価して，患者ごとに決定することが重要である．MS は疾患活動性が慢性に持続する疾患であり，長期にわたる治療が必要であることが少なくない．そのため，長期の安全性と有効性のバランスがとれたベースライン薬で治療を開始することが基本である．その上で治療効果を判定し，無効もしくは不十分と判断された場合に，より高い治療効果が期待できる薬剤に段階的に切り替える，いわゆる escalation therapy が一般的である．その際，安全性に関わるリスクも段階的に増大することに注意が必要である．一方，疾患活動性の高い患者に最初からベースライン薬を使用した場合，障害の進行を抑制できないばかりか，有効な治療時期を逸してしまう危険がある．そのため，疾患活動性の高い患者に対しては，最初からより強力で高い治療効果の期待できる薬剤で治療を開始する induction therapy が選択される場合がある．escalation therapy や induction therapy の詳細については，他稿を参照いただきたい．

　近年，DMD の使用に伴い John Cunningham virus による致死的感染症である進行性多巣性白質脳症（progressive multifocal leukoencephalopathy: PML）の発生が報告されている．わが国で使用可能な DMD のうち，海外を含めて PML の発生が報告されているものは，ナタリズマブ（natalizumab: NTZ）とフィンゴリモド（fingolimod），フマル酸ジメチル（dimethyl fumarate: DMF）である．2017 年 12 月末現在，国内では NTZ 関連 PML が 1 例，フィンゴリモド関連 PML が 4 例確認されている．このため，PML の発生リスクを考慮した治療薬の選択も重要となっている．NTZ 治療では，抗 JCV 抗体の有無（陽性の場合は抗 JCV 抗体 Index），治療期間，免疫抑制薬による治療歴によって PML リスクの層別化が行われる[26]．海外では，抗 JCV 抗体が陽性で，特に抗 JCV 抗体 Index が 1.5 以上で，免疫抑制薬による治療歴があり，2 年以上の使用患者でリスクが高いことが明らかにされている[27]．しかし，フィンゴリモド治療では層別化のためのリスク因子が現時点では明らかではない．DMF については，リンパ球数の減少がリスク因子として重要で，特に 500/mm^3 以下が 6 カ月以上継続する場合にはリスクが高く，DMF の中止を考慮する必要がある．一方，ドイツな

どでは重症の乾癬に対してフマル酸エステルの混合物が使用されており，乾癬患者でのPMLの発生も報告されている[28]〜[30]．このような患者では，50歳以上，免疫抑制薬による治療歴，3年以上の使用，500/mm^{3}以下のリンパ球数減少などが，リスク因子として挙げられている．今後は，MS患者に対するフィンゴリモドやDMF治療においても，PMLリスクの層別化のための適切なリスク因子が確立されることが必要である．

Pearls

疾患修飾薬はいつまで続けるのか

　診断後できるだけ早期に再発防止治療を開始することが，MS診療の基本である．しかし，いつまで治療を継続すべきかについて明確な基準はない．これまでに，治療中止の影響を検討したRCTは存在しないが，MSBaseに登録されたデータをもとに，①40歳以上，②DMDによる治療歴が3年以上，③EDSSの悪化がない，④5年以上再発がない，の全てを満たした患者のうち，治療の中止が行われた患者を3年以上追跡した結果が報告されている[5]．それによると，24%の患者が再発を経験し，31.9%は障害度が進行，10.6%は再発と障害度の進行のいずれも認めたという．

文献

[1] Miller D, Barkhof F, Montalban X, et al. Clinically isolated syndromes suggestive of multiple sclerosis, part I : natural history, pathogenesis, diagnosis, and prognosis. Lancet Neurol. 2005; 4: 281-8.

[2] Okuda DT, Mowry EM, Beheshtian A, et al. Incidental MRI anomalies suggestive of multiple sclerosis: the radiologically isolated syndrome. Neurology. 2009; 72: 800-5.

[3] Okuda DT, Mowry EM, Cree BA, et al. Asymptomatic spinal cord lesions predict disease progression in radiologically isolated syndrome. Neurology. 2011; 76: 686-92.

[4] Jacobs LD, Beck RW, Simon JH, et al. Intramuscular interferon beta-1a therapy initiated during a first demyelinating event in multiple sclerosis. CHAMPS Study Group. N Engl J Med. 2000; 343: 898-904.

[5] Kappos L, Polman CH, Freedman MS, et al. Treatment with interferon beta-1b delays conversion to clinically definite and McDonald MS in patients with clinically isolated syndromes. Neurology. 2006; 67: 1242-9.

[6] Comi G, Martinelli V, Rodegher M, et al. Effect of glatiramer acetate on conversion to clinically definite multiple sclerosis in patients with clinically isolated syndrome (PreCISe study): a randomised, double-blind, placebo-controlled trial. Lancet. 2009; 374: 1503-11.

⑦ Kappos L, Freedman MS, Polman CH, et al. Effect of early versus delayed interferon beta-1b treatment on disability after a first clinical event suggestive of multiple sclerosis: a 3-year follow-up analysis of the BENEFIT study. Lancet. 2007; 370: 389-97.

⑧ Kappos L, Freedman MS, Polman CH, et al. Long-term effect of early treatment with interferon beta-1b after a first clinical event suggestive of multiple sclerosis: 5-year active treatment extension of the phase 3 BENEFIT trial. Lancet Neurol. 2009; 8: 987-97.

⑨ Edan G, Kappos L, Montalban X, et al. Long-term impact of interferon beta-1b in patients with CIS: 8-year follow-up of BENEFIT. J Neurol Neurosurg Psychiatry. 2014; 85: 1183-9.

⑩ Kinkel RP, Kollman C, O'Connor P, et al. IM interferon beta-1a delays definite multiple sclerosis 5 years after a first demyelinating event. Neurology. 2006; 66: 678-84.

⑪ Comi G, Martinelli V, Rodegher M, et al. Effects of early treatment with glatiramer acetate in patients with clinically isolated syndrome. Mult Scler. 2013; 19: 1074-83.

⑫ Kappos L, Traboulsee A, Constantinescu C, et al. Long-term subcutaneous interferon beta-1a therapy in patients with relapsing-remitting MS. Neurology. 2006; 67: 944-53.

⑬ Ebers GC, Traboulsee A, Li D, et al. Analysis of clinical outcomes according to original treatment groups 16 years after the pivotal IFNB-1b trial. J Neurol Neurosurg Psychiatry. 2010; 81: 907-12.

⑭ Goodin DS, Jones J, Li D, et al. Establishing long-term efficacy in chronic disease: use of recursive partitioning and propensity score adjustment to estimate outcome in MS. PLoS One. 2011; 6: e22444.

⑮ Goodin DS, Reder AT, Ebers GC, et al. Survival in MS: a randomized cohort study 21 years after the start of the pivotal IFNbeta-1b trial. Neurology. 2012; 78: 1315-22.

⑯ Placebo-controlled multicentre randomised trial of interferon beta-1b in treatment of secondary progressive multiple sclerosis. European Study Group on interferon beta-1b in secondary progressive MS. Lancet. 1998; 352: 1491-7.

⑰ Panitch H, Miller A, Paty D, et al; North American Study Group on Interferon beta-1b in Secondary Progressive MS. Interferon beta-1b in secondary progressive MS: results from a 3-year controlled study. Neurology. 2004; 63: 1788-95.

⑱ Cohen JA, Cutter GR, Fischer JS, et al. Use of the multiple sclerosis functional composite as an outcome measure in a phase 3 clinical trial. Arch Neurol. 2001; 58: 961-7.

⑲ Secondary Progressive Efficacy Clinical Trial of Recombinant Interferon-Beta-1a in MSSG. Randomized controlled trial of interferon-beta-1a in secondary progressive MS: Clinical results. Neurology. 2001; 56: 1496-504.

⑳ Molyneux PD, Barker GJ, Barkhof F, et al. Clinical-MRI correlations in a European trial of interferon beta-1b in secondary progressive MS. Neurology. 2001; 57: 2191-7.

㉑ Molyneux PD, Kappos L, Polman C, et al. The effect of interferon beta-1b treatment on MRI measures of cerebral atrophy in secondary progressive multiple sclerosis. European Study Group on Interferon beta-1b in secondary progressive multiple sclerosis. Brain. 2000; 123(Pt 11): 2256-63.

㉒ Kappos L, Weinshenker B, Pozzilli C, et al. Interferon beta-1b in secondary progressive MS: a combined analysis of the two trials. Neurology. 2004; 63: 1779-87.

㉓ Leary SM, Miller DH, Stevenson VL, et al. Interferon beta-1a in primary progressive MS: an exploratory, randomized, controlled trial. Neurology. 2003; 60: 44-51.

㉔ Montalban X. Overview of European pilot study of interferon beta-Ib in primary progressive multiple sclerosis. Mult Scler. 2004; 10: S62.

㉕ Cohen JA, Cutter GR, Fischer JS, et al. Benefit of interferon beta-1a on MSFC progression in secondary progressive MS. Neurology. 2002; 59: 679-87.

㉖ Bloomgren G, Richman S, Hotermans C, et al. Risk of natalizumab-associated progressive multifocal leukoencephalopathy. N Engl J Med. 2012; 366: 1870-80.

㉗ Plavina T, Subramanyam M, Bloomgren G, et al. Anti-JC virus antibody levels in serum or plasma further define risk of natalizumab-associated progressive multifocal leukoencephalopathy. Ann Neurol. 2014; 76: 802-12.

㉘ Ermis U, Weis J, Schulz JB. PML in a patient treated with fumaric acid. N Engl J Med. 2013; 368: 1657-8.

㉙ van Oosten BW, Killestein J, Wattjes MP. Case reports of PML in patients treated for psoriasis. N Engl J Med. 2013; 369: 1081-2.

㉚ Mrowietz U, Reich K. Case reports of PML in patients treated for psoriasis. N Engl J Med. 2013; 369: 1080-1.

㉛ Kister I, Spelman T, Duquette P, et al. 'Doctor, can I stop my medicine?' Analysis of disease course after stopping disease-modifying therapy in stable MS patients. Neurology. 2015; 84: P5.192.

㉜ Comi G, Filippi M, Barkhof F, et al. Effect of early interferon treatment on conversion to definite multiple sclerosis: a randomised study. Lancet. 2001; 357: 1576-82.

㉝ Comi G, De Stefano N, Freedman MS, et al. Comparison of two dosing frequencies of subcutaneous interferon beta-1a in patients with a first clinical demyelinating event suggestive of multiple sclerosis (REFLEX): a phase 3 randomised controlled trial. Lancet Neurol. 2012; 11: 33-41.

㉞ Miller AE, Wolinsky JS, Kappos L, et al. Oral teriflunomide for patients with a first clinical episode suggestive of multiple sclerosis (TOPIC): a randomised, double-blind, placebo-controlled, phase 3 trial. Lancet Neurol. 2014; 13: 977-86.

㉟ Leist TP, Comi G, Cree BA, et al. Effect of oral cladribine on time to conversion to clinically definite multiple sclerosis in patients with a first demyelinating event (ORACLE MS): a phase 3 randomised trial. Lancet Neurol. 2014; 13: 257-67.

〈越智博文〉

5 疾患修飾薬の治療効果や non-responder はどうやって判定しますか

1. 疾患修飾薬の治療効果と non-responder

　現在本邦では，再発寛解型 MS に対してインターフェロンβ（IFNβ-1b/1a），グラチラマー酢酸塩（glatiramer acetate: GA），フィンゴリモド（fingolimod: FGL），ナタリズマブ（natalizumab: NTZ）が処方でき，2017 年初春からはフマル酸ジメチル（dimethyl fumarate: DMF）が使用可能となった．最新のメタ解析によると，各疾患修飾薬の治療効果は　図1　のようになる[1]．近年，IFNβ と GA はまとめて injectables と呼ばれるようになっているが，一般的に NTZ，FGL は injectables よりも治療効果は優れている[2]．また，NTZ と FGL では前者の方が再発抑制効果は優れており，身体障害が改善する例は有意に多いが，身体障害進行度には有意な差はない[3]．injectables 同士，すなわち IFNβ-1a/1b と GA の治療効果についてはおおむね同等であると考えられている[4,5]．

　同じように治療していてもその効果が十分に認められない non-responder の存在は古くから知られており，特に IFNβ については多数の研究により，20〜50％と報告されている[6]．non-responder の判定方法として，短期〜中期的には，Rio ら[6]が提唱し Sormani ら[7]が改変した modified Rio score　図2　を用いるのが簡便である．"substantial new T2 activity" の定義については諸説があったが，近年は 3 つ以上の T2 病巣で一致しているようである[8]．また，後で詳しく述べるように，脳萎縮は身体障害の独立した危険因子であることがわかってお

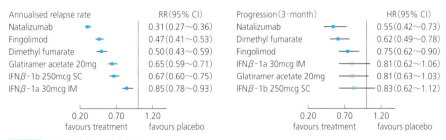

図1　疾患修飾薬の治療効果
(Fogarty E, et al. Mult Scler Relat Disord. 2016; 9: 23-30 の図を改変)[1]

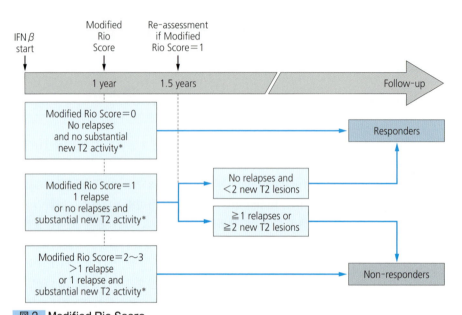

図2 Modified Rio Score
(Sormani MP, et al. Nat Rev Neurol. 2013; 9: 504-12 をもとに作成)❼

り，脳容積評価が可能であればIFNβ治療開始後1年の脳容積減少率をバイオマーカーとする方法も有用と思われる❾．

　しかしながら，このような臨床的な評価は少なくとも6〜12カ月の時間を要するため，その間の身体障害の増悪には目をつぶるしかなく，投与前にnon-responderを判別できるようなバイオマーカーが必要である．中辻らはMS患者の一部の血清では膜型class IVセマフォリンであるSema4Aが上昇しており，Sema4A高値患者群では末梢T細胞のTh17偏倚とIFNβ不応性がみられ，より高度の身体障害を呈する傾向があることを示した❿．すなわち，Sema4A値によってIFNβのnon-responderを予測できる可能性があり，今後の研究の発展が期待される．

　長期的な予後についても，近年の大規模データベースをもとにした研究により徐々に明らかになりつつある．IFNβ治療中（2年間）に2回以上の再発があった場合，もしくは2つ以上のgadolinium（Gd）造影病変がみられた場合は，15年後のexpanded disability scale score（EDSS）が4.5ポイント以上悪化するriskがそれぞれ約3倍，約9倍と非常に高く，このrisk増大は非治療群（プラ

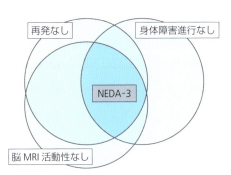
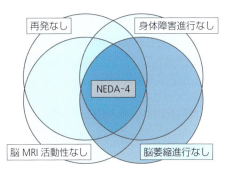

図3 NEDA-3 と NEDA-4

セボ）ではみられないという[11]．すなわち，IFNβ治療中に上記のような活動性がみられた場合は non-responder である可能性が高く長期的な予後が悪い可能性が高まるため，速やかに疾患修飾薬変更を考慮すべきと考えられる．

グラチラマー酢酸塩でも，IFNβと同様に最初の1年間における臨床的再発，MRI 活動性，身体障害の進行の有無の合計スコアでその後2年間の臨床的活動性（再発や身体障害進行）を予測できることが示され[12]，治療開始初期の経過観察が重要であることがわかる．

フィンゴリモドの治療効果は，年齢や性別，前薬による治療期間などと関連があるが[13]，non-responder を予測する方法は現時点では明らかでない．ナタリズマブ治療下において，抗ナタリズマブ抗体が継続して陽性を示す患者群では，身体障害進行度，年間再発率および脳 MRI 活動性が有意に高い[14]ことから，治療効果の減弱がみられる場合は測定が勧められる．

2. NEDA（NEDA-3 と NEDA-4）

1 治療目標のパラダイムシフト～NEDA～

近年のより効果的な疾患修飾薬の登場により，単に再発を減らせばよいという古いパラダイムを脱し，もっと完全な病状のコントロールを目指そうという考え方が台頭してきている．代表的なパラダイムの一つ，no evidence of disease activity（NEDA）は，①再発がないこと，②身体障害の進行がないこと，③脳 MRI の活動性を認めないこと，の3つの要素を含んでいる[15][16]　図3　．ハーバード大学における研究では2年後に NEDA を達成できた場合，7年後に身体障害が進行していない（EDSS 変化≦0.5）陽性的中率は78.3%であった[17]ことから，

NEDA は MS 治療の指標として今後も重要な位置を占めると思われる．

一方，7 年間で NEDA を達成できたのはわずか 7.9% 程度[17]と現時点では real world での NEDA の達成は困難である一面もあり，現実的な目標ではないとする立場もある．

2 NEDA-3 から NEDA-4 へ

2000 年代前半に脳萎縮の程度が将来の身体障害度を予測しうることが示された[18]後，脳萎縮と身体障害度の関連に関する報告が相次ぎ，メタ解析においても脳萎縮に対する治療効果が身体障害度に対する治療効果と相関することが示された[19]．さらに注目すべきは，脳萎縮は病型によらず早期から同様に進行しているという事実である[20]．このような背景のもと MS 診療において脳萎縮評価の重要性が高まり，NEDA に有意な脳容積減少がないことを追加した NEDA-4 という概念が台頭してきた 図3 ．フィンゴリモドの 2 つの第Ⅲ相臨床試験（FREE-DOMS および FREEDOMS Ⅱ）の結果，2 年間での NEDA 達成率はプラセボ 9.9%，フィンゴリモド 31.0% であったのに対し，NEDA-4 達成率はプラセボ 5.9% に対しフィンゴリモド 19.7% であり，NEDA-3 よりも NEDA-4 の方がより厳格な目標だといえる[21]．また，NEDA-4 の重要性を示す事実としては，42 人の RRMS 患者を 2 年間フォローしたところ，30.8% が NEDA-3 を達成したものの，このうち 58.3% で認知機能の悪化がみられたとの報告が挙げられる[22]．以上のように，新しい治療目標として NEDA-3/4 は有用と思われるが，さらなる妥当性の検証について今後の大規模前向き研究の結果が待たれるところである．

Pearls

最新の研究にて，2 年間 NEDA-3 を達成しても 10 年後の身体障害増悪は回避できないことが報告された[23]．さらに，より効果の高い疾患治療薬への escalation も 10 年後の身体障害度に影響しないという．この結果は NEDA-4 などさらに厳格な治療目標をもって初期からしっかりと治療を行う必要性を改めて示していると思われる．first-line therapy として NTZ を選択することは進行性多巣性白質脳症（PML）の risk を勘案しても有益である[24]との報告も出ており，今後の動向を注視したい．

文献

❶ Fogarty E, Schmitz S, Tubridy N, et al. Comparative efficacy of disease-modifying therapies for patients with relapsing remitting multiple sclerosis: systematic review and network meta-analysis. Mult Scler Relat Disord. 2016; 9: 23-30.

❷ Prosperini L, Saccà F, Cordioli C, et al. Real-world effectiveness of natalizumab and fingolimod compared with self-injectable drugs in non-responders and in treatment-naïve patients with multiple sclerosis. J Neurol. 2016; 264: 284-94.

❸ Kalincik T, Horakova D, Spelman T, et al. Switch to natalizumab versus fingolimod in active relapsing-remitting multiple sclerosis. Ann Neurol. 2015; 77: 425-35.

❹ Mikol DD, Barkhof F, Chang P, et al. Comparison of subcutaneous interferon beta-1a with glatiramer acetate in patients with relapsing multiple sclerosis (the REbif vs Glatiramer Acetate in Relapsing MS Disease [REGARD] study): a multicentre, randomised, parallel, open-label trial. Lancet Neurol. 2008; 7: 903-14.

❺ O'Connor P, Filippi M, Arnason B, et al. 250 µg or 500 µg Interferon beta-1b versus 20 mg glatiramer acetate in relapsing-remitting multiple sclerosis: a prospective, randomised, multicentre study. Lancet Neurol. 2009; 8: 889-97.

❻ Montalban X, Río J, Comabella M, et al. Predicting responders to therapies for multiple sclerosis. Nat Rev Neurol. 2009; 5: 553-60.

❼ Sormani MP, De Stefano N. Defining and scoring response to IFN-β in multiple sclerosis. Nat Rev Neurol. 2013; 9: 504-12.

❽ Sormani MP, Gasperini C, Romeo M, et al. Assessing response to interferon-β in a multicenter dataset of patients with MS. Neurology. 2016; 87: 134-40.

❾ Pérez-Miralles FC, Sastre-Garriga J, Vidal-Jordana A, et al. Predictive value of early brain atrophy on response in patients treated with interferon β. Neurol Neuroimmunol Neuroinflammation. 2015; 2: e132.

❿ Nakatsuji Y, Okuno T, Moriya M, et al. Elevation of Sema4A implicates Th cell skewing and the efficacy of IFN-β therapy in multiple sclerosis. J Immunol. 2012; 188: 4858-65.

⓫ Bermel RA, You X, Foulds P, et al. Predictors of long-term outcome in multiple sclerosis patients treated with interferon beta. Ann Neurol. 2013; 73: 95-103.

⓬ Río J, Rovira A, Tintoré M, et al. Evaluating the response to glatiramer acetate in relapsing-remitting multiple sclerosis (RRMS) patients. Mult Scler. 2014; 20: 1602-8.

⓭ Derfuss T, Ontaneda D, Nicholas J, et al. Relapse rates in patients with multiple sclerosis treated with fingolimod: subgroup analyses of pooled data from three phase 3 trials. Mult Scler Relat Disord. 2016; 8: 124-30.

⓮ Calabresi PA, Giovannoni G, Confavreux C, et al. The incidence and significance of anti-natalizumab antibodies. Neurology. 2007; 69: 1391-403.

⓯ Havrdova E, Galetta S, Stefoski D, et al. Freedom from disease activity in multiple sclerosis. Neurology. 2010; 74: 3-7.

⓰ Giovannoni G, Turner B, Gnanapavan S, et al. Is it time to target no evident disease activity (NEDA) in multiple sclerosis? Mult Scler Relat Disord. 2015; 4: 329-33.

⓱ Rotstein DL, Healy BC, Malik MT, et al. Evaluation of no evidence of disease activity in a 7-year longitudinal multiple sclerosis cohort. JAMA Neurol. 2015; 72: 152-8.

⓲ Fisher E, Rudick RA, Simon JH, et al. Eight-year follow-up study of brain atrophy in patients with MS. Neurology. 2002; 59: 1412-20.

[19] Sormani MP, Arnold DL, De Stefano N. Treatment effect on brain atrophy correlates with treatment effect on disability in multiple sclerosis. Ann Neurol. 2014; 75: 43-9.

[20] De Stefano N, Giorgio A, Battaglini M, et al. Assessing brain atrophy rates in a large population of untreated multiple sclerosis subtypes. Neurology. 2010; 74: 1868-76.

[21] Kappos L, De Stefano N, Freedman MS, et al. Inclusion of brain volume loss in a revised measure of "no evidence of disease activity" (NEDA-4) in relapsing-remitting multiple sclerosis. Mult Scler. 2016; 22: 1297-305.

[22] Damasceno A, Damasceno BP, Cendes F. No evidence of disease activity in multiple sclerosis: implications on cognition and brain atrophy. Mult Scler. 2016; 22: 64-72.

[23] Cree BAC, Gourraud PA, Oksenberg JR, et al. Long-term evolution of multiple sclerosis disability in the treatment era. Ann Neurol. 2016; 80: 499-510.

[24] Bargiela D, Bianchi MT, Westover MB, et al. Selection of first-line therapy in multiple sclerosis using risk-benefit decision analysis. Neurolgy. 2017; 88: 677-84.

〈横手裕明〉

6 Non-responder の escalation はどうしたらいいでしょうか

　多発性硬化症（multiple sclerosis: MS）では再発予防と変性病変の進行を抑制することで，長期治療後の身体障害度の進行を抑制することが疾患修飾薬（disease-modifying drugs: DMD）の目的である．神経変性病変による慢性進行性経過への治療には必ずしも成功しているとはいえず，現在では再発予防と再発による後遺症の蓄積抑制が主な目的である．DMD には古くから使用されている，インターフェロンβ製剤（interferonβ: IFNβ）や最近国内でも市販されたグラチラマー酢酸塩（glatiramer acetate: GA）といった第一選択薬とフィンゴリモド（fingolimod: FTY）やナタリズマブ（natalizumab: NTZ）といった第二選択薬がある．2017 年に発売されたフマル酸ジメチル（dimethyl fumarate: DMF）は，第一と第二の中間的な位置づけと考えられる．これらをどう使いこなすのかは，神経内科医にとって重要な課題である．以前は議論があったが，国内だけでなく，国際的にも進行性多巣性白質脳症（progressive multifocal leukoencephalopathy: PML）の影響の大きさからか，第一選択薬から投与を始め，十分な効果が得られなかった場合に第二選択薬へ switch するという，escalation therapy が主流になりつつある．現実に，第一選択薬でも十分な治療効果が得られる患者がいるのも事実である．

　一方で，関節リウマチの治療アルゴリズムのように完全寛解を目標に，自己幹細胞移植やアレムツズマブ，クラドリビンを選択（induction therapy）するべきだという意見もある．

1. 他の DMD へ switch する際の基準: non-responder/breakthrough disease/suboptimal（treatment）response の定義

　"treatment failure" と呼ばず上記のような表現をする理由は，全く治療効果がないと断言は必ずしもできないし，部分的には効いているけれども期待された効果には届かないだけだという意味と，身体障害度の進行抑制が治療効果の判定に使用されるけれども，薬剤を投与する前の効果の影響が否定できない，という理由で使用するようになった❶．IFNβ 治療の頃は non-responder といっていたが，特に第二選択薬では他の 2 者が使用されていて，文献上の趣旨は同じである．治療効果あるいは効果が十分ではないと判断する多くの基準が提唱されてきた．

治療効果の判定に NEDA（no evidence of disease activity; Ⅶ-5 を参照）を日常診療で利用するには，条件がきつすぎるという批判がある．治験の placebo 群でも 1〜2 年ならば 10〜15% で NEDA 基準を満足してしまうし，FTY や NTZ でもせいぜい 30% 台と placebo と差が少ない[2]．同じ再発でも，筋力低下と感覚障害では EDSS への影響は異なるし，後遺症の有無にかかわらず再発数として同等に扱ってよいのか，という問題もある．

脳萎縮を指標とした NEDA-4 ではさらに MRI で脳萎縮を計測する標準法が確立していないという批判がある．また，NEDA の時期でも脳萎縮は進行するし，NEDA の評価項目の一つでもある，脳 MRI での無症候性造影病変などの疾患活動性は長期予後と関連しないとされる．200 例以上の治療実績を後方視的に調査した研究では，1 年間は NEDA を満足しても（46.0%），2 年目で 27.5% に，7 年後にはわずか 7.9% にまで低下するが，1，2 年目の NEDA は 7 年後の身体障害度の予測として利用できるという．しかし，初期の 2 年間の治療により NEDA を満足しても，10 年後の身体障害度を予告しないという報告もある[3]．

最近，switch する際の基準としてしばしば利用されているのが modified Rio score 表1 である．ただ，この評価法は IFNβ 治療 1 年目の治療効果を判定する基準で，第一選択薬から switch する際の標準的な基準として引用されることが多い．治療中でも 1 年間に新 T2 病変が 4 個以上という基準は，日本人患者では敷居が高い．IFNβ 投与 6〜15 カ月後に Rio score を適応すると，3 年後の suboptimal response を予告できると韓国から報告されたが，56/70 例（80%）が score 0 か 1 であった．

表1 modified Rio score

Score	MRI criterion: New T2 lesions at 1 year after treatment initiation	Relapse criterion: Relapses at 1 year after treatment initiation
0	≦4	0
1	≦4 >4	1 0
2	≦4 >4	≧2 1
3	>4	≧2

もともと IFNβ 治療 1 年目の治療効果を判定する基準であるが，第一選択薬（IFNβ 製剤やグラチラマー酢酸塩; ABC 療法）から第二選択薬へ switch する際の標準的な基準として欧米では利用されることが多い．アジア人 MS 患者にとって，この基準のハードルは高い．
(Sormani MP et al. Mult Scler. 2013; 19: 605-12)[5]

| Ⅵ 急性期治療 | Ⅶ 再発・進行防止と予後 | Ⅷ 対症療法 | Ⅸ 説明と医療福祉資源 |

表2 筆者が日本人 MS 患者用にフィンゴリモドの適応基準として提唱している基準

Ⅰ．活動性の高い状態
　1）発症3年以内で複数の black holes が存在
　2）未治療患者で治療開始前1年間に2回以上の再発
Ⅱ．Breakthrough disease/suboptimal response
　3）注射 DMD 治療でも年間1回以上の再発
　4）注射 DMD 治療でも年間再発率が 0.5 以上1未満で，脳 MRI で無症候性造影病変が存在
Ⅲ．PML の高リスク状態
　5）抗 JCV 抗体陽性で NTZ 治療が 24 カ月以上となり，継続が困難
Ⅳ．有害事象などで注射 DMD 継続が困難

（田中正美, 他. 神経内科. 2011: 75: 304）

　　DMD の switch の際の基準ではないが，Rio の MRI 基準を3と少なくして，1,280例を対象に治療予告について解析したデータが報告されている[4]．3年後に治療効果なしと判定される割合や身体障害度の進行の割合で評価した場合に，第一選択薬1年間の治療で新 T2 病変が3個以下で再発がないことが，3年後の治療効果の予告因子になりうるという．
　　筆者は FTY の適応を提唱した　**表2**．Ⅱが筆者の日常診療での switch の際の基準である．

2. 第一選択薬相互での switch

　　後方視的に解析した結果，第一選択薬〔IFNβ 製剤とグラチラマー酢酸塩（glatiramer acetate: GA)〕間で switch しただけでも再発頻度が低下することが米国　**図1A**　とスペイン　**図1B**　から報告された．RRMS では自然経過で再発率（0.65〜0.93/年低下あるいは5年ごとに17％低下など）や造影病変数は減少するが，第一選択薬間で switch した患者ではこの自然低下率よりはるかに強く再発が抑制された．第二選択薬へ switch した方がより確実に活動性を抑制できるが，PML のリスクを考慮しなくて済むことは大きい．ただ，目先を変えるだけのような治療法の機序は不明であるし，治療効果がどの程度継続するのかとか，どのような患者ならば第一選択薬間の switch で済むのかは今後の課題であろう．

3. escalation therapy と therapeutic window

　　第二選択薬（国内では FTY と NTZ）による再発予防は強力ではあるが，PML

JCOPY 498-32800　　　　　　　　297

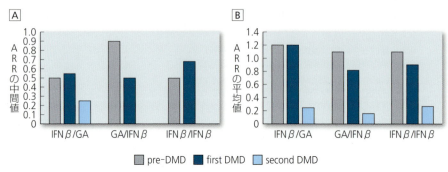

図1 第一選択薬間でのswitchの効果について
A: 米国・カリフォルニア大学サンフランシスコ校（Mult Scler. 2009; 15: 50-8）とB: スペイン・バルセロナ大学（Eur J Neurol. 2012; 19: 899-904）で各自験例の医療記録を後方視的に解析した結果，第一選択薬間でのswitchでも自然経過を上回る顕著な効果が認められた．

のリスクをいずれも抱えているだけでなく，他剤へswitchする場合，お互いの間で行う以外では投与前の活動性あるいはそれ以上の変化が出現する可能性がありうる．MSへ進展するリスクの高い，様々な脳MRI病巣を有するclinically isolated syndrome患者を対象とした第一選択薬による4つの治験延長試験で，長期の効果が認められている．さらに，日本人患者の活動性が低い上，FTYやNTZでは完全寛解が得られるわけではないことなどから，FTYやNTZで治療を始める積極的な理由には乏しい．発症1年以内に治療を開始することで長期の身体障害予後を改善でき，生命予後にも影響するとされ，therapeutic windowが存在するとされている．しかし，これらは早期治療の重要性を示唆してはいるが，必ずしも強力に疾患活動性を抑制することが長期予後に影響はしないようで，当初の2年間にNEDAを満足しても10年後の身体障害予後とは関連しないという結果が米国カリフォルニア大学サンフランシスコ校から示された．

2017年1月初めには世界で700例以上のNTZ-PMLが報告されているが，国内では1/350例の頻度で見出され，FTY-PMLも全世界の13例中3例が日本国内例であることから，日本人でのPMLリスクが注目されている．

4. 日本で想定されるアルゴリズム

IFNβ製剤（アボネックス®，ベタフェロン®）やGA（コパキソン®）で効果が不十分な場合，PMLの原因ウイルスであるJCウイルスに対する抗体が末梢血中

に認められた場合，FTY（ジレニア®，イムセラ®）へ switch し，抗体が陰性の場合に NTZ（タイサブリ®）を用いるという，アルゴリズムが米国から提案されている．しかし，日本人の抗 JCV 抗体陽性率が 60〜70% と欧米より高いこと，NTZ 投与により自然陽転化率より高くなること，欧米のように NTZ 後の選択肢にアレムツズマブなどもなく，FTY しかないため，NTZ は広く用いられてはいない．NTZ を受験や妊娠など緊急避難的に短期間の期間限定で利用することは可能である．2017 年 2 月末から経口薬フマル酸ジメチル（dimethyl fumarate: DMF）（テクフィデラ®）が加わった．DMF の効果は FTY よりやや弱いと考えられ，稀とはいえ（最大 13% 以下）リンパ球数が $500/mm^3$ 以下に減少し，少なくとも一部は非可逆的な変化である．PML 例も世界で 5 例報告されているので，第二選択薬に近い中間的な位置づけと考えられる．FTY から DMF へ switch することは常に suboptimal response とはいえないが，再発のリスクはある．

5. de-escalation とナタリズマブからの switch

3 年以上第一選択薬が投与されていて，5 年以上再発のない患者群でも治療中止により短期間でも 36.8% で再発している．今日，第二選択薬で長期間再発がない場合に，第一選択薬に de-escalation する一般的な基準はない．

通常の NTZ 300 mg を毎月投与していると，投与期間が 24 カ月を過ぎると PML 発症リスクが高くなるため，投与 2 年後に NTZ から他の薬剤に switch することが欧米では多くなってきた．抗 JCV 抗体が陰性ならば引き続き他の DMT に替えるが，抗体陽性の場合は washout 期間を設けるが，3 カ月以上空けると多くの患者では NTZ の血中濃度が造影病変出現の危険下限値である 1 μg/mL 以下に低下し（白人患者に 6 回投与され，定常状態に達した時の平均トラフ値は 21.6 であったが，4 回改定された現在の薬剤は 33.8 μg/mL である．半減期はいずれも同じ 407 時間とされる），VLA4 飽和度が 70% 以下となり，再発する危険性が急に高くなる．そこで，大部分の欧米患者では 8 週以内に他の DMT に切り替えている．DMF でも活動性を抑えきれる可能性が少なく，候補となりうる DMD は今のところ国内では FTY しかない．FTY 単独でも PML 発症リスクはあるが，NTZ 治療中に脳内に侵入したと思われる JCV により FTY 変更 1 年以内に PML が発症する（carryover PML）可能性に留意しなければならない．注意するべきは，NTZ 投与期間が 2 年未満なら発症しないわけではなく，NTZ-PML の 15% は 2 年以内での発症例であり，投与 8 カ月後での発症例も知られている．

Pearls

DMD の escalation に際して，PML は避けて通れない．NTZ だけでなく，FTY や DMF でも NTZ よりは頻度が低いが PML 発症例があり，特に 50 歳以上や長期持続する 500/mm³以下のリンパ球数減少には留意する必要がある．国内では NTZ や FTY 投与例も PML 発症数は少ないが，抗 JCV 抗体陽性率が欧米よりやや高いだけでは説明できないリスクが日本人にはあるのではないかと，専門家たちの間では危惧されている．欧米白人 RRMS 患者に比して，疾患活動性が低く，身体障害度や SPMS への進展割合も低い日本人患者に対して，欧米と同じ投与法を行うことのリスクを考えるべきと思う．筆者はリンパ球数低下による治療継続中断を避け，PML リスクを少しでも下げるために，NTZ の投与開始時からの body weight-based therapy（3〜4 mg/kg の 6 週ごとの投与；J Neurol. 2015; 262: 781-2）や FTY 血中濃度定常状態到達後の intermittent drug holidays（週 1 回休薬から例えば毎月木曜日のみ内服まで；Mult Scler. 2013; 19: 1244-5）を提唱している．

MS の治療には escalation だけでなく，いつ治療を中止するかという問題や，PML への危惧や妊娠を希望して FTY や NTZ から第一選択薬へ de-escalation する試みがあるが，疾患活動性の再燃をきたすことが多く，危険である．うまくいったとしたら，そもそも第二選択薬が必要だったのかが問われることになる．

MS 再発予防の治療開始にあたっては，risk-benefit を慎重に考慮して DMD の選択をするべきで，自己注射か点滴か，内服剤かという投与ルートの選択肢のみで判断するべきではない．たとえ有害事象があっても，それを上回る利益を患者にもたらすのかどうかを慎重に考えるべきで，患者によりその基準は一律にはならない．

文献

[1] Freedman MS, Abdoli M. Evaluating response to disease-modifying therapy in relapsing multiple sclerosis. Expert Rev Neurother. 2015; 15: 407-23.

[2] Rotstein DL, Healy BC, Malik MT, et al. Evaluation of no evidence of disease activity in a 7-year longitudinal multiple sclerosis cohort. JAMA Neurol. 2015; 72: 152-8.

[3] Cree BA, Gourraud PA, Oksenberg JR, et al. Long-term evolution of multiple sclerosis disability in the treatment era. Ann Neurol. 2016; 80: 499-510.

[4] Sormani MP, Gasperini C, Romeo M, et al. Assessing response to interferon-β in a multicenter dataset of patients with MS. Neurology. 2016; 87: 134-40.

[5] Sormani MP, Rio J, Tintore M, et al. Scoring treatment response in patients with relapsing multiple sclerosis. Mult Scler. 2013; 19: 605-12.

〈田中正美〉

MSのinduction therapyはどのような場合にどのような薬を使って行いますか

1. 本来のinduction therapyとは

　induction therapyないしremission-induction therapy（寛解導入療法）は造血器腫瘍とりわけ急性白血病で頻出する概念である．急性白血病では異常増殖する白血病細胞が骨髄を占拠し，正常な造血機能が障害される．そこで治療戦略としてはまず造血機能が正常化するところまで白血病細胞を減らし（これを寛解導入療法と呼ぶ）血液学的寛解を目指す．この段階ではまだミクロレベルでは白血病細胞が残存しているから，次に地固め療法を行い分子生物学的寛解に至らしめ，さらには白血病細胞が再増殖しないように寛解維持療法を行い，最終的な治癒状態を目指す．寛解導入あるいは地固めや寛解維持が難しい症例においては，造血幹細胞移植を前提とした極量の化学療法や放射線照射による白血病細胞の駆逐を行うこともある．

　多発性硬化症（multiple sclerosis: MS）の病因論は未だ議論が尽きないが，自己免疫疾患と考えるのが最有力仮説である．したがって，MSにおいては自己反応性リンパ球をまず巨視的に駆逐するのが本来の寛解導入療法ということになる．細胞傷害性の高い，例えばintravenous methylprednisolone therapy（IVMP；通称「ステロイドパルス療法」）やintravenous cyclophosphamide therapy（IVCY；通称「エンドキサン®パルス療法」）がこの目的に合致するように考えられるが，実際にはこれら治療がMS経過に与える影響は短期的ないし限局的に過ぎず，白血病における寛解導入には遠く及ばない．著者が知る限り，MSにおいて本来の寛解導入療法の本質に最も近づいているのは，骨髄破壊性の極めて高いレジメで行った骨髄移植療法❶であり，当該治療を受けた患者は臨床的にも画像的にもその後の再発は確認されていない（ただし死亡例を含む相応の治療合併副作用が生じる．また一部では再発はないものの身体障害の進行が認められたことが報告されている）．

2. MSの"induction therapy"とは

　しかしながら，実際にMSの臨床実地で議論されている"induction therapy"

とは，一般に安全性の観点から第二選択薬と見なされている疾患修飾薬（disease-modifying drug: DMD）を最初から MS 患者に使用することであり，本来の induction therapy の意義からは乖離していることに留意する必要がある（本稿では" "の有無によりこれらを区別して扱うこととする）．通常の治療選択では比較的効果は弱いがしかし安全な第一選択薬をまず使用し，効果が不十分である場合に，より効果的だが安全性に劣る第二選択薬を用いる（これを"escalation therapy"と呼称し，"induction therapy"の対義語として使用される）．

DMD の第一選択，第二選択など評価を定めているのは各国の行政当局〔本邦は医薬品医療機器総合機構（Pharmaceuticals and Medical Devices Agency: PMDA），米国は食品医薬品局（Food and Drug Administration: FDA），欧州は医薬品庁（European Medicines Agency: EMA）〕である．これらが共通して第一選択薬として承認しているのは，グラチラマー酢酸塩（glatiramer acetate: GA）（コパキソン®），インターフェロンβ-1b（IFNβ-1b）（ベタフェロン®），インターフェロンβ-1a（IFNβ-1a）（アボネックス®，レビフ），フマル酸ジメチル（dimethyl fumarate: DMF）（テクフィデラ®）の4種類である．本邦未承認であるが，米国および欧州ではテリフルノミド（teriflunomide: TFN）（Aubagio®）も第一選択薬として承認されている．一方，本邦では第一選択薬として承認されているフィンゴリモド（fingolimod: FTY）（ジレニア®，イムセラ®）は米国では第一選択薬の扱いだが，欧州では第二選択薬である．ナタリズマブ（natalizumab: NAT）（タイサブリ®）はいずれの地域でも共通して第二選択薬である．アレムツズマブ（alemtuzumab: ALE）は本邦では未承認であるが，欧州では第一選択薬（ただし実務上は第二選択薬として扱われている），米国では第三選択薬として指定されている．ミトキサントロン（mitoxantrone: MTX）も本邦では未承認，米国では第一選択薬，欧州では第二選択薬と指定されているが，実務上は第三選択薬として扱われている．以上を 表1 にまとめる．

"escalation therapy"の考え方によれば，MS の DMD 治療を開始する際にはまず安全性を重視し第一選択薬を用いるべきであり，第一選択薬の中でもとりわけ副作用が少ない，GA，IFNβ-1b，IFNβ-1a（商品名の頭文字を取って「ABC療法」と呼称される）が推奨される．効果不十分である場合は，第一選択薬内での変更を検討するが，病勢が強い場合や十分な効果が得られない場合などは，第二選択薬，第三選択薬へと変更する．

一方，"induction therapy"の考え方では，逆に，相対的効果に勝る第二ないし第三選択薬によって病勢を安定化させた上で，DMD をより安全な第一選択薬

| 表1 | 各国の DMD 承認状況 (太枠内が共通の第一選択薬) |

表1 各国の DMD 承認状況 (太枠内が共通の第一選択薬)

一般名/商品名	日本 (PMDA)	米国 (FDA)	欧州 (EMA)
グラチラマー酢酸塩/コパキソン®	第一選択	第一選択	第一選択
インターフェロンβ-1b/ベタフェロン®	第一選択	第一選択	第一選択
インターフェロンβ-1a/アボネックス®	第一選択	第一選択	第一選択
フマル酸ジメチル/テクフィデラ®	第一選択	第一選択	第一選択
テリフルノミド/オーバジオ®	未承認	第一選択	第一選択
フィンゴリモド/ジレニア®・イムセラ®	第一選択[※1]	第一選択	第二選択[※2]
ナタリズマブ/タイサブリ®	第二選択[※2]	第二選択	第二選択[※2]
アレムツズマブ/レムトラーダ®	未承認	第三選択	第一選択[※3] 事実上は第二選択
ミトキサントロン/ノバントロン®	未承認	第一選択 事実上は第三選択	第二選択 事実上は第三選択

[※1]: 学会ガイドラインでは第二選択薬としての位置づけを推奨している
[※2]: 疾患活動性が高い場合は第一選択薬としてもよいと付記されている
[※3]: 疾患活動性が高い場合に限ると付記されている

に"de-escalation"することになる. 前述の通り, 寛解導入療法としての本来の induction therapy は, まず自己反応性リンパ球などを病初期の段階で著減せしめ, エピトープスプレディングなどによって自己免疫反応が拡大することを封じ込めることを期待するものである. したがって, この意味における induction therapy に適した DMD は自己反応性リンパ球に対する細胞傷害性を有する ALE と MTX であり, これらはいずれも抗癌薬を MS に転用した DMD である. MS 固有の DMD として開発された FTY や NAT もしばしば "induction therapy" の文脈に登場するが, これらのいずれの薬剤もリンパ球の挙動を制限することを薬効とするもので明確な細胞傷害性を有さないことから, 本質的な induction therapy には適していないことに注意が必要である (そのため, 後述の通り FTY や NAT は中止時にリバウンド現象が問題となる). ただし, 残念ながら induction therapy に使用されうる ALE と MTX はいずれも本邦で未承認である.

3. MS の induction therapy にかかるエビデンス

MS における induction therapy の有効性を検証した薬剤は MTX のみであり, ALE についてはデータは得られていない. 2008 年に報告された臨床研究では, MTX を induction therapy として数カ月間使用し, その後 GA に "de-escalation"した患者と，最初から GA を投与した患者での比較がなされた[2]．その結果，induction therapy を実施した群では有意に再発率や MRI 上のガドリニウム造影病変数が低下することが報告された．ただし本研究では 2 群間の平均年齢に有意差が生じていたため，その結論は慎重に解釈する必要がある．

次に 2011 年に報告された臨床研究では，MTX を induction therapy として約半年間使用し，その後 IFNβ-1b に"de-escalation"した患者と，最初から IFNβ-1b を投与した患者での比較がなされた[3]．その結果，induction therapy 群では有意に身体障害度（expanded disability status scale: EDSS）進行抑制や MRI 上の T2 病変の増加抑制が確認された．本研究では活動性が高い患者のみを対象としたので，MS 一般に induction therapy の有効性を説くものではないが，MTX による induction therapy には一定の効果があると結論された．

MTX は本邦では未承認であるのは前述の通りであるが，第一選択として使用可能な米国や，第二選択として承認されている欧州でも，事実上は第三選択として見なされている[4]．その理由は MTX による心筋障害や治療関連白血病のリスクにあり，また本剤が第一/第二選択として指定された以降に，より安全で効果的な DMD が次々と承認されているからである．

ALE は induction therapy としての効能にかかる臨床研究は実施されていないが，その薬効から MTX 同様の効果が推認される．しかしながら ALE も甲状腺機能障害や特発性血小板減少性紫斑病を含む重篤な副作用が問題視されており，欧州では第一選択となっているが事実上は第二選択として扱われており，米国では承認段階から第三選択と指定されている（ALE は本邦では未承認である）．

おそらく今後 induction therapy の有力候補として注目を集めるのは骨髄破壊性の高いレジメで実施した造血幹細胞移植[1]であろう．ただし，24 名中 1 名が治療合併症で死亡しており，いずれの induction therapy も相応のリスクが生じることは明確である．MS 患者の少なくとも 2 割は良性型 MS（"benign" MS）と呼称され，少なくとも EDSS 上の長期予後は問題にならず induction therapy は過剰治療と考えられる．現時点では良性型 MS を発病初期の段階で見極める方策がないことを踏まえると，induction therapy を一般化することで疫学的メリットが生ずるか否かは容易には判断しえない．

4. "De-escalation" とリバウンド

前述の副作用にかかる問題から，MTX や ALE による induction therapy は影

を潜め，昨今議論される "induction therapy" は主に FTY や NAT を第一選択として使用する動きであるが，本来的な寛解導入療法としては不適であるのは前段で述べた通りである．すなわち，FTY や NAT には直接的に自己反応性リンパ球を減少せしめる細胞傷害性は乏しく，FTY はリンパ球がリンパ節外に遊走しないように，NAT はリンパ球が血液脳関門を通過しないようにすることを効能としているため，これら薬剤を投与していれば確かに炎症は生じにくいが，薬剤を投与中止した際には元の免疫状態に復してしまう．すなわち，FTY や NAT は免疫学的には，川の水をせき止めるダムの如し存在であり，川の水の流れそのものを変えるものではない．それゆえにダムが決壊するや，洪水の如く炎症が惹起されることになる．

　実際に，NAT を投与中止すると中止後1年以内に約2割の患者で重篤な症状悪化（EDSS で2ポイント以上の悪化）が生じることが知られている[5]．FTY でも同様に中止後数カ月内に約1割の患者で重篤な再発が生じると報じられている[6]．このように DMD の終了により症状が悪化することを「リバウンド」と呼称する．リバウンドを起こさないようにするには，FTY や NAT を終了後に，リバウンドを回避しうる DMD に速やかに変更することが求められるが，未だリバウンドを十分に抑制しうる DMD が定まっていないのが実情である．しかるに，このような現況を考慮すれば，FTY や NAT は本質的な induction therapy はもちろん，MS 特有の "induction therapy" にも不適当な可能性がある．緊急避難的に使用する場合を除けば，FTY や NAT を使用開始した際には "de-escalation" をせずに当面使い続けるべきであるが，これら2剤に共通する副作用として生じうる進行性多巣性白質脳症（progressive multifocal leukoencephalopathy: PML）は投与期間依存性にそのリスクが増大すると考えられることから，長期使用はしばしば困難である．

5.　どのような時に "induction therapy" を行うか

　本質的な induction therapy には MTX や ALE の使用，あるいは造血幹細胞移植が必要であるが，本邦ではいずれも未承認であるから現実的には実施できない．第二選択薬を第一選択として使用するいわゆる "induction therapy" とは，つまり FTY やとりわけ NAT を最初の DMD として使用することであるが，その意義は未だ科学的には立証されていない．しかしながら，MS は単に炎症のみが長期予後を決定づける疾患ではなく，脳萎縮に代表される神経変性もまた長期予

後に大きく影響すると指摘されている[7]．MS で神経変性が生じる機序は未だ全容が明らかではないが，臨床現場では再発や MRI 上の炎症成分と乖離して脳萎縮が進行する症例も珍しくない．一般に脳萎縮抑制効果は第一選択薬では弱く，第二選択薬である FTY や NAT に期待されていることから，そのような神経変性を主体とする MS 症例には "induction therapy" を実施することはやむを得ない．それでもなお，これら薬剤を中止した際に生じうるリバウンドによりむしろ長期予後が悪化する可能性も否定できないことから，この目的での "induction therapy" の実施はある程度長期投与が可能な患者に限られるべきである．

FTY や NAT が「長期投与が可能な患者」とは特に PML の観点からは JCV の潜伏感染がない患者（血清抗 JCV 抗体が陰性である患者）を意味する．ただし抗 JCV 抗体は加齢とともに自然陽転化する（JCV に感染する）ことがあることに注意を要する．また FTY や NAT はいずれも妊娠中の使用継続が禁忌ないし困難であることから，特に女性患者においては十分に挙児希望などを予め確認しておく必要がある．

あるいはまた，初発時から疾患活動性が高く，十分な炎症抑制効果が発揮されるまでに数カ月から半年を要する GA，IFNβ 製剤，FTY などを選択することが困難である場合もある．そのような際にもやむを得ずより迅速な効果出現が期待できる NAT により "induction therapy" を行うことは許容されるであろう．この場合には，NAT 中止時のリバウンドについて予め患者に伝えておくことが望まれる．時に NAT 中止時のリバウンドに NAT 再開を希望する患者もいるが，休薬期間中に抗 NAT 抗体が出現する場合もあり，NAT 再開時の効果は必ずしも担保されないことに留意しておく必要がある．

Pearls

いわゆる "induction therapy" が現時点で許容されるのは，神経変性が主体である症例と，初発時から疾患活動性が高い症例（緊急避難的に実施する症例）に限られる．前者について，神経変性の正確な評価には本来は年次脳萎縮率を正確に測定する必要があるが，実施困難な施設も多い．そこで脳萎縮リスクと相関性が認められている傍皮質病変（juxta-cortical lesion）に着目する方法がある[8]．傍皮質病変が多い患者は脳萎縮が生じやすい．後者について，疾患活動性の評価方法は諸説あるが，EMA による「疾患活動性が高い状態」の定義は，「年 2 回以上の臨床的再発があり，かつ，前回 MRI と比較して造影病変が 1 個以上増加しているか T2 病

変が多数増加している状態」である．したがって再発間隔が6カ月以内でMRI上に相応する活動性が確認できる場合は，疾患活動性は高いと考えるべきであろう．

文献

1. Atkins HL, Bowman M, Allan D, et al. Immunoablation and autologous haemopoietic stem-cell transplantation for aggressive multiple sclerosis: a multicenter single-group phase 2 trial. Lancet. 2016; 388: 576-85.
2. Vollmer T, Panitch H, Bar-Or A, et al. Glatiramer acetate after induction therapy with mitoxantrone in relapsing multiple sclerosis. Mult Scler. 2008; 14: 663-70.
3. Edan G, Comi G, Le Page E, et al. Mitoxantrone prior to interferon beta-1b in aggressive relapsing multiple sclerosis: a 3-year randomised trial. J Neurol Neurosurg Psychiatry. 2011; 82: 1344-50.
4. Dörr J, Paul F. The transition from first-line to second line therapy in multiple sclerosis. Curr Treat Options Neurol. 2015; 17: 25.
5. Vidal-Jordana A, Tintoré M, Tur C, et al. Significant clinical worsening after natalizumab withdrawal: predictive factors. Mult Scler. 2015; 21: 780-5.
6. Hatcher SE, Waubant E, Nourbakhsh B, et al. Rebound syndrome in patients with multiple sclerosis after cessation of fingolimod treatment. JAMA Neurol. 2016; 73: 790-4.
7. Popescu V, Agosta F, Hulst HE, et al. Brain atrophy and lesion load predict long term disability in multiple sclerosis. J Neurol Neurosurg Psychiatry. 2013; 84: 1082-91.
8. Pareto D, Sastre-Garriga J, Auger C, et al. Juxtacortical lesions and cortical thinning in multiple sclerosis. Am J Neuroradiol. 2015; 36: 2270-6.

〈中原　仁〉

膠原病やその他の自己免疫性疾患を合併した MS の治療はどうするのでしょうか

1. 膠原病や自己免疫性疾患と MS の合併

多発性硬化症（multiple sclerosis: MS）には非臓器特異的・臓器特異的自己免疫性疾患の合併が知られている．一般人口集団と比較した疫学研究[1]では，MS 患者では乾癬（7.74％）や自己免疫性甲状腺疾患（6.44％）の有病率が有意に高く，その他に炎症性腸疾患，ぶどう膜炎，苔癬の有病率も高いことが報告され，自己免疫性疾患と MS の間に病因的な関連が示唆される．

2004 年に本邦で行われた MS の全国臨床疫学調査では，1,493 例の MS 患者のうち膠原病および類縁疾患の合併を 62 例で認めた[2]．表1．非合併例と比較し高齢発症が多く，女性が多かった．また，総合障害度（Expanded Disability

表1 膠原病および膠原病類縁疾患合併の有無による多発性硬化症病像の差異

	多発性硬化症 膠原病（＋）(n=62)	多発性硬化症 膠原病（－）(n=1,431)	p 値
膠原病の合併	SS 24, RA 13, SLE 4, 他 21		
発症時年齢（歳）	36.3±12.7	31.4±13.0	0.0041
検査時年齢（歳）	48.4±11.9	41.6±13.9	0.0002
罹病期間（年）	12.2±11.4	10.2±8.1	NS
男女比（男：女）	4：58 (1：14.5)	383：1048 (1：2.7)	0.0006
総合障害度（EDSS）	4.6±2.6	3.5±2.7	0.0026
二次進行型の割合	9/62 (14.5%)	168/1430 (11.7%)	NS
経過中に両側視力低下が出現した割合	22/62 (35.5%)	456/1418 (32.2%)	NS
経過中に対麻痺が出現した割合	31/61 (50.8%)	594/1379 (43.1%)	NS
経過中に四肢麻痺が出現した割合	14/60 (23.3%)	253/1388 (18.2%)	NS
経過中に横断性脊髄炎徴候が出現した割合	28/61 (45.9%)	359/1351 (26.6%)	0.0009
最終時に高度以上の視力障害をきたす割合	19/62 (30.6%)	225/1412 (15.9%)	0.0023
最終時に中等度以上の脊髄障害をきたす割合	29/61 (47.5%)	369/1395 (26.5%)	0.0003
3 椎体以上の長大な脊髄病変を有する割合	24/55 (43.6%)	283/1221 (23.2%)	0.0005
髄液細胞増多を示す割合	24/52 (46.2%)	433/1172 (36.9%)	NS
髄液細胞数 50/μL 以上を示す割合	7/52 (13.5%)	88/1172 (7.5%)	NS
末梢神経障害を合併した割合	4/59 (6.8%)	50/1362 (3.7%)	NS

EDSS: expanded disability status score
（小副川学．神経免疫学．2006; 14: 151-5 より）[2]

Status Scale: EDSS）も有意に高く，高度以上の視力障害や横断性脊髄炎をきたす割合が高かった．脊髄 MRI では 3 椎体以上の長大な脊髄病変（lingitudinally extensive spinal cord lesion: LESCL）を有する割合が高かった．膠原病や類縁疾患合併 MS 例の臨床的特徴は視神経脊髄型 MS（opticospinal MS: OSMS）/視神経脊髄炎（neuromyelitis optica: NMO）と類似している．このため，全身所見や各種自己抗体，抗アクアポリン 4（aquaporin 4: AQP4）抗体の測定など慎重な検索が必要である．

2. 膠原病・類縁疾患を合併したMS患者に対する疾患修飾薬による治療

MS の疾患活動性抑制および障害度進行防止を目的とした治療に用いられる薬剤は疾患修飾薬（disease-modifying drug: DMD）と呼ばれる．2018 年 1 月現在，日本で保険収載された DMD はインターフェロン β-1b（interferon β-1b: IFNβ-1b），IFNβ-1a，フィンゴリモド，ナタリズマブ，グラチラマー酢酸塩，フマル酸ジメチルの 6 種類である[3]．「多発性硬化症治療ガイドライン 2010」および追加情報によれば DMD の第一選択薬は IFN である．しかし，MS 症例に対する IFN 治療で膠原病が惹起されたり，膠原病合併 MS 症例に対する IFN 治療で増悪を認めたりすることが報告されている．また，全身性エリテマトーデス（SLE）や Sjögren 症候群（SS），関節リウマチ（RA）といった膠原病および関連疾患，さらに自己免疫性甲状腺疾患などの自己免疫疾患の病態に I 型 IFN の関与が明らかとなってきており，これらを合併した MS 症例に対する IFNβ 治療は膠原病を増悪させる危険がある．そのため，前述のガイドライン 2010 では以下のように推奨されている．

1 自己免疫性甲状腺疾患合併例

【IFNβ は甲状腺機能異常を発現する可能性があり，その適応は慎重に検討する必要がある（グレード C1: 科学的根拠はないが，行うよう勧められる）】[4]

MS 患者に IFNβ-1a または 1b の投与を最長 84 カ月間行ったところ，24％で甲状腺機能異常が出現し，22.7％で甲状腺自己免疫異常を呈した[5]．発症リスクとしては，治療前に自己免疫性甲状腺炎や抗甲状腺自己抗体を有していることが挙げられた．しかし，IFNβ 治療により誘発される甲状腺機能異常の大半は無症候性であり，症候性の場合も適切な治療が可能なことが多い．治療前に甲状腺機能異常を有する場合は MS の重症度や予後を総合的に考慮し IFNβ の適用を慎重

に検討する．異常を有さない例の治療中も定期的な甲状腺機能検査を行い，異常の早期発見に努める必要がある．

2 RA 合併例

【特に遺伝的に RA の高リスク患者においては，IFNβ は RA を増悪する可能性があり，勧められない（グレード C2: 科学的根拠がなく，行わないよう勧められる）】[4]

　MS 患者における RA の発症率は 0.21%，有病率は 2.92% とされている[1]．RA の病態に I 型 IFN の関与が知られているほか，RA に対する IFNβ 治療の RMT では有効性が示されていない．また，RA 発症と関連が知られている HLA-DRB1*0404 と DQB1*0301 対立遺伝子を有する MS 患者は IFNβ 治療でリウマトイド因子陽性の多発関節炎を発症した．RA 合併 MS 例，特に遺伝的に RA 高リスクの患者では IFNβ は RA を増悪する危険があり勧められない．

3 SS 合併例

【IFNβ 治療は SS を増悪させる可能性があり，勧められない（グレード C2）】[4]

　SS では 0～60% に中枢神経障害がみられ，MS の臨床像や視力障害や横断性脊髄症などの OSMS/NMO の臨床像と類似し鑑別が困難な症例がある．MS 患者における SS の発症率は 0.22%，有病率は 0～16.7% であり，特に一次進行型 MS で有病率が高い[6][7]．SS の病態に I 型 IFN の関与が知られている．また，IFNβ 治療を受けた MS 患者 230 例中 28 例（12%）が SS を呈し，受けていない MS 患者 210 例での SS を呈した 14 例（6.6%）よりも有意に多かった[8]．SS 合併例 MS では IFNβ は SS を増悪する危険があり勧められない．

4 SLE 合併例

【SLE の病態に IFNα や IFNβ といった I 型 IFN が深く関与していることが明らかとなっていることから，SLE を合併する MS に対しては IFNβ 治療は行わないように勧められる（グレード C2）】[4]

　SLE に MS を合併する症例や，MS 類似の中枢神経病変を呈する症例があり，鑑別に注意を要することがある．MS 患者における SLE の発症率は 0.02～0.35%，有病率は 0.14～2.9% である[1]．SLE の病態には IFNα や IFNβ といった I 型 IFN が自己免疫応答の誘導に深く関与しており，SLE 合併例 MS での IFNβ 治療は勧められない．一方で MS の標準的な免疫療法で SLE の活動性が抑制されたとの報

告もある.

5 膠原病と NMO の合併例の鑑別

【膠原病を合併する MS において，3 椎体を超える長大な脊髄病変あるいは高度の視力障害を伴う場合には，NMO を鑑別する目的で抗 AQP4 抗体の測定が望まれる】[4]

　NMO に対する IFNβ 治療は無効もしくは疾患を増悪させる．また，NMO の10〜40％で膠原病の合併がみられる．そのため，膠原病を合併する MS 類似疾患で LESCL を有したり高度の視力障害を伴う例では抗 AQP4 抗体の測定が望まれる．

6 自己抗体のみ陽性の MS に対する IFNβ 治療

【甲状腺自己抗体のみ陽性の MS では IFNβ は甲状腺機能異常を発現する可能性があり，その適用は慎重に検討する必要がある（グレード C1）】[9]

【甲状腺自己抗体以外の自己抗体のみ陽性の場合は IFNβ の使用を考慮してもよいが，十分な科学的根拠はない（グレード C1）】[9]

　MS 患者に IFNβ 治療を施行した RCT では自己抗体や甲状腺機能異常の増加は認めず，抗甲状腺抗体陽性例や抗核抗体陽性例においても自己免疫性甲状腺異常やリウマチ性疾患の増加は認めなかった．ただし，逆の報告もあるため注意は必要である．

3. 膠原病および関連疾患を合併した MS に対する免疫療法

　ガイドライン 2010 では【膠原病を合併した MS に免疫抑制薬の投与を考慮してもよいが，十分な科学的根拠はない（グレード C1）】とされている.

　自己免疫性甲状腺疾患を合併した MS に対する免疫療法の有用性を検討した報告はないが，投与を考慮してもよい.

　SS，RA，SLE のいずれを合併した MS でも免疫療法の有用性を十分に検討した報告はないが，経口ステロイド薬などの免疫抑制薬の投与を考慮してもよい.参考として中枢神経病変を合併した SS，SLE に対する免疫治療を 表2 に挙げる[10].

| 表2 | 中枢神経病変を合併した Sjögren 症候群，全身性エリテマトーデスに対する免疫治療 |

Sjögren 症候群	
中枢神経病変合併例	経静脈ステロイドパルス療法（メチルプレドニゾロン 1,000 mg/日，3 日間） ＋経口ステロイド薬（プレドニゾロン 40～60 mg/日）
治療抵抗性中枢神経病変合併例	経静脈ステロイドパルス療法 ＋経静脈シクロホスファミドパルス療法（0.75～1.0 g/m^2/月）
治療抵抗性脊髄障害合併例	経口ステロイド薬（プレドニゾロン 15 mg/日） ＋アザチオプリン（100 mg/日）
全身性エリテマトーデス	
中枢神経症状合併例	高用量経口ステロイド薬（プレドニゾロン 1～2 mg/kg/日） 経静脈ステロイドパルス療法（メチルプレドニゾロン 1,000 mg/日，3 日間） ＋経口ステロイド薬（プレドニゾロン 40～60 mg/日）
治療抵抗性視神経炎合併例	経静脈シクロホスファミドパルス療法（0.5～1.0 g/m^2/月）
脊髄障害合併例	経静脈ステロイドパルス療法 ＋経静脈シクロホスファミドパルス療法（最大 1.0 g/m^2/月） ＋経口ステロイド薬（プレドニゾロン 40～60 mg/日）

(郡山達男．最新アプローチ多発性硬化症と視神経脊髄炎．2012; 263-71 より)[10]

Pearls

IFNβ 以外の DMD では，フィンゴリモドが RA の動物モデルで有効性が報告されているほか，SS と MS の合併例に対して症状や MRI 所見の改善，SS の自己抗体低下など有効であったとの報告がある．膠原病合併 MS に対するフィンゴリモドの有用性の検討が期待される．

一方，各種の自己免疫性疾患に対して分子標的治療薬が用いられているが，RA や乾癬に対する抗腫瘍壊死因子α（TNF-α）阻害薬であるインフリキシマブとエタネルセプトは MS を増悪させる可能性があるため合併例には投与しないよう勧められる[11]．

文献

[1] Marrie RA, Reider N, Cohen J, et al. A systematic review of the incidence and prevalence of autoimmune disease in multiple sclerosis. Mult Scler. 2015; 21: 282-93.

[2] 小副川 学．MRI 画像所見からみた日本人 MS 病像の解析　2004 年 MS 全国臨床疫学調査．神経免疫学．2006; 14: 151-5.

[3] 松井 真，長山成美．日本で保険収載されている多発性硬化症疾患修飾薬の使用のしかた．最新

医学. 2016; 71: 1142-8.

④ CQ10-1: 膠原病・膠原病関連疾患を合併した多発性硬化症にインターフェロンβ製剤は有効か. In:「多発性硬化症治療ガイドライン」作成委員会, 編. 多発性硬化症治療ガイドライン2010. 東京: 医学書院; 2010. p.110-6.

⑤ Caraccio N, Dardano A, Manfredonia F, et al. Long-term follow-up of 106 multiple sclerosis patients undergoing interferon-beta 1a or 1b therapy: predictive factors of thyroid disease development and duration. J Clin Endocrinol Metab. 2005; 90: 4133-7.

⑥ Noseworthy JH, Bass BH, Vandervoort MK, et al. The prevalence of primary Sjögren's syndrome in a multiple sclerosis population. Ann Neurol. 1989; 25: 95-8.

⑦ de Sexe J, Devos D, Castelnovo G, et al. The prevalence of Sjögren syndrome in patients with primary progressive multiple sclerosis. Neurology. 2001; 57: 1359-63.

⑧ Annunziata P, De Santi L, Di Rezze S, et al. Clinical features of Sjögren's syndrome in patients with multiple sclerosis. Acta Neuro Scand. 2011; 124: 109-14.

⑨ CQ10-2: 自己抗体のみ陽性の多発性硬化症にインターフェロンβ製剤は有効か. In:「多発性硬化症治療ガイドライン」作成委員会, 編. 多発性硬化症治療ガイドライン2010. 東京: 医学書院; 2010. p.117-120.

⑩ 郡山達男. 多発性硬化症の治療とケア　膠原病合併例の治療. In: 辻 省次, 他編. 最新アプローチ多発性硬化症と視神経脊髄炎. 東京: 中山書店; 2012. p.263-71.

⑪ Bosch X, Saiz A, Ramos-Casals M, et al. Monoclonal antibody therapy-associated neurological disorders. Nat Rev Neurol. 2011; 7: 163-72.

〈長山成美〉

小児 MS の治療はどうしたらいいでしょうか

1. 小児 MS の特徴

　多発性硬化症（MS）患者の 3〜5％は，小児期（一般的に，年齢 18 歳未満）に最初の脱髄事象を経験する．小児期に発症した MS は，成人発症の MS に比べて，再発頻度が高いが，脱髄事象からの回復が速く，同じ罹患期間であれば，障害の程度は軽いとされている．しかし，緩徐に進行するとされながらも，発症年齢が低い分，同じ障害のレベルに達したり二次進行型に移行したりする年齢は成人発症 MS よりも低いことも知られている．さらに小児発症 MS では，成人発症に比べて認知機能の障害が早期から出現し重篤で，同じ罹病期間であれば，脳 MRI 画像は T2 延長域の数が多く，高い活動性を示す．したがってこれらの知見から，小児 MS の患者に対しても早期に診断し，早期に治療を開始することが重要と考えられている．

　小児 MS はほとんど（95％以上）が再発寛解型 MS で，成人と同様に，その治療として急性増悪期の治療，疾患修飾薬（disease-modifying drug: DMD）による再発予防（進行抑制）の治療，対症療法が行われている．しかし，小児でランダム化比較試験（RCT）が行われた治療はほとんどなく，成人 MS に承認された治療薬であっても，オフラベルで使用されているのが現状である．本稿では，小児期における MS 治療の現況について概説する．

2. 小児 MS の診断

　小児の MS の診断は，成人と同様に「中枢神経系の炎症性脱髄が時間的・空間的に多発する」ことを基本としているが，急性散在性脳脊髄炎（ADEM）など急性炎症性脱髄事象を示す他の疾患と慎重な鑑別が必要である．詳細は別項に譲るが，International Pediatric MS Study Group（IPMSSG）により 2013 年に提唱された診断基準が国際的に用いられている．

3. 急性増悪期の治療

　小児 MS を対象とした急性増悪期の治療に関する臨床試験は施行されていないが，成人 MS と同様にステロイドパルス療法〔メチルプレドニゾロン 20〜30 mg/kg/日（最大 1 g/日）を 3〜5 日間使用〕が行われる．症状の改善が乏しい時は追加のステロイドパルス療法が行われることもある．ステロイドが使用できない場合や抵抗性を示す場合には免疫グロブリン大量静注療法（intravenous immunoglobulin: IVIg）〔（計）2 g/kg を 1〜5 日間で〕や血漿交換療法が考慮されるが，小児 MS ではエビデンスはない．小児 MS は病初期に再発する頻度が成人 MS よりも高く，パルス療法後早期に再燃や悪化を認める症例が存在する．ステロイドの後療法は効果が確立されていないが，パルス療法に反応がある場合に考慮される．経口プレドニゾロン（prednisolone: PSL）1 mg/kg/日を開始用量（最大 60 mg/日）とし，1〜2 週間で漸減中止する．

4. 再発予防（進行抑制）の治療[1〜4]

1 第一選択治療（first-line treatment）

　再発回数を減らし，進行を抑制するため，小児 MS 患者へ DMD を早期に導入し，第一選択治療としてインターフェロン β またはグラチラマー酢酸塩を用いるよう IPMSSG は推奨している．これらの治療の小児 MS 患者に対する短期的な安全性は成人と同様であるが，長期的な安全性は有効性とともに確かめられていない．

インターフェロン β（interferon-β: IFNβ）

　欧米では小児 MS に対して IFNβ-1a，-1b 製剤が広く使用されている．RCT による有効性の検証は示されていないが，観察研究により IFNβ 製剤の安全性や忍容性が確認されており，10 歳未満の小児でも安全性にほぼ変わりなく同等の効果がある．2 歳未満の小児ではこれらは確認されていない．本邦の調査では，2009 年の段階で 33％の小児 MS に対して IFNβ が使用され，63％に治療効果が認められた[5]．

　導入に際しては，患児および保護者に注射手技，薬剤の管理や廃棄，主な副作用についての知識と対処法などを十分に指導する．導入時から投与量を漸増していく方が忍容性はよい．IFNβ を 1/4 量で 2〜4 週間，次に 1/2 量で 2〜4 週間，

次に 3/4 量で 2〜4 週間，最終的に全量あるいは忍容できる最大用量まで増量する．10 歳以下あるいは同程度の体重以下の小児では IFNβ の用量調節が特に重要とされる．薬物力学・動態学的な研究は行われていないが，成人の 1/4〜1/2 量で開始し増量する．皮膚トラブル予防のために注射部位のローテーションを行う．インフルエンザ様症状を軽減させるために，注射時あるいは注射後 4〜6 時間後にアセトアミノフェン（15 mg/kg）あるいはイブプロフェン（10 mg/kg）を使用する．

グラチラマー酢酸塩（glatiramer acetate: GA）

欧米では，GA は IFNβ と同様，第一選択治療として推奨されている．小児 MS では少数例に対する GA の前向き研究（20 mg/日，1 日 1 回皮下注射）により，再発率の有意な低下が示されている．GA 導入に際しては，小児 MS で漸増法や投与用量を検討した報告はなく，初回から 20 mg/日で開始されている．

2 有効性の判定

個々の症例で第一選択治療の有効性を評価する際には，6 カ月以上最大用量での治療を実施した上で，①治療前と比較して再発率が増加または変化なし，②治療前と比較して MRI で新たな T2 延長病変や増強病変が出現，③12 カ月以内に 2 回以上の明らかな臨床的再発を認める，のいずれかを満たす場合，「反応不良」と判断し，薬剤の変更や下記の第二選択治療への移行が提案されている．小児 MS の第一選択治療は約 30％で無効である．

約 4 割の小児 MS で直近 1 カ月の間に薬剤の 20％以上が実際には使用されていないことが調査で判明している．またアドヒアランス不良により 16％の患者が平均 1.1 年の間に治療薬の変更を行っていると報告されている．「反応不良」が疾患の難治性によるものかアドヒアランス不良によるものか区別することは，特に思春期において重要な課題である．

3 第二選択治療（second-line treatment）

成人 MS に使用される薬剤で，小児 MS に対する第二選択治療の DMD として，大規模臨床試験で有効性や安全性が示された薬剤はない．escalation therapy として使用されたナタリズマブ，シクロホスファミド，ミトキサントロン，リツキシマブに関する有効性の報告が増えつつあるが，少数例での検討に留まる．小児 MS に対して，フィンゴリモド，teriflunomide，フマル酸ジメチルの 3 種類の経口薬の RCT が現在進行中である．これらの経口薬は安全性，忍容性が高く，再

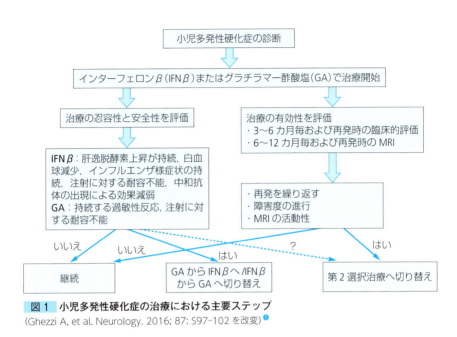

図1 小児多発性硬化症の治療における主要ステップ
(Ghezzi A, et al. Neurology. 2016; 87: S97-102 を改変)

発率やMRI上の活動性もよく抑制することから，小児の第一選択治療に位置づけられる可能性がある．

ナタリズマブ（natalizumab）

ナタリズマブの小児MSへの使用について後方視的観察研究が行われ，再発およびMRI上の活動性の抑制が確認された．最近の55例の小児MSに対するナタリズマブの使用報告では，治療前後で年間再発率やMRI新規病巣出現の有意な低下に加え，Kurtzke総合障害度スケール（EDSS）の有意な低下も示されている．別の報告では，30カ月の治療の後，60％は臨床的，画像的にも活動性が抑制されている．一方，JCウイルス（JCV）感染による進行性多巣性白質脳症は，成人MSと同様に最も憂慮すべき副作用である．抗体陽性率は40％前後で，小児は成人と比較してJCV感染率が低いことが示唆されている．

フィンゴリモド（fingolimod）

わが国でも認可されている経口薬フィンゴリモドに関しては，小児MS患者での報告はほとんどない．14～17歳の小児17例の観察研究では，治療前の年間再発率が平均2.8に対して，治療開始後，重大な副作用なく，観察期間平均8.6カ月で1人の患者の再発のみと報告されている．

フマル酸ジメチル（dimethyl fumarate）

2017 年 2 月にわが国で販売開始された経口薬フマル酸ジメチルも小児 MS 患者での報告はほとんどない．小児 13 例（第一選択として開始した 5 例を含む）の観察研究では，10 例が成人量まで増量でき，顔面の潮紅，消化器症状，気分不良，瘙痒症がみられたものの，白血球数やトランスアミナーゼなどの異常検査値はなく，重大な副作用はなかった．12 カ月以上治療した 9 例のうち，再発回数が増えた 1 例を除き，8 例で年間再発率が 0.6 に低下した．

5. 対症療法

小児 MS では，身体的な障害が比較的緩徐に蓄積される一方で，心理社会的問題が発症早期から生じている可能性がある．特に認知的障害は早期より認められることから，医学的評価に加えて，神経心理学的評価や心理的評価を行い，必要に応じて認知リハビリテーションなどを行うことが勧められる．

Pearls

Induction therapy と escalation therapy

小児においても，first あるいは second-line treatment の用語が徐々に使われなくなり，induction あるいは escalation therapy に取って代わられつつあるという．段階的に治療を escalation していく従来の方法に対して，induction として強力な治療薬による治療を開始し，治療を de-escalation していく方法が今後検討されるであろう．first-line で開始した薬剤の治療反応性が悪い時に，安全性や忍容性が確認された低いリスクの薬剤に切り替えるのか，それともリスクは高いが効果の高い薬剤に切り替えるのか，今のところエビデンスに乏しく，担当した医師の裁量によるところが大きい．新しいコンセプトに基づいた，治療方針を決定するためのガイドラインが作成されることを期待したい．

文献

1. Ghezzi A, Amato MP, Makhani N, et al. Pediatric multiple sclerosis: conventional first-line treatment and general management. Neurology. 2016; 87: S97-102.
2. Chitnis T, Tardieu M, Amato MP, et al. International Pediatric MS Study Group Clinical Trials Summit: meeting report. Neurology. 2013; 80: 1161-8.
3. Chitnis T, Tenembaum S, Banwell B, et al. Consensus statement: evaluation of new and existing therapeutics for pediatric multiple sclerosis. Mult Scler. 2012; 18: 116-27.
4. 鳥巣浩幸. 小児多発性硬化症の治療. MS Frontier. 2015; 4: 29-31.
5. Yamaguchi Y, Torisu H, Kira R, et al. A nationwide survey of pediatric acquired demyelinating syndromes in Japan. Neurology. 2016; 87: 2006-15.

〈吉良龍太郎〉

PMLの発症はどうやって診断したらいいでしょうか，PMLが疑われる場合の治療はどうしますか

1. 疾患修飾薬関連PMLについて

　進行性多巣性白質脳症（progressive multifocal leukoencephalopathy: PML）は，変異したJCウイルスが中枢神経内で増殖し多発性の脱髄性病変をきたす疾患である．悪性腫瘍やヒト免疫不全ウイルス(human immunodeficiency virus: HIV)感染症など長期にわたる免疫抑制状態で発症しやすい．近年では，自己免疫疾患の治療に使用されるモノクローナル抗体関連のPMLも報告されており，免疫性神経疾患では多発性硬化症（MS）の疾患修飾薬であるナタリズマブ（α4インテグリンに対するモノクローナル抗体）投与中に発症したPMLが多数報告（全世界で約16万人が本剤で治療し約700例のPMLが報告されている）されている．また最近ではMSの経口疾患修飾薬であるフィンゴリモドやフマル酸ジメチルの治療に関連したPMLも少数ながら報告（フィンゴリモドは約16万人が治療し13例のPML，フマル酸ジメチルは約23万人が治療し5例のPMLが発生している）がある．

　なお，13例のフィンゴリモド関連PMLのうち3例は日本からの報告である．日本では5,462人（2017年2月末現在の登録者数）の多発性硬化症患者にフィンゴリモドが投与されているが，欧米の発病率と比べ高い印象がある（世界: 13例/16万フィンゴリモド投与患者，日本: 3例/5,000フィンゴリモド投与患者）．症例数が少ないためこの原因を解析することは困難であるが，日本人におけるJCV保有率が欧米人に比して高いことが関連している可能性も否定できない．

2. PMLの診断

　PMLは，臨床症状に加え，脳MRI所見，脳脊髄液検査でPCRによるJCウイルスDNAの検出，時に脳生検による病理学的所見などにより診断する．PMLは脳内に多巣性の白質病変きたし，初発症状も片麻痺・四肢麻痺・認知機能障害・失語・視覚異常など多彩であり，亜急性進行性の経過をたどる．

1 MRI

　PMLの診断において最も感度・特異度が高く，診断上有用な検査は脳MRIである．PMLの病変は多くは大脳白質（ナタリズマブ関連PMLは比較的前頭葉に多い）に起こり，時にテント下にも病変がみられるが，視神経と脊髄には病変ができることはない．Yousryらの検討では，PML病変はT2強調像やFLAIR（fluid attenuated inversion recovery）で全例が高信号を呈した[1]が，大脳皮質～皮質下病変の病変はT2強調像よりもFLAIRでの方が鋭敏に高信号病変を検出できることが示されている．また，テント下や後頭蓋窩の病変もFLAIRの方が検出しやすい傾向がある．一方T2強調像では，PML病変に伴う小空洞や主病変周囲に散在する小病変（milky way apperance）を検出できる利点もある．PML病変は経過とともに3cm以上の血管の支配領域に一致しない大脳皮質下病変になることが多く，全例が灰白質側では境界明瞭，白質側では境界不明瞭な病変として描出される．多発性硬化症における皮質下病変はU fiberに多く，境界明瞭である点が鑑別のポイントである．T1強調像ではほとんどの例で低信号を呈し，脱髄を反映すると考えられるが，その信号強度は症例により様々である．通常，病変が大きくてもmass effectや浮腫は生じない．PMLの発症後に免疫抑制状態が改善するとJCウイルスに対する免疫応答によりPMLの病変部位に炎症が起こる．これは免疫再構築症候群（immune reconstitution inflammatory syndrome: IRIS）と呼ばれており，ガドリニウム造影T1強調像で造影増強効果を示す．IRISを起こしていないPML病変はガドリニウム造影T1強調像で造影増強効果を認めないが，ナタリズマブ関連PMLでは約半分で造影増強効果を認めるほか，活動性のMS病変も造影増強効果を示すため注意を要する．拡散強調像（diffusion weighted image: DWI）では辺縁部で強く内部で淡い高信号を呈することが多い．この所見は急性期のPML病変に多くみられ，主に細胞性浮腫を反映していると思われるが，ADC（apparent diffusion coefficient）mapではその全てが低信号を呈してはいない[2]．MS患者においてはもともとMS病変があるため新旧病変の鑑別に苦慮することもあるが，DWIでは新規MS病変を描出できるため有用である．また，IRISを起こした病変ではDWIにて低信号となるため，IRIS病変の検出にもDWIは診断的価値が高い．

2 脳脊髄液検査

　MRIにてPMLが疑わしい場合には，JCウイルスを検出するため脳脊髄液検査を行う．PML症例の脳脊髄液中に存在する微量のJCウイルスDNAを検出す

る必要があるため，現在はリアルタイム PCR による検出が主流である．JC ウイルス-DNA の T 遺伝子に対するプライマーを用いた定量的リアルタイム PCR で，カットオフ値は 10 copy/mL 以上である．本邦では国立感染症研究所ウイルス第 1 部にて検査を行っているほか，アメリカ国立衛生研究所（NIH）でも検査を受け付けている．ただし，PML 初期では陰性となることがあるため，MRI 上PML を強く疑う場合は脳脊髄液検査の再検査が推奨される．

3 病理学的検討

　脳脊髄液での JC ウイルス-DNA リアルタイム PCR での結果が疑わしい場合，脳生検での診断も可能である．典型例では，HE 染色にて腫大核の中に封入体（full inculsion）を持つオリゴデンドロサイトが確認できる．これは JCV の封入体を意味し，両染性である．また，免疫組織化学染色では JC ウイルスのカプシドタンパク（メジャーカプシド VP1，マイナーカプシド VP2/VP3）に対する抗体を用いて染色される．抗 VP1 抗体は抗 VP2/VP3 抗体より特異度が高い．近年，明瞭な封入体を持っていないグリア細胞の中に，ドット状の封入体を腫大核内に有するものがあることがわかってきた（dot-shaped inclusion）．これは病変形成の初期や病変辺縁部においてみられる可能性があり，PML 初期病変の診断に有用であると考えられる．また，脳生検組織を用いた *in situ* hybridizationによる JCV-DNA の検出も可能である．こちらも脳脊髄液検査と同様に，国立感染症研究所ウイルス第 1 部にて行われている．

3. PML のリスク因子

　ナタリズマブ治療を開始する前には，血中の JC ウイルス抗体検査をすることが義務づけられている．ナタリズマブ関連 PML は，①免疫抑制薬使用歴，②血清抗 JCV 抗体陽性，③2 年以上のナタリズマブ使用歴があると有意に発症リスクが高まることが知られている．JCV index 高値や L-selectin（CD62L）低値もPML 発症リスク因子となる可能性が報告されている．ナタリズマブ治療が 24 カ月を超えたら，3 カ月ごとに脳 MRI 検査を行い，PML の早期発見に努める必要がある．実際，ナタリズマブ関連 PML では症候性の PML に比べて無症候の段階でPML を診断し薬剤を中止するとその後の経過もより軽症であることが知られている．またフマル酸ジメチルでは，これまでの PML 発症例において，末梢血のリンパ球数が $500/mm^3$ 以下で持続していたことから，末梢血のリンパ球数を

少なくとも 3 カ月毎にモニターし，500/mm^{3}以下のリンパ球減少が続く場合は投与を中止することが推奨されている．

4. PML の治療

PMLの治療は原因により異なる．まず，HIVを基礎疾患とする場合はHAART (highly active anti-retroviral therapy) 療法が第一選択である．HAART療法は抗 HIV 薬を 3 剤以上用いるカクテル療法で，PMLでも HAART 療法により予後が改善される．抗マラリア薬メフロキンは *in vitro* で JC ウイルスの増殖を抑制することが期待されランダム化オープンラベル試験が行われたが，脳脊髄液中JC ウイルス-DNA の有意な減少を認めなかった[3]．しかし，メフロキン投与が臨床的に有効であったとする報告例は多数あり，投与を検討する価値はある．また5HT$_{2A}$ セロトニン受容体阻害薬ミルタザピンは，JC ウイルスが5HT$_{2A}$ 受容体を介しオリゴデンドロサイトに感染することから，治療薬としての可能性がある．HAART 療法中にミルタザピンの追加投与を試みた症例も散見されるが，まだ十分なエビデンスはない．

モノクローナル抗体関連 PML においては，まず原因と考えられる生物学的製剤の投与を中止する．さらにナタリズマブの場合は血漿交換療法で血中の薬剤を速やかに除去することも推奨されているが，血漿交換療法によりむしろ IRIS を悪化させる可能性もあるため注意を要する[4]．ナタリズマブ関連PMLでは血漿交換療法とともにミルタザピンやメフロキンの併用投与が行われることもある．IRIS の治療については，重篤でない場合は基礎となる疾患の治療を優先するが，重症の場合はステロイドパルス療法が考慮される．また浮腫を軽減するためグリセロールやマンニトールを併用してもよい．MS患者のナタリズマブ関連PMLにおいてはIRIS は必発である[4]．この理由として，①ナタリズマブはα4 インテグリンを介する免疫細胞の血管内皮への接着に影響を及ぼすことで免疫能を調整しているため，免疫細胞自体の免疫能は正常であり，リンパ球のトラフィッキングが復活した時点で激しい免疫反応を起こす可能性，②炎症性サイトカインが急速に放出され免疫細胞が激しく反応する可能性などが挙げられる．ナタリズマブ関連 PML-IRIS では，新規治療法として抗 CCR5 抗体であるマラビロクが有効であった報告例もあり，今後の治療オプションとして期待できる[5]．

フィンゴリモド関連 PML も，まず速やかにフィンゴリモド内服を中止する．フィンゴリモドは免疫調整薬であり，透析や血漿交換を用いてもほとんど体外へ

除去されない．そのため，フィンゴリモド関連 PML では血漿交換は推奨されない．フィンゴリモド関連 PML での抗マラリア薬メフロキンや 5HT2A セロトニン受容体拮抗薬ミルタザピンを併用した治療報告は少なくエビデンスはないが，個々の症例に応じて適応を判断すべきである．

　PML は概して重篤な疾患で，ナタリズマブ関連 PML では約 20% の症例が死亡しており，フィンゴリモドでも死亡例がある．早期に診断して原因薬剤の中止をはじめ適切な治療を速やかに開始することが極めて重要である．

Pearls

　PML の早期診断のため，臨床症候に注意し適宜 MRI 検査を施行することが推奨される．脳脊髄液中 JC ウイルス-DNA リアルタイム PCR や脳生検を行うとより確実であるが，早期では陰性となることもあるため注意を要する．PML を疑う場合は免疫抑制の原因薬剤を速やかに中止する．ナタリズマブ関連 PML では IRIS が必発であるが，その治療についてはまだ確立していない．

　また，さらに読んでおきたい文献として，Wattjes MP, Barkhof K. Diagnosis of natalizumab-associated progressive mulifocal leukoencephalopathy using MRI. Curr Opin Neurol 2014; 27: 260-70 を挙げたい．

文献

❶ Yousry TA, Pelletier D, Cadavid D, et al. Magnetic resonance imaging pattern in natalizumab-associated progressive multifocal leukoencephalopathy. Ann Neurol. 2012; 72: 779-87.

❷ Wattjes MP, Richert ND, Killestein J, et al. The chameleon of neuroinflammation: magnetic resonance imaging characteristics of natalizumab-associated progressive multifocal leukoencephalopathy. Mult Scler. 2013; 19: 1826-40.

❸ Clifford DB, Nath A, Cinque P, et al. A study of mefloquine treatment for progressive multifocal leukoencephalopathy: results and exploration of predictors of PML outcomes. J Neurovirol. 2013; 19: 351-8.

❹ Tan IL, McArthur JC, Clifford DB, et al. Immune reconstitution inflammatory syndrome in natalizumab-associated PML. Neurology. 2011; 77: 1061-7.

❺ Giacomini PS, Rozenberg A, Metz I, et al. Maraviroc and JC virus-associated immune reconstitution inflammatory syndrome. N Engl J Med. 2014; 370: 486-8.

〈西山修平〉

NMOの再発防止はどうしたらいいでしょうか

1. NMOの再発防止治療の概要❶

　視神経脊髄炎（NMO）の治療は急性期治療と予防療法の大きな2つの柱からなり，どちらも中心となるのは薬物療法である．NMO急性増悪期（再発時）の症状はMSに比べ重症のことが多く，1回の再発による視神経炎では失明，脊髄炎で車いす生活を余儀なくさせるほどactivity of daily living（ADL）が低下することもあり，迅速な治療開始が重要である．急性期治療薬としてステロイドパルス治療が一般的である．一度で効果を認めない場合には，複数回施行する．これでも効果が乏しい場合には，血液浄化療法（単純血漿交換，二重膜濾過法，免疫吸着療法）を施行する．これらについては本誌の別稿を参照されたい．NMOは再発防止を施さない場合，年間再発率は平均1.0〜1.5の間くらいとの報告が多く，平均して少なくとも1年に1回は再発をすると考えられる．2006年のWeinshenkerらの報告によると，抗AQP4抗体陽性の脊髄炎において，約40％の症例が1年以内に再発を認める．European Federation of Neurological Societies（現在のEuropean Academy of Neurology）のガイドラインにおいても，NMO-IgG（すなわち抗AQP4抗体）が陽性で臨床的な活動性が認められる場合は，免疫抑制療法の絶対的な適応としている❷．

2. ステロイドと免疫抑制薬

　NMOの再発防止には，ステロイドや免疫抑制薬，抗CD20モノクローナル抗体であるリツキシマブなどが用いられる．NMO研究を支援するGuthy-Jackson慈善財団の国際的な治療検討チームがNMOの治療薬について広範な文献検索と分析を行っている．それによれば，6つの薬剤が再発防止薬の主な選択肢となる（投与法や治療効果，副作用のモニタリング，治療薬変更の目安を示した．ただし投与量や投与方法は個々の症例で調整する必要がある）表1 ❸．

　なお再発時のステロイドパルス療法後のステロイドの減量の仕方については，ステロイド単独では1年以内に10 mg/日以下に減量すると再発しやすい傾向があり注意を要する．これら以外にシクロホスファミド，タクロリムスやシクロス

表1 NMO の再発予防薬の主な選択肢

薬剤	投与量	投与経路	投与法	モニタリング	治療薬変更の目安
①アザチオプリン*（＋プレドニゾロン）	2〜3 mg/kg/日（＋30 mg/日）	経口	分1〜2（プレドニゾロンは6〜9カ月後に漸減）	平均赤血球容積(MCV)の増加5＜か，肝機能と好中球減少の有無	MCV が増加しなければ増量かプレドニゾロン継続，③か②に変更
②ミコフェノール酸モフェチル*（＋プレドニゾロン）	1,000〜3,000 mg/日（＋30 mg/日）	経口	分2（プレドニゾロンは6カ月後に漸減）	絶対リンパ球数(ALC)の目標1.0〜1.5 k/μL，肝機能	3,000 mg/日でALC が目標以下なら再発の有無を観察，③に変更
③リツキシマブ*	成人1,000 mg静注，小児375 mg/m^2	静注	当初は1,000 mgを14日間あけて2回静注，小児375 mg/m^{2}週1回×4週，その後はCD19＋B細胞数をみながら	CD19＋B細胞数が総リンパ球数の1％以上になったら再投与	初回投与3週間以内の再発は治療無効ではない，CD19＋B細胞数が1％以上での再発は治療無効，①か②に変更
④プレドニゾロン*	15〜30 mg	経口	1日量，1年後に漸減	血糖，血圧，骨密度，適宜ビタミンDやカルシウム補充と抗潰瘍薬を考慮	1.5年以上の単剤投与は再発も考慮する必要あり，①か②か③に変更
⑤メトトレキサート	15〜25 mg	経口	週1回	肝機能，葉酸補充，NSAID 内服を避ける	①か②か③に変更
⑥ミトキサントロン	12 mg/m^2	静注	月1回×4カ月，その後毎月6 mg/m^2，総投与量は120 mg/m^{2}以下に	心機能（駆出率＜50％で投与中止）	第一選択薬が無効の場合に注意して投与，①か②か③に変更

*は第一選択薬として推奨される薬剤

注1: この表の6つの薬剤は，有効性や副作用等の文献データがある程度ある治療薬として抽出されたものである．診療現場では他の免疫抑制薬も使用されている．また国や地域により薬剤の承認状況，使用可能か否か，治療医や患者の選択は様々でありどの薬剤を最初に使用するかなどについては述べられていない．

注2: 国内では，リツキシマブとミトキサントロンはかつて単独あるいはステロイドへの add-on として投与されたこともあるが，最近では新規投与は稀である．

（日本神経治療学会治療指針作成委員会．神経治療学．2013; 30: 775-94）❶

　　ポリンなども一部の症例で投与されている．また定期的な免疫グロブリン静注療法や血漿交換療法が再発予防に有効だった症例の報告もある．

3. 今後の新薬

　最近注目されている新規の NMO 治療薬が 2 つある．1 つは補体 C5 に対するモノクローナル抗体であるエクリズマブである．このモノクローナル抗体の投与により免疫抑制薬やリツキシマブなどの投与中にも頻回に再発した症例において高い再発予防効果が示された．NMO の病理学的および実験的研究では活性化補体がアストロサイトの破壊に関与していることが示唆されており，この抗補体療法の臨床的有効性が期待される．また，抗 IL6 受容体抗体であるトシリズマブもリツキシマブ無効例で顕著な再発抑制効果が報告されており，日本で脊髄炎の後遺症である疼痛を軽減させる効果が報告された．

4. その他

　Miyamoto らは定期的な血液浄化療法が有効であった 2 例の報告をしており，1 例は数カ月毎の二重膜濾過法により年間再発率が 4 から 2 に減少し，他の 1 例は発症後約 2 年間に 4 回再発があった症例で，約半年間の単純血漿交換療法により再発が消失している[4]．免疫グロブリン大量静注療法（IVIg）は NMO の急性期治療，再発防止治療，いずれにおいてもその効果が期待されるエビデンスは少ない．Okada らは，急性期に IVIg の効果があった NMO 症例に毎月 1 回の IVIg 0.4 g/kg の定期投与を行い，それまでの年間再発率 2.0 が 4 年間再発なしの状態に改善したと報告している[5]．

5. 小児の NMO

　抗 AQP4 抗体陽性の NMO は小児でも発症する．抗アクアポリン 4 抗体陽性視神経炎診療ガイドライン作成委員会では，国際小児多発性硬化症研究で作成された治療指針を参考に，小児視神経脊髄炎の推奨診療指針を作成している 表2 [6]．

| I 脱髄性疾患総論 | II 疾患概念と臨床症状 | III 機序 | IV 検査 | V 診断 |

表2 小児視神経脊髄炎の推奨診療指針

1. 小児の視神経脊髄炎では必ず抗アクアポリン4抗体検査を行う

2. 急性期治療: メチルプレドニゾロン 30 mg/kg/日×5日間（最大 1,000 g/日）

3. 上記無効ないし重篤な場合, 血液浄化ないし免疫グロブリン大量静注療法を考慮

4. 維持療法（6〜9カ月）: 抗アクアポリン4抗体陰性例では経過観察

5. 陽性例では経口プレドニゾン（1 mg/kg/日）を基本として維持療法を行う. アザチオプリン, ミコフェノール酸モフェチル, リツキシマブなどの免疫抑制薬の使用も考慮する. ただし, 再発頻度が高いときはシクロホスファミド, ミトキサントロン, メトトレキサート使用も

(抗アクアポリン4抗体陽性視神経炎診療ガイドライン作成委員会. 日眼会誌. 2014; 118: 446-60)[6]

6. 再発防止薬の処方例

21歳女性, 視神経炎で発症したが急性期の治療で症状は軽快した.
治療法①: プレドニン® 錠（5）1〜5錠, 分1（発症または再発から半年間は3錠以上が望ましい）

　　NMO急性期のメチルプレドニゾロンによるステロイドパルス治療または血液浄化療法の後は, プレドニゾロン換算で1 mg/kg/日程度の副腎皮質ホルモン製剤の経口投与が推奨されている[7]. 発症早期で再発回数も少ない場合は, 10 mg/週くらいの割合で漸減し, 0.3 mg/日（15 mg/日）程度で少なくとも半年間維持する[1][8]. 再発回数が多い場合には0.5 mg/kg/日（25 mg/日）程度での維持が必要なこともある. 半年間, 再発がなければ, さらに1 mg/月あるいは10%/月くらいの割合で漸減し, 最終的には0.1 mg/kg/日（5 mg/日）程度での維持を目標とする. 東北大学病院での抗AQP4抗体陽性のNMO25症例の解析で, プレドニゾロン継続治療導入前の平均年間再発率が0.92だったのに対し, 導入後の年間再発率は0.13まで減少している.

38歳女性, プレドニゾロンを減量するたびに再発を繰り返す.
治療法②: イムラン® 錠（50）1〜3錠, 分1もしくは分2
　　　　（プレドニゾロンとの併用が望ましい）
治療法③: プログラフ® カプセル（1）1〜3カプセル, 分1　夕方
　　　　（プレドニゾロンとの併用が望ましい）

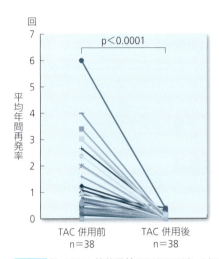 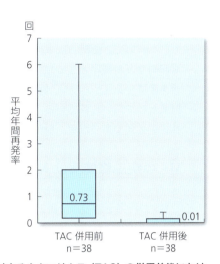

図1 抗AQP4抗体陽性NMO/NMOsdに対するタクロリムス（TAC）の併用前後における再発率の変化（症例数38例: NMO 18例，NMOsd 20例）

TAC併用治療前後で年間再発率を比較し，ステロイド薬単独の治療期間の平均年間再発率の中央値は0.73（0～6.0），TAC併用治療後の平均年間再発率は0.01（0～0.4）であり，TACの併用により年間再発回数は著明に減少した（p＜0.0001）．

　過去の再発回数が多い症例などでは，プレドニゾロンの単独治療で再発が抑制できない場合や，副作用のため高用量のプレドニゾロンが用いにくい場合に免疫抑制薬を併用する．ただし，免疫抑制薬の効果発現までには数カ月を要するため，少なくとも半年間は10 mg/日以上のプレドニゾロンとの併用が望ましい．用いられている免疫抑制薬はタクロリムス（プログラフ®カプセル），アザチオプリン（イムラン®錠，アザニン®錠），シクロスポリン（ネオーラル®カプセル）である．埼玉医科大学総合医療センターでの抗AQP4抗体陽性のNMO 38症例の解析で，プレドニゾロンとタクロリムスの併用治療導入前の平均年間再発率が0.73だったのに対し，導入後の年間再発率は0.01まで減少している[9] 図1 ．

分子標的薬

治療法④:
1か2のいずれかを6～12カ月毎に繰り返す
1. リツキサン®注　375 mg/m²を毎週　計4回点滴静注
2. リツキサン®注　1,000 mgを2週間隔で2回点滴静注

　リツキシマブ（リツキサン®）はB細胞表面のCD20に対するモノクローナル

抗体で，投与直後から末梢血 B 細胞が除去される．CD20 は形質細胞には発現していないので，短期的には抗体産生には影響せず，B 細胞の T 細胞への抗原定時能抑制などが機序として想定されている．北米と欧州では，免疫抑制薬であるアザチオプリン（イムラン® 錠，アザニン® 錠）で効果が認められない場合の第一選択薬として用いられている．日本で施行する場合には適応外のため倫理委員会の承認が必要であったが，現在，日本でも医師主導治験が実施されている．

7. MS の疾患修飾薬は NMO には無効

MS の再発予防の第一選択薬であるインターフェロンβ（ベタフェロン® 皮下注，アボネックス® 筋注）は，NMO には無効でむしろ再発率を増加させることもあり投与すべきではない．また MS の経口薬であるスフィンゴシン 1 リン酸受容体の機能的阻害薬であるフィンゴリモド（イムセラ® カプセル，ジレニア® カプセル）も本邦の MS における治験では後に抗 AQP4 抗体陽性症例が含まれていたことが判明し，いずれの症例でも早期に再発が起こっていた．リンパ球と中枢神経内の血管内皮との接着に関わる α4 インテグリンに対するモノクローナル抗体であるナタリズマブ（タイサブリ® 点滴）も，投与後に NMO が増悪したという海外からの報告が複数ある．グラチラマー酢酸塩（コパキソン® 皮下注），フマル酸ジメチル（テクフィデラ® カプセル）もこれらの結果から，NMO の病態が MS と根本的に異なることが示唆されるので，発症早期の段階で NMO と MS とをきちんと鑑別することは極めて重要である．

Pearls

抗 MOG 抗体が陽性の NMO は？

NMO の一部の症例では，最も高感度の cell-based assay を用いても抗 AQP4 抗体が陰性である．この seronegative NMO の一部に抗 MOG 抗体が陽性の症例が存在する．抗 MOG 抗体陽性 NMO の病態はアストロサイト障害ではなく脱髄が主体と考えられているが，サイトカインの分泌パターンは，MS より NMO に近いと報告されている．再発防止には，抗 AQP4 抗体が陽性の NMO の治療方針に準じてプレドニゾロン継続治療またはプレドニゾロンと免疫抑制薬の併用療法を用いて良好な治療効果が得られたとの報告がある．

妊娠中の NMO のマネージメントは？

　NMO-IgG（すなわち抗 AQP4 抗体）は血液中を循環しており，補体と結合して中枢神経系のアストロサイトの障害を引き起こす．その結果，炎症性細胞浸潤やミエリンの消失が生じる．妊娠マウスの実験では，NMO-IgG は胎盤を通過し，胎盤の炎症や胎児の死亡につながることが示されていて，ヒトでも NMO-IgG が流産を誘発する可能性がある．抗 AQP4 抗体陽性の NMO では，妊娠中や出産後の再発の症状が極めて重篤で，なかには失明する症例も存在する．これらの報告を鑑みて，妊娠中には再発防止の治療を中断せずに，免疫抑制薬を内服しながら妊娠継続することが望ましいと推察される[9]．

文献

[1] 日本神経治療学会治療指針作成委員会．標準的神経治療: 視神経脊髄炎 (NMO)．神経治療学．2013; 30: 775-94.

[2] Sellner J, Boggild M, Clanet M, et al. EFNS guidelines on diagnosis and management of neuromyelitis optica. Eur J Neurol. 2010; 17: 1019-32.

[3] Kimbrough DJ, Fujihara K, Jacob A, et al. Treatment of neuromyelitis optica: review and recommendations. Mult Scler Relat Disord. 2012; 1: 180-7.

[4] Miyamoto K, Kusunoki S. Intermittent plasmapheresis prevents recurrence in neuromyelitis optica. Ther Apher Dial. 2009; 13: 505-8.

[5] Okada K, Tsuji S, Tanaka K. Intermittent intravenous immunoglobulin successfully prevents relapses of neuromyelitis optica. Intern Med. 2007; 46: 1671-2.

[6] 抗アクアポリン 4 抗体陽性視神経炎診療ガイドライン作成委員会．抗アクアポリン 4 抗体陽性視神経炎診療ガイドライン．日眼会誌．2014; 118: 446-60.

[7] Watanabe S, Misu T, Miyazawa I, et al. Low-dose corticosteroids reduce relapses in neuromyelitis optica: a retrospective analysis. Mult Scler. 2007; 13: 968-74.

[8] 高井良樹，中島一郎，高橋利幸，他．MS/NMO 視神経脊髄炎における経口ステロイド剤の再発予防効果．日本神経免疫学会 学術集会抄録集 22 回，56，2010.

[9] Kojima M, Tanaka T, Izaki S, et al. Tacrolimus suppress the recurrence of patients with Aquaporin-4 antibody positive neuromyelitis optica. ECTRIMS. 2015.

〈深浦彦彰，小島美紀〉

MSとNMOで挙児希望や妊娠のために疾患修飾薬を切り替える場合はどうしたらいいでしょうか

　本邦でも多発性硬化症に5種6製剤の疾患修飾薬(disease-modifying drugs: DMD)が使用可能となり，多くの妊娠可能なMS患者にDMDが投与されている 表1 ．日常臨床において，DMDを投与中の女性患者が挙児を希望した時，

表1　MS・NMOに用いる治療薬の米国FDA薬剤胎児危険度分類基準（注釈）

FDA　pregnancy category	治療薬
B: ヒトでの危険性の証拠はない 動物試験では胎仔への危険性は否定されているが，ヒト妊婦での対照試験は実施されていない．あるいは，動物生殖試験で有害な作用（または出生数の低下）が証明されているが，ヒトでの妊娠期3カ月の対照試験では実証されていない，またはその後の妊娠期間でも危険であるという証拠はないもの．	グラチラマー酢酸塩（コパキソン®）
C: 危険性を否定できない 動物試験で胎仔に催奇形性，毒性，その他の有害性が証明されているが，ヒトでの対照試験の実施がない．注意が必要であるが投薬の利益がリスクを上回る可能性がある．	プレドニゾロン（プレドニン®） メチルプレドニゾロン（ソルメドロール®） シクロスポリン（ネオーラル®）[†] タクロリムス（プログラフ®）[†] IFNβ-1b（ベタフェロン®） IFNβ-1a（アボネックス®） 免疫グロブリン[†] フィンゴリモド（ジレニア®，イムセラ®） ナタリズマブ（タイサブリ®） フマル酸ジメチル（テクフィデラ®） リツキシマブ[†]
D: 危険性を示す確かな証拠がある ヒト胎児に明らかに危険であるという証拠があるが，妊婦への使用による利益が容認されることもありえる．	アザチオプリン（イムラン®）[†] シクロホスファミド（エンドキサン®）[†] ミトキサントロン（ノバントロン®）[†] ミコフェノール酸モフェチル（セルセプト®）[†]
X: 妊婦には禁忌 ヒト胎児に対する危険性が証明されている．いかなる利益よりも危険性の方が上回る．ここに分類される薬剤は，妊婦または妊娠する可能性のある婦人には禁忌である．	メトトレキサート（メソトレキセート®）[†]

2017年5月現在，注釈：妊婦（胎児）への危険度の表示について米国FDA薬剤胎児危険度分類が用いられてきた．しかしFDAでは2015年6月30日をもってここの医薬品でのカテゴリー分類の表記を米国ではFDA分類を使用していない．しかし本邦の実臨床においては，いまだ使用されているので，表示する．[†]本邦ではMS，NMOに対して保険適用未承認
(Coyle PK, et al. BMJ Open. 2014; 4: e004536)

DMD を切り替えるのか，中止するのか，継続可能なのか，もし妊娠に気づかず妊娠初期に曝露していた場合妊婦（胎児）への影響はあるのか，などの多くの問題に直面する．一方視神経脊髄炎の挙児希望患者には，副腎皮質ステロイド薬，免疫抑制薬のリスク・ベネフィットを十分に理解し同意を得た上で，適正に継続することが，妊娠・出産に伴う再発リスクを軽減できる．本稿では，これらの問題に対処できるように最新の知見を述べたい．

1. 多発性硬化症（MS）の妊娠・出産の概要

妊娠中，母体内では免疫寛容が働き，サイトカインバランスが Th1 から Th2 にシフトする．MS では，母体内の Th2 シフトによる免疫寛容が，妊娠期の病勢安定化に作用するため，妊娠後期に再発率は顕著に低下する．しかし，出産後 3 カ月はホルモンの急激な変化，育児ストレス，環境の変化により再発率が妊娠前に比べ有意に上昇する．つまり，「出産後早期」は再発リスクの一つである．

挙児希望の患者には，まず妊娠前に寛解期を維持することによって，出産後の再発を起こさないようにすることが重要である．そのためには妊娠前から DMD の治療を開始し，妊娠の準備に備える．妊娠前のグラチラマー酢酸塩やインターフェロン β が，出産後早期の再発リスクを低下させることが国内外で示されている 図1, 2 ． 表1 に米国 FDA 薬剤胎児危険度分類を示した．挙児希望の MS 患者各々の疾患活動性を考慮し，DMD の選択を判断する．

2. MS の挙児希望患者への DMD 選択と妊婦(胎児)へのリスク[1] 図3

1 グラチラマー酢酸塩（glatiramer acetate: GA）: コパキソン®

①本邦の添付文書

妊婦または妊娠している可能性のある婦人には，治療上の有益性が危険性を上回ると判断される場合にのみ投与する（妊娠中の投与に関する安全性は確立していない）．

②胎児への影響

FDA 薬剤胎児危険度分類カテゴリー B であること，欧米の疫学調査において，妊娠中偶発的に本剤の曝露を受けた新生児の先天性奇形の発生率に影響がなかったという結果から，挙児を希望している患者の第一選択薬と位置づけられている．基本的に妊娠前中止が基本であるが，欧米では妊娠中も投与継続する症例

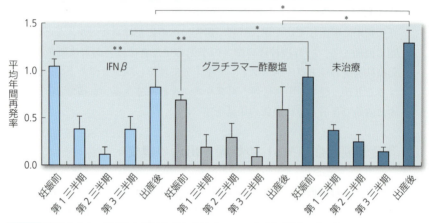

図1 妊娠中GA，IFNβの曝露ありと未治療のMS患者年間再発率の比較
治療群では未治療群と比較すると，出産後の再発率が低下している．
(Boster A, et al. Expert Rev Neurother. 2015; 15: 575-86 より改変引用)

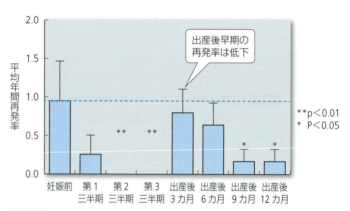

図2 本邦におけるIFNβ-1a治療を行った妊娠例
妊娠前に治療を行っていると出産後の再発率は低下する．
(Shimizu Y, et al. Clinical Exp Neuroimmunol. 2015; 6: 402-8)

もある．

③DMDの切り替え

本剤で寛解期を維持している場合には切り替える必要はない．

再発を起こした場合，本剤が無効であると判断した場合，IFNβ，DMFへの切り替えを検討する．休薬期間は不要である．

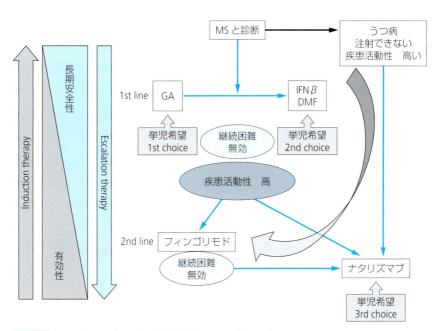

図3 MS治療アルゴリズム（女性患者へのアプローチ）

〔Michel L, et al. Presse Med. 2015; 44: e137-51, Fabian M. Continuum (Minneap Minn). 2016; 22: 837-50, Shimizu Y, et al. Clinical Exp Neuroimmunol. 2017; 8: 71-80〕

2 インターフェロンβ（interferon-β: IFNβ）: ベタフェロン®, アボネックス®

①本邦の添付文書

妊婦または妊娠している可能性のある女性には投与しない〔動物実験（サル）において高用量の投与で胎仔死亡・流産が認められたとの報告がある〕.

②胎児への影響

DA薬剤胎児危険度分類カテゴリーCに分類される．患者が妊娠を希望した場合，妊娠前に中止する．

妊娠に気づかず，偶発的なIFNβの曝露を受けていても，先天性奇形の発生に影響はなかったが，早産，低出生体重児，低身長のリスクは高くなった．その後の臨床研究では，これらのリスクに影響はなかったと報告している．海外では，疾患活動性が高いIFNβ治療中の患者は，注意深く妊娠をモニタリングし，妊娠判明後，ただちにIFNβを中止する選択も提言されている．IFNβは，挙児を希望するMS患者の妊娠前の第二選択のDMDと考えられる．

③DMD の切り替え

本剤で寛解期を維持している場合には切り替える必要はない．再発を起こした場合，本剤が無効であると判断した場合，GA，DMF への切り替えを検討する．切り替えのための休薬期間は不要である．

③ フマル酸ジメチル（dimethyl fumarate: DMF）: テクフィデラ®

①本邦の添付文書

妊娠または妊娠している可能性のある婦人には，治療上の有益性が危険性を上回ると判断される場合のみ投与すること（妊娠中の投与に関する安全性は確立していない）．

②胎児への影響

FDA 胎児毒性カテゴリー C であるが，オーストラリア医薬品評価委員会・先天性異常部会による分類ではカテゴリー B1（妊婦および妊娠可能年齢の女性への使用経験はまだ限られているが，本剤によるヒト胎児への直接・間接的有害作用の発生頻度増加は観察されていない[2]．動物を用いた研究では，胎仔への障害の発生が増加したという証拠は示されていない）に分類されている．

基本的には妊婦または妊娠している可能性のある患者への投与は避ける．もし患者が妊娠を希望した場合，本剤は半減期が短いので妊娠前にあらかじめ数日ないし数週の休薬期間を設ける．妊娠中 DMF の曝露があった女性患者の臨床試験，市販後調査では，自然流産や先天性異常へのリスクは認められなかった．

③DMD の切り替え

DMF で寛解維持ができている場合には切り替えは不要である．

DMF 投与中に再発した場合，ナタリズマブへの切り替えが望ましいが，リンパ球数が 1,000 個/μL 以上に回復した後にナタリズマブに切り替える．

④ フィンゴリモド: ジレニア®，イムセラ®

①本邦の添付文書

妊婦または妊娠している可能性のある婦人には，投与しないこと〔本剤投与中に妊娠した患者において，奇形を有する児が認められたとの報告がある．動物実験において，胚・胎児死亡率の増加（ラットおよびウサギ），内臓異常（ラット：総動脈幹遺残および心室中隔欠損等）および骨格変異（ウサギ）を含む発生毒性が認められている〕．

妊娠可能な婦人に対しては，本剤の投与を開始する前に，患者が妊娠していな

いことを確認すること．患者に対して本剤が胎児に悪影響を及ぼす可能性があることを十分に説明し，本剤投与期間中および最終投与後2カ月間は適切な避妊を徹底するよう指導すること．また，本剤投与中に妊娠が確認された場合には直ちに投与を中止すること（禁忌）．

②胎児への影響

本剤の曝露のあった妊婦で，先天性脛骨弯曲1例，無頭蓋症1例，Fallot四徴症1例の報告があり妊娠・胎児に対する生殖毒性のリスクが認められた．したがって，妊娠可能な患者への投与は特に注意が必要で，妊婦または妊娠している可能性のある婦人には禁忌である．妊娠前の2カ月間投与中止が必要なのは，フィンゴリモドは消失半減期が長く投与中止後血中からの消失には最長で2カ月かかるため，胎児への潜在的リスクが持続するからである．

③DMDの切り替え

本剤投与中の患者が妊娠を希望した場合にはDMDの切り替えが必要である．切り替えるためにはまず本剤を4〜6週間休薬し，末梢血中のリンパ球数が1,000個/μL以上に回復したことを確認後，ナタリズマブに切り替える．

5 ナタリズマブ: タイサブリ®

本剤以外のDMDで，治療効果が得られなかった疾患活動性の高い患者や，これら治療薬の副作用のために継続が困難であった患者が，本剤の適応になる．ただし本剤の投与による進行性多巣性白質脳症（PML）による死亡または重度障害に至った例が報告されている．抗JCV抗体陽性であることが明らかな場合を除き，投与開始前に抗JCV抗体の検査を行い，検査結果を入手してから投与を開始する．

①本邦の添付文書

妊婦または妊娠している可能性のある婦人には治療上の有益性が危険性を上回ると判断される場合にのみ投与する．

②胎児への影響

米国のナタリズマブ治療中に妊娠した症例の前向き調査では，流産率は健常人とほぼ同等であった．また，妊娠第3三半期まで偶発的に本剤に曝露していた新生児に，軽度から中等度の血小板減少，貧血などの血液学的異常を認めたが，4カ月以内に軽快し，重篤な合併症はなかった．

妊娠のための休薬期間について，基本的には2カ月であるが明確な指針はない．本剤休薬によるリバウンドのリスクがあるため，妊娠時に中止，疾患活動性があ

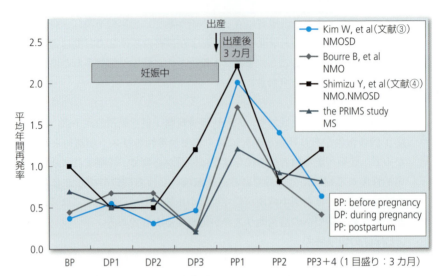

図 4 NMO・MS の妊娠・出産に伴う年間平均再発率の比較
(文献❸, ❹および Bourre B, et al. Neurol. 2012; 78: 875-79, Confavreux C, et al. N Engl J Med. 1998; 339: 285-91)

る場合には妊娠判明時に中止, などの対処が行われている. 非常に疾患活動性が高い症例には妊娠中も本剤を継続投与したという報告もある.
③切り替え
　ナタリズマブで寛解期が維持できている場合には切り替えは不要である.

3. NMO の妊娠・出産と再発リスク: 概要

　視神経脊髄炎(NMO)患者の妊娠・出産に伴う再発は, MS のような妊娠後期の顕著な再発率の低下はなく, 出産後 3〜6 カ月の再発リスクは MS よりも高い. これは, 挙児希望, 妊娠が判明した時点で, 治療薬を中止していた影響があると考えられる❸❹. 図 4. 表 1 にステロイド薬, 免疫抑制薬の米国 FDA 薬剤胎児危険度分類を示した.
　NMO の母親から生まれた児の発達・発育への影響は報告されていないが, NMOSD 発症後の妊娠では有意に流産や子癇前症が多い❺.
　抗アクアポリン 4 (aquaporin-4: AQP4) 抗体は胎盤を経由して, 母親から胎児に移行するので, 児の血清中抗 AQP4 抗体陽性になるが, 通常 1 カ月後には検

出されなくなり，発育・発達への影響も認められていない[③④].

4. 視神経脊髄炎の治療薬の切り替え

　妊娠・出産に伴う再発の危険リスクは妊娠前1年間の再発の有無であり，妊娠・出産に伴う再発を起こさないためには，妊娠前の再発を起こさないことが[④]非常に重要である．

　したがって妊娠のためにステロイド薬，免疫抑制薬を無理に中止せず，適正な免疫抑制薬・副腎皮質ステロイド薬を継続投与し，再発を起こさないようにする[④].

　そのためには，ステロイド薬，免疫抑制薬のリスク・ベネフィットを十分に説明し，患者の理解・同意を得た上で治療を行う． 図5 に示したようにNMO-IgGは補体の活性化とともに胎盤の炎症，流産を引き起こす．したがって妊娠中も適正な治療の継続を行い，胎盤の炎症を抑えることが健常な妊娠・出産に至るということが推察できる．

5. MS の DMD・NMO の治療薬の切り替え: まとめ

MS 図3

①第一選択薬は，胎児へのリスクが低いと考えられているGA.

②第二選択薬はIFNβまたはDMF．IFNβ治療中の挙児希望患者は，妊娠直前に中止する．また，疾患活動性の高い患者では，注意深く妊娠をモニタリングし，妊娠判明後ただちにIFNβを中止する．DMFは妊娠直前に中止する．

③海外では妊娠中投与可能なDMDはGAとIFNβ，非常に疾患活動性の高い患者にはナタリズマブが挙げられているが，投与が母体の有益性が危険性を上回る場合に適応となる．

④フィンゴリモド投与中の患者は，妊娠に備え2カ月間の休薬が必要である．しかしフィンゴリモド休薬期間中の再発が危惧されるため，IFNβまたはナタリズマブへの変更が望ましいと考えられるが，海外においても明確な指針は示されていない．

NMO

　挙児希望患者にはステロイド・免疫抑制薬を無理に中止せず，適正な用量で免疫抑制薬・副腎皮質ステロイド薬を継続投与し，再発を起こさないようにする．

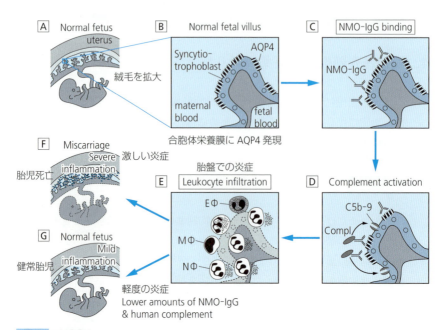

図5 NMOSD
NMO-IgG は補体の活性化とともに胎盤の炎症，流産を引き起こす．したがって妊娠中も適正な治療の継続が必要である．
(Saadoun S, et al. J Immunol. 2013; 191: 2999-3005)

　治療継続について，リスク・ベネフィットを十分に説明し，理解と同意を得ることが必須である．

Pearls

免疫抑制薬を妊産婦へ投与する際に気を付けること

　本邦のアザチオプリン，シクロスポリン，タクロリムスの添付文書には，「妊婦または妊娠している可能性のある婦人には投与しないこと」と記載されている．
　産科ガイドライン 2014 には，『上記の免疫抑制薬は「投与の有益性が危険性を上回る」，「特定の状況下では妊娠中であっても投与が必須，もしくは投与が推奨されている医薬品」に分類されている．妊娠中に免疫抑制薬の継続投与が必要な場合には，本剤の胎児へ影響を説明するだけでなく，母体への有益性・必要性について十分に説明し，患者の理解を得る必要がある』と述べている．挙児希望患者にはま

ずは母体ファーストであること，薬剤のリスク・ベネフィットについて十分に話し合うことが必須である．なお，健常妊婦における児の先天異常の頻度は約 3～5%，流産は 15% 前後と報告されている．

文献

1. Thone J, Thiel S, Gold R, et al. Treatment of multiple sclerosis during pregnancy—safety considerations. Expert Opin Drug Saf. 2017; 16: 523-34.
2. Gold R, Phillips JT, Havrdova E, et al. Delayed-release dimethyl fumarate and pregnancy: preclinical studies and pregnancy outcomes from clinical trials and postmarketing experience. Neurol Ther. 2015; 4: 93-104.
3. Kim W, Kim SH, Nakashima I, et al. Influence of pregnancy on neuromyelitis optica spectrum disorder. Neurology. 2012; 78: 1264-7.
4. Shimizu Y, Fujihara K, Ohashi T, et al. Pregnancy-related relapse risk factors in women with anti-AQP4 antibody positivity and neuromyelitis optica spectrum disorder. Mult Scler. 2015; 22: 1413-20.
5. Nour MM, Nakashima I, Coutinho E, et al. Pregnancy outcomes in aquaporin-4-positive neuromyelitis optica spectrum disorder. Neurology. 2016; 86: 79-87.

〈清水優子〉

妊娠中に MS/NMO を再発した場合の治療はどうするのでしょうか

　妊娠可能な多発性硬化症（MS）/視神経脊髄炎（NMO）女性患者の診療では常に妊娠・出産を意識して行う必要がある．ここでは MS/NMO と妊娠について概説した後，妊娠時の再発治療をどうすればよいか考えていきたい．

1. MS と妊娠

　妊娠では半分非自己の胎児，母体，そして胎児と母体をつなぐ胎盤が三位一体となり，種々のホルモン変化や免疫反応を引き起こし胎児を拒絶することなく妊娠を継続し，最終的には分娩に至る．妊娠期間は妊娠 4 カ月までの妊娠第 1 三半期（1st trimester of pregnancy: DP1），妊娠 5〜7 カ月の妊娠第 2 三半期（2nd trimester of pregnancy: DP2），それ以降分娩までの妊娠第 3 三半期（3rd trimester of pregnancy: DP3）に 3 分割される．

　cytokine をみてみると，DP2 から出産準備前までの DP3 期間は安定維持期であり anti-inflammatory cytokine が優位となる．一方 DP1 から DP2 初期までは，胚盤胞が子宮内膜に着床し placenta-fetal blood supply を形成し胎児を受け入れる準備をするため，また出産直前から分娩までは逆に胎児・胎盤を母体から出すため，pro-inflammatory cytokine が優位となる．一方細胞性免疫の面からみると，着床するためには Th1 細胞の低下が必須であり，妊娠の維持には Th2 細胞が必要であることが知られている．また，父親由来の抗原特異的制御性 T 細胞（paternal antigen specific regulatory T cell）がリンパ節に出現し，すぐに妊娠した子宮へ移動，子宮で増殖し免疫寛容を誘導する．一方，Th17 細胞は妊娠初期の子宮内では感染を防御するために増加するが母体の末梢血では増加せず不変もしくは軽度の低下を示す[1〜4]．

　すなわち妊娠が継続できているということは Th1 細胞が減少し Th2 および制御性 T 細胞（Treg）が増加する状態であり，これは MS を安定化させる状態でもある．その後出産と同時に急速に母体のホルモンや免疫状態は元に戻りこれが出産直後の再発率上昇にも影響している．

　一方，臨床では MS 患者に関する妊娠の考え方がこの半世紀で大きく変わった．1960 年代までの MS 患者は避妊するように指導されてきたが，1970 年代から

徐々に MS 患者の妊娠を肯定する結果が発表されるようになり，1998 年大規模多施設前向きコホート研究である The Pregnancy in Multiple Sclerosis（PRIMS）study で妊娠中は再発が抑制されるという結果が発表されたことにより大きくパラダイムシフトをした[5~7]．現在では MS 患者の妊娠は当たり前のことであり，少なくとも MS には悪影響を与えないとされている[8~10]．

2. MS 妊娠中の再発とその治療

　PRIMS study を含め多くの論文では妊娠中年間再発率は抑制されており，特に DP3 では著明に抑制されるが，それでも約 25％の MS 患者が妊娠中に再発をするといわれている．DP1 では約 30％の MS 患者で再発するとの報告もある．ただし妊娠中再発は軽症化し，妊娠中のみの再発であればその後後遺症として残存しないことが報告されている一方で，産後再発の予測因子として妊娠中の再発が挙げられている[11][12]．すなわち，再発した場合，急性期治療をするかしないかという点から考えなければならない．また，妊娠前に disease-modifying drug（DMD）を中止して妊娠した MS 患者と妊娠初期まで DMD を使用した MS 患者では妊娠中の再発率に差はみられなかったことから，妊娠中の再発は DMD を妊娠初期まで使用したから抑制されるという根拠は今のところない[13][14]．

　妊娠中に MS 再発治療を行う場合，胎児に及ぼす影響も合わせて考えなければならない．MS 患者で再発治療として最も多く使用されている静脈内メチルプレドニゾロン大量療法（ステロイドパルス療法）であるが，米国 FDA 薬剤胎児危険度分類ではカテゴリー C（危険性は否定できない．しかし注意は必要であるが投薬の利益の方がリスクを上回る可能性がある）に分類される．副腎皮質ステロイドは胎盤を通過するが，胎盤絨毛を被覆している細胞（syncytiotrophoblasts）で代謝され，その直下の絨毛間膜内を走る毛細血管（胎児血）へは母体血清の 10分の 1 の濃度しか移行しない．現在までのところ短期間のステロイドパルス療法は妊娠の全ての時期において，胎児および妊娠自体に有意に有害な報告はみられていない．いくつかの大規模コホート試験においても，1.5~9.5% の妊婦 MS が再発にて主に DP1，DP2 にステロイドパルス療法を施行しているが，特に問題はなかった．ただし DP1 にステロイドパルスを施行し口蓋裂となったケースがいくつか報告されているため，再発にてステロイドパルス療法をする場合は患者にきちんと説明してから行う必要がある．

　次に日本では保健適応されている血液浄化療法であるが，これには血漿交換

（plasma exchange: PE）と免疫吸着療法（immunoadsorption plasmapheresis: IAP）がある．しかしMS妊婦に関する大規模な検討はない．

免疫グロブリン大量療法（intravenous immunoglobulin: IVIg）に関しては，米国FDA薬剤胎児危険度分類ではカテゴリーCである．IVIgは妊娠中に使用しての胎児の発育・成長，免疫システムの発達に影響を与えず，授乳中の投与も可能である．こういったことからすでに他の自己免疫疾患の妊婦において多く使用されており，胎児に関しての安全性と忍容性はある程度明瞭にされており，妊娠中の難治性のMS再発を治療するのには適したオプションとして示されてきた．また近年では，産後に定期的にIVIgを使用すると産後の悪化や再発を抑制するといった報告もみられる．しかしその一方で，近年効果の面から推奨しないとするreviewや産後再発の抑制効果はないといった逆の論文もみられる．これに関してはIVIgの量や投与期間など複数の因子が関与している可能性もある．またIVIgを使用した妊婦でみられる脳静脈血栓症や血液製剤であるがゆえのパルボウイルスB19や未知のウイルス感染のリスクは残る．現状では妊娠中の難治性MS再発でステロイドパルスが無効の場合など限られた症例での考慮となるかもしれない[15～18]．

3. NMOと妊娠

NMOはTh2 mediated diseaseのため当初妊娠中は再発が増加するのではないかと予想されていたが，実際は妊娠前の平均年間再発率（annualized relapse rate: ARR）に比べて妊娠中は変わらない，もしくはDP3では増加するというものであった．妊娠中は妊娠前の疾患活動性や妊娠中の再発予防薬の使用状況などによっても異なるが，全体としては約3～4割の患者が再発する．出産後に関しては，MS同様特に産後3カ月までの再発は多く，産後のARRはMS以上に高くなることが示されている[19][20]．

日本の3施設で行われたNMO患者の妊娠に関する研究では，妊娠前にNMOと診断されていた患者の11名中9名が妊娠中または出産後に再発している[21]．特に出産後早い時期での再発が多くみられた．再発に関しては妊娠中の再発予防薬の中断や妊娠1年前の疾患活動性がriskとして考えられるとしている．別の国際多施設共同研究の結果でも産後再発は77%でみられていたが，やはり妊娠中の再発予防薬は全体の15%の患者でしか使用されていなかった[22]．またretrospective studyにおいて，全体の2割強の患者が妊娠中もしくは妊娠後1年以内に

NMO を発症した症例であった．障害度に関しては，産後 EDSS の悪化が報告されている[23]．

一方，胎児に関しては明らかに有意な奇形の増加は報告されていないが，自然流産や妊婦の子癇前症がコントロールと比較して有意に高いことが報告されている[24]．NMO 患者の約 13％で自然流産が報告されており，AQP4 がヒトやマウスの胎盤絨毛を被覆している syncytiotrophoblast に発現していることから，抗 AQP4 抗体が関与しているのではないかと推察されていた．近年マウスとヒト補体を使用した実験で抗 AQP4 抗体と AQP4，ヒト補体が全て揃うと妊娠中胎盤に炎症を起こし胎仔が死亡することが示された．しかし血清の抗 AQP4 抗体レベルが低い場合は胎盤に炎症は起こすものの正常に生まれた．このことから自然流産を避けるためには妊娠中抗 AQP4 抗体のモニタリングを行い，抗体価を低い状態にしておく必要があるのではないかと指摘している[25]．

4. NMO 患者妊娠中の治療

NMO 患者妊娠中の治療は再発予防治療と再発時急性期治療といった 2 つの観点から考えなければいけない．今までの報告から妊娠時再発予防治療を中断した患者に妊娠中や産後の再発が多くみられることや，流産の risk として血清中の高い抗 AQP4 抗体レベルが要因として挙げられていること，NMO 発症後の妊娠自体が流産の独立した risk factor であるとコホート研究でも出ていること[26]から血清中の抗 AQP4 抗体を抑える再発予防薬は妊娠中も必要ではないかと考えられ始めている．しかし全ての NMO 患者に必要なのか，使うとしたら何をどのくらい使用するかについては現在のところ明確な指針はない．

近年の報告でよくみられるのが経口プレドニゾロン（PSL）少量やアザチオプリン（AZT）であり NMO 妊娠による報告では胎児に異常はみられていないが，使用する薬剤が少量で再発をした症例はみられたため，用量設定にあたっては今後抗 AQP4 のモニタリングが必要となってくるかもしれない．また AZT は米国 FDA 妊娠薬剤危険度分類カテゴリー D（危険性を示す確かな証拠がある）に分類される薬剤である．近年ヨーロッパの国々で多くの妊婦使用経験の結果から明らかな胎児奇形がみられなかったと情報を更新している所もあるが，妊娠中再発予防薬を使用する場合は患者によく risk-benefit を説明する必要がある．

次に妊娠中に再発した場合の急性期治療であるが，妊婦 NMO 患者での急性期治療の効果安全性を比較した臨床研究は現在までのところない．多くのコホート

研究ではステロイドパルス療法, IVIg 療法[27], ステロイドパルス療法と IVIg 療法の併用, PE 療法が使用されている[28]. NMO 再発の場合, 繰り返し急性期治療を行うことがあるが, 妊娠中の繰り返すステロイドパルス療法で出生時体重や身長の低下, 頭位狭小化がみられた症例報告があることや, 繰り返し施行したステロイドパルス療法の安全性を示すデータがないことから[29], ステロイドパルス無効例に関しては繰り返しステロイドパルスをするのではなく他の急性期治療を考慮する必要があるかもしれない.

おわりに

MS・NMO 治療とも妊娠・出産は避けては通れない課題であるが, 特に NMO に関しては MS より産後再発のリスクが高く, 障害も大きい. 妊娠中の再発予防治療をどうしていくか, 産後の再発をどう抑制するかなど検討すべき課題は多く, 今後さらなる大規模研究が望まれる.

Pearls

妊娠は患者の免疫動態を大きく変化させ, このことが妊娠時母体と胎児に大きく影響する. MS・NMO の診療に影響を与えた論文として, MS に関しては患者妊娠の自然史を示し the PRIMS study という 12 のヨーロッパの国々の 254 人の MS 患者妊婦が参加した大規模多施設前向きコホート研究（N Engl J Med. 1998; 339: 285-91）を, NMO に関しては抗 AQP4 抗体が胎盤の炎症と胎児死を引き起こすことを動物実験で示した論文（J Immunol. 2013; 191: 2999-3005）を挙げておく. ぜひご一読を.

文献

[1] Saraste M, Vaisanen S, Alanen A, et al. Clinical and immunological evaluation of women with multiple sclerosis during and after pregnancy. Gender Medicine. 2007; 4: 45-55.

[2] Saito S, Nakashima A, Shima T, et al. Th1/Th2/Th17 and regulatory T-cell paradigm in pregnancy. Am J Reprod Immunol. 2010; 63: 601-10.

[3] Gill M, Ingrid C. The immune system in precnancy: a unique complexity. Am J Reprod Immunol. 2010; 63: 425-33.

[4] Alex T, Martin AL. Multiple sclerosis and pregnancy. Curr Opin Obstet Gynecol. 2011; 23: 435-9.

[5] Christian C, Michael H, Martine MH, et al. Rate of pregnancy-related relapse in, multiple sclerosis. N Engl J Med. 1998; 339: 285-91.

⑥ Sandra V, Michael H, Martine H, et al. Pregnancy and multiple sclerosis (the PRIMS study): clinical predictors of post-partum relapse. Brain. 2004; 127: 1353-60.

⑦ Vukusic S, Marignier R. Multiple sclerosis and pregnancy in the treatment era. Nat Rev Neurol. 2015; 11: 280-9.

⑧ Ferrero S, Pretta S, Ragni N. Multiple sclerosis: management issues during pregnancy. Eur J Obstet Gynecol Reprod Biol. 2004; 115: 3-9.

⑨ Keyhanian K, Davoudi V, Etemadifer M, et al. Better prognosis of multiple sclerosis in patients who experienced a full-term pregnancy. Eur Neurol. 2012; 68: 150-5.

⑩ Godiguel E, Benesa C, Brassat D, et al. Multiple sclerosis and pregnancy. Revue Neurologique. 2014; 170: 247-65.

⑪ Hughes SE, Spelman T, Gray DM, et al. Predictors and dynamics of postpartum relapse in women with multiple sclerosis. Mult Scler. 2014; 20: 739-46.

⑫ Portaccio E, Ghezzi A, Hakiki B, et al. Postpartum relapses increase the risk of disability progression in multiple sclerosis: the role of disease modifying drugs. J Neurol Neurosurg Psychiatry. 2013; 85: 846-51.

⑬ Hellwig K, Haghikta A, Rockhoff M, et al. Multiple sclerosis and pregnancy: experience from a nation wide database in Germany. Ther Adv Neurol Disord. 2012; 5: 247-53.

⑭ Fragos YD, Boggid M, Macias-Isalas MA, et al. The effects of long-term exposure to disease-modifying drugs during pregnancy in multiple sclerosis. Clin Neurol Neurosurg. 2013; 115: 154-9.

⑮ Hellwig K. Pregnancy in multiple sclerosis. Eur Neurol. 2014; 72 (supple 1): 39-42.

⑯ Sedighi B, Pardakhty A, Kamali H. Multiple sclerosis and pregnancy; what a neurologist may be asked for? Iran J Neurol. 2014; 13: 57-63.

⑰ Coyle PK. Multiple sclerosis in pregnancy. Continuum. 2014; 20: 42-59.

⑱ Pozzili C, Pugliatti M. An overview of pregnancy-related issues in patients with multiple sclerosis. Eur J Neurol. 2015; 22 (Suppl. 2): 34-9.

⑲ Asgarin N, Henriksen TB, Petersen T, et al. Pregnancy outcomes in a woman with neuromyelitis optica. Neurology. 2014; 83: 1576-7.

⑳ Huang Y, Wang Y, Zhou Y, et al. Pregnancy in neuromyelitis optica spectrum disorder: a multicenter study from south China. J Neurol Sci. 2017; 372: 152-6.

㉑ Shimizu Y, Fujihara K, Ohashi T, et al. Pregnancy-related relapse risk factors in women with anti-AQP4 antibody positivity and neuromyelitis optica spectrum disorder. Mult Scler. 2016; 22: 1413-20.

㉒ Kim W, Kim SH, Nakashima I, et al. Influence of pregnancy on neuromylitis optica spectrum disorder. Neurology. 2012; 76: 1264-7.

㉓ Bourre B, Margnier R, Zeohir H, et al. Neuromyelitis optica and pregnancy. Neurology. 2012; 78: 875-9.

㉔ Ringelstein M, Harmel J, Distelmaier F, et al. Neuromyelitis optica and pregnancy therapeutic B cell depletion: infant exposure to anti-AQP4 antibody and low-dose rituximab postpartum. Mult Scler. 2013; 19: 1544-7.

㉕ Samira S, Patrick WM, Isabel L, et al. Neuromyelitis optica IgG cases placental inflammation and fetal death. J Immunol. 2013; 191: 2999-3005.

㉖ Nour MM, Nakashima I, Coutinho E, et al. Pregnancy outcomes in aquaporin-4-positive neuromyelitis optica spectrum disorder. Neurology. 2016; 86: 79-87.

㉗ Jonathan RT, Pablo FAG. Plasma exchange therapy for a severe relapse of Devic's disease in a pregnant woman: a case report and concise review. Clin Neurol Neurosurg. 2016; 148: 86-90.

㉘ Jurewicz A, Selmaj K. Relapse of neuromyelitis optica during pregnancy-treatment options and literature review. Clin Neurol Neurosurg. 2015; 130: 159-61.

㉙ 清水優子. 特集多発性硬化症と視神経脊髄炎　V. 特論　妊娠, 出産時の治療の進め方. 日本臨牀. 2014; 72: 2053-60.

〈野原千洋子〉

14 出産後授乳中の疾患修飾薬はどうしたらいいでしょうか

1. 産褥期の再発のリスク：薬物療法か授乳か

　出産後3カ月間の年間再発率は有意に増加する．特に，妊娠前年に多発性硬化症（MS）の病勢の活動性が高い患者は，産褥期に再発のリスクが高くなることが指摘されている．出産後の再発リスクが高い患者やインターフェロンβ（IFNβ）を妊娠前に使用していた場合には，分娩後速やかにIFNβを再開することが望ましく，IFNβを投与する場合には授乳を中止するよう，本邦の多発性硬化症治療ガイドラインに記載されている❶．

　出産後には再発の危険が増すため，分娩後速やかに，妊娠前に使用していた疾患修飾薬を再開すべきである．出産後に再発が増えたため新たに再発予防治療を始める目的では，IFNβとグラチラマー酢酸塩は効果の発現が遅く，ナタリズマブの方が急速な抗炎症作用を期待できる．免疫グロブリン，ステロイドパルス療法，プロゲステロンは出産後の再発率を低下させるとはいえない．

　一方，疾患修飾薬を再開せず，授乳した方が再発は減るという報告もある．授乳に伴う無月経がMSの疾患活動性を低下させるので，完全母乳栄養を目指す，という意見まである．ただし，妊娠前に疾患活動性が高かった患者は，授乳せずに出産後早期から疾患修飾薬を再開し，妊娠前に疾患活動性が安定していた患者は，疾患修飾薬を再開せずに授乳する傾向がみられており，疾患活動性に対する授乳の有益性は定まっていない．

2. 薬物療法と授乳との両立

　表1のとおり，医薬品添付文書とガイドラインに従えば，少量のプレドニゾロンと免疫グロブリン以外の薬剤はすべて，授乳中は中止しなければならない．このことを理解した上で，本項以降では，分娩後速やかに疾患修飾薬を再開してもらうための方策の一つとして，母親の薬物療法と授乳とを両立させる可能性について言及する．

　本邦では現在，厚生労働省「妊娠と薬情報センター」事業があり，患者は専門家の個別相談を受けられる❷．MSおよび視神経脊髄炎（NMO）患者は，臨床経

		添付文書	ガイドライン[*1]	文献2[*2]	LRC[*3]
	表1 各種治療の授乳時の危険度				

表1 各種治療の授乳時の危険度

	添付文書	ガイドライン[*1]	文献2[*2]	LRC[*3]
インターフェロンβ（ベタフェロン®, アボネックス®）	中止	中止	安全	L2
グラチラマー酢酸塩（コパキソン®）	中止	—	—	L3
フィンゴリモド塩酸塩（ジレニア®, イムセラ®）	中止	—	—	L5
ナタリズマブ（タイサブリ®）	中止	—	—	L4
フマル酸ジメチル（テクフィデラ®）	中止	—	—	L4
プレドニゾロン	中止	安全	安全	L2
アザチオプリン	中止	禁忌	安全	L3
タクロリムス	中止	禁忌	安全	L3
シクロスポリン	中止	禁忌	安全	L3
メトトレキサート	禁忌	禁忌	—	L4
ミトキサントロン	中止	禁忌	—	L5
ステロイドパルス療法	中止	不可	不可	L2
免疫グロブリン	—	安全	—	—
血漿交換	—	安全	—	—

[*1]: 多発性硬化症治療ガイドライン2010❶.
[*2]: 伊藤真也，村島温子，編. 薬物療法コンサルテーション　妊娠と授乳. 改訂2版. 東京: 南山堂; 2014❷.
[*3]: LRC＝Dr. Hale's Lactation Risk Category. L1（Compatible）からL5（Hazardous）までの5段階で評価.

過や治療方針の個別性が著しいため，実費負担だが，個別相談は良い選択肢と考えられる．薬剤の乳児に対する危険度は，文献3に「Dr. Hale's Lactation Risk Category」があり，L1（Compatible）からL5（Hazardous）までの5段階で評価されている❸．また，インターネットで検索可能な「LactMedデータベース」も臨床に役立つ❹．これらの情報を活用して，薬物療法を行いながら授乳を行う方針に決めたならば，分娩後速やかに疾患修飾薬を再開する．

3. 各々の治療法と授乳 表1

1 インターフェロンβ（IFNβ: ベタフェロン®, アボネックス®）

ガイドラインには，IFNβを高用量投与した動物実験で母乳への移行が認められているため，IFNβを投与する場合には授乳を中止するよう明記されている．一方，本剤の使用と授乳との両立を支持する見解も多い．本剤は分子量が大きいため，母乳へ移行しにくいと推測され，6名の授乳婦での測定では，相対的乳児投与量（relative infant dose）は0.006％と非常に低く，母乳への移行は極めて少ないことが報告された．また，消化管で容易に消化され，本剤を経口投与して

350

も有効性を発揮しなかったという研究もある．通常の投与量であれば児に有害事象の報告はない．

2 グラチラマー酢酸塩（コパキソン®）

　本剤は，4種類のアミノ酸から構成されるポリペプチドの混合物であり，皮下注射により体内に吸収されると，遊離アミノ酸やオリゴペプチドに分解される．そのため，血中や母乳中の濃度の測定は難しい．ただし，分子量が大きいため，母乳へ移行しにくいと推測され，もしも乳児が母乳から本剤を経口摂取しても，新生児でない限り，消化管でそれぞれのアミノ酸へと分解されるので，毒性は低いとされている．数十名程度での授乳の報告では，児に有害事象はなく，本剤と授乳との両立は比較的安全であり，授乳と併用する疾患修飾薬として好適であるとする意見もある．

3 フィンゴリモド塩酸塩（ジレニア®，イムセラ®）

　授乳中のラットに経口投与したところ乳汁中に移行したという実験の詳細が，医薬品インタビューフォームに記載されている．理論的には，分子量が小さい（＜800）と母乳へ移行しやすく，本剤の分子量は343.93と小さいため，移行する危険性がある．また，経口投与で作用する薬剤であるため，児が母乳から経口摂取すると本剤が児に作用する危険がある．分布容積の高さと，タンパク結合率の高さからは，ヒト母乳中の濃度は低いとも推測されるが，Lactation Risk Category で L5 に分類されているのを筆頭に，本剤と授乳との両立は，全く推奨されていない．

4 ナタリズマブ（タイサブリ®）

　妊娠前や妊娠中に再発の多かった患者は，出産後にも再発しやすく，本剤でなければ再発を抑制できなかったほど疾患活動性の高い患者は，分娩後速やかに本剤を再開することが強く推奨される．特に，分娩後1週間以内に再開することで，産後の再発を回避できる可能性が報告されている．また本剤は，他の疾患修飾薬に比して急速な抗炎症作用を発揮するため，出産後の再発を予防する目的で新たに開始する薬剤としても好適である．

　授乳を希望する場合は，本剤の使用を前提として考える必要がある．しかし，添付文書では，ヒト母乳中へ移行することが報告されており，本剤の乳汁からの消失時間に関するデータは得られていないが，血漿中での消失半減期を考慮し，

14
出産後授乳中の疾患修飾薬はどうしたらいいでしょうか

本剤投与中および最終投与後 12 週間は授乳を中止するよう指導すること，という詳細な中止の勧奨がなされている．本剤を投与された MS 患者の母乳を経時的に測定した症例報告では，相対的乳児投与量（relative infant dose）は憂慮すべきほど高値になっている．一方，本剤と授乳との両立を支持する見解としては，一般に IgG は母乳へ移行しにくく，児の消化管で容易に消化され吸収されないこと，本剤は経口投与で作用する薬剤ではなく，分子量が大きいため母乳へ移行しにくいと推測されること，などが挙げられる．

5 フマル酸ジメチル（テクフィデラ®）

添付文書に，ヒト母乳中への移行については不明，とある．活性代謝物であるフマル酸モノメチルは分子量が 129 と小さく，タンパク結合率も低いため，母乳へ移行する可能性がかなりある．また，経口投与で作用する薬剤であるため，母乳から経口摂取すると本剤が児に作用する危険がある．Lactation Risk Category では L4 に分類され，授乳中の使用は推奨されていない．

6 副腎皮質ホルモン薬

ガイドラインでは，プレドニゾロン（PSL）の母乳への移行率は低く，PSL 換算で 30 mg/日までは比較的安全であり授乳をやめる必要はない，と記されている．ステロイドパルス療法に関する記載はないが，30 mg/日までという制限からは，不可と考えるべきであろう．文献 2 でも同様に，「超大量のステロイド剤を投与するパルス療法による治療中以外は授乳可能」と記載され，メチルプレドニゾロン，デキサメタゾン，ベタメタゾンなどの薬剤自体は，授乳の総合評価は「安全」とされている[2]．すなわち，これらの薬剤は，種類ではなく，量が問題である．超大量のパルス療法は，児の内因性副腎皮質ホルモンを抑制する危険があり，児の成長や発達に影響する可能性がある．

近年の報告[5,6]では，ステロイドパルス療法を受けた数例の MS 患者の母乳中の薬剤濃度は，治療後 1 時間以内に最高値に達し，4 時間後までに，乳児の内因性副腎皮質ホルモンと同程度の量が摂取される計算になった．しかし，8 時間後にはかなり低値になり，12 時間以降では検出されない例もあった．これらをもとに，治療後 8〜12 時間以上経過してから授乳することで，ステロイドパルス療法と授乳とを両立できるという意見がある．その場合，治療 4 時間以内の母乳を搾乳して廃棄しておけば，さらに安心であろう．長期に本剤と授乳を両立させる場合には，児の成長や体重，全血球計算などを経過観察する．なお，本剤が母親の

ホルモンに作用して，一時的な乳汁分泌の低下を招くこともある．

6 免疫グロブリン（IVIg）

ガイドラインには，IVIg は新生児の発育発達や免疫機能に対して悪影響はないので，授乳を中止する必要はなく，授乳中も IVIg の治療は可能である，と記載されている．出産後の再発率が本剤治療で低下するかどうかは定まっていない．

7 免疫抑制薬

ガイドラインには，授乳時に免疫抑制薬は原則禁忌であり，授乳婦に投与する場合には授乳を中止すること，と明記されている．一方，文献 2 では，アザチオプリン，タクロリムス，シクロスポリンは，他の免疫性疾患や臓器移植後のヒトにおける報告などから，母乳へ移行する量は少なく，児にも有害事象を認めないため，授乳の総合評価は「安全」とされている[2]．これらの薬剤を用いながら授乳を行う場合には，児の様子を注意深く観察し，必要に応じて血中濃度の測定や，血球減少などの有害事象のモニタリングを行う．

8 血漿交換

ガイドラインには，妊娠時および産褥期に比較的安全に施行できる治療法の一つである，と記載されている．

4. 視神経脊髄炎と授乳

視神経脊髄炎（NMO）の維持療法に用いられるプレドニゾロンや免疫抑制薬は，授乳と両立できる可能性がある．一方，出産後 3 カ月の再発率は MS よりも NMO の方が高く，出産した NMO 患者の約 77％が産後に NMO を再発したという報告がある[7]．このことから，産後の最優先事項は授乳ではなく，患者の再発予防であり，授乳を希望する場合も薬物療法の継続を強く推奨する．さらに，NMO 患者は出産を契機に EDSS が悪化することも知られており，再発した際に，授乳や育児を理由に再発時の治療をおろそかにして，EDSS を悪化させるような事態は避けるべきである．ガイドラインで安全性が確立されている IVIg や血漿交換は入院で行われることも多く，授乳を続けられないこともある．

Pearls

疾患修飾薬は，「初乳を与えた後に再開するのが望ましい」とよくいわれるが，初乳を出すには母乳を出す努力が必要である．努力して初乳を出すと，今度は母乳の出が止まらなくなり，乳汁分泌抑制のために薬を要する場合もある．授乳しない患者は，初乳を与えようとはせず，出産翌日から自己注射や内服の疾患修飾薬を再開するか，1週間以内にナタリズマブを再開する．

文献

1. 日本神経学会・日本神経免疫学会・日本神経治療学会，監．「多発性硬化症治療ガイドライン」作成委員会，編．多発性硬化症治療ガイドライン2010．東京: 医学書院; 2010.
2. 伊藤真也，村島温子，編．薬物治療コンサルテーション　妊娠と授乳．改訂2版．東京: 南山堂; 2014.
3. Hale TW, Rowe HE. Medications & mothers' milk 2017. New York: Springer Publishing Company; 2017.
4. LactMed データベース．https://toxnet.nlm.nih.gov/newtoxnet/lactmed.htm
5. Cooper SD, Felkins K, Baker TE, et al. Transfer of methylprednisolone into breast milk in a mother with multiple sclerosis. J Hum Lact. 2015; 31: 237-9.
6. Strijbos E, Coenradie S, Touw D, et al. High-dose methylprednisolone for multiple sclerosis during lactation: concentrations in breast milk. Mult Scler. 2015; 21: 797-8.
7. Kim W, Kim SH, Nakashima I, et al. Influence of pregnancy on neuromyelitis optica spectrum disorder. Neurology. 2012; 78: 1264-7.

〈蕨　陽子〉

急性期治療　VI

再発・進行防止と予後　VII

対症療法　VIII

説明と医療福祉資源　IX

脱髄性疾患総論　I

疾患概念と臨床症状　II

機序　III

検査　IV

診断　V

MS/NMO 患者を悩ませる後遺症にはどのようなものがありますか

1. MS/NMO 患者の後遺症の特徴[1〜5] 表1

　後遺症とは「病気やけがの主症状が治癒した後に長く残存する機能障害（広辞苑第六版）」と定義されている．厳密には不完全治癒/寛解に伴う自覚的/他覚的障害を意味する．

　多発性硬化症（MS）は中枢神経系に空間的多発性を特徴とする病変を形成するため，急性期には多彩な神経症状を呈する．また，視神経脊髄炎（NMO）も視神経と脊髄に病変が限局するのではなく，脳幹や大脳病変を呈する場合もあり，MSと同様に多彩な急性期の症状を示しうる．これらの急性期の症状に対して急性期治療を行うが，不完全寛解になった場合に後遺症を呈する．また，進行型MSでは様々な症状が蓄積されることが多い．

　これら後遺症のうち，運動機能障害は患者の日常生活動作（activities of daily living: ADL）低下などとして他覚的にも把握しやすいが，感覚障害は自覚症状が主体で他覚的に把握が難しい．視機能障害も患者の生活に大きく影響を与える．

表1 MS/NMO 後遺症の一例

運動障害	筋力低下，痙性，巧緻運動障害など
視力障害	視力低下，視野障害，色覚異常など
感覚障害	異常感覚，感覚低下，突発性症候など
小脳症状	構音障害，不随意運動，失調など
脳幹症状	構音障害，嚥下障害，複視など
膀胱直腸障害	排尿障害，排便障害など
性機能障害	勃起障害など
認知機能障害	高次脳機能障害，認知症，脳梁症候など
うつ	多因子
易疲労性	複合要因，温度感受性を含む
温度感受性	Uhthoff 現象
突発性症候	三叉神経痛，有痛性強直性筋痙攣，paroxysmal dysarthria and ataxia, paroxysmal itching, paroxysmal diplopia, paroxysmal hemiataxia, paroxysmal crossed paraesthesiae など

認知機能障害は MS においては急性期においても大脳病変で生じる場合がある．また臨床的に再発がなくても，大脳萎縮の進行および認知機能障害が有意に進行しているとの知見が集積されている．

また，排尿障害や排便障害は知られたくないという心理も働きやすいが，外出の制限など患者の生活の質（quality of life: QOL）を著しく低下させる場合も多い．性機能障害も同様である．

うつ病や精神症状も MS や NMO で発症する可能性がある．これらは社会的隔離などにつながる可能性がある．

易疲労性や温度感受性（Uhthoff 現象）は MS や NMO に特徴的な後遺症である．易疲労性は周囲に理解してもらいにくい症状で，原因も Uhthoff 現象のみでなく複合要因であり，各種対症療法のみでなく日常生活の工夫なども取り入れる．

また，MS や NMO に特徴的ないろいろな突発性症候も古くから知られており，MS や NMO の再発と混同しないことも大切である．

MS や NMO の対症療法は根本的な治療ではないが，患者の QOL や ADL を改善できる可能性がある．また，対症療法とともに，患者への生活指導（適度な運動，バランスの取れた食事，直射日光を避ける，禁煙，熱いお風呂や高温の場所を避ける，ストレスをためず気分転換を図るなど）も重要である．その他，社会資源の活用やチーム医療，患者会などを積極的に利用し，患者および家族が孤立することを避けることも大切である．

本稿では，最新の MS や NMO 後遺症の病態や，それに対する対症療法（薬物療法，補助装具，リハビリテーションなど）は各論に譲り，主要な後遺症の概説を行う．

2. 主に急性期症状からの後遺症

1 運動機能障害

MS や NMO の運動機能障害は上位運動神経障害としての脱力や痙縮，小脳や脳幹障害に伴う不随意運動や失調なども含まれる．上位運動神経障害としての脱力に関しては，四肢麻痺，片麻痺，単麻痺が障害部位によって出現する．また，上位運動神経障害は徒手筋力テストで正常筋力レベルまで回復しても巧緻運動障害が存在することがあり，留意を要する．四肢の痙縮も経過中に大多数の患者に出現し，運動機能障害に大きく関連しており対応が重要である．

振戦などの不随意運動は食事などの ADL への影響の他，インターフェロン β

自己注射などにも影響を与える.

2 視力障害・視野障害・半盲

これらも ADL や QOL に大きな影響を与える一方で転倒の大きなリスクファクターである.

3 感覚障害

自覚的なチクチク感や灼熱感，しびれ感，痛みなどや，触られると痛みや不快な感じが生じる錯感覚や痛覚過敏がよくみられる．これらに関しては各種薬剤が使用される．また，感覚低下もあるため，外傷や低温火傷，凍傷などに気をつけるよう指導する．特に糖尿病合併患者にはフットケアの重要性を指導することが大切であると考えられる.

後述の突発性異常としての三叉神経痛や有痛性強直性痙攣などに関しての知識と対応も必要である.

4 排尿・排便障害

MS や NMO で多くみられる自律神経障害が排尿障害であり，薬剤や自己導尿で対応するが，患者の ADL や QOL を大きく阻害する要因となる．排便障害は便秘と便失禁があり，患者を悩ませる症状である.

5 その他

複視，眼振，構音障害，嚥下障害，性機能障害などが障害部位に応じて起こりうる.

3. 急性期にも起こりうるが慢性期にも問題となる後遺症

1 認知機能障害

認知機能障害は MS では急性期においても大脳病変の巣症状（失語，失認，失行，記銘力障害など）が病変部位（言語野，主に優位大脳半球病変，脳梁病変など）で生じる可能性があるが，臨床的に再発がなくても，大脳萎縮の進行および認知機能障害が有意に進行しているとの知見が集積されている．ただし，その認知機能障害のパターンは Alzheimer 型認知症のそれとは違うとされる．NMO に関しても正常コントロールに比べ認知症スコアの低下を示すデータもあるが，今

後の研究が待たれる．

2 精神症状

　MS や NMO の精神症状として，「感情が変化しやすい」，「泣き笑いを止めることができない」，「多幸症」，「不安」，「性的障害」，「易刺激性」，「人間関係の確立困難」，「社会的隔離」などが挙げられている．うつ病や精神症状は，再発への不安や後遺症を含めた各種の症状への心的反応性の他，根治治療がない指定難病を受け入れるという精神的困難さなど疾患自体に起因するものも多い，また，家族への負担をストレスと感じたり，生活環境を変えざるを得ないことにより社会的立場の変化や孤立感など環境因子も影響する．また MS におけるインターフェロンβ製剤の副作用としてのうつ病の発症や，NMO 治療に伴うステロイド精神病の可能性も留意する．このように多因子が時には気付かれずに存在しており，薬物療法のみでなく，精神科医へのコンサルトなどを適宜行うことが必要と考える．

4. MS や NMO に特徴的な後遺症[3〜5]

1 易疲労性

　疲労は MS 患者でよくみられる症状で 2/3 以上に出現するとされる．2 種類の疲労があるとされ，1 種類は持続する疲労で，簡単な作業やただ身体を動かすことも難しくなる場合もある．もう 1 種類の疲労は，安静にしている時には特に問題はないが，身体を動かした後に突然疲労感におそわれるタイプである．QOL の妨げになるが周囲からはやる気がないなどと誤解を招くこともある．

　易疲労性の原因は多因子性で複合要因と考えられており，治療のアプローチも薬剤の他，生活指導も大切である．脱髄自体による電気信号伝達の障害，MS の後遺症（複視，失調，脱力，疼痛など），不眠，うつ状態，温度過敏性，低血圧，インターフェロンβの副作用などが複合して関与していると考えられる．

　生活指導では，疲労の強い作業は午前に行う，体温調整，こまめな休養，ストレスをためない，気分転換などが挙げられる．

2 温度感受性（Uhthoff 現象）

　Uhthoff 現象は，体温が上がることにより一時的にみられる症状の増悪もしくは症状の出現である．疲労感，視力低下，脱力，ふらつき，しびれ感などがみられる．1890 年に Wilhelm Uhthoff が提唱した症候であり，歴史的に MS と

NMOを分けて診断してきた欧米においてMSに特徴的な所見とされてきていたが，現在ではNMOも同様に本症候を示すことが知られている．

入浴・天候・暖房・運動など体温上昇をきたすものが誘因となるが，日本人の場合は湯船に浸る入浴習慣があり，生活指導も重要である．

3 突発性症候[3]

これらの症候は多くが短時間の症状の，間隔をおいた繰り返しであるが，患者にとっては再発の心配を惹起させるものであり，その知識と対応は周知しておく必要があると考える．

三叉神経痛

MSやNMOの障害部位の観点からは，特発性の三叉神経痛とは違う機序が考えられ，30％程度は両側性である[5]．投薬治療が中心であるが，ADLが保たれている片側性の三叉神経痛の患者では，定期検査の頭部MRIの時に一度はMRAでloot entry zoneでの三叉神経と脳動脈の圧迫などは評価してもよいと考える．

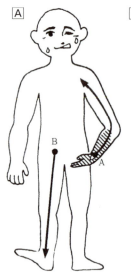
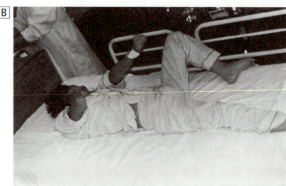

図1 当時は視神経脊髄型MSと診断されていたNMO日本人症例のPTS
A: PTSの模式図．斜線部は異常感覚部を示し，矢印は疼痛および強直性痙攣の拡がる方向を示す．
B: PTS時の異常肢位．頸部は左方へ捻転し，右上肢は屈曲，左上肢は伸展位をとっている．両手とも固く手を握りしめている．下肢では左は屈曲，右は伸展位をとっている．

(小田健一郎，柴崎 浩．E. 有痛性強直性痙攣．In. 黒岩義五郎，他編．多発性硬化症 基礎と臨床．東京: 新興医学出版社; 1985. p.75-8)

有痛性強直性筋痙攣（painful tonic spasm: PTS）

持続の短い痛みを伴い，手足が硬直する状態であり，MS と NMO の両者に起こりうる． **図1** は古いものであるが有名な PTS の日本人患者の写真である．当時の診断は視神経脊髄型 MS だが，NMO 患者である（「peals」参照）．

その他の突発性症候[❸]

paroxysmal dysarthria and ataxia, paroxysmal itching, paroxysmal diplopia, paroxysmal hemiataxia, paroxysmal crossed paraesthesiae などが知られている．

おわりに

各論にあるように各種薬剤や理学療法，補助装具などの開発は進んでいる．それらにより患者の ADL や QOL の改善，環境の整備が期待される．ただし，対症療法は限界があることを理解する必要もある．例えば，運動障害は筋力低下，痙性，不随意運動，巧緻運動障害などが複合的に影響している場合が多く，多面的な対応が必要である．

また，神経内科医のみでの解決は難しく，リハビリテーション科，泌尿器科，精神科など複数科の医師の介入や，看護職，理学療法士，作業療法士，言語療法士，薬剤師，介護士，メディカルソーシャルワーカーなどのチームであたることが理想ではある．ただし，実際には患者がおかれている医療環境，社会環境，家庭環境などに依存し，このような理想的な環境はまず望めない．しかし，各論にある最新の治療の情報を常に収集し，患者のおかれている環境内で実施できる可能性のある療法に関しては患者に情報提供を行い，試みるかを問うていくことは重要である．best と思われるが実施が難しいものよりも実施可能な better の組み合わせで対応することが実践的である．

また，別項の社会資源の活用，患者会や患者コミュニケーションサイトの紹介など多面的なアプローチも，患者や家族に精神的安寧をもたらし，孤独を避けることにつながるため重要であると考える．

私見になるが，「患者や家族の思いを十分理解する」といった医師としての気持ちは常に必要だが，「100％理解する」ことは無理であることも承知し，「少しでも近づく気持ち」を常に持ちながら，患者のおかれている環境下で，できる範囲での多種職で療養をサポートする気持ちが大切であると考えている．

Pearls

NMO における有痛性強直性筋痙攣 (painful tonic spasm: PTS)

　欧米では血清抗 AQP4 抗体が発見される前から，臨床的に MS と NMO は別の疾患として扱われていた歴史がある．一方，日本では NMO の大部分は視神経脊髄型 MS として MS に分類されてきた． 図1 は有名な PTS を呈している日本人患者の写真である．当時の診断は視神経脊髄型 MS だが，保存血清で抗 AQP4 抗体が陽性であり，現在の診断は NMO である．抗 AQP4 抗体発見前の欧米と本邦データを比較する場合はこの点を考慮して欲しい．

　欧米発の古くからの MS の特徴（視神経が好発部位，Uthoff 現象や各種突発性症候など）は NMO でもみられるが，MS の特徴であることに変わりはない．

文献

1. Shah P. Symptomatic management in multiple sclerosis. Ann Indian Acad Neurol. 2015; 18 (Suppl 1): S35-42.
2. 大橋高志. 多発性硬化症の治療. 対症療法. 多発性硬化症の治療. 多発性硬化症 (MS). Ⅱ. 免疫性中枢神経疾患. 日本臨床. 2015; 73 Suppl 7: 228-33.
3. Muto M, Mori M, Sato Y, et al. Current symptomatology in multiple sclerosis and neuromyelitis optica. Eur J Neurol. 2015; 22: 299-304.
4. 新野正明. MS/NMO の対症療法. 多発性硬化症および類縁疾患の治療の実際. MS Frontier. 2013; 11: 88-90.
5. Samkoff LM, Goodman AD. Symptomatic management in multiple sclerosis. Neurol Clin. 2011; 29: 449-63.

〈雪竹基弘〉

疼痛の治療はどうするのでしょうか

1. MS/NMO の疼痛の特徴

疼痛は多発性硬化症（MS）の約 30〜80%，視神経脊髄炎（NMO）の 80%以上の患者でみられ，ADL や QOL の大きな妨げとなる．MS や NMO の痛みの機序は様々だが，多くは神経障害性疼痛で，中枢神経の脱髄，炎症，軸索障害から二次的に生じる．疼痛に対する治療は control study が少なく，少数例の検討や open-label study の報告をもとに臨床経験を軸に進められることが多いが，痛みの機序を分類し治療することでより効果的である可能性がある[1〜3]．

MS や NMO の疼痛には，持続する四肢や体幹の異常感覚性疼痛や間欠的に起こる三叉神経痛，Lhermitte 徴候などの神経障害性疼痛，有痛性強直性筋痙攣や痙性に伴う疼痛，頭痛，視神経炎に伴う眼痛，運動障害による筋骨格系の変形に起因する疼痛，治療に伴う疼痛がある[2]．

2. MS/NMO の神経障害性疼痛

MS や NMO の神経障害性疼痛は一般的に解熱鎮痛薬では効果が乏しく，抗うつ薬や抗てんかん薬を用いる[1〜5]．単剤で効果が十分でない場合は複数の薬剤を併用し痛みのコントロールを行う．

抗うつ薬の中で，三環系抗うつ薬（tricyclic antidepressants: TCA），アミトリプチリン（トリプタノール® 10〜30 mg/日），クロミプラミン（アナフラニール® 10〜30 mg/日），ノルトリプチリン（ノリトレン® 10〜50 mg/日）が有効である．また，選択的セロトニン再取り込み阻害薬（selective serotonin reuptake inhibitor: SSRI）やセロトニン・ノルアドレナリン再取り込み阻害薬（serotonin noradrenaline reuptake inhibitor: SNRI）も用いられる．SSRI ではセルトラリン塩酸塩（ジェイゾロフト® 25〜50 mg），フルボキサミンマレイン酸塩（ルボックス®，デプロメール® 25〜100 mg）がある．SNRI では MS の痛みに対してデュロキセチン塩酸塩（サインバルタ® 20〜60 mg）の有効性が RCT で示されている．副作用として，TCA では眠気や口渇，尿閉，排尿障害，便秘，低血圧，めまいなどがある．SSRI，SNRI の副作用には，眠気，ふらつき，嘔気や食

思不振，不安・焦燥感などがあり，特に SSRI では急激な中断や減量による離脱症候群に注意を要する．

抗てんかん薬では，カルバマゼピン（テグレトール® 200〜600 mg/日）ガバペンチン（ガバペン® 200〜1,200 mg/日），プレガバリン（リリカ® 75〜300 mg/日）がよく用いられる．レベチラセタム（イーケプラ® 500〜1,000 mg/日），ラモトリギン（ラミクタール® 25〜200 mg）の有効性を示す報告がある．クロナゼパム（リボトリール® 0.5〜3 mg/日）もよく用いられ有効な症例がある．いずれの薬剤もふらつき，眠気などの副作用に注意しながら少量より開始し漸増する．カルバマゼピンは重篤な薬疹が出現することがあり注意する．

オピオイド製剤は有効な例もあるが使用の必要性は十分検討する．トラマドール塩酸塩〔トラマール® 25〜200 mg/日，ワントラム® 100〜200 mg/日，トラマドール/アセトアミノフェン合剤（トラムセット® 1〜8 錠/日）〕を少量から開始する．副作用として，眠気，ふらつき，嘔気などがあり，特に高齢者には注意が必要である．

三叉神経痛の頻度は 1.9〜6.3％と報告されている[1]．カルバマゼピン（テグレトール®），ガバペンチン（ガバペン®），プレガバリン（リリカ®），ラモトリギン（ラミクタール®），トピラマート（トピナ®）の単独または併用が有効である．薬物療法が無効な場合には，三叉神経節ブロックやγナイフ放射線治療を検討する．

3. MS/NMO のその他の疼痛

有痛性強直性筋痙攣は，持続時間 2 分以内の不随意の短い筋収縮に伴う痛みで，顔面，上肢，下肢の一部から生じ広がることがある．MS の約 10％の症例が経験するといわれる．バクロフェン（リオレサール® 5〜30 mg/日），ジアゼパム（セルシン® 2〜10 mg/日），ガバペンチン（ガバペン®），カルバマゼピン（テグレトール®），メキシレチン（メキシチール® 100〜300 mg）が有効である．

MS 患者の約半数で頭痛がみられるといわれており，アセトアミノフェン，NSAIDs で効果がある場合が多い．

痙縮を伴う疼痛にはチザニジン（テルネリン® 3〜6 mg/日），エペリゾン（ミオナール® 150 mg/日）やバクロフェン（リオレサール® 5〜30 mg/日），A 型ボツリヌス毒素注射（ボトックス®）が有効なことがある．高度な痙縮を伴う疼痛には，バクロフェン髄注療法（intrathecal baclofen: ITB）の適応になる症例がある．

| Ⅶ 急性期治療 | Ⅷ 再発・進行防止と予後 | Ⅷ 対症療法 | Ⅸ 説明と医療福祉資源 |

治療に伴う疼痛には，インターフェロンβ製剤（ベタフェロン®，アボネックス®）や，グラチラマー酢酸塩（コパキソン®）の注射部位疼痛がある．注射手技の改善や注入補助具の使用で痛みが軽減することもある．注射する直前に局所の皮膚を冷やす，または，グラチラマー酢酸塩の場合は温めることで疼痛緩和できることがある．注射部位の痛みに，抗ヒスタミン薬やステロイドを含有したクリームの局所塗布が有効である場合がある．インターフェロンβ製剤などの注射後の局所痛，関節痛，頭痛には解熱鎮痛薬が有効である．

再発時に伴う疼痛や眼痛，Lhermitte 徴候にはステロイドパルスや血液浄化療法などの急性期治療を行う．また，慢性に経過する四肢，体幹の疼痛や三叉神経痛の増悪時にも，その疼痛に炎症やサイトカインが関与している可能性があり，ステロイドパルスや血液浄化療法が有効なことがある．

難治性疼痛に対する外科的治療として脊髄刺激療法がある[5]．また，慢性疼痛は薬物治療に加えて，精神的なサポートや生活，環境面での指導も重要である．

近年，NMO に対して抗 IL-6 受容体抗体であるトシリズマブ（アクテムラ®）が再発抑制のみならず神経障害性疼痛にも有効であると報告されており[6]，今後期待される．

2 疼痛の治療はどうするのでしょうか

Pearls

・多発性硬化症や視神経脊髄炎の痛みには抗うつ薬や抗てんかん薬が用いられ，少量から開始し増量する．効果が不十分な場合でも，単剤で最大量まで投与を試みるのではなく，複数の薬剤を併用することで，副作用を最小限にとどめてより高い効果が期待できる．

・慢性に経過している疼痛でもその増悪時には炎症機序が関与している可能性があり，ステロイドパルスや血液浄化療法が有効である場合がある．また，後遺症と判断されている疼痛が持続的な慢性炎症による可能性もあり，対症療法での疼痛コントロールに加え，ステロイド製剤や免疫抑制薬追加で良好な経過をとる症例がある．

文献

[1] Solaro C, Uccelli MM. Management of pain in multiple sclerosis: a pharmacological approach. Nat Rev Neurol 2011; 7: 519-27.

[2] Truini A, Barbanti P, Pozzilli C, et al. A mechanism-based classification of pain in multiple sclerosis. J Neurol. 2013; 260: 351-67.

JCOPY 498-32800

❸Khan N, Smith MT. Multiple sclerosis-induced neuropathic pain: pharmacological management and pathophysiological insights from rodent EAE models. Inflammopharmacol. 2014; 22: 1-22.

❹岡本智子. 対症療法. In: 山村 隆, 編. 多発性硬化症 (MS) 診療のすべて. 東京: 診断と治療社; 2012. p.99-108.

❺日本神経学会・日本神経免疫学会・日本神経治療学会, 監. 多発性硬化症, 視神経脊髄炎診療ガイドライン作成委員会, 編. 多発性硬化症, 視神経脊髄炎 治療ガイドライン 2017. 東京: 医学書院; 2017.

❻Araki M, Matsuoka T, Miyamoto K, et al. Efficacy of the anti-IL-6 receptor antibody tocilizumab in neuromyelitis optica: a pilot study. Neurology. 2014; 82: 1302-6.

〈岡本智子〉

易疲労感やうつの治療は どうするのでしょうか

1. 易疲労感

1 MS・NMO における易疲労感

易疲労感は多発性硬化症（multiple sclerosis: MS）や視神経脊髄炎（neuromyelitis optica: NMO）でよくみられる症状で，日常生活に支障をきたす重要な症状の一つである．

MS 患者 75 人と NMO 患者 39 人において異常な慢性疲労は MS 患者で 70.7%，NMO 患者で 76.9% と，MS と NMO とで有意差がなかった❶．軽度から高度のうつ症状も MS 患者で 62.7%，NMO 患者で 74.4% と，MS と NMO で有意差はなかった❶．MS および NMO においてうつ症状と易疲労感に強い相関がみられたと報告されている．

易疲労感の原因と誘因として，MS に関連するものとして，抑うつ，睡眠障害，疼痛，薬物の副作用などがあり，MS に関連しないものとして，貧血や甲状腺機能障害などがある 表1 ❷．これらの原因の臨床的な危険信号を注意深く検出し，鑑別診断のための評価や検査を行うことが重要である．

2 運動療法

MS の易疲労感に対する運動療法はメタ解析において有意に有効であることが示されている（標準化平均差: −0.53; 95%信頼域: −0.73〜−0.33, p＜0.01）❸．易疲労感に対して有効性の高い運動療法としては耐久性訓練（標準化平均差: −0.43; 95%信頼域: −0.69〜−0.17, p＜0.01）であった．その他の訓練として，有酸素運動，水中運動，抵抗運動などが易疲労感に対して有意に有効であった❸．

なお，MS に対する運動療法は再発の有意のリスクにならないことが示唆されている．

3 薬物療法

アマンタジン

アマンタジン（100 mg 1 日 2 回投与）の MS に関連した易疲労感に対する有

| 表 | MS 患者でみられる易疲労感の原因と誘因 | | |

原因	臨床的危険信号	診断法
MS に関連する原因		
抑うつ 睡眠障害	気分の落ち込み 過度の眠気，睡眠障害につながる 　状態の臨床的特徴，例えば睡眠 　時無呼吸の懸念や肥満，	神経心理学的評価 睡眠障害の専門医の評価
疼痛，筋けいれん 膀胱障害，例えば夜間 　頻尿や尿路感染 薬品の副作用	診察中の疼痛や筋緊張の亢進 発熱 最近開始された新規薬品や以前か 　らの処方薬の増量	問診や診察 体温測定，尿培養，泌尿器科 　医の評価 問診
MS に関連しない原因		
貧血 甲状腺機能障害: 甲状 　腺機能低下/機能亢進 薬品の副作用	皮膚/結膜の蒼白 体重，毛髪，血圧の最近の変化 最近開始された新規薬品や以前か 　らの処方薬の増量	血中ヘモグロビン値の測定 血中甲状腺ホルモン値の測定 問診

(Tur C. Curr Treat Options Neurol. 2016; 18: 26)[2]

効性を示唆したランダム化比較試験（randomized controlled trial: RCT）はあるが，システマティックレビューでは，アマンタジンの MS に関連した易疲労感に対する有効性のエビデンスは不十分という結果であった[4]．

カルニチン

カルニチンはミトコンドリアにおいて脂肪酸の運搬と代謝に関与することにより，筋肉の持久力と易疲労感に対する耐久性に効果が期待される．

カルニチンの投与により MS 患者の易疲労感が軽減したという臨床試験があるが，システマティックレビューでは，カルニチンは MS の易疲労感に対して有効性を示すには不十分な結果であった[5]．

アミノピリジン

アミノピリジンは神経軸索上に存在する電位依存性カリウムチャンネルの阻害薬である．アミノピリジンは脱髄神経の活動電位の伝導を改善する．4-アミノピリジンは脂溶性で血液脳関門を通過できることから MS に関連する治療に試みられている．

MS に対して 4-アミノピリジン 32 mg/日またはプラセボを各 6 カ月間投与したところ易疲労感に対する効果は有意差がなかった[6]．しかし，4-アミノピリジンの血中濃度が 30 ng/mL を超える高濃度群では易疲労感に有意な改善効果があった．

fampridine

fampridine（本邦では未承認）は 4-アミノピリジンの徐放性薬物であり，欧米では認可されている．

MS 患者に対する fampridine の易疲労感に対する効果が評価され，fampridine で歩行障害に改善がみられた患者において易疲労感の有意な改善がみられた[7]．

免疫調整薬

MS に対する免疫調整薬において MS に関連する易疲労感にも効果があることが示されている．

①グラチラマー酢酸塩

再発寛解型 MS 患者 291 人がグラチラマー酢酸塩で治療され 12 カ月間前向きに追跡調査された結果，疲労症状が有意に改善し（$p < 0.001$），仕事を休む日が有意に減少した（$p < 0.001$）[8]．MS 患者 218 人に対してグラチラマー酢酸塩（61％）またはインターフェロン β（39％）が投与され経過観察されたところ，易疲労感はグラチラマー群においてインターフェロン β 群に比べてより改善がみられた（オッズ比 2.36, 95％信頼域 1.03〜5.42, $p = 0.033$）[9]．再発寛解型 MS 患者 197 人をグラチラマー酢酸塩で治療し，12 カ月経過観察したところ，疲労症状は以前に免疫調整薬治療を受けていない患者では有意に改善がみられた（$p < 0.01$）[10]．一方，うつ症状には改善がみられなかった．

②フィンゴリモド

MS 患者 1,053 人において，無作為に 3：1 でフィンゴリモドへ変更した群とインターフェロンまたはグラチラマーの治療を継続した群とで 6 カ月後に評価した．その結果，倦怠感はフィンゴリモドへ変更した群がインターフェロン β-1a 皮下注およびインターフェロン β-1b 皮下注を継続した群に比べて有意に改善がみられ，グラチラマーおよびインターフェロン β-1a 筋注を継続した群とは有意差はなかった[11]．

③ナタリズマブ

MS 患者 195 人においてナタリズマブ治療を行ったところ，12 カ月後に MS 関連易疲労感に有意の改善がみられた（$p < 0.0001$）[12]．また，再発寛解型 MS 患者 89 人にナタリズマブ治療を行ったところ，12 週以内に易疲労感に有意の改善がみられ，48 週まで維持された[13]．一方，再発寛解型患者 51 人にナタリズマブ治療を行ったところ，うつに有意の改善がみられたが，易疲労感には有意の改善がみられなかったという報告もある[14]．

| I 脱髄性疾患総論 | II 疾患概念と臨床症状 | III 機序 | IV 検査 | V 診断 |

2. うつ症状

1 MS・NMO におけるうつ症状

　MS では精神症状の合併が多く，うつ病の有病率は 20.6％で，臨床的に有意のうつ症状は 35.0％とされている．MS における生涯有病率はうつ病が 36〜54％（一般人は 16.2％），双極性障害が 13％（一般人は 1〜4.5％）とされている．

　上述のように，軽度から高度のうつ症状は MS 患者で 62.7％，NMO 患者で 74.4％と，MS と NMO で有意差はなかったとされている[①]．

　なお，MS や NMO に対する治療薬（ステロイドやインターフェロン製剤など）によりうつなどの精神症状が出現することがあるため，これらの治療薬を使用している場合にはその中止・変更も検討する．

2 薬物療法

抗うつ薬

　うつ病を伴った MS 患者 28 人に desipramine（本邦では未承認）を平均 136 mg/日投与と精神療法を受けた群およびプラセボ投与と精神療法を受けた群とを 5 週間追跡調査し，desipramine はうつ症状に対して有効性が示唆された[⑮]．うつ病を合併した MS 患者 42 人においてパロキセチンとプラセボを RCT で 12 週追跡調査したところ，主要評価項目では有意差がみられなかったが，パロキセチンがプラセボよりうつの改善傾向が高かった[⑯]．

　うつ病を伴った MS 患者 63 人を認知行動療法群，支持的表出的グループ療法群，セルトラリン投与群の 3 群に分けて 16 週間経過観察したところ，認知行動療法またはセルトラリンが支持的表出的グループ療法よりうつの改善に有意に有効であった[⑰]．

　MS のうつに対する薬物療法の 3 つの臨床試験のシステマティックレビューでは，抗うつ療法は有意に有効とされている（標準化平均差：−0.45; 95％信頼域：−1.07〜−0.20）[⑱]．

免疫調整薬

①フィンゴリモド

　再発型 MS 患者 1,053 人において，無作為に 3：1 でフィンゴリモドへ変更した群とインターフェロンまたはグラチラマーの治療を継続した群とで 6 カ月後に評価したところ，うつ症状はフィンゴリモドへ変更した群がインターフェロン β-

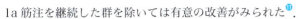

1a 筋注を継続した群を除いては有意の改善がみられた[11].

②ナタリズマブ

再発寛解型 MS 患者 51 人にナタリズマブ治療を行ったところ，うつ症状に有意の改善がみられた．一方，易疲労感には有意の改善がみられなかった[14].

3 非薬物療法

認知行動療法

MS のうつに対して認知行動療法といった心理療法が有意に有効であることがシステマティックレビューで示されている（標準化平均差：－0.45；95％信頼域：－0.74〜－0.16）[18].

運動療法

MS に伴ううつ症状に対する 12 臨床試験の合計で 476 人の被験者におけるメタ解析において運動療法が有効であることが示唆されている（標準化平均差：－0.37；95％信頼域：－0.56〜－0.17）[19]．運動療法としては，抵抗訓練，耐久性運動などが実施された．運動療法によりうつ症状が改善した臨床試験における平均総合障害度尺度（Expanded Disability Status Scale: EDSS）は 3.7〜6.3 と中等症の患者を対象としていた．

Pearls

MS に伴う易疲労感およびうつ症状とサイトカイン

炎症性サイトカインは易疲労感やうつ症状を誘発することが知られている．易疲労感を伴った MS 患者の血中において腫瘍壊死因子α（tumor necrosis factor-α: TNF-α）やインターフェロンγ（interferon-γ: IFNγ）といった炎症性サイトカインの有意の上昇がみられる．MS とうつ病において TNF-α，インターロイキン1（interleukin-1: IL-1），IL-6 といった単球/マクロファージ由来の炎症性サイトカインが血中および髄液中で増加している．また，これらのサイトカインはうつ症状の重症度と相関している．MS 患者においてうつ症状の治療が IFNγ の産生を抑制することが示唆されている．MS の再燃に IFNγ が関連することから，うつ症状の治療による免疫調整効果はうつ症状に効果があるのみでなく，MS の治療にも関与する可能性が指摘されている．

文献

1. Akaishi T, Nakashima I, Misu T, et al. Depressive state and chronic fatigue in multiple sclerosis and neuromyelitis optica. J Neuroimmunol. 2015; 283: 70-3.
2. Tur C. Fatigue management in multiple sclerosis. Curr Treat Options Neurol. 2016; 18: 26.
3. Heine M, van de Port I, Rietberg MB, et al. Exercise therapy for fatigue in multiple sclerosis. Cochrane Database Syst Rev. 2015: CD009956.
4. Pucci E, Branas P, D'Amico R, et al. Amantadine for fatigue in multiple sclerosis. Cochrane Database Syst Rev. 2007: CD002818.
5. Tejani AM, Wasdell M, Spiwak R, et al. Carnitine for fatigue in multiple sclerosis. Cochrane Database Syst Rev. 2012: CD007280.
6. Rossini PM, Pasqualetti P, Pozzilli C, et al. Fatigue in progressive multiple sclerosis: results of a randomized, double-blind, placebo-controlled, crossover trial of oral 4-aminopyridine. Mult Scler. 2001; 7: 354-8.
7. Allart E, Benoit A, Blanchard-Dauphin A, et al. Sustained-released fampridine in multiple sclerosis: effects on gait parameters, arm function, fatigue, and quality of life. J Neurol. 2015; 262: 1936-45.
8. Ziemssen T, Hoffman J, Apfel R, et al. Effects of glatiramer acetate on fatigue and days of absence from work in first-time treated relapsing-remitting multiple sclerosis. Health Qual Life Outcomes. 2008; 6: 67.
9. Metz LM, Patten SB, Archibald CJ, et al. The effect of immunomodulatory treatment on multiple sclerosis fatigue. J Neurol Neurosurg Psychiatry. 2004; 75: 1045-7.
10. Jongen PJ, Lehnick D, Sanders E, et al. Health-related quality of life in relapsing remitting multiple sclerosis patients during treatment with glatiramer acetate: a prospective, observational, international, multi-centre study. Health Qual Life Outcomes. 2010; 8: 133.
11. Calkwood J, Cree B, Crayton H, et al. Impact of a switch to fingolimod versus staying on glatiramer acetate or beta interferons on patient- and physician-reported outcomes in relapsing multiple sclerosis: post hoc analyses of the EPOC trial. BMC Neurol. 2014; 14: 220.
12. Svenningsson A, Falk E, Celius EG, et al. Natalizumab treatment reduces fatigue in multiple sclerosis. Results from the TYNERGY trial; a study in the real life setting. PLoS One. 2013; 8: e58643.
13. Wilken J, Kane RL, Sullivan CL, et al. Changes in fatigue and cognition in patients with relapsing forms of multiple sclerosis treated with natalizumab: The ENER-G Study. Int J MS Care. 2013; 15: 120-8.
14. Kunkel A, Fischer M, Faiss J, et al. Impact of natalizumab treatment on fatigue, mood, and aspects of cognition in relapsing-remitting multiple sclerosis. Front Neurol. 2015; 6: 97.
15. Schiffer RB, Wineman NM. Antidepressant pharmacotherapy of depression associated with multiple sclerosis. Am J Psychiatry. 1990; 147: 1493-7.
16. Ehde DM, Kraft GH, Chwastiak L, et al. Efficacy of paroxetine in treating major depressive disorder in persons with multiple sclerosis. Gen Hosp Psychiatry. 2008; 30: 40-8.
17. Mohr DC, Boudewyn AC, Goodkin DE, et al. Comparative outcomes for individual

cognitive-behavior therapy, supportive-expressive group psychotherapy, and sertra-line for the treatment of depression in multiple sclerosis. J Consult Clin Psychol. 2001; 69: 942-9.

[18] Fiest KM, Walker JR, Bernstein CN, et al. Systematic review and meta-analysis of interventions for depression and anxiety in persons with multiple sclerosis. Mult Scler Relat Disord. 2016; 5: 12-26.

[19] Dalgas U, Stenager E, Sloth M, et al. The effect of exercise on depressive symptoms in multiple sclerosis based on a meta-analysis and critical review of the literature. Eur J Neurol. 2015; 22: 443-e34.

〈郡山達男〉

Uhthoff 現象の治療はどうするのでしょうか

　多発性硬化症（multiple sclerosis: MS）患者の温度への感受性に関する報告は，1824 年の Charles Prosper Ollivier d'Angers の，hot bath に入ることにより右下肢の異常感覚と両手の感覚低下と運動の器用さの障害が誘発された，という報告にまで遡ることができるとされる[1]．当時 37 歳だったドイツの眼科医，Wilhelm Uhthoff 教授が "I have to mention a phenomenon…. in which bodily exercise with fatigue causes a marked worsening of vision" と記載して，視神経機能障害が体温上昇により増悪することを 1890 年に記載したことで，深部体温の上昇により神経症状が一過性に増悪する現象を Uhthoff 現象と呼ぶようになった．41.1～43.3℃の湯に 10～15 分間浸かることで神経症状が増悪するか否かで MS を診断する，hot bath test（温浴試験）は日本では広く使用されることはなかったが，欧米では 1983 年まで利用されてきた．安全性や特異性，何よりも症状を増悪させる負荷試験という倫理性から行われなくなった．1980 年代から MS の診断は MRI が主流になった[2]．

　MS 患者は稀に視床下部病変による低体温を呈することがあるが，耐えられるという．また，44 例の MS 患者の体温は年齢と性別をマッチさせた 44 人の健康人より高く（平均値±標準偏差値: 37.06±0.26℃ vs 36.89±0.31℃, p=0.133），MS 患者の多くで認められる易疲労性と関連しているのではないかという指摘もある．汗腺あたりの発汗量が低下しているという指摘もあり，MS でのこういった自律神経障害も Uhthoff 現象を起こしやすくさせているのかもしれない．

1. Uhthoff 現象の臨床

　MS 患者は体温が上昇する可能性のある様々な要因（生理前後，運動，感染，発熱，夏の高い外気温への曝露，冬の強い暖房，熱いお風呂やシャワー，熱い食事，喫煙，心理的ストレス）が誘因となって視覚障害や四肢のビリビリ感，感覚低下，筋力低下，易疲労感，複視などが出現するが，それぞれの患者で出現する症状は患者ごとに比較的一様である．

　視神経炎発症後，MS 患者の 1/3 が Uhthoff 現象を経験するとされる．また，

欧米の MS 患者の 80％で体温上昇により神経症状が出現するといわれ，症状の 6 割は経験のない病変による症状とされる．このことは，体温上昇により症状が出現しうる subclinical な病変が少なからず存在することを示唆している．また，Uhthoff 現象により出現する神経症状が MRI で検出されるとは限らない．

Uhthoff 現象は深部体温に依存した一過性の現象で，再発ではないし，MS の疾患活動性を増悪させることもない．しかし，運動することにより体温が上昇して症状が増悪することは，リハビリを行う上での障害になりうる．

2. 視神経脊髄炎でも Uhthoff 現象

中枢神経に分布しているアストロサイトの足突起に発現している，アクアポリン（aquaporin）4 に対する抗体と補体により病変が形成されると考えられてきた視神経脊髄炎関連疾患（neuromyelitis optica spectrum disorder: NMOsd）では，当初，脱髄病変はないとされる．ゆえに，脱髄病変によると考えられる Uhthoff 現象の発現頻度を MS 患者と比較するために，外来に通院していた自験連続 135 例の MS/NMOsd 患者を対象にアンケート調査を行った[3]．その結果，NMOsd と MS での頻度は 54.1％と 48.1％と NMOsd でも少なくない患者で Uhthoff 現象が認められることが判明した．出現する症状はいずれの疾患でも視覚障害よりも感覚障害を主体とした脊髄病変によると思われる症状が多く，持続時間もほとんどが 60 分以内であった．誘発因子としては欧米では多いスポーツなどは少なく，多くの患者が挙げていたのは入浴で，湯船に入らずにぬるめのシャワーを使用していることが多かった[2]．NMOsd では MS と有意差のない頻度（27.1％ vs 38.8％）で Uhthoff 現象が認められることは，後に千葉大からも報告された[4]．後に病理学的にも NMO でもアストロサイトパチーだけでなく，二次障害により脱髄病変も呈しうることが示された．

3. Uhthoff 現象の機序と治療

活動電位は，髄鞘のない Ranvier 絞輪から次の Ranvier 絞輪へ伝導する（跳躍伝導）．刺激を受けると，Ranvier 絞輪に高密度に発現している電位依存性ナトリウム（Na）チャネルが開いて，Na イオンが軸索内へ流入して細胞内の電位が上昇し，脱分極する．その後，髄鞘に覆われている軸索表面に発現している fast カリウム（K）チャネルが開いて，K イオンが流出し再分極する．

脱髄により軸索が露出するとRanvier絞輪に限局して存在していたNaチャネルが脱髄部位にも発現するようになって，小刻みに跳躍するようになり，この部位で伝導が遅くなる．また，脱髄によりむき出しになったKチャネルの機能亢進や分布の拡散により伝導障害をさらに悪化させる．伝導ブロックには，一酸化窒素などの因子の放出も影響するという．

深部体温が上昇すると，脱髄病変の影響でNaチャネルの孔が閉鎖して，Naイオンの流入が妨げられて脱分極が起きなくなる．また，KチャネルからのKイオンの流出の増加が伝導障害を悪化させる．ゆえに，Uhthoff現象が出現することは脱髄病変の存在を示唆し，NMOsdでもUhthoff現象が臨床的にも認められたことは重要な所見と考えている．

Uhthoff現象の治療はこれらのNaチャネルとKチャネルの障害を正すことで，治療の基本は体温を下げることとKチャネル阻害薬である4-アミノピリジン（4-aminopyridine: 4-AP）を投与することである．

深部体温を下げることで，Naチャネルの孔が開いてNaイオンの軸索内への流入が可能となって，脱分極しやすくなる．4-APはKチャネルをブロックすることによりKイオンの流出を阻害して，活動電位の持続時間を延長させ，シナプス伝達を増大させて脱髄神経の伝導性を高める作用がある．また，4-APはカルシウムチャネルをも刺激するとされ，跳躍伝導の機序の解明においても新しい展開の引き金になるのかもしれない．MSでは歩行速度改善を目的に米国食品医薬品局（FDA）により認可されている．4-APは体温上昇による神経症状の増悪を改善させる作用があることが古くから知られている[5]．

入浴しても必ずしもUhthoff現象が起きるとは限らないが，経験者は体温が上がりすぎないように注意するべきで，湯船に入るにしてもぬるめにし，シャワーの温度も高すぎない方が望ましい．夏は炎天下を避け，冷たい水や飲み物をあらかじめ摂取することで体温上昇を防ぐ．体を冷やす様々なグッズが開発されているので，利用する．もともとは炎天下での屋外作業者のために考案されたが，保冷剤をたくさんのポケットに入れて体温上昇を予防するジャケットも販売されている．冬は強力な暖房器具に極端に近づかない方がよい．

| Ⅵ 急性期治療 | Ⅶ 再発・進行防止と予後 | Ⅷ 対症療法 | Ⅸ 説明と医療福祉資源 |

Pearls

　欧米の MS 患者では，80％以上で脱髄病変によると考えられている Uhthoff 現象が認められるという報告もある．日本人患者では湯船に入るという欧米では少ない誘因が目立つが，Uhthoff 現象が認められる頻度は欧米患者より低いのかもしれない．また，NMOsd でも同程度に認められることは，二次的に脱髄病変が出現することが示唆される．予防が重要だが，出現したら深部体温を下げる処置を行うとともに 4-アミノピリジンが有用とされる．深部体温上昇による伝導ブロックの機序がより詳細にわかるようになると，他の予防法や治療法開発が可能になるかもしれない．

文献

❶ Davis SL, Wilson TE, White AT, et al. Thermoregulation in multiple sclerosis. J Appl Physiol. 2010; 109: 1531-7.

❷ Opara JA, Brola W, Wylegala AA, et al. Uhthoff's phenomenon 125 years later– what do we know today? J Med Life. 2016; 9: 101-5.

❸ Park K, Tanaka K, Tanaka M. Uhthoff's phenomenon in multiple sclerosis and neuro-myelitis optica. Eur Neurol. 2014; 72: 153-6.

❹ Muto M, Mori M, Sato Y, et al. Current symptomatology in multiple sclerosis and neuromyelitis optica. Eur J Neurol. 2015; 22: 299-304.

❺ van Diemen HA, van Dongen MM, Dammers JW, et al. Increased visual impairment after exercise (Uhthoff's phenomenon) in multiple sclerosis: therapeutic possibilities. Eur Neurol. 1992: 32: 231-4.

〈田中正美〉

記憶障害・注意障害などの認知機能障害の治療はどうするのでしょうか

1. MS の認知機能障害

　多発性硬化症（MS）の認知機能障害の頻度は 40〜65％と高いが，明らかな認知症をきたす症例は高次脳機能障害を持った MS 患者の 20〜30％と少ない[1]．MS の病型により認知機能障害の頻度や程度が異なり，一次進行型や二次進行型は再発寛解型に比べて高次脳機能障害がより高度である．主に障害される認知機能領域には情報処理速度およびワーキングメモリ，記憶，視空間認知，実行機能がある．広範な認知機能障害を有する MS 患者は認知機能障害がない患者と比較して社会的活動に参加する機会が少なく，就業している割合が少ないことが報告されており，MS の認知機能障害は麻痺や失調などの身体的な障害とは独立して就業や社会生活に影響する要因となる[2]．MS の早期の認知機能障害の存在が 5〜7 年後の EDSS の悪化を予測する指標となるという報告[3]や CIS 患者を対象とした前向き研究では，認知機能障害が MS へコンバートする予測因子として挙げられており[4]，認知機能障害は予後とも関連している．

2. MS の認知機能障害のメカニズム

　MS の認知機能障害の指標として白質病変，皮質病変，脳萎縮がある．MS の白質病変は，MS の認知機能障害と相関するが，白質病変の総量（体積・数）と認知機能障害との関連は皮質病変や脳萎縮ほど高くないといわれている．近年 DIR 画像に代表される MRI の撮像技術の進歩により MS の皮質病変に関する知見が飛躍的に進展し，MS の皮質病変が新皮質の萎縮および認知機能障害と強く相関することが明らかになっている[5,6]．脳萎縮の関連では大脳皮質のほか，視床に代表される深部灰白質の萎縮が認知機能障害と強く相関することが以前より指摘されている[7]．このように MS の白質病変，皮質病変，脳萎縮と認知機能障害と関連が深いことは明確であるが，その機序については明らかでない．また白質病変や皮質病変と認知機能障害との関連についても報告によって異なっており議論されているが，その理由として大脳白質に散在する脱髄病変が認知機能にどのような影響を及ぼしているのかが不明瞭であることが考えられる．

こうした疑問に答えるべく lesion mapping の手法を用いて白質病変の分布と認知機能との関係を検討した研究がいくつか報告されている[8,9]．これら研究からは認知機能障害がある MS 患者は認知機能障害のない患者と比較して大鉗子，脳梁膨大など交連線維が走る領域の病変が多いことが報告されており[8,9]，白質病変による交連線維のネットワークの断裂が認知機能障害に影響を及ぼす可能性が示唆される．個々の認知領域とネットワーク障害との関係を示唆する報告もいくつかある．ワーキングメモリの神経回路は，頭頂葉と左前頭葉外側面，前部帯状回，視床などのワーキングメモリの処理に関与する領域とそれを結ぶ帯状回，後頭前頭束，上縦束，左視床-頭頂経路からなる．これらネットワークの病変の量がワーキングメモリの障害と相関するという報告もある[10]．拡散テンソル画像を用いたファイバートラッキングで白質のネットワークを解析した研究でも同様の結果が示唆されている[11]．こうした研究結果から近年は大脳の皮質と白質を結ぶネットワークの破綻（fiber disconnection）が MS の認知機能障害を促進させるという仮説が提唱されている[12]．この仮説に基づくと視床の萎縮が認知機能とよく相関することや，注意機能が障害されやすいことも説明がつく．視床や尾状核といった深部灰白質は大脳皮質と豊富なネットワークの中継点となっており[13]，これら領域の萎縮はネットワークの破綻を示唆する可能性がある．また注意機能やワーキングメモリは皮質・白質病変や脳萎縮とよく相関することが知られているが，これらは広範な脳内ネットワークを形成しているために MS の病変により障害されやすいと考えられ，それが MS の認知機能障害の中でも頻度が高い原因となっているのかもしれない．

近年，MS の認知機能障害を考える上で重要なキーワードが neuroplasticity や functional reorganization（FR）である[14]．古くは脳卒中後の機能回復の研究から始まっている．すなわちある脳領域が虚血や炎症などで傷害され，機能不全に陥った際に傷害を受けていない他の領域とのネットワークを再組織化する，もしくは隣り合う皮質領域の機能を再構築することで機能的代償を得ることである．MS でも FR によりある程度まで皮質や白質の傷害による認知機能のネットワーク障害が代償されるが，ある閾値を超えると代償しきれなくなり認知機能障害が顕在化するという仮説が提唱されている　図1　[15]．機能的脳 MRI（fMRI）を用いた研究では視神経炎を発症した患者で患側に視覚刺激を与えたところ後頭葉の視覚皮質の賦活化が抑制されていたが，健側には及ばないものの患側の皮質の賦活化が回復していた[16]．認知機能においても記憶や情報処理，実行機能などの課題を用いた fMRI の賦活研究で MS 患者では課題特異的に賦活される領域が健

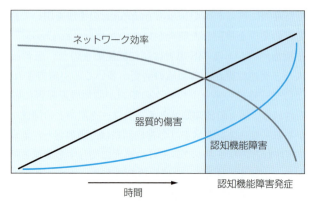

図1 神経ネットワークの破綻と認知機能障害との関連
(Schoonheim MM, et al. Front Neurol. 2015; 6: 82)[15]

常者とより広く両側半球にわたっており，こうした賦活領域はMSの障害進行度が高い，または課題が難しいほど大きくなる[14]．拡大した賦活領域は課題特異的な領域以外にも及び，皮質機能の再構築や課題に関連した高次脳機能領域の賦活上昇や半球間の側性化のシフトなどが起こる[14]．こうした変化は脳の可塑性やMSのFRを示すものと考えられる．

3. 治療法

1 DMD[17]

　MSの疾患修飾薬（disease-modifying drugs: DMD）の主要な試験では，その治療効果は再発率や病巣の増加率などの臨床指標であり，認知機能は二次評価項目であったり，一部の群でのみの評価であったりするため，これらDMDの認知機能障害への効果は十分に検討されているとはいえない．なかでも，これまでに論文にて報告されているものについて述べたい．インターフェロンβ（IFNβ）は再発寛解型MS（RRMS）において情報処理速度，ワーキングメモリなどで一部改善させる効果は報告されているが，二次進行型MS（SPMS）においては認知機能改善に効果を認めなかった．ナタリズマブではAFFIRM研究で少数での検討ではあるが，RRMSに1年の治療で有意な実行機能，記憶の改善が報告されている．IFNβとの併用で比較したSENTINEL研究ではナタリズマブとIFNβ-1a併用群とIFNβ-1a単独群では認知機能障害の進行に差がみられなかった．グラ

チラマーアセテートは米国で行われた第Ⅲ相試験で認知機能が評価されたがプラセボ群と比較して実薬群で有意差を示すことができなかった．フィンゴリモドや最近日本で承認されたフマル酸ジメチルでは論文化された報告はない．

② 認知症治療薬

コリンエステラーゼ阻害薬に代表されるアルツハイマー型認知症治療薬は，ドネペジルが MS を対象とした単独施設での二重盲検プラセボ比較試験で記憶を改善することが報告されたが，その後行われた多施設共同での試験では有意差はでなかった．その他のリバスチグミン，メマンチンでも同様の結果であった．

③ 認知リハビリテーション

コクランレビューでは神経心理学的なアプローチに基づく認知リハビリテーションの効果は限定的とされているが[18]，認知リハビリの報告自体が少なく，また十分な RCT がないことから必ずしも十分に評価されているとはいえない．MS の認知リハビリテーションは心理教育（認知機能に問題を抱える患者に対するエンパワメント）や代償手段の学習，コンピューターを用いた注意・情報処理速度，ワーキングメモリの訓練など多岐にわたり，こうした認知リハビリの介入により認知機能低下の進行を遅延させることが報告されている．記憶に関する認知リハビリの一つに The Story Memory Technique（SMT）がある[19]．MS の記憶障害は記憶の新規獲得や記憶情報の固定化，長期記憶に移行させる過程の障害と考えられており，近年では記憶の固定化に着目したリハビリテーションの手法が用いられている．SMT は記憶の固定化に重要な「文脈（context）」，「組織化（organization）」，「視覚イメージ（imagery）」のうち，文脈と視覚イメージを用いて記憶の固定化を促進させる手法である．SMT のプラセボ比較試験では，1 セッション 45〜60 分のリハビリを週 2 回，5 週間行ったところ，SMT による認知リハビリを行った群では学習曲線が著明に改善し，日常の記憶も改善を認めた．また，その効果は少なくとも 6 カ月は持続したと報告している[19]．最近の安静時機能的 MRI（rs-fMRI）を用いた研究では認知リハビリによる脳の特定の領域間の connectivity がリハビリの後に上昇しており，認知機能改善と相関するという報告がいくつかある[20,21]．これら研究によると connectivity の上昇が認知リハビリによる認知機能低下の代償機転を反映していると考えられ，MS の認知リハビリ効果の機序を考える上で注目されている．rs-fMRI を用いて認知リハビリの効果をみた研究では，modified SMT を用いて認知リハビリを行った群でリハビリ介

入前と比較して CVLT での短期記憶課題で 10% 以上の改善を認め，rs-fMRI で海馬-島を結ぶ回路（hippocampal network）とデフォルトモードネットワーク（DMN）の connectivity が上昇していた[20]．また別の研究ではコンピューターによる注意・情報処理速度と実行機能に対する認知リハビリを行った群で，DMN を構成する前部帯状回，中前頭回，下頭頂小葉の connecitivity が上昇しており，PASAT の成績改善とこれら DMN の connectivity 上昇との間に有意な相関関係を認めていた[21]．

おわりに

MS の認知機能障害のメカニズムとしてネットワークの破綻，FR の概念が注目されており，rs-fMRI による画像解析技術の進歩により知見が蓄積されつつある．こうした認知機能障害の機序の解明が今後の治療につながることを期待したい．

Pearls

network connectivity と functional reorganization

fMRI による安静時脳活動の領域間相関解析により脳ネットワーク内での脳活動の自発的変動の同期をみることができるようになった（functional connectivity）．functional connectivity は従来の課題による脳賦活とは異なり，脳領域間でのコミュニケーション量を反映していると考えられる．MS の研究においても認知機能と rs-fMRI の connectivity の変化が関連しているとの報告が近年増えており注目されているが，その結果の解釈についてはまだ議論も多い．

文献

[1] 武田景敏．高次脳機能検査．Ⅲ．検査・診断法　特集: 多発性硬化症と視神経脊髄炎．日本臨牀．2014; 72: 1989-94.

[2] Rao SM, Leo GJ, Ellington L, et al. Cognitive dysfunction in multiple sclerosis. II. Impact on employment and social functioning. Neurology. 1991; 41: 692-6.

[3] Deloire M, Ruet A, Hamel D, et al. Early cognitive impairment in multiple sclerosis predicts disability outcome several years later. Mult Scler. 2010; 16: 581-7.

[4] Zipoli V, Goretti B, Hakiki B, et al. Cognitive impairment predicts conversion to multiple sclerosis in clinically isolated syndromes. Mult Scler. 2010; 16: 62-7.

[5] Calabrese M, Agosta F, Rinaldi F, et al. Cortical lesions and atrophy associated with cognitive impairment in relapsing-remitting multiple sclerosis. Arch Neurol. 2009; 66: 1144-50.

[6] Calabrese M, Poretto V, Favaretto A, et al. Cortical lesion load associates with pro-

gression of disability in multiple sclerosis. Brain. 2012; 135: 2952-61.

[7] Schoonheim MM, Popescu V, Rueda Lopes FC, et al. Subcortical atrophy and cognition: sex effects in multiple sclerosis. Neurology. 2012; 79: 1754-61.

[8] Reuter F, Zaaraoui W, Crespy L, et al. Cognitive impairment at the onset of multiple sclerosis: relationship to lesion location. Mult Scler. 2011; 17: 755-8.

[9] Rossi F, Giorgio A, Battaglini M, et al. Relevance of brain lesion location to cognition in relapsing multiple sclerosis. PLoS One. 2012; 7: e44826.

[10] Sepulcre J, Masdeu JC, Pastor MA, et al. Brain pathways of verbal working memory: a lesion-function correlation study. Neuroimage. 2009; 47: 773-8.

[11] Audoin B, Guye M, Reuter F, et al. Structure of WM bundles constituting the working memory system in early multiple sclerosis: a quantitative DTI tractography study. Neuroimage. 2007; 36: 1324-30.

[12] Louapre C, Perlbarg V, García-Lorenzo D, et al. Brain networks disconnection inearly multiple sclerosis cogni-tivedeficits: an anatomo functional study. Hum Brain Mapp. 2014; 35: 4706-17.

[13] van den Heuvel MP, Sporns O. Rich-club organization of the human connectome. J Neurosci. 2011; 31: 15775-86.

[14] Tomassini V, Matthews PM, Thompson AJ, et al. Neuroplasticity and functional recovery in multiple sclerosis. Nat Rev Neurol. 2012; 8: 635-46.

[15] Schoonheim MM, Meijer KA, Geurts JJ. Network collapse and cognitive impairment in multiple sclerosis. Front Neurol. 2015; 6: 82.

[16] Korsholm K, Madsen KH, Frederiksen JL, et al. Recovery from optic neuritis: an ROI-based analysis of LGN and visual cortical areas.Brain. 2007; 130: 1244-53.

[17] Patti F. Treatment of cognitive impairment in patients with multiple sclerosis. Expert Opin Investig Drugs. 2012; 21: 1679-99.

[18] Rosti-Otajarvi EM, Hamalainen PI. Neuropsychological rehabilitation for multiple sclerosis. Cochrane Database Syst Rev. 2014; 11: CD009131.

[19] Chiaravalloti ND, DeLuca J, Moore NB, et al. Treating learning impairments improves memory performance in multiple sclerosis: a randomized clinical trial. Mult Scler. 2005; 11: 58-68.

[20] Leavitt VM, Wylie GR, Girgis PA, et al. Increased functional connectivity within memory networks following memory rehabilitation in multiple sclerosis. Brain Imaging Behav. 2014; 8: 394-402.

[21] Parisi L, Rocca MA, Valsasina P, et al. Cognitive rehabilitation correlates with the functional connectivity of the anterior cingulate cortex in patients with multiple sclerosis. Brain Imaging Behav. 2014; 8: 387-93.

〈武田景敏〉

痙縮の治療はどうするのでしょうか

1. 痙縮

　痙縮は，上位運動ニューロン障害による感覚運動制御が障害され，筋が持続的間欠的に活性化することにより起こると考えられている．痙縮に伴う重要な所見の一つは，脊髄と脳幹以上の神経回路の興奮系と抑制系の不均衡によりもたらされる腱反射の亢進である[1]．

　MSの痙縮は，上・下行路のうちの特に下行路の軸索変性と脱髄で生ずる抑制系の脊髄抑制系ニューロンネットワークの障害によると考えられている[2]．痙縮は拘縮と関節の変形をもたらし，四肢の位置，動き，機能が悪化する[3]．MSの症例において痙縮により引き起こされる問題点は関節可動域制限，巧緻運動障害，四肢の異常姿勢，疼痛などの障害である．そのため，①四肢の運動機能障害が移動を妨げ活動性を制限し，食事，身支度，入浴などの日常生活活動の独立性を妨げる．②支持具などの装具の装着，手指衛生の妨げなど活動性を制限する．③家族，仕事，生活状況などと関連する社会活動への参加を制限する[4]．

2. 痙縮の治療基本方針[5]

　痙縮の治療は他の治療と同様にテイラーメイドで行われるべきである．下肢の痙縮は歩行時または立位の安定性を保つために役立っている場合もある．患者さんの機能・活動を妨げる場合は治療すべきだが，不適切な治療は疼痛，固縮の原因となる．各々の患者さんの症状の程度と活動レベルに合わせ，患者さんとよく相談して治療を進めていく．また痙縮を治療することにより固縮・褥瘡などの合併症を予防することも重要である．

3. 治療: 薬剤療法[6]

1 全身療法

中枢作用薬剤

　薬剤治療はバクロフェン，チザニジン，ガバペンチン，ベンゾジアゼピン，ダ

ントロレン，などが使用されている．

バクロフェン

　血液脳関門（BBB）を通過したバクロフェンは節前・節後の GABA レセプター
に作用して痙縮を改善する．使用量は欧米では 1 日 60〜100 mg とされているが，
本邦では標準 1 日用量 30 mg とされている．6 つのプラセボコントロールとの比
較検討で痙縮を改善した．副作用は傾眠傾向，倦怠感，便秘，嘔気，嘔吐などで
重篤な副作用はない．

チザニジン

　チザニジンは中枢の α_2 アドレナリン受容体を刺激し脊髄・上位脊髄での興奮
性神経伝達物質を抑制する短時間作用の筋弛緩剤である．使用量は 1 日 2 mg か
ら開始．欧米では最大量 36 mg まで使用可能で，一般的には 12〜24 mg で有効
とされている．本邦では 6〜9 mg まで増量可能としている．5〜15 週間の治療
でプラセボとの比較では筋緊張の改善を認め，ジアゼパム，バクロフェンとの比
較では同程度の筋緊張の改善を認めた．以上よりチザニジンはジアゼパム，バク
ロフェンと同等の効果があると考えられる．副作用は傾眠傾向，口渇，血圧低下，
徐脈，肝酵素の上昇などが報告されている．

ガバペンチン

　GABA と同様の構造を持ち，新皮質・海馬の受容体に結合し GABA 作動性に
作用する．使用量は欧米では 1 日 300 mg から開始し 3,600 mg まで増量可能と
しているが，本邦では 2,400 mg までとしている．無作為化プラセボ対照短期間
交叉試験が低用量と高用量の結果が報告されている．高用量は 900 mg を 1 日 3
回 6 日間以上投与であらゆる運動機能と自覚症状の改善を認め，低用量は 400
mg を 1 日 3 回 2 日間の分割投与で改良型 Ashworth score の改善を認めたがク
ローヌスは軽減しなかった．副作用は傾眠傾向とめまい感が主で，重篤な副作用
は認めていない．

ベンゾジアゼピン

　ジアゼパムは GABA の作用を促進し，毛様体賦活系の活動を抑制し，筋を弛
緩する．使用量は平均 15 mg，最大 30 mg としている．ジアゼパムはバクロフェ
ン，チザニジン，ダントロレン，ケタゾラムとの比較で同様の効果を示した．副
作用は鎮静，記憶障害などである．

末梢作用の筋弛緩剤

ダントロレン

　ダントロレンはカルシウムの放出を減少させ筋の収縮機構に作用する．1 日 25

mg から開始し欧米では 400 mg まで増量可能であるが本邦では 150 mg までとされている．プラセボとの交叉試験または比較試験が行われ，ダントロレンの有用性を示している．また，ジアゼパムとの比較試験で同様かそれ以上の効果を示した．しかし，ダントロレンは胃腸障害，脱力，倦怠感，鎮静作用，めまい感の副作用のため使用量が制限される．肝機能障害が出現する可能性があるため定期的な血液検査が必要である．このことからダントロレンはバクロフェン，チザニジン，ガバペンチンで改善が認められなかった症例に試してみるべきである．

　以上より 1st line 治療薬は作用と副作用の面からバクロフェンであり，1 日 5 mg から開始し最高 1 日 30 mg（100 mg）まで徐々に増量する．また，チザニジンもバクロフェンと同様の治療効果を期待できる．1 日 2 mg から開始し最高 9 mg（36 mg）まで徐々に増量する．しかし，チザニジンは肝機能障害を呈することがあるので投与初期の 6 カ月間は肝機能のモニターが必要である．ガバペンチンもチザニジンとバクロフェンの代わりとなりえるが，比較検討が少ない．副作用が少ないことからチザニジンとバクロフェンで効果がなかった症例に検討する．中枢作用薬剤を使用し効果がない場合は末梢作用薬剤を検討する．　図1 に示したアルゴリズムを参照し，初めは単剤で効果がなければ併用療法を行う．

大麻関連薬物

ナビキシモルス

　ナビキシモルスは大麻関連薬物で口腔粘膜用スプレーであるが日本では認可されていない．MS 患者の神経因性疼痛，痙縮，過活動性膀胱などの症状を緩和することが示されている．多くのトライアル試験，盲検研究で効果が証明されている．副作用としては不動感が指摘されている．

2 局所療法

ボツリヌス療法

　ボツリヌス毒は筋収縮に拮抗し神経筋接合部のアセチルコリンの放出をブロックする．痙縮を呈する MS 患者でボツリヌスの局注は 400 MU，または 500，1,000，1,500 MU でプラセボコントロール試験が行われ効果を認めている．局所の脱力以外大きな副作用はなく下肢の痙縮の患者に適応とされるが解剖学的，生理学的，機能的な知識が必要である．

バクロフェンの髄注療法

　バクロフェンは BBB を通過しにくいため髄注が試みられている．外科的にポンプを移植し 1 日 25 µg からスタートし 6 カ月をかけて必要に応じて 500 µg/日

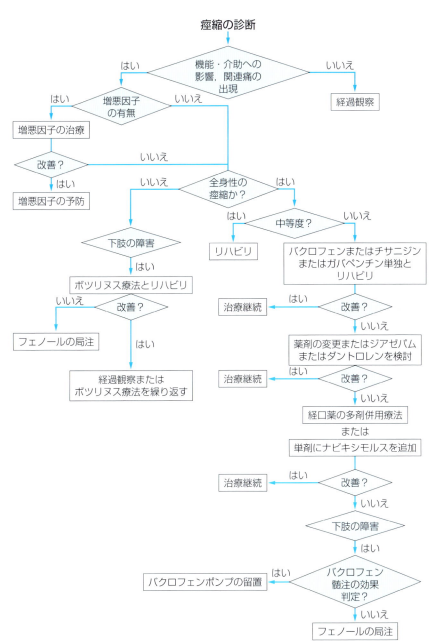

図 1 痙縮の治療アルゴリズム
(Ostero-Romero S, et al. Mult Scler. 2016; 22: 1386-96 より)

まで増量される．MS において 3 つの無作為プラセボ試験が施行されて効果が示されている．副作用は一般的なもので傾眠傾向，めまい，霧視，言語障害に加え，挿入術時，カテーテル・ポンプのトラブルなど挿入による副作用を認める．ポンプによるバクロフェンの髄注は侵襲性で高価であるため，使用は痙縮が強い患者に試みられるべきである．ポンプを植え込む前に体外式のポンプで効果を判定して，患者さん自身にもその効果を確認していただくべきである．

フェノールの局注療法

5～8％のフェノールをグリセリンと共に局注することにより拡散せずに最大の効果を示す．無作為対照試験は報告されておらず，69 例の症例集積研究と 62 例の前向き研究で痙縮，痙攣と疼痛に対して有効性が示されている．副作用としては一過性の異常感覚を認める．フェノールの局注療法は無作為対照試験など十分な評価がされれば，ボツリヌス療法の代替え療法となりうる．

4. 治療: 非薬剤療法[5]

痙縮に対して非薬剤療法はリハビリ，超音波，磁気治療，装具などが試みられているが，多くの場合は多彩なリハビリとともに行われている．間欠的シータバースト刺激法（intermittent theta burst stimulation: iTBS）は単独または運動療法と合わせて 2 週間の加療後に痙縮を軽減した．反復経頭蓋磁気刺激法（repetitive transcranial magnetic stimulation: rTMS）は痙縮，運動機能に短期間の効果をもたらした．パルス磁気療法は，痙縮，膀胱機能，認知機能，全身倦怠感に短期間の効果を認めた．しかし，経皮的末梢神経電気刺激法(transcutaneous electrical nerve stimulation: TENS)，スポーツクライミング，全身振動（WBA）は多彩な運動プログラムを加えても，加えなくとも MS の痙縮に対し効果を認めなかった．

上記のような非薬剤療法は施行条件が統一されておらず，まだ十分なエビデンスがないことから，現時点では補助的な治療法と考えた方がよい．

Pearls

　本稿では薬剤を使用した治療法を中心に解説した．障害を伴う痙縮を診断したら，まずは感染などの増悪因子の有無を検討し治療する．増悪因子のない症例で下肢障害の場合はボツリヌス療法を検討し，全身性で中等度以上の痙縮にはバクロフェン，チザニジン，ガバペンチンの順で単剤療法を試み，効果がなければ他の薬に変更する．単剤療法でいずれの薬でも効果がない場合，多剤療法を試みる．大麻関連薬物の使用は本邦ではこの領域に関して認められていない．多剤療法で効果がない場合，痙縮が下肢に及んでいる場合は下肢に関してバクロフェンの注入さらにはフェノールの注入を検討する．薬剤治療に関して，本稿で取り上げたOstero-Romeroらの総説[6]に一度目を通していただくことを推奨する．

文献

1. Lance JW. Spasticity: disordered motor control. In: Feldman RG, Young RR, Koella WP, eds. Symposium synopsis. Chicago: Year Book Medical Publishers; 1980. p.485-94.
2. Sheean G. Pathophysiology of spasticity. In: Sheean G, eds. Spasticity rehabilitation. London: Churchill Communications Europe LTD; 1998. p.17-38.
3. O'Dwyer NJ, Ada L. Reflex hyperexcitability and muscle contracture in relation to spastic hypertonia. Curr Opin Neurol. 1996; 9: 451-5.
4. World Health Organization. International Classification of Functioning Disability and Health（ICF）. Geneva: WHO; 2001.
5. Amatya B, Khan F, La Martina L, et al. Non pharmacological interventions for multiple sclerosis. Cochrance Database Syst Rev. 2013;（2）: CD009974.
6. Ostero-Romero S, Sastre-Garriga J, Comi G, et al. Pharmacological management of spasticity in multiple sclerosis: Systematic review and consensus paper. Mult Scler. 2016; 22: 1386-96.

〈富岳　亮〉

排尿障害・排便障害（尿失禁・便失禁を含む）の治療はどうするのでしょうか

多発性硬化症や視神経脊髄炎などの中枢脱髄性疾患では視覚異常や四肢の運動障害，感覚障害以外の重要な症状として排尿障害・排便障害がみられることがしばしばある．これは，中枢性に膀胱利尿筋の収縮不全や膀胱括約筋の収縮・弛緩不全により，排尿困難や失禁を起こしてしまう状態である．排尿障害や排便障害は中枢脱髄性疾患患者のQOL維持において極めて重要であるが，羞恥心のため，患者が自ら訴えることが少ないので，主治医は特に注意深く問診を行う必要がある．

1. 排尿障害

1 頻度

多発性硬化症患者における排尿障害の頻度は全体で約80%[1]，10年以上の罹病期間を有するMS患者では96%もの患者が排尿障害を経験している[2]と報告されている．

2 機序

排尿時における膀胱利尿筋の収縮と，膀胱括約筋の弛緩を司るのはコリン作動性ニューロンで，蓄尿の際には交感神経系を介して膀胱利尿筋は弛緩し，膀胱括約筋は収縮する 図1 ．これらの筋が同期して収縮・弛緩することによりスムーズな排尿・蓄尿が可能となる．中枢脱髄性疾患では，主に傍中脳水道灰白質（PAG）や橋排尿中枢（PMC）からの下向性排尿指示機能の伝達障害や，排尿筋-外尿道筋括約筋協調不全（detrusor sphincter dyssynegia: DSD）に伴って排尿開始困難などの異常が出現する．

3 診断

以下の症状・徴候のうちいずれかを認める場合に診断する．①排尿直後に残尿測定（導尿や経腹的超音波検査）を行い，有意な残尿（50 mL以上）がある場合，②排尿に関する自覚症状が強い場合，③症候性尿路感染症を繰り返す場合，④上部尿路障害（水腎水尿管症や膀胱尿管逆流症）を合併するような場合，などである．

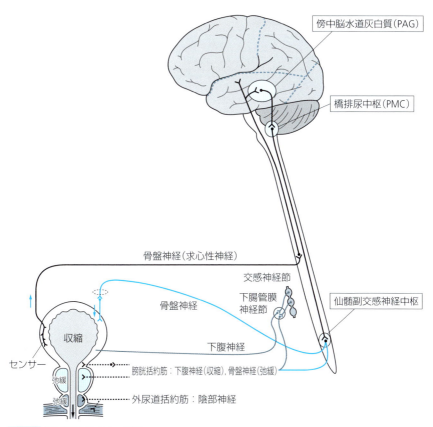

図1 排尿障害のメカニズム

膀胱に尿が充満すると求心性のシグナルが脊髄を上行し，傍中脳水道灰白質（periaqueductal gray matter: PAG）を経由して，橋排尿中枢（pontine micturition center: PMC）に入力する．PMCから排尿の遠心性運動経路が脊髄を下行し，仙髄副交感神経経由で骨盤神経に伝えられ，膀胱利尿筋収縮と膀胱括約筋の弛緩が行われる（排尿反射）．通常PMCに対する大脳からの抑制機能によりこの反射が抑制されており，排尿を意図することにより抑制が解除され，排尿反射が起こって排尿する．抑制の解除が不十分であったり，反射経路に障害があると，排尿を意図してから排尿行為までの時間が延長する．

4 種類・症状

- 排出障害によるもの: 排尿開始遅延，排尿時間延長，尿閉，溢流性尿失禁，残尿（感）
- 蓄尿障害によるもの: 頻尿，尿意切迫，切迫性尿失禁

表1	排尿障害治療薬	
	一般名	商品名
抗コリン薬	プロピベリン塩酸塩 オキシブチニン塩酸塩 ソリフェナシンコハク酸塩 トルテロジン酒石酸塩 イミダフェナシン	バップフォー ポラキス ベシケア デトルシトール ステーブラ
α_1受容体遮断薬	タムスロシン塩酸塩 ナフトピジル シロドシン テラゾシン塩酸塩 プラゾシン塩酸塩 ウラピジル	ハルナール フリバス ユリーフ ハイトラシン，バソメット ミニプレス エブランチ
コリン作動薬	ベタネコール塩化物 ジスチグミン臭化物 ネオスチグミン臭化物	ベサコリン ウブレチド ワゴスチグミン

5 治療・ケア 表1

　排出障害によるものに対しては，排尿筋収縮を増強するコリン作動薬や膀胱出口部の抵抗を減弱させるα遮断薬を用い，蓄尿障害に対しては，抗コリン剤などの排尿筋収縮を抑制する薬剤を使用する．薬による治療を行っても残尿が100mLを超える場合は，間欠自己導尿を検討する．上肢・手指機能障害などにより間欠自己導尿ができない場合は，家族への導尿指導により実施が可能になることがある．また，なんらかの理由で間欠導尿が実施困難な場合は，カテーテル留置や各種手術治療が選択されることもある．また，夜間の頻尿がひどく睡眠に支障がある場合は，寝る前にデスモプレシンの点鼻薬を使用することもある．

6 合併症

　最も多いのは尿路感染症である．治療は，起炎菌に対して感受性のある抗菌薬の投与が原則だが，尿路感染を予防する目的で，ビタミンCやクランベリージュースの摂取が勧められることもあるが，エビデンスに乏しい[3][4]．適度な水分摂取と外陰部の清潔保持が重要である．

7 副作用

　抗コリン薬の副作用は口渇，便秘であり，閉鎖隅角緑内障には禁忌である．尿排出障害のある例では，抗コリン薬は膀胱収縮抑制作用により尿排出障害を悪化

させる（残尿量を増加させる）ことがあるため，残尿のチェックを行うなど注意が必要である．デスモプレシン点鼻中の過度の飲水は水中毒をきたすことがあり注意しなければならない．

2. 排便障害

1 頻度

ほとんどデータがないが，おおよそ30〜50％とされている．

2 機序

腸管の蠕動運動が減弱することに起因する弛緩性便秘の他，排便反射の減弱による直腸性便秘が多くみられる．重篤な場合，腸閉塞をきたすこともある．注意しなければならない点として，排尿障害と排便障害の両方を有する症例に対して，排尿障害の治療として抗コリン剤を使用すると，排便障害を悪化させてしまうことがある．

3 症状・診断

便秘，下痢，腹満感などの出現により診断する．

4 治療・ケア 表2

大腸刺激性下剤や増量性下剤を用いることが一般的である．増量性下剤では酸化マグネシウムが使用されることが多い．習慣性がなく長期に服用できるため，他の下剤と併用して使われることも多い．大腸刺激性下剤では各種アントラキノン系誘導体やジフェノール誘導体，浣腸・坐薬が使用される．日常生活では，適度な運動や適度の水分摂取が有用で，野菜や果物などの食物繊維を多く含んだ食物の摂取を勧めるとよい．

5 副作用

酸化マグネシウムの長期投与では高Mg血症を起こすことがあるため，定期的に血清マグネシウム濃度の測定を行う．大腸刺激性下剤は，増量性下剤と異なり習慣性があることから，長期間大量に使用しないようにする．また，アントラキノン系誘導体では長期使用で大腸黒皮症がみられるほか，妊婦では子宮収縮を誘発し，流早産の危険がある点に注意する．

表2	下剤	

	分類・成分	商品名
増量性下剤	酸化マグネシウム	酸化マグネシウム カマグ マグミット
	クエン酸マグネシウム	マグコロール
大腸刺激性下剤	アントラキノン系誘導体	センナ アローゼン ヨーデルS プルゼニド センノサイド ダイオウ
	ジフェノール誘導体	ラキソベロン シンラック
	坐剤	テレミンソフト坐薬 新レシカルボン坐薬

Pearls

　排尿障害，排便障害は，泌尿器科や消化器内科などに，適宜コンサルテーションを行い，適切な治療を行うことで，患者の QOL を向上させることができる．しかし，症状として自覚していても訴えづらい患者が多いので，普段の診療においても症状の有無を丁寧に問診するように心がけ，治療のタイミングを逃さないようにする必要がある．

文献

[1] Goldstein I, Siroky MB, Sax DS, et al. Neurourologic abnormalities in multiple sclerosis. J Urol. 1982; 128: 541-5.

[2] Hinson JL, Boone TB. Urodynamics and multiple sclerosis. Urol Clin North Am. 1996; 23: 475-81.

[3] Castello T, Girona L, Gomez MR, et al. The possible value of ascorbic acid as a prophylactic agent for urinary tract infection. Spinal Cord. 1996; 34: 592-3.

[4] Jepson RG, Craig JC. Cranberries for preventing urinary tract infections. Cochrane Database Syst Rev. 2008; (1): CD001321.

〈三條伸夫〉

性機能障害の治療はどうするのでしょうか

1. 性機能障害は多発性硬化症で高頻度にみられる症状

　性機能障害は多発性硬化症（multiple sclerosis: MS）において高頻度にみられる症状である．MSの性機能障害に関する論文では冒頭にMSでは「一般的に」，「ごく普通に」，「高頻度に」みられる症状が性機能障害であることが述べられている[1~4]．他の中枢脱髄疾患である視神経脊髄炎，急性散在性脳脊髄炎や横断性脊髄炎における性機能障害に関するケースシリーズ研究や治療検討の報告などは検索では見つからない．本稿では「MSの性機能障害」に絞って稿を進める．MSの性機能障害に関する本格的調査は日本ではまだ行われていない．しかし，海外，欧米はもちろん中東ではその調査が行われている．性機能障害の頻度は報告によって異なるが，近年の研究になるに従い頻度は上昇する傾向にある．男性では50～90％，女性では34～85％の頻度で性機能障害を呈することが報告されている[1~4]．かつては男性に多いとされていたMSの性機能障害であるが，近年は女性のMS患者に多いとする報告もある．

2. MSにおける「性機能障害」の概念は男性と女性で異なる

　性機能障害が男女で異なることは当然であるが，その病態だけではなく概念も異なることを理解する必要がある．したがって，後につながるアプローチ，治療法も男女で異なってくる．

　男性の性機能障害は排尿障害，その進展に関連していることが多いとされており，その症状の多くは勃起障害（erectile dysfunction: ED）である[5]．勃起障害においては心理的要因も考慮されるが，基本的には脊髄レベル（第11胸髄-第2腰髄，第2-4仙髄）におけるMS病変による反射弓の障害が主たる要因と考えられる．病態の解析においては陰部体性感覚誘発電位や外陰神経・後脛骨神経の大脳皮質誘発電位における異常，仙髄での副交感神経ニューロンの障害との関連などが示されている[2]．また，射精障害をきたすケースも35～50％存在すると報告されている[2]．これもやはり脊髄（下部胸髄，上部腰髄）病変による障害が考えられる．

女性の性機能障害については実臨床と学術的解析が結びついた研究の進歩が近年顕著である．一般的にも女性の性機能障害はFSD（female sexual dysfunction）として認識が広まりつつあるが，MSにおいても同様の傾向にある．従来は性機能障害と脳幹や脊髄の病変の関連，さらには年齢や罹病期間との関連が示唆されていた．原因としては性器における血流障害，MSの病変など何らかの神経原性の要因，ホルモン要因，心理的要因が考えられてきた[2]．しかし，近年は国際疾病分類第10版における①性欲の欠如，②性的興奮障害，③オーガズム機能不全，④非器質性性交疼痛症などの定義に沿って症状を分類し，症状別の頻度や対応策が考察されている[4][6]．病態解析としては2016年にWinderらが性的興奮障害や膣の湿潤性低下とMS脳病変の関連をMRI（voxel-based lesion symptom mapping）によって解明を試み，視覚情報や視覚入力を司る後頭葉のMS病変が性的興奮障害と，左島のMS病変が膣の湿潤性低下と関連していることが示された[7]．そして，性機能障害と年齢，罹病期間，重症度，脊髄病変や抑うつには関連が示されていない．今後はMSにおける女性の性機能障害に関するさらなる病態の解明，そして治療介入につながることが期待される．

上述のように男性の場合は従来の概念による性機能障害と捉えられているが，女性の場合はしばしば論文等で"sexual problems"と表現されるように「性機能障害」の概念の広がりが示されており[8]～[10]，その定義，分類を巡る議論もなされているところである．

3. 性機能障害への対処（男性の場合）

EDに対する治療が主となり，本邦では二重盲検ランダム化比較試験でも有効性が証明されたシルデナフィル錠（ホスホジエステラーゼ阻害薬）がまずは推奨される[11]．ED治療は原則として保険適用外である（原因疾患がある場合には保険が適用されることもある）．

①内服薬: （EDに対して）シルデナフィル50 mgを性行為の約1時間前に内服する．本剤は服用にあたっての注意点や副作用を確認の上で25 mgより内服開始となる．新規ED治療薬についても有効性が検討されつつある．

②注射薬: （EDに対して）内服治療が無効の場合には注射薬による治療を考慮する必要がある．プロスタグランジンE_1（血管拡張薬）製剤の陰茎海綿体注射が報告されており，自己注射療法も可能となっている[2]．本治療導入については泌尿器科へのコンサルトが必須である．

③その他: (EDに対して) バキュームデバイス (陰圧式補助具) などがあるが❷, 泌尿器科医による適応評価と治療実施が必要である.

4. 性機能障害への対処 (女性の場合)

　上に挙げた4つのFSDでMSに関連するものと診断されてもそれに合った治療というものはなく, 一般的にも行われる治療が導入される. パートナーとの対話を含むカウンセリングは医薬品を使わない性機能障害治療としてまずは重要であり, 社会的要因や精神的要因の解明は治療の一環として取り組むべきことと言える❹.

　エストロゲン補充療法は膣の弾力を改善させて湿潤を増強させることにより性交時痛などに有効とされ❷, 局所投与としては膣内のリングやクリームなどがある. また, 低テストステロン症例についてはメチルテストステロンの投与も検討される❷.

　内服薬治療としては症例によって抗うつ薬の使用が検討されることもあると思うが, 米国では近年, flibanserinなど女性の性機能障害を適用にした内服薬があるが, 本邦ではまだ使用できない. また, 男性の性機能障害に対して効果的とされるホスホジエステラーゼ阻害薬は, 女性のそれに対する効果は概して否定的のようである.

Pearls

　性機能障害については, 問う側の医療スタッフ側にも, 症状を告げる側の患者側にも「恥ずかしい」,「言いにくい」などの気持ちが生じる. 診療の基本はやはり両者の対話であるゆえ「なんでもオープンに」話せる間柄であれば症状に関する情報, さらには悩みを共有することは可能かもしれないが, 実際には難しいケースもあるであろう. 日本からMS患者の性機能障害に関する具体的な調査報告が出ていないのは, このような背景と無縁ではないであろう.

　対面診察ではなく患者から情報を引き出す手段としてはアンケートがある. MS患者の性機能障害に特化したアンケートとしてはMultiple Sclerosis Intimacy and Sexuality Questionnaire-19 (MSISQ-19) があり, 海外では使用されている❿⓬. このMSISQ-19については日本語版がまだないため, 今後はまず邦訳が必要である.

| I 脱髄性疾患総論 | II 疾患概念と臨床症状 | III 機序 | IV 検査 | V 診断 |

　　MS 患者の性機能障害に限定しなければ，男性患者の ED については International Index of Erectile Function（IIEF），女性患者の性機能障害については Female Sexual Function Index（FSFI）があり，いずれも日本語版がありインターネットでも検索可能である．性機能障害が考えられる場合には face to face ではない，これらのアンケートによるスクリーニングも有用である．

文献

[1] Lew-Starowicz M, Rola R. Prevalence of sexual dysfunctions among women with multiple sclerosis. Sex Disabil. 2013; 31: 141-53.

[2] DasGupta R, Fowler CJ. Sexual and urological dysfunction in multiple sclerosis: better understanding and improved therapies. Curr Opin Neurol. 2002; 15: 271-8.

[3] Prévinaire JG, Lecourt G, Soler JM, et al. Sexual disorders in men with multiple sclerosis: evaluation and management. Ann Phys Rehabil Med. 2014; 57: 329-36.

[4] Cordeau D, Courtois F. Sexual disorders in women with MS: assessment and management. Ann Phys Rehabil Med. 2014; 57: 337-47.

[5] Betts CD, Jones SJ, Fowler CG, et al. Erectile dysfunction in multiple sclerosis. Associated neurological and neurophysiological deficits, and treatment of the condition. Brain. 1994; 117: 1303-10.

[6] Mohammadi K, Rahnama P, Mohseni SM, et al. Determinants of sexual dysfunction in women with multiple sclerosis. BMC Neurol. 2013; 13: 83.

[7] Winder K, Linker RA, Seifert F, et al. Neuroanatomic correlates of female sexual dysfunction in multiple sclerosis. Ann Neurol. 2016; 80: 490-8.

[8] Celik DB, Poyraz EÇ, Bingöl A, et al. Sexual dysfunction ın multiple sclerosis: gender differences. J Neurol Sci. 2013; 324: 17-20.

[9] Marck CH, Jelinek PL, Weiland TJ, et al. Sexual function in multiple sclerosis and associations with demographic, disease and lifestyle characteristics: an international cross-sectional study. BMC Neurol. 2016; 16: 210.

[10] Merghati-Khoei E, Qaderi K, Amini L, et al. Sexual problems among women with multiple sclerosis. J Neurol Sci. 2013; 324: 17-20.

[11] Fowler CJ, Miller JR, Sharief MK, et al. A double blind, randomised study of sildenafil citrate for erectile dysfunction in men with multiple sclerosis. J Neurol Neurosurg Psychiatry. 2005; 76: 700-5.

[12] Schairer LC, Foley FW, Zemon V, et al. The impact of sexual dysfunction on health-related quality of life in people with multiple sclerosis. Mult Scler. 2014; 20: 610-6.

〈中根俊成，安東由喜雄〉

リハビリテーションや補助装具はどのようにしたらいいでしょうか

1. 多発性硬化症のリハビリテーションについてのエビデンス

　　脳卒中や脊髄損傷などの分野では，リハビリテーションの有用性は強いエビデンスを持って確立されている．しかし，多発性硬化症（MS）/視神経脊髄炎（NMO）においては，強いエビデンスを持って有用性の証明されたリハビリテーション方法はまだ確立されていないのが現状である[1]（もちろん，痙縮に対するボツリヌス療法やバクロフェン髄注療法，その他の投薬，うつ症状に対する抗うつ薬，感覚障害に対する投薬療法などもリハビリテーションの一つでありエビデンスは集積されてきているが，本項目では主に理学療法，作業療法，言語療法，心理療法に関する項目を述べる）．強いエビデンスを持つ研究ができないのは，MS/NMOは中枢神経内のあらゆる場所に病変を形成する可能性があり，そのため患者ごとに症状や重症度が異なり統一されたリハビリテーションプログラムを組み立てることができず，十分にメタ解析ができないためである．しかし，歩行訓練や運動耐用能改善訓練，バランス訓練などのリハビリテーションは有用であるというエビデンスが弱いながら集積されてきている[2]．

2. 急性期に行う訓練

　　MS/NMOの急性期は炎症を抑えることが最優先される．そのためエネルギーを消費するような筋力トレーニングはむしろ体力を消耗してしまう可能性があり勧められない．したがって，関節可動訓練などのベッドサイドを中心とした他動運動を多用した訓練から始めることが勧められる．症状の改善に従って少しずつ負荷をかけていくようにする．特に軽症〜中等症の場合，無理をすれば歩行が可能であることも多く，この時期に歩行訓練を行うと麻痺側の筋力低下や感覚障害を健側で代償してしまうことが多くみられ，バランスを崩し歩容が乱れてしまう可能性がある．歩容が一旦乱れると改善させることはかなり困難となり，脊柱の変形などにつながることが多く，腰椎への負担，股関節や膝関節への負担が増し，腰椎症，側弯，変形性股関節症や膝関節症などを誘引してしまうこともある．MS/NMOは適切な治療により症状が改善することも多く，筋力低下が主症状で

| I 脱髄性疾患総論 | II 疾患概念と臨床症状 | III 機序 | IV 検査 | V 診断 |

ある時でさえリハビリテーションなしで改善することもしばしば認められる．急性期は無理をせずに症状の改善を待つことも重要である．同様のことは，排尿障害においてもいえる．脊髄病変で再発した場合に尿閉症状を認めることがあるが，多くは脊髄ショックによるもので膀胱平滑筋の収縮不全だけではなく尿道括約筋の弛緩不全も伴っており，腹圧をかけて排尿しようとすると過度の圧力が膀胱にかかるため膀胱が変形してしまう可能性がある．また尿管への逆流が生じると，慢性的に尿路感染症を引き起こしてしまう可能性がある．したがって，脊髄ショックの時期が終了するまでの回復期は，無理をせず自排尿訓練を行う前に自己導尿訓練を行うことも重要である．

3. 安定期に行う訓練

　安定期は症状が完全に改善せずに後遺症として残存している時期であるが，MS/NMO の場合，症状の日内変動や日差変動も大きく体調に合わせたリハビリテーションが重要である．軽度の再発の場合でも症状は変動するため，症状変動が再発によるものか日々の変動範囲内のものか常に気をつけておく必要がある．過去に出現していない症状や 2 日以上継続する症状の悪化の場合は再発を考える．MS の維持期リハビリテーションに関して，一般的に筋力トレーニングより運動耐用能改善訓練が推奨されている．筋力トレーニングは疲労感や痛みの程度が悪化することが多くなるとされてきたためであるが，近年の研究では筋力トレーニングによりむしろ疲労感の改善もみられるという報告もある[3]．また欧米からの報告では，入院して集中的にリハビリテーションを行っても効果は認められず外来で短期的集中的に行う方がよいとされている[3]が，欧米では一般に患者の受診費用負担が著しく大きいなど日本の医療保険制度と大きく異なる点もあるので，一概に欧米の結果が日本でのリハビリテーションに当てはまるとは限らない．

　運動耐用能改善には，通常トレッドミル，エルゴメーターやアクアトレーニングなどが行われている．運動強度や時間についての明確なエビデンスは存在しないが，他疾患のリハビリテーションで用いられている基準を当てはめて行うことが多い．一般的には，週に 2〜3 回，最大心拍数の 65〜75％程度の負荷〔Borg スコア 11〜14 程度（軽く汗ばむ程度）まで〕，1 回 20〜30 分程度を目安とする[4]．疲労感が強い場合は 1 回 10 分程度を 2 回という具合に適宜休憩をはさみ運動を小分けすることも重要である．また，MS/NMO の症状は左右非対称性に症状が出現することが多く（NMO の場合は脊髄横断症状として左右対称性の障

害のことも多い），患者のバランス障害が認められる場合には，バランスに影響を与えにくいエルゴメーターの方がトレッドミルよりも勧められる[4]．さらに，水中では体温上昇を室内の25倍程度抑えることができるといわれており，Uhthoff現象を抑えることができるアクアトレーニングはMS/NMO患者に勧められる．ただし，27℃以下の水温になると痙性が強くなることも知られているため29℃程度の水温がMS/NMO患者のアクアトレーニングに望ましいと考えられる．

4. 認知機能障害に対するリハビリテーション

　近年，MS/NMOの認知機能障害について問題になっており，リハビリテーション介入についても少数例での報告が多いが，少しずつエビデンスが集積されてきている．MSの認知機能障害は，障害の進んだ二次進行型の患者では80％以上に認められるとされており，再発寛解型，さらに臨床的にまだMSと診断されていないCISの時期，放射線学的に病変が認められるのみのRISの時期においてでさえ認められ，どのようなステージ・タイプにおいてでも認知機能障害が生じうると報告されている．したがって，MS/NMO診断後初期の段階から作業療法士や心理療法士による高次脳機能評価を行っておくことが重要である．そして，MSでは特に注意力障害や視覚性認知障害，「マルチタスク」作業の遂行障害が生じやすいとされており，実生活上の家事や仕事内容などに合わせた支援を行っていくことが必要である．特に働いていた患者では，家族やソーシャルワーカー，会社の理解を得て可能であれば離職せずにすむように支援を行っていくことが重要である．

5. 補助装具

　MS/NMO患者に特別な補助装具というものはほとんどなく，通常脳卒中患者などに用いる補助装具を症状に合わせて使用する．MS/NMO患者に比較的特徴的な補助装具として，Uhthoff現象防止のため体温上昇防止服（クールベスト）がある．補助装具は安定期に用いるだけでなく，再発からの改善途中の時期である回復期にも歩容改善目的で歩行障害に対する短下肢装具の使用など一時的に用いることもある．またMS/NMO患者は様々な症状が同時に出現していることが多く，歩行障害ひとつをとっても錐体路障害による麻痺以外に，感覚障害，失

調症状や複視の存在が歩行障害に大きく影響している可能性があり，全体を考慮して補助装具を選択する必要がある．

補助装具には，短下肢装具や4点杖などの各種杖，失調症状に対する歩行器，さらには電動車いすを含む車いすなど移動に対するものや，複視に対するプリズム眼鏡，食事動作に対する握りやすさを工夫したスプーンやフォークなど生活動作のあらゆる場面を想定して応用する．選択の際に，特に短下肢装具など体に固定して使用する装具では，MS/NMO患者は感覚系も障害されていることが多く長時間の圧迫などによる褥瘡が発生しやすいので常に気をつける必要がある．

Pearls

リハビリテーションの効果が期待できない場合

MSは中枢神経系のあらゆる場所に病変が出現するため，その症状は個々の患者間で大きく異なる．そのためMS患者に対するリハビリテーションも患者ごとに異なり，起立歩行訓練，バランス訓練，生活動作訓練，巧緻運動訓練，運動耐用能向上訓練，構音訓練，嚥下訓練，視覚訓練，高次脳機能訓練，膀胱訓練など多岐にわたり，リハビリテーションスタッフも理学療法士，作業療法士，言語聴覚士，心理療法士とあらゆる職種が介入しリハビリテーションを行っている．しかし，それらのリハビリテーションのいずれの改善にもマイナスの影響を及ぼす抵抗因子が知られている．排尿障害，睡眠障害，痛み，うつ，甲状腺機能障害，貧血などであり，これらの阻害因子は投薬などで改善可能な因子であり，リハビリテーション介入に優先して治療しておくことがリハビリテーション成功の鍵となる．特にMS患者の多くに"うつ"が存在していることは知られており，"うつ"の改善は必須の条件である．

文献

❶ Nicholas R, Rashid W. Multiple sclerosis. BMJ Clin Evid. 2012; 1-67.

❷ Haselkom KJ, Hughes C, Rae-Grant A, et al. Summary of comprehensive systematic review: rehabilitation in multiple sclerosis. Neurology. 2015; 85: 1896-903.

❸ Kjølhede J, Vissing K, Dalgas U. Multiple sclerosis and progressive resistance training: a systematic review. Mult Scler. 2012; 18: 1215-28.

❹ White JL, Dressendorfer HR. Execise and multiple sclerosis. Sports Med. 2004; 34: 1077-100.

〈髙橋和也〉

再発・進行防止と予後 VII

対症療法 VIII

説明と医療福祉資源 IX

脱髄性疾患総論 I

疾患概念と臨床症状 II

機序 III

検査 IV

診断 V

急性期治療 VI

MS/NMO の医療費助成，患者負担について教えてください

1. MS/NMO に対する医療費助成および医療費軽減について

　日本の制度は申請制のため，自分で申請しないと助成を受けることはできない．まず，どのような制度を利用できる可能性があるかを把握することである．いずれの制度も疾患の診断を受けているというだけでなく，ある程度の重症度にならないと受給資格が認められないが，指定難病だけは軽症でも高額医療が一定期間以上となると受給資格を得ることができる．また，公的サービス以外にも利用できるものがある場合があり，知っておくとよい．公的サービスについては厚生労働省や難病情報センターのホームページが参考になる．以下に利用できる制度を列挙する．

　また，近年の新規治療は高額なものが多く，保険収載されていない場合には多大な自己負担となる．

1 指定難病制度

　以前は特定疾患治療研究事業として特定された 56 疾患に医療費助成が行われていたが，平成 27 年 1 月より，「難病の患者に対する医療費等に関する法律（いわゆる難病法）」が制定され，対象疾患も指定難病と呼ばれ 330 疾患に拡大された．多発性硬化症（MS）/視神経脊髄炎（NMO）は指定難病に指定されており，診断基準と重症度基準を満たした場合に申請すると指定難病の受給者証を受け取ることができる．

　申請手続きは，まず申請に必要な書類を保健所など都道府県の窓口で受け取るか，都道府県のホームページ等からダウンロードして入手する．申請には患者自身で記入する書類や準備する書類（住民票，課税状況確認書類，保険証コピー等）と，指定医が記入する臨床個人調査票（診断書）が必要である．

　申請後の審査で認定され受給者証を入手すると医療費の免責を受けられるが，自己負担限度額は各世帯の収入によって異なり，収入が少ない場合には自己負担額も低額となる．また，受給者証が交付されると，還付手続きにて申請受付日にさかのぼって助成を受けることができる．また，認定は 1 年間であり，毎年更新手続きが必要である．更新書類が送られてきたら，忘れないように手続きをする

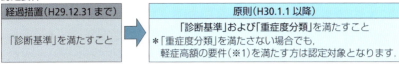

図1 特定疾患制度から指定難病制度への移行と自己負担
(厚生労働省 健康局難病対策課. http://www.mhlw.go.jp/stf/seisakunitsuite/bunya/kenkou_iryou/kenkou/nanbyou/index.html)

ように患者および家族にアドバイスする.
　なお，これまで特定疾患として認定されていた患者は経過措置があったが，平成29年12月末をもって移行期間は終了となり，一律新規申請者と同じ基準が適用される．多くの患者で自己負担額が増額となり，また，軽症者は認定されなくなるため軽症高額の要件を満たすか，前もって申請したほうがよいかなど，よく

確認するとよい.

　また，新規認定のための臨床個人調査票を記載できるのは指定難病の指定医の資格を持つ医師のみであり，医療費助成が適応となる医療機関も都道府県から指定された施設のみに限られる．以前は院外薬局での自己負担はなかったが，現在は各医療機関の合算で自己負担額を計算し，限度額を超えると負担がなくなるという制度に変わった．また，入院の食費も自己負担となった.

　基本的には重症度基準を満たした患者が認定されるが，軽症者であっても自己負担が1万円を超える月が12カ月中3回以上あれば，軽症者特例として申請することができ，医療費助成を受けることができる.

　また，医療費総額5万円以上が12カ月あたり6回以上ある場合には高額難病治療継続者（高額かつ長期）特例が適応され，自己負担額はさらに減額される 図1 .

2 障害者総合支援法

　平成27年1月1日から多発性硬化症を含む151の難病が障害者総合支援法の対象となり，障害の度合いにかかわらず制度利用の対象となった．ただし，利用できる範囲は等級により異なるため，肢体不自由や視力障害，嚥下障害などがある場合にはそれぞれの身体障害者手帳を取得し，合算する．病状が軽度なために障害者手帳を取得できない場合でも利用できるサービスがあるが，詳細は市町村によって異なるため，自身の地域について把握するとよい．難病相談支援センターまたは市町村の障害福祉課に問い合わせるとよい．特に65歳以下では介護保険が使えないないため，障害者総合支援法での対応が重要となる．また，補装具などは障害者総合支援法で作成，購入することになる.

　医療費としては地方自治体により基準が異なるが，おおよそ障害者手帳1～2級で医療費の自己負担が0割となるところが多い.

　障害者総合支援法にも介護保険のケアマネジャーに相当する相談員が置かれているが，自分でプランを作ることも認められており，介護保険とは異なるシステムである．また見守り等介護保険では認められていないサービスもある．利用しているサービスの内容によっては，65歳を超えて介護保険になった途端に生活しにくくなることもあるので，注意が必要である.

　なお，平成27年1月1日より障害者総合支援法の対象疾病として，それまでは「多発性硬化症」の表記であったものが，「多発性硬化症/視神経脊髄炎」の表記に変更になっている.

| IX 説明と医療福祉資源 |

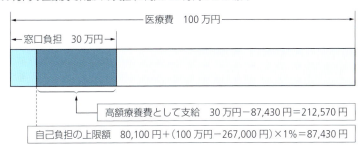

〈例〉70歳以上・年収約370万円〜770万円の場合（3割負担）
100万円の医療費で，窓口の負担（3割）が30万円かかる場合

高額療養費として支給　30万円−87,430円＝212,570円

自己負担の上限額　80,100円＋（100万円−267,000円）×1％＝87,430円

212,570円を高額療養費として支給し，実際の自己負担額は87,430円となります．

図2 高額療養費制度の概略
（厚生労働省．http://www.mhlw.go.jp/file/06-Seisakujouhou-12400000-Hokenkyoku/0000161153.pdf）

3 医療保険　高額療養費制度

医療保険はそれぞれの加入している保険により保険料が異なり，受給している制度により，自己負担割合も変わってくる．治療が高額となった場合には高額療養費制度 が利用できる．ただし応能負担となっており，所得により自己負担限度額が異なる．

4 介護保険

65歳以上になると介護保険のサービスを受けることができる．これも申請をして介護認定を受ける必要があり，その等級によって受けられるサービスが異なる．

5 障害年金

一定以上の障害が固定したと考えられる時には障害年金を受給できる可能性がある．障害年金の等級は障害者総合支援法の等級とは異なり，独自に判断される．ただし，年金の滞納があった場合には受けられないこともある．年金額の計

算や受給できる要件は複雑なため，年金窓口でよく相談するとよい．複雑な場合には社会保険労務士に依頼することもある．

6 傷病手当金

病気などで会社を休まざるを得ない場合に申請すると健康保険より支給される．3日間は免責となっており，4日以上になると適用され，1年6カ月まで支給可能とされている．

7 生命保険の高度障害，難病特約

生命保険に高度障害契約があれば，死亡していなくとも，死亡時に受け取る額を生前に受け取ることができる．また，難病特約がオプションとして用意されている保険もあるので，契約内容を見直し，使用できるかの検討をする．

2. 医療保険で対応できる治療について

神経免疫疾患の治療としては大きく分けて，免疫抑制薬や，疾患修飾薬などの薬物療法，血漿交換，免疫グロブリン大量静注療法（IVIg）が用いられる．このうちMSに対するIVIgは治療試験で有効性を証明できず保険適用はない．また，表1 のような疾患修飾薬が保険収載されているが，時に使われる免疫抑制薬は必ずしもMSに対して保険収載しているわけではない．

なかにはシクロホスファミド（https://www.hospital.or.jp/pdf/14_20110928_01.pdf）のようにMS/NMOは保険適用疾患として保険収載されていないが，適応外使用として保険上査定しないというカテゴリーもある．これは保険収載されている対象疾患としての企業の保証対象外とはなるが，少なくとも健康保険で使用することが認められているものである．

またNMOではMSに対する疾患修飾薬がかえって病勢を悪化させる可能性もあるため，慎重な診断と治療方針の決定が行われるべきである．

現在MSで用いられている疾患修飾薬の主なものの医療費と自己負担額を表1 に示す

3. 医療保険で対応できない治療について

医療保険が適応となっていなくとも厚生労働省が認めて使用することのでき

| VII 急性期治療 | VIII 再発・進行防止と予後 | VIII 対症療法 | IX 説明と医療福祉資源 |

表1 MS の疾患修飾薬の医療費と自己負担額（3 割負担とした場合）
（薬価は 2018 年 1 月 15 日現在）

一般名	商品名	価格	医療費（月額）	自己負担額 3 割負担として	年間再発率減少効果（参考・個人差あり）
インターフェロンβ-1b	ベタフェロン（バイエル）	皮下注用 960 万国際単位 10,079 円	1 回/2 日×14 141,106 円	42,331.8 円	約 30%
インターフェロンβ-1a	アボネックス（バイオジェン・ジャパン）	筋注用シリンジ 30 μg 40,213 円 筋注 30 μg ペン 39,266 円	1 回/週×4 160,852 円 157,064 円	48,255.6 円 47,119.2 円	約 30%
グラチラマー酢酸塩	コパキソン	皮下注 20 mg シリンジ 5,501 円	1 回/日×28 日 154,028 円	46,208.4 円	約 30%
フィンゴリモド	イムセラ・ジレニア（田辺三菱・ノバルティス）	0.5 mg カプセル 8,148.70 円	1 cp/日×28 日 228,163.6 円	68,449.08 円	約 50%
ナタリズマブ	タイサブリ（バイオジェン・ジャパン）	点滴静注 300 mg 228,164 円	300 mg/回/4 週間 228,164 円	68,449.2 円	約 70%
フマル酸ジメチル	テクフィデラ（バイオジェン・ジャパン）	240 mg カプセル 4,074.40 円	480 mg/日×28 日 228,166.4 円	68,449.92 円	約 40%

る方法としては，新たに保険適用を得るために行われる治験，新規治療として申請され認められた先進医療（原則自費診療），患者自身が申請して検討される患者申出療養（自費診療）などの制度がある．詳細は厚生労働省のホームページで確認するとよい．

また，すでに他の疾患で保険適用があり，MS/NMO にも有効性が期待できるものの，MS/NMO には保険適用がない，または適応外療法として認められていない治療については，原則は医療保険では使用できない．しかし，免疫抑制薬の使用のように実際はそのような治療を行わざるを得ない場合も多い．承認されていない適用外使用の場合には，できれば所属施設の倫理委員会にて使用の適切性につき承認を受けた方がよい．レセプト請求において使用せざるを得ない理由を症状詳記して保険請求する場合もあるが，認められる保証はない．この場合混合診療は認められないため，自費診療とすることは難しく，医療機関が査定分を持つことになることも多い．

1 MS／NMO の医療費助成，患者負担について教えてください

JCOPY 498-32800

409

保険収載はどの疾患にもなく，日本の薬事の認可を受けていない治療については，海外から個人輸入して使用する場合もありえるが，自費診療となり，使用することを引き受ける医療機関が必要となる．

Pearls

日本の社会保障制度は複雑である．基本縦割りで，制度間の優先順位があり，なかなか理解しづらい．自分ですべてを把握するのは難しいが，大枠を理解し，紹介するタイミングを逸しないことである．難病に詳しい医療ソーシャルワーカーや，難病相談支援センターの相談窓口，患者会の相談窓口など，詳細について，誰に紹介すればよいかを把握しておく．医師の姿勢次第で，患者の生活が変わってしまう．医師にも必要なスキルである．

〈荻野美恵子〉

2 社会福祉制度や就労・就学支援について教えてください

　就労は金銭的な対価を得るだけでなく，生活の基盤・質の向上，社会とのつながりといった面でも大きな役割を持つ．多発性硬化症，視神経脊髄炎は就労可能な世代に発症しうる疾患であり，特に就労・就学中の割合が他の神経難病と比し高いため[1]，発症・再発による社会活動への影響や本人の生活全般に対する不安が大きいことが予想される．

　多発性硬化症をはじめとした中枢脱髄性疾患は，後遺障害の軽減，再発予防を目指した治療法が以前と比べ進歩してきており，疾患を上手に管理しながら就労する，といったことも可能となってきている．ただ就労継続においては疾患のコントロールのみならず，それぞれの疾患特性・個人の状態に応じた職業選択や，職場の理解・配慮が必要である．病気を抱えながら生活する個々の患者において，どのような配慮があったら働きやすいか，どのような職業内容が適するかなど，本人を中心とし，主治医・各支援機関・専門員が連携し支援にあたる必要がある表1．

表1 難病患者に対する雇用支援策

障害者総合支援法の就労支援	各支援機関による就労支援
・自立訓練（機能訓練・生活訓練） 　自立した日常生活または社会生活ができるよう，一定期間，身体機能または生活能力の向上のために必要な訓練を行う ・就労移行支援 　一般企業等への就労を希望する人に，一定期間，就労に必要な知識および能力の向上のために必要な訓練を行う ・就労継続支援 　一般企業での就労が困難な人に，働く場を提供するとともに，知識および能力の向上のために必要な訓練を行う 　就労継続支援A型（雇用契約あり）とB型（雇用契約なし）がある	・難病患者就職サポーター 　ハローワークの専門援助窓口にが配置されている．再就職，在職中の雇用継続等の支援を行う ・地域障害者職業センター 　職業評価，職業準備支援，職場適応支援等の各種職業リハビリテーションを実施 ・障害の状況に応じた多様な委託訓練 ・ジョブコーチ支援 　障害者の職場適応を容易にするため，職場に派遣される ・障害者就業・生活支援センター 　就業に関する相談支援，障害特性を踏まえた雇用管理に関する助言，関係機関との連絡調整などを行う

（厚生労働省ホームページより改変）

1. 就労・就学支援の実際

1 医療関係者による支援

　主治医から病名告知の際，該当者には指定難病・身体障害者手帳の申請を行うとともに，生活上・就業上の注意点についても説明する．生活や就業における対策はエビデンスが確立しているものは少ないが，患者の過剰な期待や不安を修正しつつ，できるだけ具体的な注意点を挙げることが望ましい．また自分の不調を雇用者等に伝える際に，理解してもらいやすい表現を考えてもらうことも大切である．就労上の何らかの問題が予想される場合は，以下に述べる難病相談支援センターや難病患者就職サポーターなど，病院から各支援機関へ積極的に連携することが望ましい．

2 難病相談支援センター

　平成15年度より難病対策の予算事業として設立が進められ，平成26年「難病の患者に対する医療等に関する法律（難病法）」で規定された，各都道府県に設置されている相談支援機関である．難病の総合的な相談窓口と情報発信を担っている．医師による電話相談，難病医療福祉相談会の開催，地域交流会等の推進などの他，相談員による就労相談も行っている．以下に述べるハローワーク等と連携し，対象者のハローワークへの誘導なども行っている．

3 障害者総合支援法の就労支援

　身体，精神障害ともに障害者雇用支援・サービスの対象となっている．障害の内容・程度に応じた等級があり，種別や等級によって受けることができるサービスが異なる．平成25年4月に施行された「障害者の日常生活及び社会生活を総合的に支援するための法律（障害者総合支援法）」では，サービスを利用できる対象者の障害児・者の範囲に，難病等が加わった．さらに平成27年1月から対象となる難病等の疾病が拡大，平成27年7月にさらに拡大され，332疾病となった．対象が難病患者に広がったことにより，障害者総合支援法による様々な就労支援を受けることが可能となった．以下のような就労支援策がある[2]．

①自立訓練

　自立した日常生活または社会生活ができるよう，一定期間，身体機能または生活能力の向上のために必要な訓練を行う．機能訓練と生活訓練がある．

②就労移行支援

一般企業等への就労を希望する人に，一定期間，就労に必要な知識および能力の向上のために必要な訓練を行う．

③就労継続支援

一般企業での就労が困難な人に働く場を提供するとともに，知識および能力の向上のために必要な訓練を行う．就労継続支援 A 型（雇用契約あり）と B 型（雇用契約なし）がある．

4 各支援機関での就労支援

ハローワークを中心として，就労に向けたチーム支援が行われている．障害について専門的な知識を持つ担当者が求職から就職後のケアまで支援を行う[2][3]．

①ハローワークにおける職業相談・職業紹介

疾患の特性，患者個別の障害特性に応じて職業相談を実施する．また福祉・教育等関係機関と連携したチーム支援により，就職の準備段階から職場定着に至るまで相談支援を連続して行う．

②難病患者就職サポーターによる支援

平成 28 年度より全国 47 局のハローワークの専門援助窓口に「難病患者就職サポーター」が配置されている．難病相談支援センターと連携しながら，就職を希望する難病患者に対し，症状の特性を踏まえた就労支援や，在職中に難病を発症した患者の雇用継続等の総合的な支援を行う．

③地域障害者職業センターにおける職業リハビリテーション

ハローワークと連携の上，職業評価，職業準備支援，職場適応支援等の専門的な各種職業リハビリテーションを実施している．

④障害の状況に応じた多様な委託訓練

身近な地域で職業訓練が受講できるよう，居住する地域の企業，社会福祉法人，NPO 法人，民間教育訓練機関等を活用した障害の程度に応じた多様な委託訓練を各都道府県において実施している．

⑤ジョブコーチ支援

障害者の職場適応を容易にするため，職場にジョブコーチを派遣し，きめ細かな人的支援が行われている．ジョブコーチ支援には地域障害者職業センターに配置するジョブコーチによる支援のほか，就労支援ノウハウを有する社会福祉法人等や事業主が自らジョブコーチを配置し，ジョブコーチ助成金を活用して支援する場合がある．

⑥障害者就業・生活支援センター

障害者の身近な地域において，就業面と生活面の一体的な相談・支援を行うことを目的とし設置されている．就業およびそれに伴う日常生活上の支援を必要とする障害のある患者に対し，センター窓口での相談や職場・家庭訪問等を実施している．就業に関する相談支援のほか，障害特性を踏まえた雇用管理に関する助言，関係機関との連絡調整などを行っている．

事例: 20歳代女性　多発性硬化症

発症前は接客業に従事．発症から1年後に多発性硬化症と診断された．病名告知後は長時間勤務が難しいと感じ退職を検討していたが，難病拠点病院の難病医療専門員から難病患者就職サポーターを紹介され，今後の就労につき相談を開始した．治療に専念することを第一とし一旦は仕事を退職したが，定期的にハローワークに通い，難病患者就職サポーターに自分の悩みや就労に関する希望を相談していた．難病患者就職サポーターは患者が受診するごとに，患者の同意のもと，難病医療専門員を通じ主治医に再就職先についての時期や就労においての注意点を確認した．再就職先の雇用面接時には難病患者就職サポーターも同行し，元の職場で再雇用となった．さらに，職場の上司に対し，病気とうまく付き合いながら就労ができるよう病気に関する情報，患者自身にしかわからない不調に早期に対応できる環境づくりなどにつき，難病患者就職サポーターから助言があった．再就職後は体調を崩すことなく就労を継続している．

5 雇用側の支援

①難病患者の就労への理解

中枢性脱髄疾患をはじめ多くの難病患者では，体調変動のしやすさに関連して就労上の困難さがみられやすい．体調変動の起こりやすさは，仕事内容や職場の配慮の状況により大きく左右されるため，就職先の理解が必要である．高齢・障害・求職者雇用支援機構により，雇用側の理解を助けるため，雇用管理に必要となる情報をまとめたパンフレットが発行されている[4]（http://www.nivr.jeed.or.jp/download/kyouzai/kyouzai36.pdf よりダウンロード可）．

②助成金

支給要件を満たした場合，難病患者を雇用する事業主が申請すると事業主に対して支給される様々な助成金制度がある．

障害者トライアル雇用: ハローワーク等の紹介により，試行雇用（原則3カ月）の形で雇用する事業主に対して助成を行っている．障害者雇用についての理解を

促し，試行雇用終了後の常用雇用への移行を進めることを目的としている．

6 就学支援

　学校側へ疾患・病状の説明が必要な場合は，本人・家族の同意のもと，主治医から説明を行う．疾患特性や個々の障害程度に応じ学校生活上の必要な支援が異なるため，オーダーメイドな支援を行う必要がある．

Pearls

当事者団体・患者会

　同じ病気の患者やその家族などが集まり，自主的に運営する会である．交流会や相談会を開催し，情報交換などを行っている．当事者同士で情報交換を行うことで気持ちが楽になったり，実体験に基づいた問題点の解決法を伝え合えるというメリットがある．全国規模の代表的な団体には以下のようなものがある．

・全国多発性硬化症友の会（http://www.h2.dion.ne.jp/˜msfriend/）
・MS キャビン（http://www.mscabin.org/）
・日本難病・疾病団体協議会（http://nanbyo.jp/）

文献

❶ 特定疾患の疫学に関する調査研究班．臨床調査個人票に基づく特定疾患治療研究医療受給者調査報告書; 2005.
❷ 京極高宣．障害者の就労支援はどうあるべきか？ 職リハネットワーク．2009; 65: 5-16.
❸ 厚生労働省ホームページ（難病患者の就労支援）．http://www.mhlw.go.jp/stf/seisakunitsuite/bunya/koyou_roudou/koyou/shougaishakoyou/06e.html
❹ 春名由一郎．難病のある人の就労支援のために．千葉: 独立行政法人高齢・障害者雇用支援機構障害者職業総合センター（NIVR）; 2011.

〈山田　恵, 犬塚　貴〉

MS専門医にはどういう場合に診てもらったらいいでしょうか

　一般神経内科医師が多発性硬化症（MS）専門医に診療を依頼する場合に制限はない．どのような時でも，どのような症例でもMS専門医に診療を依頼することは可能と思われる．近年，患者の希望によりMS専門医に診療を依頼されることをしばしば経験する．いわゆるセカンドオピニオンの依頼である．最近，新たにMS治療薬が市販され，神経内科医師からのMS診療依頼が増えるものと思われる．

　MS診療を依頼される立場からみると，過去の診療依頼は大きく2つに分けられる．MSの診断とMSの治療に関するものである 表1 ．MSの診断関連では，MSと診断してよいか，CIS（clinical isolated syndrome），PP-MS（primary progressive MS）などと診断してよいか，症例の鑑別診断を専門的立場から依頼される．またMRI所見からの鑑別診断も依頼される．一方，MSの治療関連では，

表1　MS専門外来での過去の主な依頼・相談内容

診断関連	治療関連
MS診断 　CIS, RR-MS, SP-MS, PP-MS 　MSと診断してよいか 鑑別診断 　NMOSD, 神経Behçet病 　神経Sweet病, TDDなど MRI診断 　非典型的な所見を有する症例 　脊髄にのみ病巣を認める症例 　red flagsを有する症例 　その他	DMTの選択 　第一選択薬 　　IFNβ-1a, IFNβ-1b, GA, DMF 　　IFN治療抵抗性の症例 　第二選択 　　第二選択薬への移行 　　フィンゴリモド，ナタリズマブ 特殊なMS治療 　自己抗体陽性MS 　挙児希望のMS症例 　TDDの症例 　典型的MSでない症例 今後に質問される可能性 　IFNβからDMF，フィンゴリモドへ 　ナタリズマブからフィンゴリモドへ 　フィンゴリモドからDMFへ

CIS: clinicaly isolated syndrome, RR-MS: relapsed remitting-MS,
SP-MS: secondary progressive-MS, PP-MS: primary progressive-MS,
NMOSD: neuromyelitis optica spectrum disorders,
TDD: tumeaftive demyelinating disease, DMT: disease-modifying therapy,
IFN: interferon, GA: glatiramer acetate, DMF: dimethyl fumarate

| 表2 | MS 初発症候の臨床的特徴および MS 診断での可能性 | | |

	典型的 MS	一般的ではない	非典型的 MS
視神経	急性片側性の視神経炎 眼球運動により疼痛 乳頭: 正常〜軽度の浮腫	両側同時発症の視神経炎 疼痛なし 乳頭: 中等症〜重度の浮腫	進行性の視神経炎，失明 重症，持続する眼痛 乳頭: うっ血乳頭，
脳幹・小脳	両側・核間性眼筋麻痺 小脳性運動失調症，眼振 外転神経麻痺 顔面の感覚障害	片側・核間性眼筋麻痺，顔面神経 　麻痺，顔面ミオキニア 難聴 One-and-a-half 症候群 三叉神経痛，発作性強直性痙攣	完全外眼筋麻痺，垂直性眼球運 　動障害 血管支配領域の症状: 外側延髄 　など 動眼神経麻痺 局所性ジストニア，斜頸
脊髄	部分的な脊髄症 Lhermitte 徴候 後索性失調症 しびれ 切迫頻尿，失禁，勃起障害 進行性痙性対麻痺（非対称 性）	完全横断性脊髄炎 神経根障害，腱反射低下 分節性の温度・痛覚障害 部分的 Brown-Séquard 症候群 　（後索症候を欠く） 便失禁 進行性痙性対麻痺（対称性）	前脊髄動脈領域の症候: 後索症 　状を欠く 馬尾症候群 明確なレベルの感覚鈍麻，局所 脊髄疼痛 完全 Brown-Brown-Séquard 症候群 急性尿閉 進行性感覚性失調症（後索症状）
大脳半球	軽度皮質下性高次機能障害 片麻痺	てんかん 半盲	脳症（混迷，傾眠） 皮質盲

(Miller DH, et al. Mult Scler. 2008; 14: 1157-74 を一部改変) ❶

DMT（疾患修飾療法）治療薬の選択依頼，IFNβ 治療の抵抗性症例の依頼，第二選択薬への移行はどうするか，また，特殊な MS 治療として自己抗体陽性症例，挙児希望のある症例，TDL を伴った症例など，典型的 MS ではない症例の治療方針についての依頼が多くある．

1. MS 診断に関する相談事項

MS の診断にあたり，表2 ❶ に示すように，MS 非典型的な神経症候あるいは一般的ではない神経徴候を認める場合では，もう一度 MS の診断に立ち戻り，鑑別診断を行うことを薦める．

1 MS 診断と治療に苦慮した症例

32 歳女性，2005 年 5 月歩行障害，意識障害が出現，ADEM と診断．8 月左

視神経炎を発症，MS と診断され，IFNβ-1b 治療を開始．治療後も再発を繰り返していた．2007 年 IFNβ 治療に経口ステロイド併用，2008 年さらにメトトレキサート（MTX）を追加しても再発を繰り返し，2011 年に紹介来院する．

来院後，IFNβ 単独療法に変更，同年 8 月に 12 回目の再発（C4-C5 髄内病変）入院，ステロイドパルス治療により症状軽快，OB 陰性，抗 AQP4 抗体，その他自己抗体は全て陰性．2012 年 3 月フィンゴリモド導入，5 月歩行障害で再入院する．脳 MRI で右前頭葉白質，右視床外側，左側脳室周囲に TDL（tumefactive demyelinating lesions）を認め，ステロイドパルス療法，免疫吸着療法の併用により症状改善する．なお，入院中に HLA タイピング測定，B54，Cw1 を確認し，神経 Sweet 病の疑いと診断．現在はアザチオプリン 100 mg/日で治療中，現在まで再発を認めていない．

この症例は初発神経症状として意識障害があり，この時点ですでに MS として典型ではないこと，持参した脳 MRI を再度読影すると多巣性の皮質下病変を認めるが，MS 脳病巣として典型である ovoid lesion は明確でなく，MS として非典型的であったことを確認した．また IFNβ，経口ステロイド，MTX まで併用治療されているにもかかわらず治療抵抗性であり，早期から MS 診断に疑問を抱くべき症例と反省している．典型的な MS 神経症候および脳 MRI 所見を認めない症例の MS 診断には慎重でなければならないことを経験した．さらに，フィンゴリモド導入 10 週後に多巣性の TDL をきたしており，フィンゴリモドを導入する際には典型的 MS であることを確認しなければならないことを示した貴重な症例と思われる．

典型的 MS の特徴的な脳 MRI 所見を ▇表3▇ ❷にまとめた．RR-MS の脳病巣として，①ovoid lesion，②callosal-septal interface lesion，③isolated U-fiber lesion，④灰白質病変などがある．

❷ 脊髄のみに病変を認め，明らかな再発がない症例

34 歳女性．主訴は右手の第 4，5 指のしびれ．頸髄 MRI で C2，C5-6，C8-Th1 にかけて 3 カ所の髄内病変を認め，脳 MRI では明らかな異常所見なし．髄液では，細胞は正常，蛋白やや上昇，IgG index 0.90，OB は陽性．各種の自己抗体は全て陰性．過去に明らかな神経症候を認めず，確定診断ができないため紹介来院．

診断は clinically isolated syndrome（CIS）．3〜6 カ月毎に脳 MRI を施行し，定期的な外来診療．新たな神経症候の出現時において第一選択薬の導入を薦める

| 表3 | MS 病巣の MRI 所見 |

	MS 病巣の特徴的な MRI 所見
部位	テント上: 皮質下白質（U-fibers），側脳室周辺（脳梁，三角部，側頭角部） テント下: 第四脳室，小脳脚，延髄，三叉神経髄内，橋部脳室・軟膜周囲 皮質病変（3D FLAIR，DIR），大脳基底核は低頻度
形態	明瞭な辺縁，卵形・円形，側脳室周辺（Dawson's finger）両側性，非対称性，後期には癒合
信号強度	T1: 中等度-低信号，T2: 高信号，FLAIR: 高信号 Black holes: T1 灰白質強度より低い信号強度
造影	結節・均一あるいはリング状，しばしば造影・非造影病巣を有する 腫瘍様脱髄病巣（TDL）: 不完全リング状（open-ring）
視神経炎	STIR で高信号，造影効果あり
脊髄	しばしば頸髄病変．短い病巣（2 椎体以下），脊髄の長径の半分以下，主に脊髄の周辺，しばしば側索・後索．造影効果あり（局所に浮腫を伴う）

3D FLAIR: three-dimensional fluid attenuated inversion recovery,
DIR: double inversion recovery, STIR: short T1 inversion recovery,
TDL: tumefactive demyelinating lesions
(Aliaga ES, et al. Handb Clin Neurol. 2014; 122: 291-316 を一部改変)❷

ことにした．なお現在，本邦の保険診療では CIS の DMT 導入は認められていない．

3 頸髄病変と視神経炎を繰り返し，AQP4 抗体陰性の症例．この症例の診断と治療

　30 歳女性．2011 年 3 月 Lhermitte 徴候，4 月に複視，RR-MS と診断され，IFNβ による治療開始．2012 年頸部の病巣で再発，10 月妊娠し IFNβ 中止．妊娠 6 カ月で頸部に再発，2013 年 6 月児出産，出産後にフィンゴリモドを開始，8 月頸部に再発．2014 年 1 月 MRI 頸部病巣の再出現．4 月フィンゴリモド無効と判断され中止．8 月に頸髄に再発．2015 年 2 月頸髄に再発．7 月左視神経炎．2016 年 1 月左下肢の感覚障害．2 月右下肢の感覚障害．再発時にはステロイドパルス療法を施行し神経症状は改善している．今後の治療方針について紹介来院する．なお，脳脊髄液 OB 陽性，抗 AQP4 抗体（−）．頸脊 MRI では 3 椎体以上の長軸病変はない，また脳 MRI ではテント上に MS 典型的な所見である ovoid lesion を認めない．

　RR-MS としては，頸髄病変と視神経炎の再発を繰り返し，典型 RR-MS とはいいがたい症例と判断した．脳 MRI で MS に特徴的にみられる脳室周囲の病巣，ovoid lesions はなく，抗 AQP4 抗体陰性，脊髄 MRI に長大病変は認めないが，臨床的には視神経脊髄炎関連疾患 NMOSD と診断した．

この症例では IFNβ 治療，フィンゴリモド治療に抵抗性，今後，どのように治療すればよいか

　この症例の治療選択にあたり，診断をより確定するために HLA タイピング，末梢血 T・B リンパ球サブセットの測定，髄液検査を施行した．HLA タイピングに異常なし．リンパ球サブセットの検討では，T リンパ球サブセットに異常はないが，B リンパ球サブセットで plasmablast が著明に上昇しており，また髄液中の IL-6 が上昇していることから，通常の RR-MS の免疫状態ではないと判断．NMOSD の寛解期と同様な免疫状態と考察した．主に B 細胞系の異常所見を認めたことより，治療として MS 関連 DMD ではなく，免疫抑制薬を選択し，アザチオプリン 100 mg/日を開始，その後現在まで再発を認めていない．この症例は IFNβ，フィンゴリモド治療的反応性からもみても RR-MS ではなく，NMOSD と類似した疾患状態と判断した．

　正しい診断と正しい治療を選択することが，MS 診療に重要であることを示した症例である．

2. MS 治療に関する相談事項

　MS の治療にあたり，現在，本邦で用いられることのできる第一，第二選択治療薬の治療薬（DMD）を示す　表4　．注射製剤（筋注: IFNβ-1a，皮下注: IFN

表4　**本邦における多発性硬化症に対する保険適用薬**

		一般名	商品名	作用機序	治療法	備考
第一選択薬	1	IFNβ-1b	ベタフェロン	IFNβ 作用	皮下注 隔日	RR-MS
	2	IFNβ-1a	アボネックス	IFNβ 作用	筋注 週1回	RR-MS
	3	グラチラマー酢酸塩 (GA)	コパキソン	CNS-BMP と類似した合成ペプチド	皮下注 連日	欧米での標準薬
	4	フマル酸ジメチル	テクフィデラ	NRF2 転写経路を活性化 酸化ストレスを減弱	経口 連日	RR-MS
第二選択薬	5	フィンゴリモド	イムセラ ジレニア	S1P 受容体作動薬	経口 連日	RR-MS
	6	ナタリズマブ	タイサブリ	α4β1 インテグリン抗体	静注 月1回	2014年3月承認

（2018年1月現在）

| | 急性期治療 | | 再発，進行防止と予後 | | 対症療法 | Ⅸ | 説明と医療福祉資源 |

表5 IFNβ製剤，フィンゴリモド，フマル酸ジメチルの比較

	INFβ製剤	フィンゴリモド （FTY）	フマル酸ジメチル （DMF）
投与法	注射: INFβ-1b，1日おきに皮下注（ベタフェロン） INFβ-1a，1回/週，筋注（アボネックス）	経口: 1日1回投与（イムセラ・ジレニア）	経口: 1日2回投与（テクフィデラ）
効能 効果	再発予防，進行抑制（ベタフェロン） 再発抑制　　　（アボネックス）	再発予防 進行抑制	再発抑制 身体障害の進行抑制
安全性	長期的な安全性が確立してる	長期的安全性は確立していない	長期的な安全性が確立していない
主な 副作用	発熱，注射部位反応，頭痛など（ベタフェロン） インフルエンザ様症状，発熱，頭痛など（アボネックス）	鼻咽頭炎，徐脈性不整脈，頭痛など	潮紅，下痢，悪心，腹痛など
検査値 異常	リンパ球減少，白血球減少，好中球減少，血小板減少，ALT・AST・γ-GTP上昇など	リンパ球減少，白血球減少，ALT・AST・γ-GTP上昇など	リンパ球減少，白血球減少 ALT・AST・γ-GTP上昇など
長　所	多くの治療経験がある 一定の効果が期待できる 安全性プロファイルが確立している	治療効果が高い 経口投与 簡便性が高い	IFNβより治療効果が高い 経口投与，簡便性が高い 副作用が少ない
短　所	高価，注射，注射部位の皮膚反応	高価，重篤な感染症，徐脈性不整脈	高価，再発抑制効果: IFNβ＜DMF＜FTY
その他	NMO症例への使用は要注意 再発の明確でない慢性進行型MSへの有効性は不明 高力価の中和抗体の出現による効果減弱	NMO症例への使用は要注意 再発の明確でない慢性進行型MSへの有効性は不明，PMLの出現	NMO症例への使用は要注意？ 再発の明確でない慢性進行型MSへの有効性は不明，PMLの出現

（添付文書より一部改変）

β-1b，GA，点滴: ナタリズマブ）および経口治療薬（フィンゴリモド，フマル酸ジメチル）に分けられる．

1 IFNβ とフィンゴリモド，どう使い分けるか

　IFNβ は第一選択薬，フィンゴリモドは第二選択薬であり，基本的には第一選択薬から使用をするべきである．それぞれの製剤の効能，効果，副作用，異常検査値などの長所，短所を熟知した上で選択するべきである **表5** ．その上で患者の年齢，性別，生活様式，職場環境，家庭環境など総合的に判断して治療方針を決定する．

3

MS専門医にはどういう場合に診てもらったらいいでしょうか

JCOPY 498-32800

IFNβ製剤は注射製剤，フィンゴリモドは経口製剤で利便性が高い薬である．いずれも再発予防ならびに進行抑制を認めるが，再発抑制作用はフィンゴリモドでより効果が高いものと思われる．一方，IFNβは長期的な安全性が確立しているが，フィンゴリモドではリンパ球減少し，帯状疱疹などのウイルス感染症，進行性多巣性白質脳症（PML）などの感染症を考慮しなければならない．主な副作用の比較では，IFNβはインフルエンザ様症状，注射部位反応などがあり，フィンゴリモドは徐脈性不整脈，鼻咽頭炎などがある．妊娠での安全性比較では，FDA薬剤胎児危険度はいずれもカテゴリーC（動物生殖試験では胎仔に催奇形性，胎仔毒性，その他有害作用があることが証明されており，ヒトでの対照試験が実施されていない）に分類されている．

2 IFNβ・GA からフィンゴリモドへの治療変更はどのような時にするのか

IFNβ，GA治療にもかかわらず疾患活動性が高い症例，あるいは注射製剤の副作用（皮膚症状，精神症状など）により治療継続が困難な症例ではフィンゴリモド治療への切り替えを考慮する．治療変更の必要性を判断する方法に確立したものはないが，再発により神経障害を残し，かつ年1回以上の臨床的再発，1年以内に新規脱髄病巣がMRIで検知されるなどの基準が提唱されている[3]．IFNβ治療効果の判定として，Rioらが提唱する治療2年間の再発率，障害進行，さらにMRIの病巣を加えた基準[4]も用いられている．

IFNβ，GA治療抵抗性症例と判断された場合において初めて第二選択薬への変更が考慮される．注射製剤治療薬からフィンゴリモド治療への変更では，IFNβ，GAの減量なく直に切り替えが可能である．この場合，フィンゴリモド治療への変更症例は典型的MSであることが前提となる．

3 経口治療薬であるフィンゴリモドとフマル酸ジメチル（DMF）との使い分け

DMFは第一選択薬，フィンゴリモドは第二選択薬であり，MS症例の治療対象はおのずと異なる．いずれも経口薬で簡便，MSの再発抑制，進行抑制を認めている．しかし，その治療効果ならびに副作用は異なり，フィンゴリモドはDMFに比べ年間再発率の抑制効果が高いが，副作用の比較ではDMFでは重篤な有害事象の出現が少ないことが特徴である 表5 ．妊娠での安全性の比較では，いずれもFDA薬剤胎児危険度はカテゴリーCに分類されている．

私的にはIFNβ治療に抵抗性を示す症例において，第一選択治療薬のDMFが優先され，さらにDMF治療抵抗性を示す症例ではフィンゴリモドの使用を考慮

することになるものと思われる.

4 SSA 抗体陽性の MS の治療は，どうすればよいのか

　膠原病，膠原病関連疾患を合併した MS の治療に関して明確なエビデンスはない．MS では自己免疫性疾患として，自己免疫性甲状腺疾患，関節リウマチ，Sjögren 症候群，全身性エリテマトーデスなど約 4％に合併を認めるが，これらを伴った MS の治療に関する RCT は行われていないのが現状である．自己免疫性疾患では IFNα，IFNβ などの I 型 IFN の病態への関与が示され，MS に対する IFNβ 治療はこれら膠原病を悪化させる可能性が指摘されている[5]．また GA，DMF，フィンゴリモド，ナタリズマブの膠原病に対する有効性を検討したエビデンスはない．これら膠原病合併 MS では膠原病の治療を優先し，MS 治療は積極的には行わないのが現状である．

　抗体のみ陽性 MS の治療でも，同様に積極的な MS 治療は行っていない．なお，抗甲状腺抗体のみ陽性の症例では MS 治療を行うことはあるが，その他の自己抗体陽性の症例（抗 AQP4 抗体を含め）では DMD を使用せず，免疫抑制薬を使用する．

Pearls

第二選択治療薬であるフィンゴリモドを RR-MS の初期治療として用いることがある

　フィンゴリモドは第二選択治療薬ですが，MS の疾患活動性の高い症例では初期治療から第二選択治療薬を使用することがある．疾患活動性の高い症例，あるいは IFNβ，GA 注射製剤が使用できない症例では，第二選択治療薬から治療開始することもある．

　疾患活動性が高い症例：①1 年間に 1 回以上の再発，②脳 MRI において新規 Gd 造影病巣を認める場合，前回の MRI と比較して T2 病巣の著明な増加を伴う場合，③進行の速い重度の再発 MS 症例，④高次機能障害を認めるなど，このような症例では病初期からフィンゴリモド治療の導入を考慮する．

文献

❶ Miller DH, Weinshenker BG, Filippi M, et al. Differential diagnosis of suspected multiple sclerosis: a consensus approach. Mult Scler. 2008; 14: 1157-74.

❷ Aliaga ES, Barkhof F. MRI mimics of multiple sclerosis. Handb Clin Neurol. 2014; 122: 291-316.

❸ Pelletier D, Hafler DA. Fingolimod for multiple sclerosis. N Engl J Med. 2012; 366: 339-47.

❹ Río J, Rovira A, Tintoré M, et al. Relationship between MRI lesion activity and response to IFN-beta in relapsing-remitting multiple sclerosis patients. Mult Scler. 2008; 14: 479-84.

❺ Monzani F, Caraccio N, Dardano A, et al. Thyroid autoimmunity and dysfunction associated with type Ⅰ interferon therapy. Clin Exp Med. 2004; 3: 199-210.

〈野村恭一〉

患者・家族への説明はどうしたらいいでしょうか

　多発性硬化症（multiple sclerosis: MS）は難病である．診断され安心する患者もいるが，多くは難病の診断がついたことによる不安，また生涯病気が治らないことを知り戸惑う．海外のデータではMSの生命予後は5〜10年ほどと一般人口より短いが，再発が原因で亡くなることはまずない．若年で発病後の罹病期間は場合によっては60年にもなるため，説明と同意は将来の人生設計に直結する．

　再発寛解型 MS に対しては，早期診断・治療により将来の進行型への移行を予防するための疾患修飾治療（disease-modifying therapy: DMT）として日本では2018年1月現在5種類6剤が保険収載されている．しかし，欧米諸国と同様に，有効な治療方法のない進行型 MS の増加が今後日本でも予想されるため，病気の cure だけではなく QOL（quality of life）の維持，改善を目的とし「人を看るための医療」である care が要求される．

　筆者は神経免疫専門外来を行い，紹介患者含めてすでに500名以上の MS 患者を診てきた．また日本在宅医学会理事，事務局長として在宅での SPMS（secondary progressive MS），PPMS（primary progressive MS）への患者支援，教育を実践してきた．

　今回は神経内科医が外来で MS 患者と初めて出会い，病名診断から始まり，告知，支援システム，治療選択，生活指導など，患者・家族への説明の留意点に関して述べる．

1. 診断と鑑別

　日本では2010年の McDonald 診断基準に準拠し，1回の発作で1回の MRI 撮像であっても，時間的・空間的多発性を証明できれば MS と診断可能となった．しかし，他の神経疾患，とりわけ視神経脊髄炎（NMOSD）をまず鑑別することは必須である．また，MS は臨床，病理ともに variety に富み，disease ではなく syndrome であることを理解する．再発かどうかについては，MS 症状にはもともと季節，日内変動があり，Uhthoff 徴候含めて視覚，めまい，感覚症状などは解釈が難しく，24時間以上の症状の持続をもって再発とすることを患者にまず教育する．

2. 病名告知

　病気の説明が不十分であることは診察，検査，治療アドヒアランスの低下にもつながる．まず「悪い知らせをいかに正しく伝えるか」が鍵であり，時間的余裕がある時に行う．

　その際，患者の現在の状態が RRMS（再発寛解型）なのか，進行型 MS なのか，また総合障害度のスケール EDSS（Expanded Disability Status Scale）で評価される病気の進行度は現在どの程度で，神経所見，MRI 所見，血液，髄液，SEP（somatosensory evoked potential），VEP（visual evoked potential），OCT（optical coherence tomography）含めた検査所見により神経のどこが障害されているかをメモに図を書いて説明する．また，MS 患者は若年女性が多いが，子供への遺伝，同居する家族への感染因子を介して「うつる」ことについては考えなくてもよいこと，健常人と同様妊娠出産可能であることを説明する．

　紙面の都合で簡単にふれるが，NMOSD は一度のアタックで失明や半身不随，車いすレベルになってしまうこと，また痙性，排尿障害，しびれ，痛みは後遺症として残りやすいこと，急な免疫治療薬の中断は危険であること，特に日本で多く使用されるステロイド内服の長期副作用，予防治療についてのリスクについて説明する．その際進行型 MS 患者や視力障害が強い，ないしは車いすレベルの NMOSD 患者では，特に癌患者に対して利用される SPIKES　表1　[1]が患者の自己決定を援助し，情報の共有のためのコミュニケーションの基本になる．具体的には患者および家族が受容できる状態にあるのかどうか，参加するメンバー（キーパーソンを必ず同席）や配置，時間などに注意して医師は共感する態度を示す．

　専門用語は日常語におきかえてわかりやすく，大事なことは繰り返して説明する．つまり自己免疫疾患，神経脱髄疾患，炎症細胞浸潤など専門用語を並べてはいけない．「MS では自然に脳や脊髄に火事が起きて神経にやけどが起こります．自分を守るための免疫システムが自分を自分ではないと間違って攻撃することで生じます．大火事になった時にはステロイドパルスという強い治療や時に血漿交換といって火事の引き金のもとを血液から濾す治療を行いますが，普段から小火が広がらないように定期的に外来で診察をして MRI 検査を撮ることが大事です．薬が効きにくい進行型 MS になる前に再発予防のための治療をより早く行えば，より良い人生を長く送れる可能性が高くなります．MS はいまだに根本原因がわからず一生つきあっていかないといけない病気なのですから」を，筆者はア

IX	説明と医療福祉資源

表1 SPIKES

Setting: 場の設定
    ①環境を整える
    ②タイミングをはかる
    ③患者の話を聴く技術を働かせる
Perception: 患者の病状認識を知る
Invitation: 患者が説明，情報をどの程度，受け入れる用意があるか，ということを把握する
Knowledge: 知識，情報を正しく理解できるように提供する
    ①伝える内容，（診断・治療計画・予後・援助）を決定する
    ②患者の病状認識，理解度に応じて始める
    ③情報の提供
     ・情報を少しずつ提示する
     ・医学用語を日常語に翻訳しながら説明する
     ・図を描いたり，小冊子を利用する
     ・患者の理解度を何度も確認する
     ・患者の言葉に耳を傾ける
Empathy: 患者の感情を探索し，共感する
    患者の感情に気づき，思いやりを示す
Strategy and summary: 今後の計画を立て，面談を完了する
    ①今後の計画を立てる
    ②面談のまとめを行い，質問がないか尋ねる
    ③今後の約束をし，面談を完了する

4 患者・家族への説明はどうしたらいいでしょうか

レンジして説明している．

　相手の理解状況を確認しながら整理して少しずつ提示する．IC（informed consent）はカルテに記載することではなく，患者が正しく理解し納得することが目的である．

　医師は患者の言葉に耳を傾け，感情については社会的許容性，適応性，解決可能性を基準に評価し，対立する感情に関しては患者に共感を示しながらも冷静に判断対処する．SPIKES を終えてからその時々に最善と考える方針を示唆し，不安や恐怖が解消できるようにプロセスを含め進行型 MS でもし在宅医療が必要な場合には多職種連携で共有し，その後の緩和ケアに組み込むことを患者家族に伝えることで完結する．もちろん理解や情報に足りないところがあれば再度場を設け解決策を再考慮する．

3. 特定疾患と患者支援システムの説明[2][3]

1 難病法

　新規患者は臨床調査個人票を記載するが，それは都道府県が指定した難病指定

JCOPY 498-32800

427

医に限局される．時に未治療や症状の重篤度が過去の一番高い場合でも，EDSS 4.5未満か視覚に関して網膜色素変性症の重症度分類Ⅱ～Ⅳ度未満の場合は認定されないケースも出てきている．その際には難病にかかる医療費総額が33,300円を超えた月数が，申請を行った日の属する月以前の12カ月以内にすでに3カ月あった場合（軽症高額該当）以外は認定されない．医療費の返金は所定の保健所に申請用紙を申請した日までに制限があることを伝える必要がある．都道府県の審査委員会の決定および決定通知を受け取るまでに2～3カ月かかることも患者に説明する．

　対策事業から法律となり予算がつくことになった反面，施行前とMS患者数の把握の継続性がなくなっているという問題点も併せ持っている．また，それまで申請をしなくて済んでいた生活保護受給患者も新規申請が必要であり，難病指定医師への書類記載負担は増大した．申請書ではNMOSDがMSと並立で明記されることとなったため，一部の患者は戸惑いと不安を感じている．

　更新手続きは，協力難病指定医でも作成可能であることと，都道府県が指定した指定医療機関（病院，診療所または薬局）のみが医療助成の対象となる．レジデントは記載できない．

　また，それぞれの医療費の自己負担額の上限額が設定されていてそれ以上は公費から助成される．患者は毎回自己負担上限額管理表に，患者が実際支払った医療費を各機関で記入してもらう．2014年12月31日の時点での難病認定患者は3年間に限り助成制度移行の経過措置として「高額かつ長期」（本来は医療費総額が5万円を超える月が6回以上）扱いとなる．症状が軽く治療を行っていない場合には，一度認定を外されることもありうる．また病気と関係がない投薬検査については助成されないことを患者に説明する．

　また，近年申請がことのほか多くなった身体障害者申請に関しては，病気の性格上は進行性にならない限り，再発でのADL低下は半年程度で回復することもあり，安易に記載申請してはいけない．

② 障害者総合支援法

　障害者の日常生活および社会生活を総合的に支援するための法律として2013年4月1日に障害者自立支援法から名称が変更となり，症状の変動などで障害者手帳などを取得できないが，一定の障害がある難病患者も対象となった．対象になる難病等による障害の程度は，「（政令で定める）疾病による障害により継続的に日常生活または社会生活に相当な制限を受ける程度」となっている．

その結果，これまで，市町村が主体となり厚生労働省の健康局所管の補助事業「難病患者等居宅生活支援事業」で行われていた，ホームヘルプサービス等のサービスは，障害福祉サービスの対象となった．ただし，患者自立のため，ホームヘルプサービス，ショートステイの介護給付，就労継続支援，グループホームなどの訓練等給付，補装具，自立支援医療，日常生活用具の給付はすべて無条件に利用できるというわけではなく手続きも煩雑であり各種機関窓口が有用である．必要に応じて障害支援区分の認定や支給決定などの手続きを経た上で，市町村において必要と認められたサービスを利用可能となる．

3 難病の患者さんに対する福祉サービス（ホームヘルプサービス等）

通常の介護保険法，老人福祉法，障害者総合支援法等の法令に基づき実施される．

4. 治療の必要性についての説明

癌患者の心理の研究で知られる精神科医キューブラー・ロスは癌患者がどのように死に向き合っていくのかについて否認，怒り，取引，抑うつ，受容の5段階に分類した．多幸症の患者以外 MS 患者の多くは診断された初期から同様の心理状態の変遷をたどると思われ，治療を始めるには病気の受容の見極めと，患者との良好な関係を構築することが必要である．「決められません」，「先生にお任せします」というパターナリズムの延長による返答は近年減少しつつある．

炎症と神経変性は発症早期から出現し clinically isolated syndrome (CIS) というまだ診断基準を満たしていない MS の段階から脳萎縮は健常人の倍のスピードであること，よってできるだけ早い時期に治療を開始することと，その後の患者通院，治療アドヒアランスを維持するためにも定期的受診，MRI やデータを具体的に示しての励ましが必要である．

日本では5種類，6剤の DMT が可能であるが，エスカレーションとインダクション治療に大きく分かれていること，それぞれの薬剤が効果開始まである程度時間がかかること，治療の選択は絶対的な使用上の決まりはなくどの薬剤も最初から使用できる保険医療体制となっているが，医師は患者の家族背景，年齢，挙児希望かどうか，就労，就学など背景因子を考えた上で判断する．症状の軽い患者は治療の副作用を懸念する傾向が顕著である．日本では欧米と異なりリスクとベネフィットの選択が未熟であり，医師同様に患者が一番恐れるのは進行性多巣

| Ⅰ 脱髄性疾患総論 | Ⅱ 疾患概念と臨床症状 | Ⅲ 機序 | Ⅳ 検査 | Ⅴ 診断 |

性白質脳症（PML）である．過去の他の研究による日本人健常人の JC ウイルス保持率はおよそ 60％であること，フィンゴリモド投与国内使用患者はすでに 4名/5,800 名（2017 年 9 月）に発症していること，2017 年 2 月 22 日に発売となったフマル酸ジメチルでも欧米で 5 名の PML 報告がなされたことから，定期的神経診察，diffusion MRI を含めた撮像が PML 高リスク患者では重要であることを説明する．認知機能障害としては遂行能力低下や，ふと忘れてしまうことが多い（forgetfulness）が特徴であるが，生涯の MS の認知症の合併は欧米の統計で 60％程度といわれている．しかし，Alzheimer 病と異なり記憶ドメインが障害されて廃絶状態となることは少ないことを伝え安心させる．

　上記治療法含め一人に何時間もかけて患者，家族に説明することは困難なので，各社提供の薬剤説明キットを渡し，患者会の積極利用と MS 専門医師の監修のあるインターネット情報サイトの有効利用について勧めている．

5. 生活上の留意点について実際の外来での運用[3～5]

1 患者の心理状態の把握

　患者がどのような精神状態にいるかを受診時毎回把握する．そのためには診察室前で患者に接する事務，看護師など他の医療スタッフからの素の情報収集も必要であり，病室に入る前の何気ない動作や言動，入室時の顔つき，服装，立ち振る舞いにも大事な心理背景を解き明かすヒントが隠されている．

　評価を行う前に患者に病気の説明と治療の必要性，副作用，予後などしっかり説明し患者の心理的満足を満たす必要がある．場合により本人や介護キーパーソンに対して定期的に行われている医療講演会などへの参加を指導する．同じ境遇の患者との会話がグループ治療となり励まし合いやフィードバックとなって好影響を与えることも多い．また将来の ADL 悪化予防のため早期に行われる積極的な再発予防治療と比較して QOL 維持に対しての医療サポートに関しては EBM（evidence based medicine）は少なく，欧米からの報告を参考にしながら対症療法，患者への対応，生活環境整備を行い，患者心理負担を軽減する．

2 治療薬（各論も参照のこと）

急性期ステロイドパルスの注意

　順天堂医院では歩行可能な患者はすべて外来でパルス治療を行っている．当然のことながらステロイドパルス後 1 カ月以内は免疫機能が低下するため，帯状疱

疹や子供のウイルスに感染しやすくなることに注意する．また，免疫抑制薬投与中はワクチンの効果は期待できないし，生ワクチンは禁忌である．苦み，味覚障害，一過性の不安感増大，胃潰瘍のリスク，不眠など睡眠導入剤を投与することがある．

ステロイドパルスは新患である場合，自立不能の患者では入院して行うが，たとえ後療法で 1 mg/kg で PSL が投与されていたとしても入院期間を延ばすのはナンセンスであり，家での生活が安全に可能となったら直ちに退院する．回復が不完全な場合はリハビリ病院で回復期リハビリを行う．

3 生活指導

本疾患は女性に多い病気であり，患者の関心は仕事，結婚，出産，授乳，治療をどこまで続けるかなどである．結婚，家族計画，子供にはまず遺伝しないこと，一緒に住んでも家族にうつらないこと，出産後一時期再発が増加するが健常人と同様妊娠は可能であること，性生活を含め結婚生活も問題ないことを説明する．ただしリビドーの低下も多く，男性はインポテンツ，女性はオルガスムスの低下や，性行為時に排尿・排便障害の影響があることを説明する．若い世代は男女ともに過去と異なり性生活についてフランクになってきており，上記事実をそのまま話す．

4 妊娠 （p.342，Ⅶ-13 を参照のこと）

母乳により再発が少なくなるという報告もあるが，出産後は再発リスクが上昇するため妊娠前 1 年に再発が多かった症例は母乳を中断して DMD を使用する．

5 仕事 （http://plaza.umin.ac.jp/custwork/nanbyo/es2.htm 参照）

社会情勢の不安から会社に自分の病名をいえない患者は多い．またそのためか難病申請を希望しない患者もいる．原則は患者の益になるように努めることが大事である．具体的には主治医や専門医は，医学的な立場から就業の可能性や禁止事項，配慮のポイントなどの情報を雇用主に積極的に提示，助言し，適切な職場の理解と配慮を雇用主に求める．患者には社会に支援される存在ではなく，働くことで社会に自分らしく貢献するという考えを持てるようにサポートする．易疲労性や forgetfulness も一つの特徴であり，上記把握のために日記を書いてもらう，外来当日に前回診察時からの変化についてメモしてもらうことも有用である．

6 疲労対策

疲労の原因は不明だが歩行障害や痛みと同様最も重要な患者の QOL に影響する因子である．MS 患者の 53〜80％もの患者が疲労を訴える．

患者には疲れる前に休み，体温を上げないようにすること，十分な睡眠を取ることを勧める．アマンタジン，モダフェニル，プレモリンの投与が報告されているがエビデンスレベルは低い．

専門プログラムによる個々のトレーニングや水中での運動療法は効果的で，時に太極拳や磁気刺激は効果的となるが，今後の症例の蓄積が必要である．教育療法，精神療法や心療内科的取り組みも時に有用である．日内変動，週内変動，季節での変動，ストレスや気分生理の影響，更年期の影響を受けることを説明する．共感的態度を示し長期間取り組む必要がある．最初の半年程度で改善しない場合多くは後遺症であるが，残った機能を十分利用し廃用を防ぐためにもリハビリ継続は必要である．特に車いすレベルの方にとって HAL®（Hybrid Assistive Limb®）は視線が変わり健常人と同じ高さになること，あきらめていた歩行が再び可能であるという点において喪失感の改善につながる．

7 避妊薬の影響

避妊については個々に婦人科の医師も含めて検討する．少量ピルに関しては再発を抑えるが，ゴナドトロピンを使用した不妊治療に関しては再発リスクが上昇する．また薬剤中止期間であるが，フィンゴリモド（FDA カテゴリー C 催奇形性あり）に関しては特に避妊について十分な説明が必要で，2 カ月は休薬が必要である．フマル酸ジメチルは妊娠が判明した時点で中止すればよい．

8 再発誘発因子

感染症，精神的ストレス，過度の疲労，過度の日焼け，妊娠初期，産褥期に再発が起こりやすく，悪化するとの報告がある．しかし出産はその後の MS の進行を抑えるとの報告もある．手洗い，うがい，十分な休養，ストレス回避のための趣味や気分転換方法，また MS の場合は過去に問題なければインフルエンザワクチンの接種が奨励されている．NMOSD 患者では報告データがないため，過去に問題ない場合のみワクチン接種を許可している．また，MS で認められる高体温による Uhthoff 現象や頸部屈曲による Lhermitte 徴候についてよく説明し，再発でないことを理解させる．

9 運動

制限はないが転倒に十分注意が必要である．ステロイドパルスないしステロイド内服での後療法を行う場合は圧迫骨折や大腿骨頭壊死の可能性はゼロではないため，マシーン使用による椎骨に負荷をかけるような筋肉トレーニングや激しい競技スポーツは避けるべきである．

10 易疲労性

疲労は，電池が急に切れてしまうように突然起きたり，時に休んでいても起き，朝起きてすぐから起こることもある．仕事場に行くと多くのタスク，ストレスで疲労感が悪化することが多い．インターフェロンβ治療中に起きやすい．また体温上昇で悪化する．入浴を避けシャワーで済ませ，熱い物をあまり食べない，夏場は運動を避ける，体温を下げるため夏の冷却ベスト使用やこまめな水分摂取を推奨する．一方，冬にも満員電車乗車，暖房や厚着で起こることもある．

11 しびれ・痛み

本人にしかわからないことも多いため，注意深く耳を傾ける．待ち時間を利用して，簡易人体表に異常感覚部位を塗りつぶしてもらうことで正確な把握かつ診察時間の短縮になる．

12 食事

一般的に低ナトリウム，十分な植物線維，適度なアルコール，禁煙が重要である．大量のコーヒー摂取が良いとの報告もあるが，広いコンセンサスは得られていない．

13 緩和医療

レスパイト

respite とは息抜きという意味であり介護者が日々の介護に押しつぶされることを予防する目的で行われる．PPMS，SPMS，障害度の高い NMOSD では進行により通院も困難となり拘縮，褥瘡，肺炎予防が必要となり，在宅での医療，ケアが主となってくる．しかし，たとえ在宅リハビリテーションを取り入れたとしても十分とはいえず，臨床経過とともに本人，家族は疲弊する．また，国内では進行型 MS 治療薬はなく，進行型 MS の歩行障害の改善効果が謳われていた fampridine は国内臨床治験では有意効果を証明できず発売の目途はないため患者家

族には大きな損失となった．そんな中で在宅環境を一時的にでもリセットすることは介護者のみならず患者本人の日常生活にも良い影響を及ぼす．

家庭環境の整備

　　医療ソーシャルワーカーと相談しながら患者の状態から使用できる給付金を概算し業者と綿密な計画を立て，一度に全部完成させるのではなく段階的な臨機応変なサポートが重要となる．例えば，歩行移動では手すりや段差のないバリアフリー環境をレンタル機器，設備導入により早期から行う．また，補装具としては軟性短下肢装具，硬性短下肢装具，杖歩行器では上肢が保たれていればＴ字杖，ロフストランド杖，ふらつきが目立つようであれば映画『7月4日に生まれて』でトムクルーズが使用していた4点歩行器やシルバーカーなどのレンタルが可能となっている．もし立ち上がり困難になれば電動ベッド，HAL使用によるリハビリ，昇降椅子，昇降便座，家庭内リフトの使用が検討課題となる．車いすに関しては自走式が軽くてよいが，そのうち筋力低下が進行すると電動車いすが必須となる．坐位バランスなど躯幹の筋力低下，頸部筋力低下の際には，リクライニング型車いすやチルト型車いす，NMOSD重症例ではさらにバルーン，人工呼吸器，胃瘻の接続も可能な機器を65歳以上であれば介護保険等利用しながらレンタル対応する．

精神的サポート

　　自立移動が困難になると身の置き所のなさからの苦痛，神経障害性疼痛，終末期に対する精神的苦痛，自身のnarrativeができないことによるspiritualな痛みを感じている．痛みは負の連鎖を引き起こすため，WHOの疼痛ラダーに従って，NSAIDs，カルバマゼピン，ガバペンチンなどと抗うつ薬の併用や，改善の乏しい場合はペインクリニックとの相談の上，神経ブロックやオピオイドを検討する．また拘縮予防のためのボツリヌス治療も選択の余地がある．

　　患者会としては全国多発性硬化症友の会，日本多発性硬化症協会，MScabinなどがあるのでネット検索されたい．

Pearls

　　MSは若年患者が多く，ネット端末を通して最新の情報をいとも簡単に入手する．つまり神経内科医師には従来のパターナリズムではなく，MS病態，治療薬の作用，副作用とその適応，選択，変更に関してSPIKESに基づいた十分な説明と同意が要求される．痛み，易疲労性，日内変動，Uhthoff現象，Lhermitte徴候，有痛性強

| 急性期治療 | 再発・進行防止と予後 | 対症療法 | **IX 説明と医療福祉資源** |

直性痙攣の有無については closed question を用い把握し，正しい診断の後，患者および家族と心のネットワークを構成し治療介入に臨み，生活助言を含めた支援教育により，患者家族の QOL の向上，心のケアにつなげる．

文献

❶ 久保田 馨．悪い知らせを伝える際のコミュニケーションに関する北米の取り組み (SPIKES) について．In: 内富庸介，藤森麻衣子，編．がん医療におけるコミュニケーション・スキル．東京: 医学書院; 2007．p.23-30.

❷ 辻 省次，総編集．西澤正豊，専門編集．すべてがわかる神経難病医療．東京: 中山書店; 2015.

❸ 横山和正，富沢雄二，服部信孝．多発性硬化症の QoL とケア・生活指導の進め方　免疫性神経疾患．日本臨牀．2015; 73（増刊 7）: 247-52.

❹ 福富崇史．患者自身が書いた多発性硬化症 1 年生のための MS 入門書．名古屋: ブイツーソリューション; 2015.

❺ 深澤俊行，編．やさしい多発性硬化症の自己管理―より良い毎日を過ごすための Q and A―．東京: 医薬ジャーナル社; 2014.

〈横山和正，服部信孝〉

4 患者・家族への説明はどうしたらいいでしょうか

索引

■あ

赤ガラス試験	181
亜急性硬化性全脳炎	4
亜急性脊髄連合変性症	5
アクアポリン4	30
アクアポリン4水チャネル	32
悪性リンパ腫	206
アザチオプリン	326, 329, 345
アストログリア	55
アストロサイト	84
アストロサイト足突起	126
アストロサイトパチー	130
圧迫性視神経症	213
アトピー性脊髄炎	2, 54, 160, 217
アポトーシス	119
アマンタジン	367
アミノピリジン	368
4-アミノピリジン	376
アレムツズマブ	295
アンジオテンシン変換酵素	159
安静時機能的MRI	381

■い

一次性進行型MS	15, 118, 172, 191
遺伝率	97
緯度勾配	7
易疲労感	22, 359, 367
医療費助成	404
インターフェロンβ	262, 272, 289, 295, 315, 330, 335, 350

■う

うつ症状	22, 370
運動耐用能改善訓練	399, 400

運動誘発電位	167
運動療法	367

■え

疫学	7
エクリズマブ	122, 327
エピジェネティクス	103
エピトープ拡大	111, 119
延髄背側最後野	34

■お

黄斑浮腫	182
オフラベル	314
オリゴクローナルバンド	190, 200
オリゴデンドロサイト	118
温度感受性	359

■か

画像検査	134
ガドリニウム造影MRI検査	134
ガバペンチン	385
可溶性インターロイキン-2受容体	159
カルニチン	368
眼位検査	181
眼科検査	137
環境因子	103
間欠的シータバースト刺激法	388
乾癬	308

■き

喫煙	106
球後視神経炎	17
急性散在性脳脊髄炎	2, 36, 40, 73, 124, 215, 220, 314
疫学	9

437

急性播種性脳脊髄炎	129
急性網膜壊死	182
橋中心髄鞘崩壊症	5
虚血性視神経症	210
挙児希望	332

■く

空間的多発性	139, 190
クールベスト	401
クプリゾン	119
グラチラマー酢酸塩	264, 274, 289, 295, 316, 330, 333, 351, 369
クラドリビン	295

■け

痙縮	384
血液検査	135, 156
血液浄化療法	242, 246, 325, 327
血液脳関門	127
血管内悪性リンパ腫	159
血漿交換	353
血漿浄化療法	235

■こ

抗 AQP4（アクアポリン 4）	191
抗 AQP4 抗体	89, 121, 156, 195, 309, 327, 331, 338, 345
抗 MOG 抗体	118, 124, 148, 193, 201, 330
抗 MOG 抗体陽性視神経炎	125, 209
抗うつ薬	370
高額療養費制度	407
膠原病	308
高次脳機能検査	136
高次脳機能障害	174
抗体依存性細胞介在性細胞傷害	124
好中球	126
抗中性糖脂質抗体	225
抗ニューロファスチン 155 抗体	158
興奮性アミノ酸トランスポーター 2	130

抗ミエリンオリゴデンドロサイト糖蛋白抗体	40, 157
抗リボゾーム P 抗体	159
抗リン脂質抗体	159
抗リン脂質抗体症候群	159
ゴールドマン視野計	179
コネキシン	84
コバラミン	5
コンタクチン	129

■さ

最後野症候群	197, 199
再髄鞘化	119
再発寛解型 MS	15, 172
サルコイドーシス	159
三叉神経痛	363

■し

紫外線	106
視覚性認知障害	401
視覚誘発電位	167, 181
時間的多発性	139, 190
軸索変性	119
シクロスポリン	325, 329
自己免疫疾患	33
自己免疫性甲状腺疾患	308, 309
視神経 MRI	149
視神経炎	35, 73
視神経脊髄炎	2, 30, 40, 80, 148, 190, 375
遺伝的リスク	93
疫学	8
環境因子	103
鑑別疾患	203
急性期治療	240
後遺症	356
再発防止	325
再発リスク	338
授乳	353
診断ガイドライン	195

脊髄病巣	183
動物モデル	126
妊娠・出産	338, 344, 345
発症機序	121
病理像	80
視神経脊髄炎関連疾患	195
国際診断基準	197
視神経網膜炎	211
疾患修飾薬	262, 272, 280, 289,
	309, 332, 349, 380
実験的自己免疫性脳脊髄炎	109
指定難病	404
若年小児の MS	70
視野検査	179
出産	342
受動的 EAE	116
授乳	349
主要組織適合遺伝子複合体	94
障害者総合支援法	406, 411, 412, 428
障害者トライアル雇用	414
障害年金	407
小児 CIS (clinically isolated syndrome)	
	222
小児 MS	67, 314
小児脱髄性疾患	220
小児多発性硬化症	222
自律神経障害	374
視力検査	179
神経 Behçet 病	205
神経 Sweet 病	159, 205
神経因性膀胱	19
神経好中球病	206
神経サルコイドーシス	206
神経障害性疼痛	56, 363
神経心理検査	176
神経精神全身性エリテマトーデス	204
神経生理学的検査法	167
進行型 MS	284
進行性多巣性白質脳症	4, 278, 320
浸透圧性脱髄症候群	5

■す

髄液検査	162
遂行障害	401
ステロイドパルス療法	
	234, 240, 325, 343
ステロイド薬	339

■せ

性機能障害	395
性別	257
脊髄 MRI	140, 148
脊髄炎	35
脊髄ショック	400
全ゲノム関連解析	93
全身性エリテマトーデス	159

■そ

相対危険度	93
相対的求心性瞳孔異常	178

■た

体温上昇防止服	401
タイサブリ	113
体性感覚誘発電位	167
タクロリムス	325, 329
脱髄	119
多発性硬化症	2, 14, 30, 40,
	80, 167, 196, 234
ウイルスモデル	118
遺伝的リスク	93
疫学	7, 14
環境因子	103
鑑別疾患	203
急性期治療	234
後遺症	356
再発防止	280
自己免疫モデル	115
診断ガイドライン	190
専門医	416

動物モデル	115
妊娠中の再発	343
発症機序	109
病型分類	16
病理像	80
有病率	7
予後	256
臨床症候	17
多モダリティー誘発電位	171
短下肢装具	401, 402
単純血漿交換療法	327
ダントロレン	385

■ち

チザニジン	385
注意力障害	401
中枢・末梢連合脱髄症	158
中枢運動伝導時間	170
中枢感覚伝導時間	168
中枢神経原発悪性リンパ腫	159
中枢末梢連合脱髄症	2, 60
中毒性視神経症	213
中毒性白質脳症	5
聴性脳幹反応	167

■て

低体温	374
デフォルトモードネットワーク	382
電気生理学的検査	136

■と

疼痛治療	363
トシリズマブ	327
突発性症候	360

■な

内側縦束症候群	18, 178
ナタリズマブ	267, 277, 289, 295, 317, 320, 330, 337, 351, 369, 371
ナチュラルキラー細胞	126

ナビキシモルス	386
難治性嘔吐	35
難治性吃逆	35
難病患者就職サポーター	412, 413, 414
難病相談支援センター	406, 412
難病法	412, 427

■に

二次性進行型 MS	15, 118, 172
妊娠	259, 332, 342
妊娠と薬情報センター	349
認知機能障害	378, 401

■ね

年間再発率	258

■の

脳 MRI	140, 150, 321
脳萎縮	289
脳生検	137
脳脊髄液検査	135
脳脊髄根末梢神経炎	225, 227
能動的 EAE	116

■は

排尿筋括約筋協調不全	19
排尿障害	390
排便障害	393
バクロフェン	385, 386
橋本脳症	205
発症年齢	257
パルス磁気療法	388
反復経頭蓋磁気刺激法	388
ハンフリー自動視野計	179

■ひ

光干渉断層法	179, 181
皮質内促通	170
皮質内抑制	170
皮質抑制期間	170

ビタミン B$_{12}$	5
ビタミン D	104, 160
ヒト白血球抗原	93
ヒトヘルペスウイルス 6	118
泌尿器科検査	137
病名告知	426

■ふ

フィンゴリモド塩酸塩	113, 254, 266, 275, 289, 295, 317, 320, 330, 336, 351, 369, 370, 421, 423
フェノール	388
フマル酸ジメチル	267, 276, 289, 295, 318, 320, 330, 336, 352, 422
プリズム眼鏡	402
フルオロウラシル	6
プレドニゾロン	345, 352
分子相同性	110

■へ

ヘスチャート	181
ペナンブラ	130
ベンゾジアゼピン	385

■ほ

傍腫瘍性視神経症	213
傍腫瘍性神経症候群	204
歩行訓練	399
補助装具	401
補体依存性細胞傷害	122
勃起障害	395
ボツリヌス	386

■ま

膜侵襲複合体	126
マクロファージ	119
マラビロク	323

■み

ミエリン塩基性蛋白	116, 164

ミエリンオリゴデンドロサイト糖蛋白	116, 129
ミクログリア	55, 96
ミルタザピン	323

■め

メフロキン	323
免疫グロブリン	353
免疫グロブリン大量静注療法	244, 327, 344
免疫再構築症候群	321
免疫抑制薬	325, 339, 353

■も

網膜神経線維層	178, 182

■ゆ

有痛性強直性（筋）痙攣	19, 199, 361～363
誘発電位検査	167

■よ

予後予測因子	256

■り

リアルタイム PCR	322
リゾレシチン	119
リツキシマブ	114, 325, 329
リバウンド	305
良性 MS	257
臨床病型	258

■れ

レスパイト	433

■A

ABR（auditory brainstem response）	167, 170
ACE	159
active EAE	116

ADCC 124, 127
ADEM（acute disseminated encepha-
　lomyelitis） 2, 36, 40, 73, 125,
　129, 215, 220, 314
ADS（acquired demyelinating syn-
　drome） 40
AM（atopic myelitis） 2, 54
APS（anti-phospholipid syndrome）
　159
AQP（aquaporin）水チャネル 32
AQP4 30, 89, 126, 148, 191
AQP4 抗体 121, 156
AQP4 抗体陰性 NMOSD 73
AQP4-opathy 33

■ B

Balé 病 46
BBE（Bickerstaff brainstem encepha-
　litis） 2
Behçet 病 158
BICAMS 176
Bickerstaff 型脳幹脳炎 2
body weight-based therapy 300
BRB-N 175
bright spotty lesion 149
bystander activation 110

■ C

C9neo 126
callosal-septal interface lesion 141
Carter 効果 94
CBA（cell-based assay） 198
CCPD（combined central and periph-
　eral demyelination） 2, 60, 158
CCR7 113
CD4 T 細胞 112, 119
CD8 T 細胞 112, 119
CD52 113
CDC 127

CDMS（clinically definite MS）
　24, 280
cell-based assay 197
CIS（clinically isolated syndrome）
　17, 24, 169, 190, 280
cloud-like enhancement 153
CMCT（central motor conduction
　time） 170
CPM（central pontine myelinolysis） 5
Creutzfeldt 細胞 52
CSCT（central sensory conduction
　time） 168
CSP（cortical silent period） 170

■ D

Dawson's finger 141
de-escalation 299, 303
DIS（dissemination in space） 190
distal oligodendrogliopathy 49
DIT（dissemination in time） 190
DMD（disease-modifying drug）
　262, 280, 309, 332, 343, 380
DMN 382
dot-shaped inclusion 322

■ E

EAAT2 130
EAE（experimental autoimmune
　encephalitis） 109
EAE スコア 116
EB（Epstein-Barr）ウイルス 103, 118
EDSS（Expanded Disability Status
　Scale） 22, 23, 172, 308
EMRN（encephalomyeloradiculo-
　neuropathy） 227
epitope spreading 111
eQTL（expression quantitative trait
　loci） 98
escalation therapy 297, 302, 318

F

FDA 薬剤胎児危険度分類	333, 343
fiber disconnection	379
Fisher 症候群	2
FR (functional reorganization)	379
full inculsion	322

G

GFAP	130
GWAS (genome-wide association study)	93, 96, 110

H

HAART (highly active anti-retroviral therapy) 療法	323
HAM (HTLV-1 associated myelopathy)	4
HEK293	126
Hess chart	181
HIV 関連白質脳症	4
HLA (human leukocyte antigen)	93, 95, 159
hot bath test	374
HTLV-1 関連脊髄症	4

I

ICF (intracortical facilitation)	170
IFN signature	34
IFNβ (interferon-β)	262, 315, 335, 350, 421
IFNγ	130
IgG インデックス	163, 190
IL-1β	130
IL-6	130
in situ hybridization	322
induction therapy	301, 318
injectables	289
intermittent drug holidays	300
intracortical inhibition	170

IPMSSG

IPMSSG (International Pediatric MS Study Group)	314
IRIS (immune reconstitution inflammatory syndrome)	321
IVCL (intravascular large cell lymphoma)	159
IVIg (intravenous immunoglobulin)	244, 327

J

JC ウイルス	321
JC ウイルス抗体	160
juxtacortical lesion	143

L

Lactation Risk Category	350
LactMed データベース	350
Leber 遺伝性視神経症	212
LEM (longitudinally extensive myelitis)	34
leptomeninegial enhamcement	144
LESCL (lingitudinally extensive spinal cord lesion)	309
LETM (longitudinally extensive transverse myelitis)	31, 195
Lhermitte 徴候	18, 363

M

MAC	126
MAG (myelin-associated glycoprotein)	3
MAGNIMS	146
Marcus Gunn 瞳孔	178
MBP (myelin basic protein)	3, 129, 164
McDonald 診断基準	27, 139, 190
MEP (motor evoked potential)	167, 170
MHC (major histocompatibility complex)	94, 95

443

missing heritability	97	open ring sign	142
MLF 症候群	18	ovoid lesion	141
modified Rio score	289, 296		

MOG（myelin oligodendrocyte
glycoprotein）
3, 36, 40, 73, 116, 129, 201
MOG 抗体　　　　　　　157
MOG 抗体陽性脱髄疾患　　73
molecular mimicry　　　110
MRI　　　　　　　139, 148
MS（multiple sclerosis）
2, 14, 30, 40, 80, 167, 196, 234
MSISQ-19（Multiple Sclerosis Intimacy
and Sexuality Questionnaire-19）
397
MuEP（multimodality evoked
potentials）　　　　　171

■ N

NEDA（no evidence of disease
activity）　　　　291, 296
NEDA-4　　　　　　　296
neurofilament　　　　　129
neuroplasticity　　　　　379
NF155 抗体　　　　　　158
NMO（neuromyelitis optica）
2, 30, 40, 148, 156, 190
NMO-IgG　　126, 148, 331, 340
NMOsd　　　　　　　158
NMOSD（neuromyelitis optica
spectrum disorder）　31, 148, 195
non-responder　　　289, 295
NPSLE（neuropsychiatric SLE）　204

■ O

OB（oligoclonal band）　163, 166
OCT（optical coherence tomography）
179, 181
ODS（osmotic demyelination
syndrome）　　　　　　5

■ P

painful tonic seizure　　　19
passive EAE　　　　　116
PCNSL（primary central nervous
system lymphoma）　159, 206
perivascular cuff　　　　52
PLP（proteolipid protein）　3
PML（progressive multifocal leukoen-
cephalopathy）
4, 278, 298, 300, 320
PMP22（peripheral myelin protein-22）
3
PPMS（primary progressive multiple
sclerosis）　15, 118, 119, 172
progressive relapsing MS　　15
PTS（painful tonic spasm）
199, 361, 362

■ Q

Q_{Alb}（albumin quotient）　162
Q_{IgG}（IgG quotient）　163

■ R

RA　　　　　　　　310
radiologically isolated syndrome　169
RAPD（relative afferent pupillary
defect）　　　　　　178
RIS（radiologically isolated syndrome）
26, 281
RNFL（retinal nerve fiver layer）
178, 182
RRMS（relapsing-remitting multiple
sclerosis）　15, 172
rs-fMRI　　　　　　381

■ S

Sema4A　　　　　160, 290

SEP（somatosensory evoked potential）
167
sIL-2R（soluble interleukin-2 receptor）
159
Sjögren 症候群　　　　　159, 203
SLE（systemic lupus erythematosus）
159, 310
SMT（The Story Memory Technique）
381
SPIKES　　　　　　　　　426
SPMS（secondary progressive multiple
sclerosis）　　　15, 118, 172
SS　　　　　　　　　　　310
SSPE（subacute sclerosing panen-
cephalitis）　　　　　　4
subacute combined degeneration
of spinal cord　　　　5
swinging flashlight test　　178

■ T

T1 black hole　　　　　　142
TCR（T cell receptor）　　110
TDL（tumefactive demyelinating
lesion）　　　　　　251
Th1　　　　　　　112, 118
Th2 シフト　　　　　　　333
Th17　　　　　　　112, 118
TMEV-IDD　　　　　　118
toxic encephalopathy　　　5
tumefactive MS　　　　49, 251
T 細胞受容体　　　　　　110

■ U

Uhthoff 現象　　22, 359, 374

■ V

VEP（visual evoked potential）
167, 168, 181

神経内科 Clinical Questions & Pearls

中枢脱髄性疾患 ⓒ

発　　行	2018 年 2 月 10 日　　1 版 1 刷	
シリーズ 監 修 者	鈴　木　則　宏	
編 集 者	吉　良　潤　一	
発 行 者	株式会社	中 外 医 学 社
	代表取締役	青　木　　　滋
	〒 162-0805　東京都新宿区矢来町 62	
	電　　話　　03-3268-2701（代）	
	振替口座　　00190-1-98814 番	

印刷・製本/三報社印刷（株）　　　　　　　　　〈KH・KN〉
ISBN 978-4-498-32800-6　　　　　　　　　　Printed in Japan

JCOPY ＜（社）出版者著作権管理機構　委託出版物＞

本書の無断複写は著作権法上での例外を除き禁じられています.
複写される場合は，そのつど事前に，（社）出版者著作権管理機構
（電話 03-3513-6969，FAX 03-3513-6979，e-mail: info@jcopy.
or.jp）の許諾を得てください.